《中西医结合毛发学》编委会

中西医结合毛发学

ZHONGXIYI JIEHE MAOFAXUE

谭电波　主编

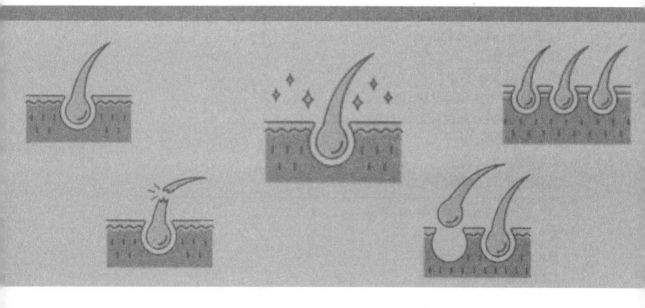

辽宁科学技术出版社
LIAONING SCIENCE AND TECHNOLOGY PUBLISHING HOUSE

图书在版编目(CIP)数据

中西医结合毛发学 / 谭电波主编. —沈阳：辽宁科
学技术出版社，2023.7
ISBN 978-7-5591-2759-4

Ⅰ.①中… Ⅱ.①谭… Ⅲ.①毛发疾病–中西医结合
疗法 Ⅳ.①R758.71

中国版本图书馆 CIP 数据核字(2022)第 237293 号

出版发行:辽宁科学技术出版社
　　　　(地址:沈阳市和平区十一纬路 25 号　邮编:110003)
印　刷　者:长沙市精宏印务有限公司
经　销　者:各地新华书店
幅面尺寸:185mm×260mm
印　　张:24
字　　数:570 千字
出版时间:2023 年 7 月第 1 版
印刷时间:2023 年 7 月第 1 次印刷
责任编辑:胡嘉思
责任校对:张　晨
装帧设计:云上雅集

书　　号:ISBN 978-7-5591-2759-4
定　　价:98.00 元
编辑电话:024-23284365
邮购热线:024-23284502

序　言

◎葛金文

　　毛发不仅是身体健康状况的标志，同时也是容貌美丽程度的符号。自古以来，毛发浓密即被视为健康、青春和活力的象征。过去，人们对毛发认识不足，再加上受医学发展水平的制约，毛发治疗并未受到医学界的重视。

　　近年来涌现出了一大批治疗脱发掉发等的医疗机构，如雨后春笋般在祖国的大江南北遍地开花。毛发行业在近两年迅速发展和壮大。

　　随着经济的发展，生活水平的不断提高，人们对生活品质的追求已不仅仅局限于衣、食、住、行、娱等传统领域，人们越来越注重自己的仪表与修饰，每个人都希望自己能拥有一头浓密乌黑而润泽的头发。但是由于现代人生活节奏的不断加快，环境污染的日益严重，脱发已经成为困扰很多现代人的主要问题之一。

　　《中西医结合毛发学》是一本论述毛发的医学基础与疾病防治、毛发的护理和美化以及毛发相关化妆品的应用原理和合理选用等问题的专业著作。我们尝试将中医毛发学和西医毛发学结合在一起，在学术上是一种创造性思维的体现。

　　本书从头发的生理结构、头发的日常保健和护理、中西医对头发的认识、脱发的中西医病因病机、脱发的临床诊断和分类、脱发的中西医治疗以及脱发的中西医研究新进展等几个方面对毛发作了详细的介绍。

　　作为一本关于毛发各方面知识的实用性图书，《中西医结合毛发学》有相当高的使用价值。它既可以作为皮肤科临床医护人员的参考书，又可以用作美容美发工作者的专业理论书，同时还可以成为那些对头发、眉毛、睫毛等毛发美容特别有兴趣的读者的工具书。

前　言

　　虽然人类毛发的部分功能已退化，但一些功能例如头发对颅脑的保护，眉毛的美观效果，阴毛的缓冲作用等，仍然非常重要。由于毛发在人体上分布广泛，其相关的疾病多种多样，据我们粗略统计，已确认超过了230种。随着生活环境的持续改变，物质生活水平的逐渐提高，人们社会交往的日益频繁和对美的追求更加迫切，新的毛发问题不断涌现，这就要求相关的工作者必须面对和解决。头发、眉毛、睫毛等在美容中的地位越来越重要，人们对其质量、颜色、造型等有了更高更新的要求。

　　毛发学的出现只有70多年的历史，开始时以研究毛发生理病理和相关的疾病为目的，并被归属为皮肤科学的一个分支。然而，近20年来，毛发学的研究内容与医学美容学关系越来越密切，而且逐步发展成为一门独立的、系统的学科。参加毛发问题研究的专家学者已经不限于皮肤科和医学美容科的医护人员，还有研究毛发化妆品等的技术人员和从事生活美容的美容工作者，并且人数有越来越多的趋势，成为毛发学飞速发展不可缺少的重要力量。1997年11月在西班牙召开了第一届世界毛发学学术会议，与会者包括上述所有成员，这是一个很好的例子。中华医学会医学美学与美容分会于2000年8月，在我国烟台举办了全国第二次专业美容与皮肤美容学术交流会，会中有不少关于毛发学方面的学术论文和专题报告，对我国的毛发学研究有促进作用。

　　本书由三篇、二十三章构成。

　　上篇为总论，包括中西医对毛发生理的认识、毛发疾病防治思路与方药、养发护发基础。重点阐述西医与中医对毛发生理的认识，从中西医的角度分别讲述了关于毛发疾病的治疗思路和方药及养护基础。中篇论述毛发学生理病理研究，包括脱发、白发、多毛症、毛囊疾病、发质与发色异常及其他毛发相关疾病。下篇论述美发养发，本篇是对头发健美、不同发质的头发护理、不同美发化妆品的选用、洁发剂的原理及选择等不同美容美发知识的概述。

　　我们经过多年的充分准备，结合我们的工作和临床经验，编写了这本《中西医结合毛发学》，目前国内尚无类似的专著，本书的编写是一种新的尝试，希望可以藉此与有志于毛发研究的人士展开讨论。

目录
CONTENTS

上篇　总论

第一章　绪论 …………………………………………………………………002

第二章　西医对毛发生理的认识 …………………………………………008

　　第一节　毛囊的胚胎发育 ……………………………………………008

　　第二节　毛发的结构 …………………………………………………009

　　第三节　毛发的种类 …………………………………………………015

　　第四节　毛发的生长特性 ……………………………………………018

　　第五节　毛发的理化特性 ……………………………………………021

　　第六节　毛发的新陈代谢 ……………………………………………023

　　第七节　毛囊对毛发生长的影响 ……………………………………028

第三章　中医对毛发生理的认识 …………………………………………034

　　第一节　中医对毛发相关名词释义 …………………………………034

　　第二节　毛发生理与人体的关系 ……………………………………036

　　第三节　毛发在中医诊断学中的价值 ………………………………040

第四章　毛发疾病防治思路与方药 ………………………………………042

　　第一节　中医关于毛发疾病病理病机的认识 ………………………042

　　第二节　西医关于毛发疾病病因病理的认识 ………………………043

　　第三节　西医研究现状 ………………………………………………046

第四节　中医关于毛发疾病的治疗思路和方药 ·· 049

第五节　西医治疗毛发疾病的常用药物和方法 ·· 058

第五章　养发护发基础 ·· 078

第一节　中西医养发护发的认识 ·· 078

第二节　不同时期头发的护理 ·· 080

中篇　各论

第一章　脱发 ·· 096

第一节　脱发 ··· 096

第二节　脂溢性脱发 ·· 114

第三节　斑秃 ··· 125

第四节　假性斑秃和瘢痕性脱发 ·· 136

第五节　其他类型脱发 ··· 139

第六节　植发 ··· 157

第七节　其他类型毛发种植 ··· 170

第二章　白发 ·· 172

第一节　病理性白发 ·· 172

第二节　早年白发 ··· 181

第三节　老年白发 ··· 190

第三章　多毛症 ·· 194

第一节　全身性多毛症 ··· 194

第二节　局部多毛症 ·· 200

第三节　妇女多毛症 ·· 201

第四节　症状性多毛症 ··· 205

第四章　毛囊疾病 ··· 210

第一节　毛囊炎症性疾病 ·· 210

第二节　毛囊角化性疾病 ·· 214

第五章　发质与发色异常 ·· 221

第一节　发质异常 ·· 221

第二节　头发颜色异常 ·· 236

第三节　黄白发的处理 ·· 238

第六章　其他毛发相关疾病 ·· 240

第一节　其他毛发病 ·· 240

第二节　伴毛发异常的综合征 ···································· 243

第三节　影响头发美观的头皮疾病 ······························ 259

第四节　因皮肤引起的毛发病 ···································· 275

第五节　可致头发异常的全身性疾病 ·························· 280

第六节　化妆品毛发病 ·· 308

下篇　美发养发

第一章　头发健美的方法 ·· 312

第二章　干性、油性头发的护理 ·· 321

第三章　洗发梳发养护发 ·· 326

第一节　洗发中的化学 ·· 326

第二节　护发中的化学 ·· 327

第三节　美发中的化学 ·· 327

第四节　洗发的程序 ·· 328

第五节　洗发的要领 ·· 329

第六节　梳发的作用 ·· 330

第四章　美发化妆品的选用 ·· 332

第一节　护发梳妆品的类型 ·· 332

第二节　护发水 ·· 333

第三节　发油 ………………………………… 333

第四节　发蜡 ………………………………… 334

第五节　护发素 ………………………………… 334

第五章　洁发剂概况 ………………………………… 336

第一节　洁发剂的种类 ………………………………… 336

第二节　洁发剂的作用原理 ………………………………… 337

第三节　合理选用洁发剂 ………………………………… 338

第六章　洗发香波 ………………………………… 341

第一节　洗发香波的种类 ………………………………… 341

第二节　洗发香波的成分 ………………………………… 343

第三节　洗发香波的作用 ………………………………… 346

第四节　洗发香波的合理选用 ………………………………… 346

第五节　洗发香波致脱发的问题 ………………………………… 347

第七章　发型的基本知识 ………………………………… 348

第八章　头发定型剂 ………………………………… 353

第九章　烫发原理与护理 ………………………………… 356

第十章　头发漂白剂及其不良反应 ………………………………… 362

第一节　染发剂 ………………………………… 362

第二节　头发漂白剂 ………………………………… 364

第三节　不良反应 ………………………………… 365

第十一章　生发水 ………………………………… 368

第一节　成分和种类 ………………………………… 368

第二节　作用原理 ………………………………… 369

第十二章　假发的知识 ………………………………… 370

第一节　假发类型的选择 ………………………………… 370

第二节　假发片的使用方法 ………………………………… 372

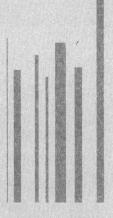

上篇

总论

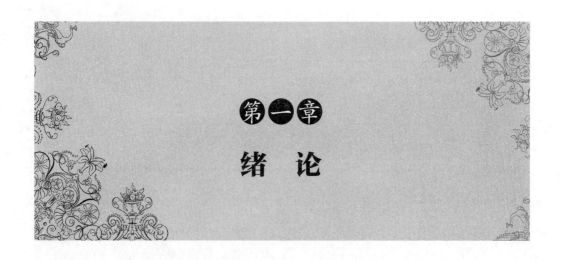

第一章 绪 论

一、毛发学的内涵与外延

毛发学是一门研究毛发生理特性及其疾病的科学，是皮肤科学的一个特殊分支。为促进和提高毛发科学和毛发疾病医学的研究水平，皮肤临床领域专家建立毛发亚专业。毛发亚专业以把诊治毛发疾病作为首要任务的皮肤科医师为主体，加上基础医学（包括遗传、病理、组织胚胎学等学科）的实验研究者，心理学家、医药企业和美发行业等专业人士共同组成毛发亚专业的主要成员。毛发亚专业的活动范围包括科学活动和社会活动。科学活动包括毛发生物学的基础研究，如毛囊生物学特性中关于生长周期调控、色素形成、凋亡和干细胞的部位与更新等；毛囊组织医学工程研究，如毛囊的器官再生和再造；毛发疾病的临床和基础研究，包括毛囊和毛干疾病以及其他影响毛发的系统性或头皮局部的病变；毛发移植和头皮瘢痕的整容手术；毛发与形象的社会心理学研究；治疗毛发疾病的新药、新技术的临床试验和使用推广。社会活动的内容主要是毛发美容护理以及毛发知识的科普宣教。这些活动则是有效治疗毛发疾病的重要步骤。

二、中西医结合毛发学发展简史

毛发学首次出现是在20世纪30年代，1926年德里（Dry）首先描述了毛发的3个周期，即成长期、退行期和休止期；1927年菲利克斯·平库斯（Felix Pinkus）则对毛囊生发的基础进行了研究；1934年布彻（Butcher）提出了影响毛发生长周期的因素；1951年汉密尔顿（Hamilton）发表了对人类脱发类型的认识；1954年蔡斯（Chase）发表了对毛发生长周期的修正意见。1997年11月在西班牙召开了第一届世界毛发学学术会议，会议对毛囊的组织结构与功能、毛囊的干细胞与毛发再生、毛发生长周期、雄激素与毛囊的关系、头发黑色素产生理论、毛发疾病的临床与诊断等多个方面进行了报告[①]。2004年由陈军生主编，北京科学技术出版社出版了第一本毛发学专著《毛发学》。2010年，国际上第一本毛发疾病专业杂志（《国际毛发学杂志》，*International Journal of Trichology*）以季刊面世[②]。到了2012年才成立了中华医学会皮肤性病学分会毛发病学组，学组成员长期从事毛发疾病的临床和基础研究工作，制定了《中国雄激素性秃发诊疗共识》，出版了《头发的护理与疾病防治》《毛发移植》《毛发疾病图谱》等多部著作，在全国各地成立了20多家毛发病诊疗中心[③]。中国毛发学术研究正在蓬勃发展中，在国际上有了一定的影响。

中医学对于毛发的探讨可以追溯到《黄帝内经》和《难经》时代，如"发为血之余""肾者，其华在发，其主在骨""肺者，其华在毛，其主在皮"等有关毛发的经典理论，不仅说明了气血精津的盈亏对毛发的影响，还阐述了肝心脾肺肾各个脏器与毛发的关系，更提出了"毛拔""发脱""发堕"等现象之说。后续医家逐渐开始对毛发疾病及其治疗展开讨论。唐代医家孙思邈在《千金要方》中指出治疗发不落的麻子、麻叶和桑叶，在《千金翼方》中提出了"猪脂膏"治疗发薄不生。宋代钱乙在《小儿药证直诀》中用补脾汤治疗头发稀少。明朝李梃在《医学入门》中说："血盛则发润，血衰则发衰。"说明毛发和血的盛衰关系密切。同朝代的王肯堂在《证治准绳》中也指出："血盛则荣于发，则须发美；若气血虚弱，经脉虚竭，不能荣发，故须发脱落。"因此，当各种原因致使血分病变时，如血热、血燥、血瘀、血虚等，均可引起各种毛发的疾病。清朝王清任在《医林改错》中写道"不知皮里肉外，血瘀阻塞血路，新血不能养发，故发脱落，无病脱发，亦是血瘀"，从血瘀方面论述了脱发。在王洪绪的《外科证治全生集》中始见了"发蛀脱发"等毛发病病名，许克昌、毕法则在《外科证治全书》中提出了"蛀发癣"的病名，并对其病理病机、临床症状和治疗进行了简要的叙述。

---

① 赵辨. 第一届世界毛发学学术大会内容简述[J]. 临床皮肤科杂志，1998（4）：68-70.
② 章星琪，范卫新，张建中，等. 毛发疾病分类和毛发亚专业的发展现状[J]. 中国医学文摘（皮肤科学），2016，33（4）：401-405+1.
③ 中华医学会皮肤性病分会毛发病学组[J]. 临床皮肤科杂志，2014，43（2）：133.

三、毛发疾病中西医研究现状

（一）中医研究现状

毛发疾病包括多毛症、秃发和须毛内生长（须部假性毛囊炎）。中医对于毛发疾病研究逐渐深入，主要围绕肝肾亏虚、血虚、脾虚、肺燥等进行，从心论治等方法也有提及。

1.毛发疾病与肾的关系。中医认为毛发与肾关系密切，《五脏生成论》曰："肾藏精生髓，髓充于骨而汇于脑，髓与脑皆藏于内而不泄，发为肾精之外候，精血充足则发浓密而光泽。"因此体内肾气的充盈与否，从毛发上反映出来。因此临床上治疗毛发疾病伴有肾精不足症状时，多从补肾入手。

2.毛发疾病与脾胃的关系。脾主运化、升清，胃主降浊。当脾脏功能强大时，头发滋养并蓬勃生长。脾胃功能失调时，气血生化不足，发失所养，头发会枯槁、脱落。思虑、体内水湿积聚或因思虑伤脾均可导致头皮黏腻，头发脱落。《素问·宣明五气篇》曰"脾藏意"，而"意"就是一种思维活动。因此，过度思虑会损害脾胃，影响脾胃的功能，也会影响头发的正常生长发育。

3.毛发疾病与肺的关系。《素问·阴阳应象大论篇》曰"肺生皮毛"，意思是说人的皮肤毛发营养来源于肺之精气。肺通过上焦输送布散精微物质，濡养皮毛，抵抗外邪侵袭。肺气旺则助心行血的力量强，营血的宣发与敷布则可以滋润肌肤皮毛与孔窍。如果肺失宣发，不能输布精气于皮毛，可表现为毛发稀少、枯黄或斑白脱落。

4.毛发疾病与肝的关系。肝主疏泄，促进血液运行，使脏腑经脉之气血上达于头面，滋养头发。《灵枢·经脉》云："肝足厥阴之脉……上出额，与督脉会于巅。"从经脉循行路线来看，肝经气血可直达巅顶，充养头发。如情志不遂，以致肝气郁结，肝经气血滞而为瘀，致使气血瘀滞，发失所养而枯槁脱落。《医林改错》云："不知皮里肉外，血瘀阻塞血路，新血不能养发，故发脱落，无病脱发，亦是血瘀。"肝阳、肝火均可致肝经血热，引起毛发色质改变及少年早白。

5.毛发疾病与心的关系。《证治准绳》指出："夫心生血，血生气，气生精，精盛则须发不白，容貌不衰。"毛发得到心血滋养、心阳之助而得以生长，心气充沛，心脉通利，则发得所养而生长旺盛，富有光泽。心气不足，脉道不利，气血亏虚，则发失所养，头发干枯脱落。《太平圣惠方·治眼摩顶膏诸方》记载"摩顶膏方（成分：莲子草、栀子仁、犀角屑、玄参、竹叶等），清心火治疗脱发"；《御药院方·治风药门》记载"灵砂丹（连翘、山栀子、天麻、当归、朱砂、黄芩、甘草、石膏），清心除热治疗发落齿痛"；《灵枢识》卷三亦云："发者，血之余，若癫疾而毛发去当索血于心，不得索之水，水者肾也，取肾水之气以胜制其心火。"介绍了滋肾阴，降心火治疗脱发。

（二）西医研究现状

西医认为毛发疾病分先天性和后天获得性两种。先天性与染色体显性遗传、家族史、近亲结婚有关；后天获得性则与内分泌紊乱、营养障碍、皮肤病、急性传染病、免疫抑制、衰老、医源性等有关。

1.毛发疾病与精神疾病的关系。精神疾病与心理压力是造成脱发的重要因素，同时脱发又会继发加重精神压力。治疗时患者心理因素复杂，使得该病难以完全治愈。研究表明毛囊调控有多种神经介质（如：儿茶酚胺、内啡肽、催乳素等）参与，有精神压力时释放神经生长因子、P物质、促肾上腺皮质激素等，抑制了毛发生长，使毛囊进入退行期。

2.毛发疾病与免疫疾病的关系。毛发疾病中脱发与免疫调节有关。毛囊和毛囊隆突部位存在多种细胞因子，如：血管内皮细胞生长因子（VEGF）能促进血管生成及提高管壁通透性，促进毛发再生。胰岛素样生长因子（IGF-I）能调节毛囊生长时的细胞增殖与分化，IGF-I水平降低会引起细胞凋亡加速，特定区域毛囊退化引起斑秃。

3.毛发疾病与激素类疾病的关系。毛发疾病与雄激素及 II 型 5α - 还原酶、雄激素受体等激素代谢异常有关。雄激素性脱发好发于青春期男女，与雄激素及遗传有关，治疗以抗雄激素疗法为主。

4.毛发疾病与感染的关系。毛发疾病中感染性脱发主要由于感染真菌、寄生虫、病毒及皮肤病等所导致。

5.毛发疾病与遗传的关系。遗传性毛发疾病在临床上并不多见，随着科技发展，目前发现以下致病基因（腺瘤性息肉调节蛋白1、核糖体蛋白L21、小核糖核蛋白E、角膜锁链蛋白）与遗传性毛发疾病有关。遗传性少毛症（HSS）在临床上分3种类型（HSS I 型、II 型、III 型）。I 型患者头顶毛发稀疏，翼点处可见浓密毛发，但不累及面部，致病基因为腺瘤性息肉调节蛋白。II 型患者出生时毛发即脱落，随着时间推移，头发、腋毛完全脱落，但阴毛少有受影响，致病基因为小核糖核蛋白E。III 型患者出生时正常，半年左右开始脱发，随着年龄增大，头发完全脱落，面部毛发及阴毛也逐渐脱落，致病基因为核糖体蛋白[1]。

---

①于洪艺，吕爱平.毛发疾患中西研究现状[J].辽宁中医药大学学报，2019，21（10）：222-224.

四、中西医结合毛发学发展前景

中西医结合医学是一门比较中医和西医在形成和发展过程中的观察方法、思维方式、研究内容的异同点，吸取中医、西医二者之长，融会贯通，创造医学理论新体系、服务人类健康和疾病防治的整体医学，简称中西医结合。在中国中医和现代医学结合就是中西医结合。中西医结合在世界结合医学中占主导地位，是因为中医学在传统医学中理论完整、经验丰富，而医学模式从生物医学模式向生物-心理-社会医学模式转变，强调了心理因素和社会因素在发病和治疗中的作用，要求宏观整体和微观局部相结合来认识健康和疾病，中医是宏观的系统医学，西医是微观的实验医学，二者的结合成为未来医学发展的一种新趋势[①]。毛发疾病采用中西医结合疗法，可以提高治愈率，降低不良反应。

中医药治疗脱发内容丰富，特别重视整体观念，重视内外合治，尤其注意阴阳平衡，以调节机体免疫功能为根本。但目前，中医药对脱发病的研究多局限于临床疗效考察，实验研究方面开展得较少，大多数资料还停留在临床经验总结的临床描述性研究报告阶段，机理研究还很欠缺，因而不利于寻找特异性的指标指导治疗并评价临床疗效，不利于探讨生发药的治疗机制，不利于筛选高效生发制剂。今后研究可把中医药治疗脱发，与现代医学先进的检测技术有机结合起来，从而阐明生发有效性及可能机制，为其临床进一步应用及推广提供科学依据[②]。在心理方面，由于精神压力与毛发疾病互为因果，因此在药物治疗的同时心理疏导同样具有深远临床意义。

《中西医结合毛发学》在中西医结合上包括了在诊断上的病证结合和在治疗时的综合协调，以及在理论上的相互为用。病证结合就是运用西医诊断方法确定病名，同时进行中医辨证，做出分型和分期。这样就从两种不同的医学角度审视疾病，既重视病因和局部病理改变，又通盘考虑疾病过程中的整体反应及动态变化，并以此指导治疗。综合协调是指在治疗的不同环节按中西医各自的理论优选各自的疗法，不是简单的中药加西药，而是有机配合、互相补充，这样往往能获得更高的疗效。理论上相互为用是根据不同需要，或侧重以中医理论指导治疗，或侧重以西医理论指导治疗，或按中西医结合后形成的新理论指导治疗。其意义是在提高临床疗效的基础上阐明机理，进而获得新的医学认识。

毛发疾病病因复杂，大部分患者为后天获得性，或难以治愈，或容易复发，且影响美观，给患者带来很大困扰，因此该疾病一直深受国内外学者的重视。近年

---

① 魏鹏. 中西医结合的发展前景[J]. 光明中医，2010，25（7）：1253-1255.
② 尹德辉，朱叶，黄健琳，等. 脱发研究概述[J]. 中医药学刊，2006，24（9）：2.

来，随着研究的深入，免疫系统对毛发疾病的作用越来越受到重视，各种细胞因子（血管内皮细胞生长因子、白介素、肿瘤坏死因子）在疾病发展过程中影响毛发生长周期，临床研究中发现外周血清中相关免疫因子与毛发疾病有相关性。未来对毛发疾病发生机制深入研究，理清细胞各类因子之间的信号传导通路的关联，为后续治疗提供依据。在心理方面，毛发疾病与精神压力是互为因果关系的，因此在药物治疗的同时心理疏导同样具有重要的临床意义。从目前各个研究结果来看，基因治疗必将成为毛囊生长因子和细胞因子局部治疗最有效的方法[1]。基于毛囊细胞和其他细胞的组织工程使毛囊再生成为可能。迄今为止，已有不同的上皮-间充质组合在体外成功地重建了毛囊。但是，全功能的毛囊体外重建仅用胚胎小鼠的皮肤细胞实现[2]。对人体毛发疾病的预防和治疗还需要进一步研究，避免生长因子或细胞因子在全身释放引起的副作用，以使其在毛囊中安全、有效、持续地释放，最终实现毛发病的预防与治疗。在治疗方面传统医药能有效控制感染、调节免疫，而西医激素治疗之后停药易复发、副作用大，传统医药更具优势；有关中医药经验方在治疗毛发疾病中的应用应该被大力发掘。

---

①范卫新. 毛发疾病中生长因子和细胞因子的局部应用和基因水平治疗的研究进展[J]. 国外医学（皮肤性病学分册），1998（5）：269-273.

②Toyoshima K-E, Asakawa K, Ishibashi N, et al. Fully functional hair follicle regeneration through the rearrangement of stem cells and their niches[J]. Nat Commun, 2012, 3：784.

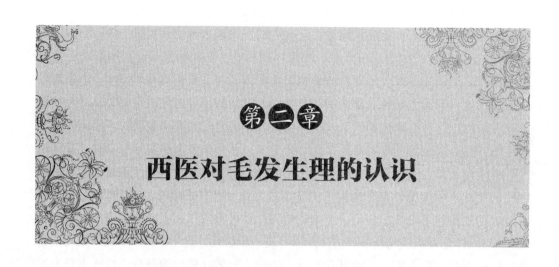

第二章
西医对毛发生理的认识

第一节　毛囊的胚胎发育

　　毛囊的发育依赖于胚胎时期皮肤上皮和真皮细胞间广泛而又复杂的相互作用，约开始于胚胎发育的第12周，至第18周基本发育成熟。在胚胎发育的第12周，真皮细胞发出"第一真皮信号"作用于上皮细胞，使上皮细胞局部增厚形成散在的毛基板（hair placode）；毛基板发出"第一上皮信号"作用于其下方对应的真皮层细胞，使其聚集形成真皮聚集体；真皮聚集体随之发出"第二真皮信号"作用于其上的毛基板，使其增殖并向真皮层生长，形成初级毛芽（hair germ）；初级毛芽继续向下生长形成毛钉（hair peg），并进一步增殖和包裹真皮聚集体，使其形成毛乳头，从而完成毛囊的发育过程。该过程中，毛钉在毛乳头的作用下由外至内分别形成外根鞘、内根鞘和毛母质细胞，毛母质细胞进一步分化为毛发，伸出体表。

　　在胎儿4个月时，胎毛最先出现于头面部，直至妊娠后期遍布全身。出生后，胎毛逐渐被毳毛和终毛所代替。在胚胎发育过程中，毛囊的分布和表型已经基本确定，如头皮处的毛囊会产生长而硬的头发，而眉弓处的毛囊会长出短而软的眉毛。但上下唇处的毛囊表型受性激素影响。比如，男性长出硬而粗的胡须，而女性则长出短而软的毳毛。如果男性接受阉割，胡须则会逐渐脱落进而被毳毛所取代，如果继续服用雄激素，则会出现胡须再次生长的现象。

第二节 毛发的结构

毛发的主要成分为角蛋白（占80%以上），它由毛干、毛根和毛囊三部分组成。毛干可分为毛小皮（cuticle）、皮质（cortex）和髓质（medulla）3层。毛小皮为毛干的最外层，有3~7层毛小皮细胞围绕着毛干，每个毛小皮细胞的厚度为0.5~1.0 μm，长约45 μm，毛小皮层的总厚度约3~5 μm，毛小皮细胞的结构又可分为上表皮、外表皮和内表皮，其中上表皮和外表皮内含有丰富的高硫蛋白，能抵御外界物理和化学因素的侵入。皮质紧密地围绕在髓质周围。皮质细胞的直径为2~3 μm，皮质细胞由许多粗纤维、细纤维和原纤维组成。原纤维的直径仅为2×10^{-3} μm，由2~3股 α-螺旋的角蛋白组成；由许多原纤维形成直径为8×10^{-3} μm的细纤维；再由许多细纤维构成粗纤维。上述这些纤维均被包埋在由高硫蛋白组成的细胞基质中，并组成非常紧密的纤维束，其角蛋白的组成中，低硫蛋白占60%，高硫蛋白占40%。皮质细胞的基质中含有黑素颗粒，黑素颗粒的多少决定着头发的颜色。髓质位于毛干的中心，由2~3层多角形角化细胞组成。除髓质细胞的角蛋白结构为 β-折叠以外，毛小皮和皮质细胞的角蛋白结构均为 α-螺旋。毛发的结构图见图2-1。

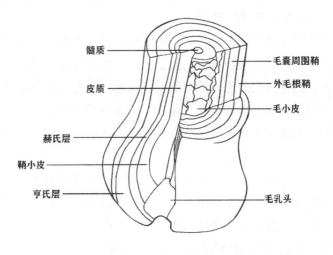

图2-1 毛发的结构图

近年来的研究发现，除头发外有一层非极性脂质复盖以外，头发中还含有内部脂质，它主要位于毛小皮细胞之间以及毛小皮与皮质细胞之间的细胞间隙中，称为细胞膜络合物（cell membrane complex，简称CMC）[1]。CMC的脂质分布占整个毛干纤维的57%，是毛发的主要结构脂质，占毛发质量分数的5%~7%，在毛小皮和皮质细胞之间的CMC的厚度约为28nm。CMC脂质与蛋白质结合形成脂蛋白，能围绕毛发纤维形成一个连续的网状结构，起到对毛小皮细胞之间、毛小皮与皮质细胞之间的黏合作用。CMC脂质与人表皮角质层脂质类同，其主要组分为：神经酰胺、胆固醇硫酸酯、胆固醇、脂肪醇和游离脂肪酸。

一、毛干

毛干（hair shaft）是露出皮肤之外的部分，即毛发的可见部分，由角化细胞构成，可分为毛小皮、皮质及髓质3层。毛干由含黑色素的细长细胞所构成，胞质内含有黑素颗粒，黑色素使毛呈现颜色。黑色素含量的多少与毛发的色泽有关。毛干是毛小皮向外生长的特殊部位，由角化细胞所构成，其主要成分为角蛋白，占毛干总重量的85%~90%，此外，还含有微量元素、类脂质、黑色素及水（10%~13%）。

毛小皮：是毛干的最外层，被覆在皮质之外。由6~10层长形鳞片样细胞重叠排列而成，这种细胞厚0.5~1.0μm，长约45μm，宽10μm，沿着毛干排列，其游离缘向着毛发的尖部，每个鳞片互相重叠如同屋瓦。在扫描电镜下观察，最接近头皮部分的发，其表面的毛小皮最光滑、整齐。随着头发的生长，远离头皮部的毛小皮逐渐受到外界各种因素不同程度的影响，边缘可轻度翘起或破裂，此种现象称为剥蚀。毛小皮是毛干的保护层，阻挡外界轻微的理化因素对皮质的损伤。健康的毛小皮平整和滑润，还可反射外界的光线。

皮质：属毛干的主要组成部分，占1根毛发的85%~90%。皮质细胞来自最深部的毛母质细胞，它们含有黑素颗粒大而致密、纵向排列的细丝束。皮质细胞的角化较毛小皮细胞晚。完全角化的毛皮质细胞呈长梭形，沿毛的长径排列，细胞逐渐变长变细，由少量含硫的无定形基质相互黏合，构成一种含硫少的硬角蛋白，细丝间尚可见黑素颗粒。细胞在未完全角化前尚能看到退化的细胞核，一直到完全角化后核才消失。

髓质：位于毛干的中心，胎毛和毳毛没有髓质，一般直径在70μm以上的毛发才具有髓质。髓质是由毛乳头顶端的毛母质细胞分裂分化而成，它由一至数行不规则多边形细胞构成，细胞核及细胞器均消失。胞浆内含有不含硫的无定形软角蛋白和一些黑素颗粒及空泡，细胞排列松散，其间有气室，含有空气。

---

[1]Braida, D., et al. Ceramide: A new approach to hair protection and conditioning [J]. Cosmet. Toiletr., 1994, 109: 49-57.

二、毛根

毛根（hair root）是埋在皮肤内的部分，是毛发的根部，成长中逐渐伸出皮外形成毛干，底部的毛球内包毛乳头，含有丰富的微血管和淋巴管，给毛球细胞的生长繁殖提供水分和营养。毛球底部细胞的生长繁殖为毛根和毛干的形成提供了营养物质。毛球的表面细胞硬化后成为鳞片层；毛球内层细胞伸长和硬化后形成皮质层，而附在毛乳头上端的毛球上部细胞则干燥而形成毛髓。毛乳头是毛囊的最下端，连有毛细血管和神经末梢。在毛囊底部，表皮细胞不断分裂和分化。这些表皮细胞分化的途径不同，形成毛发不同的组分（如皮质、毛小皮和髓质等），最外层细胞形成内毛根鞘。在这个阶段中，细胞是软的和未角质化的。

三、毛囊

皮肤毛囊是在人类皮肤组织中的高度复杂的化学构造。成熟皮肤毛囊一般含有8层细胞，自中央向外分别是由皮质、毛小皮、髓质构成的毛干，鞘小皮，赫氏层，由亨氏层构成的内鞘层、伴随层，以及外毛根鞘。在皮肤毛囊底层则是毛乳头层和基质细胞层，毛乳头的主要功能是诱导毛囊再生。基质细胞层增殖，并分化为除外毛根鞘以外的其他细胞层。皮肤毛囊在胚胎发育时期产生，生成后处于动态循环的生长周期，分为成长期、退行期、休止期。生长期毛发生长旺盛，后增殖停止，分化变慢，向退行期过渡，退行期毛囊收缩，分化停止，毛发生长停止，至休止期毛发脱落，准备下一周期。

广义的毛囊（hair follicle）是指包绕毛根的软组织，由表皮下陷而成。毛囊位于毛发下段，又可再分上下半部，上半部再划分为毛漏斗和峡部，下半部可再分为毛球和茎部。毛囊内外由上皮性毛根鞘和毛囊周围鞘两部分组成，两者之间有玻璃膜。它包围着毛根，上面附有立毛肌，亦与皮脂腺相连。其最外层被毛囊周围鞘围绕。毛漏斗指的是自皮脂腺开口处至毛囊口的、围绕毛根的部分皮肤组织；峡部则为自皮脂腺开口处至立毛肌附着处的部分。毛囊图见图2-2。

毛囊也是皮肤衍生物，毛囊各组成部分间结构界限明确。毛囊虽小但结构复杂，由8层独特的细胞群构成[1]，分别来源于外胚层和中胚层，在毛囊中的位置、作用及基因表达特性都不同[2]。鼠毛囊基因表达谱分析显示，毛囊在毛发周期中有多

[1]Shimomura Y, Christiano A M. Biology and genetics of hair[J]. Annu Rev Genomics Hum Genet, 2010（11）：109-132.

[2]Al-Nuaimi Y, Baier G, Watson R E, et al. The cycling hair follicle as an ideal systems biology research model[J]. Exp Dermatol, 2010, 19（8）：707-713.

达6000个基因的表达发生改变，由此可见毛囊发育过程的复杂程度。成熟的生长期毛囊具有典型的毛囊结构，毛干位于毛囊的中央。暴露在皮肤外的毛干就是平时所见的动物毛发，而在皮肤内的毛干称为毛根。毛干被内毛根鞘（Inner root sheath，IRS）、伴侣层（Companion layer）及外毛根鞘（Outer root sheath，ORS）所包围和支持。内毛根鞘是包围毛干的刚性结构，它是毛干生长和分化所必需的。内毛根鞘由3种独特的细胞构成，分为内毛根鞘鞘小皮（IRS cuticle）、赫氏层和亨氏层，其中内毛根鞘的鞘小皮与毛干的鞘小皮相接。在内毛根鞘外是由上皮细胞组成的外毛根鞘，它相当于上皮的基底层和棘细胞层。外毛根鞘并不与毛干接触，而是被内毛根鞘和伴侣层隔开，但可以通过内毛根鞘或信号通路直接或间接影响毛干的生长发育[1]。在毛囊的最外层是由3层不同走向的胶原纤维构成的结缔组织鞘（Connective tissue sheath，CTS），中间的较厚层存在成纤维细胞，结缔组织鞘将毛囊与真皮隔离开[2]。

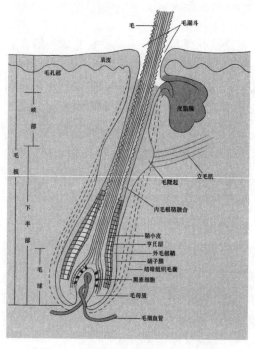

图2-2　毛囊图

毛球（Hair bulb）是毛囊位于皮肤深处的末端膨大部分，毛球包围着毛乳头（Dermal papilla），围绕毛乳头的部分为毛母质（Hair matrix）。毛母质的角质细胞（Keratinocyte）是体内生长最快的细胞，生长期毛母质细胞增殖分化产生毛干和内毛根鞘。毛乳头位于毛球中央，呈橄榄球形，它由一些密集的真皮细胞组成。毛乳头是毛囊的控制中心，负责信号的发送和接收，控制毛母质细胞增殖和毛干的形成。毛乳头还控制毛球大小、生长期的持续时间及毛干直径。此外，毛乳头通过维持血液循环，为毛发生长提供营养。转录表达谱分析显示，部分毛乳头细胞来源于神经嵴[3]。在毛囊分化过程中，毛囊各部分会产生大量的

①Schlake T. Determination of hair structure and shape[J]. Semin Cell Dev Biol, 2007, 18（2）: 267-273.

②Yang C C, Cotsarelis G. Review of hair follicle dermal cells[J]. J Dermatol Sci, 2010, 57（1）: 2-11.

③Yang C C, Cotsarelis G. Review of hair follicle dermal cells[J]. J Dermatol Sci, 2010, 57（1）: 2-11.

各种角蛋白，促进毛囊的角质化，最终毛囊形成坚硬的结构和不同的形态。毛囊细胞间通过桥粒（Desmosome）和角蛋白交联来维持毛囊的完整性。毛囊干细胞和毛乳头细胞在毛发周期中发挥着关键作用，人和鼠的毛囊干细胞位于毛囊外毛根鞘隆突区（Bulge region）。但是，美利奴羊的毛囊并没有隆突区，其毛囊干细胞定位尚不清楚，这提示羊与人和鼠等的毛囊发育不同[1]。毛乳头和毛囊结缔组织鞘均来自间充质的成纤维细胞，故称为间充质毛囊，而毛母质、毛干、内毛根鞘及外毛根鞘称为上皮毛囊。

四、毛发微细结构

（一）毛漏斗

毛漏斗（Infundibulum）指的是自皮脂腺开口处至毛囊口的、围绕毛根的部分皮肤组织，形状像漏斗，上2/3呈倒锥体形，下1/3为狭窄管。上端与表皮相连续，且两者的角朊细胞形态、结构、角化方式和黑素细胞的分布均非常相似。只不过前者上皮较薄，透明角质颗粒较小。狭窄管的上皮呈纵向平行排列，往下颗粒层和角质层逐渐变薄。表皮内部分相当于胚胎期毛囊管，称为末端毛囊。

末端毛囊内含毛发、皮脂腺和大汗腺分泌物，外毛根鞘和内毛根鞘以及毛漏斗本身所脱落的角质细胞，尤其是在头发等部位还有共栖的不同的病原体，如毛囊蠕形螨、痤疮棒状杆菌、卵圆形糠秕孢子菌和表皮金黄色葡萄球菌等。末端毛囊和末端汗管一样，在创伤发生时，可再生表皮。

（二）立毛肌

立毛肌（Erectores pili）是与毛囊有关的一种平滑肌，又名"竖毛肌"，是由纤细的梭形肌纤维束所构成的，其一端起自真皮的乳头层，另一端插入毛囊中部侧面的结缔组织鞘内，与皮面形成钝角，因此当立毛肌收缩时，毛发在皮面上直立，梭形肌细胞在其起端和终端都变成弹性硬蛋白纤维，后者插入肌细胞之间的间隙内，并被固定，形成肌腱接合点。当肌肉松弛时，由于周围真皮的弹性回位，毛发回到原处，围绕外毛根鞘的弹性硬蛋白纤维牢固地附着于表皮细胞，实际上它的弹性较小而张力较大。肌肉的终端插入强直的毛囊，但其表皮下的起端则不强直，所以在立毛肌收缩时，皮肤被扭转而产生鸡皮样外观。

---

①Rogers G E. Biology of the wool follicle：An excursion into a unique tissue interaction system waiting to be rediscovered[J]. Exp Dermatol, 2006, 15（12）：931-949.

（三）皮脂腺

皮脂腺（sebaceous gland）大多位于毛囊及立毛肌之间，由一个或几个囊状的腺泡与一个共同的短导管构成。分泌部呈囊泡状，由多层腺细胞构成。腺泡周边紧贴基膜的细胞较小，呈扁平或立方形，称为基细胞。新生的腺细胞不断向中心移动，体积增大，胞质内的小脂滴越来越多，腺泡中心的细胞更大，细胞核固缩，细胞器消失，胞质内充满脂滴。最后腺细胞解体并与脂滴同时排出，即为皮脂。

（四）大汗腺

大汗腺（apocrine gland）是指人的顶浆分泌的汗腺，形态与小汗腺相似，但分泌物与汗无关。

大汗腺较小汗腺腺体大，腺体呈叶囊状，排泄管开口于毛根附近，分布于腋窝、会阴部、乳头以及脐周，其导管短而直，开口于毛囊处，在皮脂腺出口的上面，不参与体温调节。大汗腺分泌物比较粘稠，中间夹杂着各种细菌喜爱的蛋白质、脂肪酸，一遇到体表细菌就会被分解，故容易散发出酸腐的气味。腋窝处大汗腺大约有300~600个。

（五）毛发的血管神经分布

在毛发成长期，毛乳头的血液供给非常丰富；在退行期和休止期，毛球萎缩，毛细血管被吸收，仅留下少许毛囊外围细状纵行的毛细血管。当毛发开始再生长，新的毛细血管长出，通过血液向毛发供应营养。

在电镜下可见皮脂腺水平的毛发周围有丰富的末梢神经，并交织成网，形成领圈样或围栅样结构，内含Schwann细胞围绕的轴索。在毛发壁和皮脂腺导管之间的空隙，部分毛发可见这些结构被一半圆形或环形致密带的间质成分所围绕，其中主要含围绕轴索的Schwann细胞和纤维细胞。经证实，毛发外围的这些末梢神经网，大多数是感觉神经，最适合于触觉功能。作为终末器官，毛干成为杠杆，增加皮肤对细微的机械性刺激的敏感性。值得注意的是，毛囊周围的神经网随着毛发的生长、脱落而周期性变化，提示神经对毛囊的生长调节有组织学基础。

第三节　毛发的种类

毛发的颜色、曲直度和疏密度可能会因种族和遗传因素而异。分类有很多种形式，可以从形态、粗细程度、颜色深浅或发质来划分。

一、毛发的分类

毛发根据长度和质地可分为3种：胎毛、毳毛和终毛。

1. 胎毛是指在胎内生长、细而软、无色素和髓质的一类短毛，通常在出生后4周左右脱落。

2. 毳毛是指细而短、质软，无髓质和偶见色素的一类短毛，例如汗毛。

3. 终毛是指质硬、长而粗、有色素和髓质的一类毛发，根据长短又可分为长毛和短毛，前者包括头发、胡须、腋毛、阴毛等，但不同部位，毛发的外观也不尽相同，后者包括眉毛、睫毛和鼻毛等。

二、毛发的分布

正常人除手掌、足底、指趾屈面、唇红区、龟头、包皮内侧、大小阴唇内侧及阴蒂等处无毛发分布外，其他体表部位均分布有毛发。虽然不同部位毛发的特性并不相同，但均具有完整的生长周期。

三、形态划分

头发形态主要有以下3种：

头发的形状取决于头发横断面的形状，而后者又取决于毛球细胞的排列。白种人头发横断面为圆形，黑种人头发为椭圆形，且毛球上方有扁平状的毛囊，所以黑种人的头发呈卷曲状。根据外在形状，头发可分为直发、波状发和卷缩发3种类型。

1. 直发可分为3种：硬直发，头发的方向很少变化；平直发，头发紧贴头皮；浅波发，在4~5cm长范围内仅有一个弯曲。

2. 波状发可分为2种：宽波发，头发并非完全贴在头皮上，但在4~5cm长范围内有不少于2个的弯曲；窄波发，在4~5cm长范围内弯曲可多达4个或更多。

3.卷缩发包括稀卷发、松卷发、紧卷发和紧螺旋卷发。

毛发形态因种族不同而存在一定差异，其中头发的差异最明显。黄种人的头发直而粗；黑种人的头发则较为卷曲；而白种人的头发多为波状，曲度介于前两者之间。毛发的这些差异主要由毛囊的形态差异引起：黄种人毛囊完全竖直，黑种人毛囊呈螺旋状，而白种人毛囊曲度则介于两者之间。

决定头发形态的因素主要有以下几个方面：

1.发干横切面头发的卷曲一般认为是和它的角化过程有关。凡卷曲的头发，毛干在毛囊中往往处于偏心的位置。也就是说，根鞘一侧薄而另一侧厚。越近薄根鞘的一面，毛小皮和皮质细胞角化开始越早；越近厚根鞘的一面，角化开始越晚。而角化过程有碍毛发的生长速度，因此，角化早的这一侧短于另一侧，结果造成头发向角化早的这一侧卷曲了。

2.遗传毛发细胞排列：头发的形态受毛发细胞排列的影响，亦即由正皮质和副皮质两种毛皮质细胞的数量和排列决定，归根到底是受遗传基因的控制。人类头发的自然形态因地域、种族的不同而有所差异，也是遗传因素的关系。实际上，烫发使头发变得卷曲，只是人为地迫使头发细胞发生排列重组，一般只能维持短暂的时间。

3.毛球位置头发的形态还与以下因素有关。首先，毛球在毛囊中的位置，黑种人的毛球在毛囊的一侧，因此毛干长出时毛囊有一个锐角；其次，毛球本身的不规则生长，如一侧比另一侧长得慢会使头发呈波浪状；再次，毛囊形态的曲直也可以影响头发的形态。

4.头发扭曲的数量。如临床上所见，即使是直发的黄种人，其头发在生长过程中亦可发生扭曲，只是扭曲的数量是否足够决定是否形成卷发。不少黑种人的头发扭曲的程度远高于白种人的头发，可达12倍。

四、粗细划分

成人头发的直径大部分在0.05~0.15mm之间，平均为0.08mm。通常可分为粗发、一般发、细发3种。

粗发、一般发、细发的区别：

1.粗发：直径通常在0.1mm以上。多见于黄种人。

2.一般发：直径为0.06~0.09mm。

3.细发：直径在0.06mm以下。

决定头发直径的因素：同一个人的头发在不同的部位，粗细也不相同，一般头后部头发较粗，而头顶部头发最细。中年以后，随着年龄的增长，头发可由粗变细，数量也逐渐减少。这种变化主要由遗传所决定，脂溢性脱发患者更多见，与美发化妆品的使用无直接关系。

头发的粗细还与种族有关，一般来说，黄种人的头发较白种人的粗，也较白种人不易脱落。

五、颜色划分

颜色划分可分为7种：

1.黑色发：色素由酪氨酸黑素细胞形成，含有铜、铁。黑色发细胞之间的气泡较少，光的反射相对较少。其中含有棕黑色的真色素，后者含有多个吲哚核，由酪氨酸、多巴、多巴胺和路胺等物质合成，位于卵圆形的黑素小体中。

2.褐色发：由酪氨酸黑素细胞形成。与黑发相比，所含的色素细胞的小体淡一些，小一些，细胞之间的气泡较多，并且有铜、钴、铁的混合作用。

3.金黄色发：含钛量较多，而且黑素小体的生成活性降低，色素细胞和黑素小体较少。淡黄色发，其黑素小体仅在基质纤维上合成黑素。

4.灰色发：情况与金黄色发相似，只是含钛量较少，而含镍量过多。黑素颗粒较分散。

5.白色发：与黑素小体减少、细胞间隙疏松、空气进入和折光度有关。无色素的头发在生长初期是角蛋白的黄色，在以后由于反射光线产生白色的视觉效果。

6.红色发：也有黑素细胞，但黑素颗粒内几乎全部为褐黑素。其中的黑素小体外观呈斑点状，主要是基质纤维上黑素沉淀不完全所致。含钼量较多的头发呈红褐色；含铜和钴多的头发为红棕色；病理性的含铁过多或严重缺乏蛋白质的头发也呈红色。

7.绿色发：发中含铜或氯过多。头发颜色较淡或金黄色发者易得绿发。自来水中的氟化作用令水的pH降低，间接提高了铜离子的浓度；家中使用了铜质水龙头，水中含铜量增加；长时间浸泡在有含氯量高的浴室清洁剂的浴缸水中；反复接触含氯或含铜的灭藻剂的游泳池水；长期用含铜的帽子、含铜或焦油的香波，以及头皮外用汞制剂；特殊行业长期接触铜、镍、钴、铬等是常见的诱因。头发反复漂染、曝晒、烫刷等导致头发毛小皮受损后，不溶性的铜质沉积并固定在毛皮质中，从而促进了绿色发的发生。

六、发质划分

美容学上所称的发质通常指外观上所见到头发表面的油性情况，而非指软硬、结构、曲直等其他毛发性质。

1.干性头发：头发缺乏皮脂或水分易形成干性头发，其产生原因多为非遗传性，是由于头发护理失误造成的。看上去，头发僵硬，弹性下降，暗淡无光，容易缠结成团，发干总是曲着或发梢分裂。

2.油性头发：是皮脂分泌过多所致，多与遗传有关。表现为头发油腻发光，发干直径较细。如前所述，头发细皮脂腺增大，后者开口于毛囊，发上油脂自然也多。中青年性激素水平高，皮脂腺功能活跃，容易见到油性头发的现象。精神压力也可能是一个因素。

3.中性头发：属于最理想的头发类型，是健康正常的头发。它的皮脂与水分经常保持平衡，密度与质地适中，滋润光滑，富有弹性，无滞涩感或黏腻感，易保持发型。

4.混合性头发：是在靠近头皮1.3cm以内的发根多油，越往发梢越干燥的混合状态的头发。有些为同一根发干上兼有干燥及油腻的头发，常伴有较多的头皮屑。妇女在行经期间容易有这种头发。

第四节　毛发的生长特性

一、毛发的生长周期

出生后人的毛发具有生长周期性，根据毛囊的生长情况，一般可分为3个阶段：成长期、退行期和休止期，以成长期的生理活动最为明显。毛囊生长速度因种属、部位、毛发类型不同而有所差异。人毛囊具有各自独立的生长周期并进行依次循环，即不同部位毛发非同步生长或脱落。

1.成长期。根据毛囊的生理活动特点，可将成长期分为Ⅰ～Ⅵ期。Ⅰ期：毛乳头生长，毛发上皮细胞开始分裂。Ⅱ期：球部毛母质细胞包绕毛乳头并开始分化。Ⅲ期：球部毛母质细胞分化为各种毛囊成分，进而向上生长。Ⅳ期：球部毛母质黑素细胞活化。Ⅴ期：出现新的毛干并取代休止期的毛发。Ⅵ期：新的毛干长出皮肤表面并稳定生长。

2.退行期。毛母质细胞分裂活动的停止标志着退行期的开始。黑素细胞停止分泌黑色素早于毛母质细胞停止增殖，故而，产生近端无色素的休止期杵状发。在退行期，毛囊体积变小，向皮面方向退行生长，由2~5mm的大毛囊逐渐变小至

0.25~0.5mm的小毛囊。底部毛囊的基底膜增厚。毛乳头从皮下脂肪层逐渐上行至真皮层，休止期时到达毛囊隆突部。

3.休止期。毛发在退行期结束后形成杵状发。随后杵状发脱落，与此同时，进入新成长期，毛囊所产生的毛发重新钻出表皮。

人体毛发具有生长周期不同步的特点，即每个毛囊都具有独立的生长周期。一般约有80%的毛囊处于成长期，约15%的毛囊处于退行期，约5%的毛囊处于休止期。因此，人类不会出现像动物"换羽"一样大量毛发同时脱落的现象。结合激光脱毛的原理来讲，激光作用于毛囊中的黑素颗粒，产生的光热损伤毛乳头细胞或毛母质细胞，继而引起毛囊的破坏，以达到脱毛的效果。因此，激光脱毛效率最高的时间段是毛囊的生长期。这也就不难理解为什么激光脱毛无法一次性将毛发完全去除，应根据不同部位，间隔对应的时间段脱毛。

此外，毛发的长度则由成长期的长短决定。头发的成长期较长，2~6年，退行期为2~3周，而休止期则为2~3个月。眉弓、躯干和四肢的毛发成长期一般不超过6个月，休止期的时间大概为成长期的一半，因此，这些部位毛发较短。通常情况下，每天可有70~100根休止期毛发脱落。

二、毛发的生长速度

毛发的生长速度主要取决于毛母质细胞的分裂活动，并受毛囊周围血管和神经内分泌系统调控。每个正常毛囊的基底部或毛乳头部均有数量不等的血管深入。这些血管和毛囊下部周围的血管分支相互交通，构成毛乳头部的毛细血管网，而毛乳头两侧的毛细血管网，以及毛囊结缔组织层的毛细血管网，相互交通形成丰富的血管丛。血液通过这些血管网和血管丛，提供毛发生长所需要的营养物质。毛发生长除依靠毛囊周围的血液循环供给营养以外，还受神经及内分泌控制和调节。

此外，毛发的生长速度也与以下因素密切相关。

头发的生长速度最快，每天生长长度为0.35~0.37mm，头顶部每天生长长度可达0.5mm，须部每天生长长度约为0.38mm，大腿处每天生长长度约为0.21mm，前额部生长长度约为0.03mm。

女性头发生长速度快于男性，但从全身来看，男性毛发的平均生长速度快于女性。

若不考虑性别，15~35岁间毛发的生长速度最快。

以头发为例，每年3月为生长高峰，9月最低；胡须和腿毛亦有类似的季节变化。

三、毛发生长的影响因素

毛发生长受到诸多因素的影响，如遗传、激素水平、神经精神因素、健康和营养状态、妊娠、药物尤其是化疗药物等。其中，毛发生长受性激素尤其是雄激素的影响最为明显。

1.激素水平。性激素是影响毛发生长和健康的重要因素，雄激素对毛发的生长起着重要的双向调节作用。雄激素对男性面部、躯干和四肢毛发以及男女性阴毛、腋毛的生长都有促进作用，比如进入青春期后，随着血液中雄激素水平的升高，腋毛、会阴部毛发和胡须等部位的毳毛会变成终毛。但对于部分人群，雄激素会抑制前额秃发区域的头皮毛囊生长，进而引起脱发。进入青春期后有些男性或女性头发会逐渐脱落，该脱发类型称为雄激素源性脱发（andro genetic alopecia，AGA），亦称"脂溢性脱发"，是临床中最常见的脱发类型。雄激素使头发坚硬而厚实；雌激素使头发柔软光亮。雌激素水平在女性分娩后迅速降低，可导致女性在产后4~6个月出现暂时性脱发。

2.神经精神因素。各种情况引起的精神紧张、失眠、恐惧、急躁、忧虑等均可使神经功能紊乱，可能使立毛肌及毛细血管收缩，致使毛囊周围血供不良，毛囊缺血缺氧，局部生态环境改变，引起毛发脱落。精神压力持续过大，则可能产生拔毛癖或食毛癖。精神性脱发一般为暂时性脱发，待压力逐渐缓解、消除，精神状况有所改善，大多可逐渐恢复。另外，精神负担过重、压力过大，还可引起皮脂腺、汗腺发生皮脂分泌过多、大量出汗等症状，致使毛囊周围环境质量下降，引起一定程度的脱发。有时发生外伤和（或）伤及头部引起的中脑、脑干、脊髓、延髓等部位病变，也会导致脱发。

3.药物因素。长期服用抗生素、止痛片、抗抑郁药、高血压药，以及部分含有兴奋剂的营养补剂，均容易使头发受损。其他一些药物，如免疫抑制剂、化疗药物、碘剂等药物亦可致脱发。其中，症状最为明显的是环磷酰胺、阿霉素、紫杉醇等化疗药物引起的脱发（CIA）。化疗诱导秃发是一种严重的弥散性成长期脱发。由于化疗药物直接损伤快速增殖细胞，而大部分毛发处于成长期，成长期毛囊的毛母质细胞具有强烈的有丝分裂能力，所以，这些成长期毛囊最易受到化疗药物的破坏损伤，从而引起大量毛发脱落。

4.营养状况。足够的热量供给是毛发正常生长的基本条件，其他营养成分也有重要作用。头发的主要成分是蛋白质，因此，需要充足的蛋白质作为基础。蛋白质缺乏的早期即可引起毛球萎缩、毛根鞘消失，对婴儿毛发生长影响更为显著。必需的脂肪酸缺乏可引起头皮屑、脱屑及弥漫性脱发，且发色变浅。而大量饱和脂肪酸则易导致皮脂腺分泌旺盛，严重时可引起局部炎症，继而破坏毛囊。维生素对毛发生长也有一定影响，如维生素A是上皮角化所必需，长期缺乏可导致毛发稀少。

5.免疫系统紊乱。大量研究表明，成长期毛囊是一个免疫赦免的器官，正常表达或者低表达主要组织相容性复合体（MHC）分子，从而对其起到保护作用。各种因素引起的这一保护屏障的破坏损伤，如红斑狼疮等自体免疫功能紊乱，可累及损伤毛囊的各种细胞成分，从而导致头发脱落。

6.其他物理及化学性因素、瘢痕性因素等，也可导致不同程度的毛发脱落。

第五节　毛发的理化特性

一、化学成分和特性

（一）角蛋白

角蛋白是纤维结构蛋白家族之一，它是构成头发、角、爪和人体皮肤外层的主要蛋白质。角蛋白可保护上皮组织细胞免受损伤或压力。角蛋白单体组成束以形成中间纤维蛋白。

1.角蛋白的化学组成：角蛋白含有较多的胱氨酸，故二硫键含量特别多，在蛋白质肽链中起交联作用，因此角蛋白化学性质特别稳定，有较高的机械强度。它们不易溶解和消化，含较多的胱氨酸（14%~15%）、较多的氮含量（21%~24.5%）。粉碎的羽毛和猪毛，在一定蒸气压力下加热处理1h，其消化率可提高到70%~80%，胱氨酸含量则减少5%~6%。

2.角蛋白的化学结构：角蛋白肽链为多结构域肽链，分为高度保留的棒状的中间区域和端肽区域。棒状结构域的肽链存在八肽重复的周期性序列结构。所有的中间纤丝蛋都具有相似的肽链构造。角蛋白肽链是典型的 α－螺旋结构。酸性和碱性角蛋白肽链相互结合形成的异体复合螺旋是角蛋白的特征构象形式。现已发现的角蛋白肽链超过20种，毛角蛋白和表皮角蛋白分别由不同的角蛋白肽链构成。角蛋白含有较高的半胱氨酸，半胱氨酸的交联是角蛋白的主要交联结构，角蛋白的物理和化学性质主要与该交联结构相关。

3.角蛋白的其他特性：角蛋白是外胚层细胞的结构蛋白，构成毛发、指甲、羽毛等。角蛋白是一种不能直接为畜禽吸收利用的硬蛋白，主要存在于动物的毛发、羽毛和蹄中，资源非常丰富，它必须经高温、高压、酸、碱或酶处理，变成短肽或游离氨基酸，才能被畜禽利用。羽毛主要由角蛋白构成，蛋白质含量及必需氨基酸含量极高，氨基酸组成相对稳定，是一种公认的具有较高营养价值、质量稳定的潜在优质蛋白原。

（二）微量元素

在毛发中可以检测到的微量元素有20多种，主要有：

1.锌：儿童毛发中含锌量少，容易食欲不振、身材矮小，甚至有异食癖。摄入含锌食物，如动物肝脏、干果食品，可改善发质，增强头发弹性和光泽。

2.钙：患有冠心病的老年人，其毛发含钙量比正常人低60%~70%。

3.锰、镉：精神病患者的毛发中锰、镉的含量都低于正常人。

4.汞：水俣病的患者毛发中汞含量过高。

5.硒：在克山病患者的毛发中硒含量较低。

6.铜、钴、铁、钛、钼、镍：可影响头发本身的颜色。

（三）水分

造成毛鳞片不能合拢的原因很多，水分是其一。由于毛发的主要成分是亲水的角蛋白（含量达97%），所以一定的水分子会结合在蛋白的亲水基团上，而在一定的空气湿度下毛发里的水分会跟空气中的水蒸气达到平衡，在这个过程中皮脂腺分泌的皮脂会分布在毛发表面，起到一定的保水作用。所以很多洗发水都含有一定量的矿物油，这样在毛发洗干净后还能够代替皮脂保持毛发的水分，使得毛发看起来有光泽。

染发、烫发、热吹风或热铁卷发钳会损伤毛小皮，使得水分很容易从皮质中逸出，毛发表现为干燥、发梢裂开。同时，当毛发被弄湿时，水分亦易进入皮质，使得毛干异常肿胀。毛发反复干燥、肿胀，从而渐渐变得脆弱而易断。

二、物理特性

（一）弹性

1.毛发的弹性，对于抗拒外力，保持毛发的外形、长度不变有重要作用，甚至将毛发扭曲，其良好的弹性仍然能使毛发完全恢复至原状而不受损伤。它与角蛋白的氨基酸链间连接的化学键有关，后者主要为双硫键和数量更多的氢键。

2.氢键的结合强度远比双硫键弱，尤其是在水中，更易断开。因此，健康的毛发在潮湿的情况下牵拉，可增加30%的长度，干燥后可恢复到原来的长度。

3.烫发、染发、日光和人工紫外线可破坏毛发的角蛋白结构，因而影响其弹性。

（二）静电作用

1.梳理干燥的毛发时，由于摩擦形成静电，使毛发相互推开，不能平整地重叠在一起，导致毛发蓬松分开。这种现象多见于燥热的天气。

2.静电现象与选用头梳的质地也有关系。尼龙、金属、硬塑料做成的头梳，摩擦时较易产生静电。

3.反复产生静电对头皮是一种不良刺激，对毛发也会造成损伤，进而出现干枯、变白甚至脱落。

4.使用护发素可使毛发表面光滑，摩擦力减少，并能预防静电产生。

（三）强度

1.毛发是一种由完全角化的角质细胞所形成的天然高分子纤维。虽然这种角质细胞已丧失了活动能力，但其内充满着由多种氨基酸组成的角蛋白，其中以胱氨酸的含量最高，可达15.5%。毛小皮、皮质为含硫的硬蛋白，髓质和内毛根鞘则是不含硫的软蛋白。

2.作为毛发主体部分的皮质，是由60%的低硫的 α-螺旋角蛋白微纤维和40%的富硫蛋白基质的复合物组成，因此毛发能经得起牵拉和屈曲。单根毛发可以承受100g重量不折断。

第六节　毛发的新陈代谢

毛发有它自己的寿命，长到一定长度寿命到头了，它自己就老死，自然会脱落下来。每人每天会掉落50~100根的头发，这是头发的正常新陈代谢，是一种生理性脱发。头发的寿命取决于它的长度，但通常每个月头发会生长1cm。女人每根头发的生长时间可达6年，而男人的头发会长3年。眉毛和睫毛的更新频率为6~8周。

头发生长分为成长期、退行期、休止期3期。正常的头发会在这3个阶段间呈现周期性来回循环。头发的成长期为2~7年，平均为4年，有极少数人头发成长期达到15~20年，最长可达25年。头发的退行期为2~4周，与其他部位的毛发相比是最短的。头发的休止期为3~4个月。

一、毛发的生长速度

（一）毛发的生长

1. 头发是长在头皮部位上的毛发。头发的原基在胚胎发育第10周左右出现于头皮上，到第22周毛囊发育完全，全部长出。

2. 足月分娩的婴儿有两种毛发，即头皮上和眉部的终毛，以及其他部位的毳毛。

3. 当婴儿2~3个月时，颈后部的第一批毛发会自然脱落，不少人误认为是该部位的头发受摩擦而掉下。婴幼儿期，头发先在头的前部长得较好，以后逐步向后发展。

4. 成年男子估计约有500万个毛囊，其中100万个在头部。成人头皮上约有10万根头发。

5. 毛囊的密度是先天生成的，到了成年期不能增添新的毛囊数目，见表2-1。

表 2-1　头部毛囊在不同年龄的密度（个 /cm^2）

年龄	毛囊密度
新生儿	1135
3个月~1岁	795
20~30岁	615
30~50岁	485
50~70岁	465
70~80岁	455
80~90岁	435

（二）影响毛发生长的因素

1. 遗传：遗传因素从根本上决定了毛发的质地、密度、颜色等特性。不同的种族、个体、年龄阶段，毛发有着很大的区别，患有某些遗传疾病的个体，先天即存在毛发生长发育的缺陷。

2. 营养：食物摄入量的减少可使头发生长迟缓，如果食物中蛋白质的含量减少，即使食物总量正常，也可使头发的生长受到抑制；低脂或无脂可引起秃发，而过多地摄入脂肪又可使皮脂腺过度肥大，功能亢进，影响头发的生长。维生素A的缺乏可引起头发的脱落；维生素B族、泛酸的缺乏可引起头发的干枯或缺少色泽。锌、铁的缺乏可引起头发的脱落；铜的缺乏可使色素减少。

3. 内分泌：临床发现肾上腺皮质功能对维持女性正常的阴毛是必要的，肾上腺皮质功能亢进者可引起多毛；脑下垂体前叶功能低下者头发稀少而干枯；雄性激素过多常导致男性秃发，而女子阴毛、腋毛的生长与女性激素有关；甲状腺功能正常是头发生长所必需的，甲状腺功能减退则儿童胎毛持久不退，而甲状腺功能亢进者头发、阴毛、腋毛会发生脱落，其功能低下时头发减少并呈灰白色。

4. 神经：虽然毛囊的许多神经丛和神经末梢不能直接滋养毛发，但神经功能紊乱可引起毛乳头血管舒缩功能紊乱，使毛发生长所需要的营养供应不足，引起毛发生长长度变短和密度降低。

5. 其他：X线照射会影响成长期的毛发，使毛发脱落；乙醚、苯、甲基胆蒽等刺激物可使休止期毛发脱落；某些医学真菌可使成长期的毛发感染而使其成长受到影响。适当的户外活动、适量的阳光照射则有助于毛发成长。

毛发的成长和替换并非连续不断，而是在胚胎第四、五个月时已经建立周期性，从成长期、退行期到休止期形成周期。这种生长周期的变化是一个连续的过程。头部的每个毛囊出生后，一般可长20个生长周期。1岁内的婴儿头部的毛发均以同一速度生长，以后开始有不同的生长速度和不同的生长周期。各毛囊独立进行周期性变化，邻近的毛囊并不处于同一生长周期，呈非同步性，亦称镶嵌式。在头皮部4%~24%，平均13%的头发处于休止期，仅1%处于退行期，剩下的75%~90%，平均80%为成长期。毛发周期性的生长和脱落有赖于毛囊中的干细胞，它存在于毛囊外毛根鞘的"隆突区"，但学者Ackermn对这种观点有异议，认为新的毛发生长周期开始于毛球底部，而非"隆突区"。女性头部不同区域的头发，其成长期、退行期和休止期的比例基本相同。而男性则有如下区别：

表2-2 头部毛发生长周期比例

	区域	成长期（%）	退行期（%）	休止期（%）
男性	顶部	78	19	3
	枕部	83	15	2
	颞部	88	11	1
女性	全部	88	11	1

从表2-2的数据中看出，处于成长期的头发比例，顶部比枕部、颞部少，换句话说，枕部和颞部头发的成长期可能比顶部的长。一般认为，枕部和颞部头发寿命最长，这对头发移植有一定意义。

二、毛发的生长周期

（一）成长期或活动期

头发的成长期为2~7年，平均为4年，有极少数人头发成长期达到15~20年，最长可达25年。这时头发可能超过身体的长度，有的达2m以上。成长期可再细分成以下6个阶段。

1.成长期Ⅰ：毛乳头细胞增大、复制，并分泌某种生长因子，刺激毛囊隆突部的干细胞活化，向下生长形成毛母质细胞。上皮芽显示有丝核分裂和其下方真皮内间叶细胞聚集，头发呈活跃的增生状态，继而上皮芽成为导管状。

2.成长期Ⅱ：毛母质细胞部分围绕真皮乳头，毛球下部细胞分裂出髓质，形成由毛髓质、外毛根鞘和毛球组成的原始毛囊。紧接着，内毛根鞘亦逐渐形成。

3.成长期Ⅲ：毛球增大并包绕全部真皮乳头，原不活跃的黑素细胞长出树枝状，开始形成黑色素。新毛囊内渐长出毛发，毛球上半部细胞分化出皮质、毛小皮；毛乳头增大，细胞分裂加快，数目增多，并持续不断地向上移位，供应给毛发的本体和内毛根鞘。

4.成长期Ⅳ：在原来的毛囊底部，细胞融合成新毛囊壁。头发已成形，远端到达皮脂腺区。这时候，分离的毛囊收缩，使老化毛发脱落。

5.成长期Ⅴ：毛发下部充分发育，头发已长到毛囊口。

6.成长期Ⅵ：头发已长出至皮肤表面，以后持续不断生长。眉毛和睫毛的成长期不到2个月，因而长度很有限。腋毛、阴毛的成长期为4个月。上唇毛、腿毛的成长期为16周。颊毛、手臂毛的成长期则分别为1年、13周。耳毛的成长期为4~8周。

（二）移行期或退行期

亦称为萎缩期，在头皮上1%的头发处于退行期，为期2~3周。头发活跃增生停止，毛乳头逐渐缩小，细胞数目减少。

退行期毛发结构上可见：

1.毛球变平，不成凹陷，毛母质细胞停止核分裂；毛乳头逐渐缩小，细胞数目减少，当毛母细胞有丝分裂活性逐渐降低并最终完全丧失时，毛囊即进入退行期。此时，毛干继续角化，末梢呈棒状。由于在进入退行期之前，毛发就停止合成黑色素，因此毛干末端的棒状结构不含有黑色素。

2.毛发上段的峡部、整个毛囊的外毛根鞘内出现程序性死亡细胞，该细胞呈嗜伊红性，缩小，含有一个或多个固缩核的碎片，是本期的重要标志。外毛根鞘逐渐角化。

3.整个毛囊瓦解，代之以细柱状上皮细胞索。上皮索由明显增厚并皱缩的玻璃膜和毛囊周围鞘包绕，但不包绕毛乳头。

4.内毛根鞘先于皮质停止生长，并逐渐消失。

5.毛发活跃增生停止，形成杵状毛，其下端为嗜酸性均质性物质，由外毛根鞘所形成的致密外毛根鞘角蛋白组成，毛发呈杵状。这种杵状毛也是退行期的标志。

（三）休止期

又称静止期或休息期，为期2~3个月。在此阶段，毛囊基部渐渐萎缩起来，并在为时2~4个月内进一步萎缩，最后头发脱落。每次梳头后，留在梳子上或掉下来的头发均属于休止期的头发。在已经衰老的毛囊附近重新形成一个成长期毛球，随后一根新的、健康的头发将在该位置开始生长，重复整个周期。在头皮上9%~14%的头发处于休止期。

头发的生长是与毛囊分不开的，毛囊的存在是保证头发生长更换的前提。在成长期，毛囊功能活跃，毛球底部的细胞分裂旺盛，分生出的细胞持续不断地向上移位，当毛囊中的软囊角质变化为硬蛋白质时，头发被推出皮肤外，成为肉眼所看到的头发。

当头发成长接近成长期末时，毛球的细胞停止增长，毛囊开始萎缩，头发停止生长，这就是退行期。

在休止期，头发各部分衰老、退化、皱缩，头发也将脱落。在已经衰老的毛囊的附近，又将形成一个成长期的毛球，一根新发又诞生了。

调节毛发生长周期的因素存在于毛囊本身之中，内分泌可能会影响毛囊周期的活动。毛发处于不同的成长周期对外界刺激因素的反应也不一样：X线照射或醋酸铊口服可影响成长期的毛囊，使所有在生长中的头发脱落；而刺激物如苯、乙醚、甲基胆蒽等可引起成长期毛发脱落，可使休止期毛发更快分离；奥益小孢子菌可使成长期的毛发感染并使之脱落等。

第七节 毛囊对毛发生长的影响

一、关于毛囊形态发生和毛发周期的调控

（一）信号通路

上皮细胞和真皮细胞（间充质细胞）间的相互作用（Epithelial-mesenchymal interaction）在毛囊形态发生和毛发周期调控中发挥着重要作用。毛囊形态发生和随后的毛发周期调控两者间关系密切，毛囊的形态发生以及毛发周期的维持都受到多种信号通路调控，而且两者的调控信号通路也相似。目前，已发现多个信号通路参与毛囊的形态发生和毛发周期的调控，这些通路包括Wnt信号通路、FGF信号通路、Eda-A1/edar/Edaradd信号通路、BMP/TGFβ信号通路、HGF信号通路、Notch信号通路、Shh信号通路等。其中Wnt信号通路、Shh信号通路及Eda-A1/edar/Edaradd信号通路是毛囊形态发生所必需的。这些信号通路的配体、受体、中间的信号分子、下游的转录因子及其靶基因等的遗传突变、表观遗传修饰以及蛋白翻译后修饰的改变等，都和持续时间等的精确调控对于毛囊形态发生和毛发周期的维持至关重要。多聚泛素化（Polyubiquitination）是一种蛋白翻译后修饰形式，主要参与蛋白酶体介导的蛋白降解途径。另外，多聚泛素化还可通过调控蛋白质间的互作，改变转录因子的活性以及转录辅助因子的细胞内定位。近年来的研究表明，多聚泛素化在协调毛囊形态发生和毛囊发育过程中各个信号通路中发挥重要作用[1]。毛囊发育过程中多聚泛素化通过调控β-catenin、Smad、Notch1、Gli1、Gli2、Gli3、TRAF2/6等信号传递分子，从而调控Wnt、Shh、TGF/BMP、Notch、Eda-A1/edar/Edaradd等信号通路，协调各个通路的活性，保证毛囊发育和毛发周期正常进行。除了上述信号通路之外，最新研究发现，生物钟基因和微小核糖核酸也在毛囊形态发生和毛发周期调控中发挥重要作用。

---

[1] Ahmed M I, Mardaryev A N, Lewis C J, et al. MicroRNA-21 is an important downstream component of BMP signalling in epidermal keratinocytes[J]. J Cell Sci, 2011, 124（20）: 3399-3404.

（二）生物钟基因

生物钟基因（Clock gene）是控制生物昼夜节律的基因。目前人类已经发现了12个与生物钟相关的基因：Period基因（mPer1、mPer2、mPer3）、Crytochrome基因（Cry1、Cry2）、Clock基因、Bmall基因、CKⅠε基因、Rev-Erbα基因。生物钟基因在分子水平构成生物钟，使得生物体的细胞分裂、免疫及内分泌等各项生命活动呈现周期性、有序性和协同性。近年，鼠的毛发周期时序基因表达谱分析等发现，生物钟所调控基因的表达与毛发周期相关联，这类基因的表达随毛发周期呈周期性变化。生物钟的靶基因主要在静止期和成长期早期毛囊的次级毛芽中（Secondary hair germ，SHG）表达。敲除Clock基因和Bmall基因，小鼠都表现毛囊成长期滞后，次级毛芽细胞的磷酸化程度下降，有丝分裂细胞缺乏。这些研究结果表明，生物钟基因不仅调控昼夜节律变化，还能调控毛发周期这类非昼夜变化的节律。

（三）微小核糖核酸

微小核糖核酸（miRNA）是新发现的一类重要的毛囊形态发生和毛发周期调控因子。miRNA是一类长度约为22nt的非编码RNA，是一类重要的转录后调控因子，它通过与靶基因mRNA的3'端非翻译区（3'UTR）互补或部分互补结合，使mRNA降解或翻译抑制，从而抑制基因表达。miRNA在多种器官的发育和细胞活动中发挥关键作用。miRNA表达谱分析发现，上皮和毛囊中表达的miRNA种类不同。为了解miRNA在皮肤和毛囊发育中的作用，Yi等[1]采用条件性敲除miRNA形成所需的酶基因（Dicer基因），使胚胎上皮前体细胞不能形成成熟的miRNA。结果发现，Dicer基因敲除鼠表现出明显的毛囊形态异常，毛芽（Hair germ）不向真皮生长，反而向表皮生长，形成毛芽样囊肿。Andl等采用同样方法发现，敲除鼠的毛囊发育受阻，毛囊细胞增殖力降低，毛囊增殖有关的信号分子Shh和Notch1在出生后第7天消失，突变鼠毛囊形态异常，不能产生正常毛发[2]。最新的研究发现，miR-31通过直接调控FGF10、Wnt信号通路和BMP信号通路基因（KRT16、KRT17、DLX3等基

---

[1]Yi R, O'Carroll D, Pasolli H A, et al. Morphogenesis in skin is governed by discrete sets of differentially expressed microRNAs [J]. Nat Genet, 2006, 38（3）: 356-362.

[2]Andl T, Murchison E P, Liu F, et al. The miRNA-processing enzyme dicer is essential for the morphogenesis and maintenanceof hair follicles[J]. Curr Biol, 2006, 16（10）: 1041-1049.

因）的表达，从而调控毛发周期和毛发生产[1]。miR-21是BMP信号通路的调节因子，miR-21负调控BMP信号通路的靶基因（BMP依赖的肿瘤抑制基因PTEN、PDCD4、TIMP3和TPML）。miR-21在原代角质细胞（Primary keratinocytes）和人类永生化角质细胞系（HaCaT cells）中能解除BMP对细胞增殖和移动的抑制作用。另外，有研究还发现，一些miRNA参与影响皮肤的自身免疫疾病和慢性炎症[2]。这表明miRNA在毛囊和皮肤发育中发挥重要作用。

二、毛囊生发的调控机制

（一）间质对毛囊上皮的诱导作用

小鼠毛囊生发过程已有详细的研究报道。表皮细胞上已有K5表达但此时仍未开始毛囊发育；E13·5-E14·5，在未分化的表皮基底层呈现规律分布的细胞聚集，相应的真皮侧也有间质细胞凝集，这些细胞增殖和团聚，共同组成原始毛芽或皮肤附属器原基。在器官形成过程中，如同鸡与蛋的关系一样。上皮-间质相互作用究竟哪个发生在先经历了长期的争论，但目前公认的看法是决定毛囊位置和数量的最初信号来自间质细胞。研究显示，不仅培养的成体乳房表皮细胞和从儿童包皮获得的表皮干细胞能够重建毛囊-皮脂腺等皮肤附属器，而且成年角膜上皮的基底细胞在胚胎真皮的刺激下也具有向表皮、毛囊-皮脂腺和汗腺方向转化的潜能[3]。皮肤移植实验证实，绵羊触须真皮乳头能诱导毛囊样结构形成。上述结果说明在上皮-间质相互作用诱导皮肤附属器发生的过程中间质源性信号分子可能起着更重要的作用。位于毛囊根部的毛乳头细胞是一群特异的间质细胞。在毛囊的胚胎发育过程中，这些具有聚集特性的间质细胞起源于真皮成纤维细胞。通过细胞外基质的变化毛乳头细胞在毛囊的形态学发生和成年毛囊的周期性生长过程中具有重要的作用。毛乳头细胞与真皮成纤维细胞有不同的生物学特性。体外毛乳头细胞达到一定浓度时呈现凝集性生长的特性，而真皮成纤维细胞则不表现出这种特性。此外，毛乳头细胞活性受毛囊上皮

①Mardaryev A N, Ahmed M I, Vlahov N V, et al. Micro-RNA-31 controls hair cycle-associated changes in gene expression programs of the skin and hair follicle[J]. Faseb J, 2010, 24（10）: 3869-3881.

②Bostjancic E, Glavac D. Importance of microRNAs in skin morphogenesis and diseases[J]. Acta Dermatovenerol Alp Panonica Adriat, 2008, 17（3）: 95-102.

③Goodarzi H R, Abbasi A, Saffari M, et al. Differential expression analysis of balding and non-balding dermal papilla microRNAs in male pattern baldness with mRAP method[J]. Br J Dermatol, 2012, 166（5）: 1010.

细胞调节，缺乏调节的毛乳头细胞将失去凝集性生长特性而向成纤维细胞转化。毛乳头的细胞凝集性生长特性可能与其诱导毛发生长的生物学特性有关。因此，凝集性生长的毛乳头细胞与毛囊上皮细胞分化和功能状态密切相关。

（二）多重信号通路的调控作用

复杂的分子信号通路是上皮-间质相互作用或毛囊器官发生的基础，其中成纤维细胞生长因子、骨形成蛋白、表皮细胞生长因子、Wnt-Frizzled-β-连环蛋白-LEF-1、sonic hedgehog（Shh）基因及其受体Patched等信号传导通路均参与了毛囊形态学发生、毛发周期和（或）毛囊分化的调节。FGF10又被称为重组人角质细胞生长因子，由皮肤基板下的间质细胞释放通过BMPs、β-连环蛋白和其他信号通路刺激表皮和毛囊发育[1]。人类tabby/downless基因异常将导致少汗性、外胚层发育不良或Christ-Siemens-Touraine综合征，即不能形成牙齿、毛囊和汗腺等器官。Shh-Patched信号如果发生传导障碍，毛囊发育将中途停止；相反该信号过分传导可引发基底细胞癌。后者已在K14启动子诱导的Shh基因缺失小鼠中得到证实。使用K5和K14启动子Cre-loxP系统制作角质细胞特异性基因改变小鼠，对分析该类基因在皮肤中的功能具有重要意义。由于K5和K14启动子的先期诱导和活化致使表皮和毛囊上皮细胞发生特异性基因缺失，该技术制成的β-连环蛋白缺失小鼠会出现毛发周期缺乏，但仍能形成皮肤表皮，提示表皮干细胞形成毛囊结构时必须有β-连环蛋白参与。经由Wnt信号移行到细胞核，再与LEF-1结合以提高转录活性。随着原始毛芽向真皮内不断生长，其远端上皮细胞基底部膨大并包裹间质细胞形成毛乳头。此毛乳头细胞即使在成体，也能诱导上皮性毛囊发生。如果将大鼠颊须分离的毛乳头移植到足底真皮组织内，能观察到由表皮形成的毛囊结构。同样移植培养的毛乳头细胞也能诱导毛囊再生并长出毛发，但要维持培养的毛乳头细胞的这种诱导潜能还必须有表皮细胞提供的Wnt信号。

（三）程序性细胞死亡或凋亡

程序性细胞死亡或凋亡常被传统的表皮生物学研究者所忽视，近年研究显示毛囊等皮肤附属器特有形态学结构的形成有赖于凋亡相关基因及其蛋白的调控作用。而且对同源基因（homeobox gene）Msx-2转基因鼠的研究发现，Msx-2是控制表皮厚度和毛发长度的重要调节子。然而在调节毛囊形态发生中究竟有多少这样的信号通路或细胞因子起作用尚不清楚。对多个转录因子进行鉴定的结果显示除LEF-1/

---

①Mardaryev A N, Ahmed M I, Vlahov N V, et al. Micro-RNA-31 controls hair cycle-associated changes in gene expression programs of the skin and hair follicle[J]. Faseb J, 2010, 24（10）: 3869-3881.

β-catenin之外，还有多个转录因子参与了毛囊分化和基因表达的调节，其中最重要的成员是Winged-helix转录因子-Whn。该基因在裸鼠表型缺陷以及在小鼠和人类锌指转录因子中承担无毛表型的调控作用。关于LEF-1/β-catenin和Whn靶目标的上游和（或）下游基因对毛表型的调控作用仍需进行深入的研究。

三、毛囊干细胞生物学特性

表皮干细胞位于表皮基底层，占基底细胞的5%以下。以S期细胞摄取胸腺嘧啶脱氧核苷3H-TdR和溴化尿嘧啶脱氧核苷BrdU为细胞增殖的标志，用其标记活体皮肤后发现表皮基底层散在分布着标记滞留细胞（label restraining cells，LRCs），提示这些细胞长期处于非分裂状态。因此，表皮基底细胞是由旺盛增殖的短暂扩充细胞（transit amplifying cell，TA细胞）和缓慢增殖分裂的干细胞组成。在手足部位，这些干细胞存在于表皮网嵴（rete ridge）的深层，而在头皮部位则定位浅表或位于表皮嵴的顶部以及立毛肌附着的毛囊隆突区。目前干细胞以未分化状态存在的确切机制尚不清楚，但可以肯定与周围微环境有关。其中成纤维细胞等间质源性信号可能在其中发挥重要作用。不仅如此，在正常稳定状态和创伤愈合期间可能存在不同的表皮干细胞动态，即在正常状态时表皮基底层干细胞向上迁移分化为表皮其他各层的细胞。但伤后非常时期将动员毛囊隆突区的干细胞来补充表皮干细胞和前体细胞的不足。有报道认为：色素细胞的干细胞也存在于毛囊的隆突区域[①]。皮肤干细胞是表皮和皮肤附属器再生或修复的主要资源。在皮肤损伤时除表皮细胞外毛囊干细胞也被活化参与表皮再生。c-Myc是β-连环蛋白的下游基因，其过度动员干细胞向TA细胞转变，最终导致干细胞枯竭和皮肤溃疡发生。干细胞也可引起多种上皮性肿瘤和皮肤病，推测皮肤上皮干细胞可能是物理或化学性因子，包括致癌物作用的重要目标，以致损伤到表皮和毛囊附属器等。鉴于此，未来可将皮肤干细胞作为皮肤基因治疗的先取目标。毛囊干细胞在皮肤生物学、病理学和未来皮肤病学的治疗中具有潜在的重要意义。不仅毛囊干细胞能参与表皮损伤的修复离体和在体研究，还显示成体多种上皮干细胞如角质细胞、角膜细胞以及骨髓基质干细胞等均有向毛囊-皮脂腺等附属器方向分化的潜能。如同造血干细胞与肌干细胞之间转化的可塑性仰赖于环境刺激一样，成体上皮细胞在合适的真皮间质诱导下可以形成毛囊等皮肤附属器。当然，这些实验结果还有待临床研究证实。

---

①Potten C S, Booths C. Keratinocyte stem cells : a commentary[J]. J Invest Dermatol, 2002, 119 : 888.

四、毛囊干细胞标志物

干细胞与基质具有高黏附性是皮肤干细胞分离培养困难的重要因素之一。一般认为干细胞一旦向TA细胞分化，其程序将不能被取消而在培养的表皮干细胞中，多数是已决定分化方向的TA细胞。因此，寻找特异的干细胞标志物对干细胞分离培养尤为重要。此前报道的表皮干细胞标志物较多，其中公认的只有整合素 $\alpha_6\beta_1$[①]、p63和K19等。离体研究显示，贴壁的干细胞具有集落形成率高、外膜蛋白染色弱以及能表达 $\alpha_2\beta_1$ 整合素胶原蛋白和层粘连蛋白的受体、$\alpha_3\beta_1$ 整合素层粘连蛋白和epiligrin和 $\alpha_5\beta_1$ 整合素纤维连接蛋白的受体等特征，且以 $\alpha_2\beta_1$ 和 $\alpha_3\beta_1$ 整合素在这些细胞上表达水平最高，Bcl-2蛋白阳性细胞仅局限在毛囊的隆突区域，可能也是表皮干细胞的标志物。有实验发现，毛囊的隆突部表皮干细胞表达K15在干细胞的分化过程中，K15表达的减少较K19表达的减少更早；K15阴性与K19阳性的细胞可能是"早期"短暂扩充细胞，故K15对鉴别毛囊的隆突部表皮干细胞可能较K19更有意义。研究显示：表皮内存在能特异性地表达的p63异构体——p63的干细胞亚群，并且p63异常表达可导致海－韦综合征、先天性缺指（趾）畸形和唇/腭裂等先天性外胚层发育不良或畸形[②]。因此，推测这些患者头部出现的难治性溃疡与毛囊干细胞异常有关。

---

①Waikel R L, Kawachi Y, Waikel A et al. Deregulated expression of c. Myc depletes epidermal stem ells[J]. Nat Genet, 2001, 28（2）: 165.

②McGrath J A, Dujf P H, Doetsch V et al. Hay-Wells syndrome is caused by heterozygous missense mutation in the SAM domain of p63[J]. Hum Mol Genet, 2001, 10: 221.

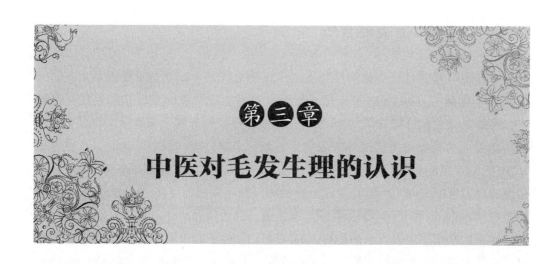

第一节 中医对毛发相关名词释义

《黄帝内经》中有关毛发的名称：毫毛、胻毛、胫毛、腋下毛、下毛、丛毛、三毛、毛中、毛际、皮毛等。这些名词，有统称，也有按部位来命名的，含义各不相同。

一、从部位区分

1.头部毛发：发、鬓、眉、髭、须、髯。李时珍对此在《本草纲目》中概括道：头上曰发；耳前曰鬓；目上曰眉；唇上曰髭；颏下曰须（颏即脸部下巴）；两颊曰髯。[①]

2.毫毛：有中医古籍中泛指全身皮肤的纤细之毛。《灵枢·刺节真邪》："虚邪之中人也，洒淅动形，起毫毛而发腠理。"也有指毛中独长者。《灵枢·阴阳二十五人》："足太阳之上，血气盛则美眉，眉有毫毛。"在《形色外诊简摩》中注："毫，即豪字，毛中独长出者。"[②]

3.腋下毛：即腋毛。如《灵枢·阴阳二十五人》："手阳明之下，血气盛则腋下毛美。"

4.胻毛、胫毛：小腿部生者，为胻毛、胫毛。《说文解字注》解释："胫，胻也，

[①]李时珍．本草纲目[M]．北京：人民卫生出版社，2004：2319.
[②]高文铸．医经病源诊法名著集成·形色外诊简摩[M]．北京：华夏出版社，1997：992.

膝下踝上曰胫，胫之言茎也，如茎之载物。腨，胫耑也，耑犹头也。胫近膝者曰腨，如股之外曰髀也，言胫则统腨，言腨不统胫。"①《素问·骨空论》："骱骨空在辅骨之上端。"《医宗金鉴·正骨心法要旨》："骱骨，即膝下踝上之小腿骨。"②

5.下毛：下腹部及阴部生者为下毛。如《灵枢·阴阳二十五人》："足阳明之下，血气盛则下毛美长至胸。"

6.三毛（丛毛）：足大趾爪甲后侧为丛毛、三毛。如《灵枢·本输》："肝出于大敦，大敦者，足大趾之端，及三毛之中也，为井木。"

二、《黄帝内经》中毛发的名称

毛焦、毛悴、毛败、毛折、毛拔、毛直、发白、发堕、发落、毛发立、毛发残、毛发焦、皮毛焦、皮毛折等。

1.毛发立：毛发竖立。《灵枢·百病始生》："是故虚邪之中人也……深则毛发立，毛发立则淅然，故皮肤痛。"

2.毛发残：毛发枯落。《灵枢·岁露论》："至其月郭空，则海水东盛，人气血虚，其卫气去，形独居，肌肉减，皮肤纵，腠理开，毛发残，膲理薄，烟垢落。"毛发焦：毛发干焦的症象。《灵枢·寒热病》："皮寒热者，不可附席，毛发焦，鼻槁腊。"

3.皮毛焦：皮毛干枯之证。《灵枢·经脉》："手太阴气绝，则皮毛焦。"皮毛折：皮肤之毫毛枯断之证，如《素问·本病论》："民病寒热，鼽嚏，皮毛折，爪甲枯焦。"

4.毛悴：皮毛焦悴之证，如《灵枢·本神》："脾，愁忧而不解则伤意，意伤则悗乱，四肢不举，毛悴色夭，死于春。"

5.毛直："直"为"侧"之音转，为毛侧，即皮肤毫毛倾倒，如《素问·皮部论》："其留于筋骨之间，寒多则筋挛骨痛，热多则筋弛骨消，肉烁䐃破，毛直而败。"

6.毛败：人身体上的汗毛不润泽，毛发枯槁③。如《素问·痿论》："肺热者，色白而毛败。"

7.毛拔：即毛发脱落症，《素问·五脏生成论》："多食苦，则皮槁而毛拔。"

① 段玉裁.说文解字注[M].北京：中华书局，2013：172.

② 吴谦.医宗金鉴·下册[M].北京：人民卫生出版社，2006：1977.

③ 周海平，申洪砚，朱孝轩.黄帝内经大词典[M].北京：中医古籍出版社，2008：179.

第二节　毛发生理与人体的关系

一、毛发生理与皮肤的关系

中医学根据人体皮肤的内外层次、横竖结构和生理功能，将皮肤分称为肤、革、分肉、腠理和玄府。肤，狭义之肤，指皮之偏外的薄层；革，指皮之偏内的厚层；分肉，指革之下，肌肉之外的白肉身即皮下脂肪等。腠理，指皮肤，还指肌肉间之纹理，相当于皮肤组织之间的间隙，卫气畅行于其间。玄府，指汗毛孔，又名"气门"和"鬼门"，起排泄汗液和辅助肺脏进行呼吸的作用。在皮肤之中，又有输送供养皮肤和毛发营养的微细之络脉分布和"温分肉、充皮肤、肥腠理、司开合"的卫气在流动。从而共同形成了皮肤的组织解剖及其生理功能。毛发根生于皮肤之中，是在腠理致密、玄府宣通、卫气温煦、络脉通畅的情况下正常生长的。

每个人头发的稀疏、粗细及生命长短的不同，可能与每个人头皮厚薄的不同有关。头皮厚的人，头发密集，很粗，不容易脱落。头皮薄的人，头发多稀疏而细软，且易于脱落。例如有人就观察到，脱发患者的头皮要比正常人的头皮薄2.2~2.4mm。其道理可能在于，头皮薄者，头皮血液循环不好，毛囊营养不良，头发根部细浅而生长不牢，故容易脱落。

二、毛发生理与经络的关系

经络在人体是运行气血、联络脏腑肢节、沟通表里上下的通路。经络是经脉和络脉的简称。经脉是主干，犹如路径，有一定的循行路线；络脉是分支，犹如网络，纵横交错，网络全身。人体的五脏六腑、四肢百骸、五官九窍、皮肉筋骨等组织器官，正是通过经络的沟通、联络作用，才构成了一个有机的整体；又是通过经络运行气血的传注作用，得到血气的濡润温养，才维持着各自的正常生理活动。

毛发也同其他组织器官一样，必须依赖于血气的濡养才能正常生长，而这种濡养毛发的血气同样也得依靠经络的运行和输注。中医学认为：供养毛发的血气，是在心气的推动、肺气的输布下，经心肺而至经脉，由经脉再外溢于络脉，最后由络脉传注，直至皮肤之中，毛根之下的。正是因为供养毛发的血气是通过经络来输送传注的，所以，经络的盛衰在一定程度上就决定着毛发的盛衰，经气盛则毛发盛，经气衰则毛发衰。这种经气的盛衰是指因经络之气的盛衰而输送血气的多少而言，输送的血气多，毛发就能得到充分的濡养，其生长也就自然茂盛；输送的血气少，毛发得不到应有的濡养，其生长自不良而显得干燥、短少，甚至脱落。

以上说的是全身经络和毛发的关系，同样，人体某一经脉的经气盛衰也决定着该经脉循行所过部位的毛发的盛衰。诸如：足太阳经起于目内眦，循两眉而上额交巅；手少阳经的上行分支，出走耳前，交颊上，至目外眦。此二经经气盛则眉毛浓密、乌黑而长；反之则眉毛稀疏、无泽而短。

手阳明经的上行分支，挟口，交人中，上挟鼻孔，下行之经脉循臑臂，上入两筋之间，出合谷。其经气盛则上唇胡须浓密及腋下毛多。

足少阳经的上行分支，循于耳之前后，挟颊车，下颈项。其经气盛则两颊胡须浓密易生。

足阳明经的下行分支循膺胸，下脐腹。其经气盛则阴毛密布，甚至过脐达胸。反之则阴毛稀疏其至缺失。

冲、任二脉起于胞中，上行经喉，环绕口唇。在男性者，其经气盛而上行，胡须生长；在女性者，经气虽盛，然血气常泻而不得循经上行，故胡须不生。

督脉起于胞中，下出会阴，沿脊内上行，至项后风府穴处进入颅内，络脑，并由项上行至头顶，循前额正中线经鼻柱下行至上唇系带处。其分支从脊柱里面分出，属肾。由于督脉循于脊里，入络于脑，上过头顶，下属于肾，在肾、脊髓、脑髓、头发之间形成了一条通路，所以当肾中精气旺盛、髓海充盈时，则随督脉之经气上行而荣养头发，于是头发就生长茂盛，且富有光泽，此即肾"其华在发"的生理表现。这种生理表现是通过督脉来实现的。此外，局部络脉和毛发也有一定关系。络脉通畅，毛发供养不受障碍，毛发自然生长正常。反之，络脉瘀阻不通，毛发供养受到障碍，毛发就会枯萎和脱落。

三、毛发生理和气、血、精的关系

气、血、精是构成人体的基本物质，同时也是人类毛发生长的物质基础。

（一）气

从人的整体来说，主要有元气、宗气、营气和卫气四种。元气又名原气、真气，其根源于肾，由肾中精气所化生，借三焦之道而通达全身，为人体生命活动的原动力，是人体最基本、最重要的气，对毛发可起激发和促使其生长的作用；宗气积于胸中，其功能主要是推动肺的呼吸和心血的运行；营气，又名荣气，与血液并行于脉中，二者可分而不可离，故有"营血"之称，营血通过经络的运行而共同对毛发起营养作用，另外营气又可化生血液；卫气又名卫阳，行于脉外皮肤、分肉之间，对毛发主要起温养作用，其次能防御外邪侵留于毛根之下而损伤毛发，并能排泄汗液和维持体温的相对恒定，而使毛发有一个适宜的生长环境。

除元气、宗气、营气、卫气之外，还有脏腑之气和经络之气等。脏腑之气和经络之气实际上是由元气所派生，分布于人体某一脏腑和某一经络，即成为某一脏腑或某一经络之气。

（二）血

由人体内的精微物质所化生，在生理功能上，血是对全身组织器官起营养和滋润作用，因此，对毛发也同样起着营养作用，这种作用是营血并行于脉中，通过经络的输送、转注来实现的。"发为血之余"，血气旺盛，毛发也就旺盛；血气虚少，毛发也就枯萎，稀少或脱落。明·李梴在《医学入门》中说"血盛则发润，血衰则发衰"，即是指此而言。隋·巢元方在《诸病源候论》中也说："血盛则荣于须发，故须发美。若气血衰弱，经络虚竭，不能荣润，故须发秃落。"另外，由于血气和毛发有着直接的供养和被供养的关系。所以，当各种原因造成血分病变时，也可引起毛发的病变，如血瘀、血热、血燥等均可造成毛发脱落。

（三）精

又名精气，有广义和狭义之分。广义之精，泛指体内一切精微物质，包括气、血、津液和水谷之精气、肾中之精等。如《管子·内业篇》说："精也者，气之精者也。"即指广义之精。狭义之精，即生殖之精，它藏于肾，为肾中之精气。

四、毛发生理与五脏的关系

《灵枢·邪客篇》说："地有草蓂，人有毫毛……此人与天地相应者也。"毛发是皮肤的重要附属器官。毛发的色泽、形态、生长、质地、密度等生理状况与人体生命活动状态息息相关。毛发病与自然界气候变化关系密切，主要是通过五脏、气血与经络联系在一起。

（一）毛发与心

《证治合参》说："大抵发属心，属火，故上生。"心主血脉，心血充足，毛发得养，不易脱落，故发得心血之养、心阳之助而生。若忧郁伤心，哀思伤神，心无所依，心血不足，或心火亢盛，耗伤心阴，皆可致毛发失养，枯萎不泽或变白脱落。因此，临床上发质不佳或脱发多发于精神紧张、睡眠不足的脑力劳动者。

（二）毛发和肺

《素问·六节藏象论》云："肺者，气之本，其华在毛"。《素问·阴阳应象大论》说："肺主皮毛。"《灵枢·决气》曰："上焦开发，宣五谷味，熏肤，充身，泽毛。"《素问·五脏生成篇》亦曰："肺之合，皮也，其荣，毛也。"皮毛由肺输布的卫气和津液所温养；肺气宣发，精微四布，则毛发亮泽，坚固牢密。《灵枢·经脉篇》曰："手太阴气绝，则皮毛焦。"如肺宣，降失常，不能输布精气滋润肌肤皮毛，则毛发干枯稀疏、纤细易折。此种情况多见于慢性消耗性虚损性疾病患者。

（三）毛发与脾

脾为后天之本、气血生化之源和水谷之海，毛发得以生长的气血精微皆源于此；脾为气机升降之枢纽，脾气健运，升清降浊，气血源源不断地上达头部，水谷精微得以外养肌肤毛发，则发乌黑条顺、茂密柔韧。《素问·五脏生成篇》谓："……多食甘，则骨痛而发落。"若饮食不节，过食肥甘厚味、辛辣酒类等。易致脾失健运，水湿内停，郁久化热，则湿热内生，上蒸巅顶，侵蚀发根，而致头发油腻、脱落。如脾气亏虚，健运失职，气血不足，不能濡养发根，则发干柔细、憔悴枯萎。

（四）毛发与肝

《诸病源候论·毛发病诸候》曰："足少阳，胆之经也，其荣在须。"肝藏血主疏泄，肝木条达，气血调和，经脉通利，皮肤荣润，发得以养。若肝血不足，肌肤甲错，发亦随之干枯萎黄，脱落不长。肝阳上亢，肝火偏旺，可致肝经血热，耗伤阴血；肝气郁结，血液瘀滞，则发脆易断、蓬乱曲卷或少年早白。《望诊遵经·眼眉望法提纲》曰"眉系倾者，胆将绝……眉毛频蹙者，疼痛之容；润泽者，血气足；枯槁者，血气衰也"：认为须眉脱落可见于全秃之人；单脱眉毛者，多为肝血不足，风邪所伤，或肝胆湿热，客于经脉之候；眉发变白枯槁，为气血亏损或瘀血阻滞。

（五）毛发与肾

《素问·五脏生成篇》谓："肾之合，骨也，其荣，发也。"《素问·六节藏象论》亦曰："肾者，主蛰，封藏之本，精之处也，其华在发。"可见五脏之中，尤其重肾，肾中所藏之精气阴阳均与毛发生长荣枯有关，肾精气血的盛衰可以影响毛发的生长与脱落、润泽及枯槁。《普济方》曰："夫足少阴之血气，其华在发……诸经血气盛，则眉髭鬓发俱美泽。若血气虚少枯竭则变黄白而不生。若风邪乘其经络，血气改变，则异色恶发必生。"《圣济总录》曰："足少阴血气盛则发美润泽而黑。"《内经》云："血气盛则肾气强……故发黑；血气虚则肾气弱……故发白而脱落。""发为肾精之外候。"头发浓密色黑润泽为发美，是肾气旺盛、精血充足的表现。若肾精亏气虚，水火失衡，则头发稀疏纤细，干枯变白，生长迟缓，脱落易折。

第三节 毛发在中医诊断学中的价值

毛发在中医诊断学中最具体的运用，是以观察毛发生长的迟早、色彩的润泽、分布的疏密和脱落程度等为辨证进行治疗的主要依据，列入了四诊的首位望诊范畴。其诊断价值如下。

一、毛发有助于判断肾功能的盛衰

肾为先天之本，受五脏六腑之精而藏之，精能化气。《素问·上古天真论》说："女子七岁，肾气盛，齿更发长；四七，筋骨坚，发长极，身体盛壮。"《黄帝内经》的作者认为秀发的自然成长状况、秀发颜色的变化等是肾气盛衰的标志。所以刚出生的孩子没有头发，或者长不长，或者长而稀疏、黄萎的"发迟"，或少女的白毛；成年时不老，中医认为是肾虚的现象，预防和治疗大多从补肾开始。

二、毛发有助于判断气血的盈亏

"发为血之余"，头发的荣华能反映气血的变化。《医学入门》说："血盛则发润，血衰则发衰。"王肯堂的看法比较具体，在《证治准绳》中写道："冲任之脉，为十二经之海，谓之血海，其别络上唇口，若血盛则荣于头发，故须发美；若血气衰弱，经脉虚竭，不能荣润，故须发脱落。"同时，头发的色泽变化还能协助诊断失血。《医学入门》中就有"发落及枯燥而黄白，有因吐衄失血多者，琼玉膏主之"的记载。现代医学的"席汉综合征"所出现的毛发脱落、稀少、质软，其主要原因是产后大量出血，导致垂体萎缩及坏死。

三、毛发有助于判断血脉通畅瘀

近几年国内外关于"瘀血"的研究论文很多。但将头发作为血瘀的一种诊断依据，却被忽视而未见论及。其实早在《灵枢·经脉篇》中就有"手少阴气绝，则脉不通，脉不通则血不流，血不流则毛色不泽"的论述。

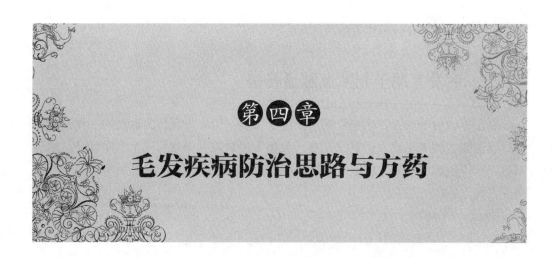

第四章 毛发疾病防治思路与方药

第一节　中医关于毛发疾病病理病机的认识

中医认为，脱发与人体肾、肝、脾及气血密切相关，《诸病源候论·毛发病诸候》强调"若血盛则荣于须发，故须发美；若血气衰弱，经脉虚竭，不能荣润，故须发秃落……若血气盛则肾气弱，则骨髓枯竭，故发变白也"，明确指出毛发正常生长需肾气强盛，亦需精血濡养，提出脱发主要病机为肝肾不足，气血虚衰[①]。

一、肝肾不足

藏象学说中肾主藏精。精，是构成人体和维持人体生命活动的最基本物质之一，是生命之本原，精血同源，发之营养来源于血，因此，头发的生长与脱落与肾之精气盛衰有密切关系；肝主疏泄，畅达全身气机并藏血，肝失疏泄或肝藏血不足，皆无以营养肌肤毛发，致毛发焦枯无泽，毛囊失去护持而形成脱发。

二、脾虚湿盛

脂溢性脱发患者常见头发油腻稀疏，头皮瘙痒，发根皮屑油脂聚集，发丝易脱落折断，伴见胸闷、头晕、纳呆、失眠健忘，大便黏滞，舌红苔黄，脉象沉着细

---

① 赵洁，张宇明，焦迪，等. 中医治疗脱发的历史沿革[J]. 世界中西医结合杂志，2014，9（1）：8-10.

滑。中医辨证多由脾胃虚弱或饮食不节、嗜食肥甘厚味，致使脾失健运，津液内停，郁而化热，湿热内生，痰湿上熏于巅顶，阻塞毛窍，日久毛发失养而脱落。

三、气血亏虚

明代陈实功在《外科正宗》中指出：油风乃血虚不能随气荣养肌肤，故毛发根空，脱落成片。发为血之余，在头发的生长过程中，精、血互相化生，共同滋养头发，但两者的正常运行转化依赖气机调畅，故精、气、血有一方不足或者有余都可能导致头皮失养，气血亏虚，气虚则无力助血运行全身，精血宣发输布异常；血虚则无以荣养巅顶，故毛发脱落[①]。

四、气血阻滞

诸邪阻滞经络日久，经络失于调畅而成瘀；平素血热之体，易于感受风邪，风邪侵体郁久转而化燥伤阴，阴虚内热，灼伤津液，致血行涩滞不畅而成瘀，进而耗血伤阴，血行不畅；血脉阻滞，瘀阻则气滞，气愈滞而血瘀，相互作用，导致脱发气滞血瘀的病理状态[②]。

第二节　西医关于毛发疾病病因病理的认识

毛发发育不良可分为先天性和获得性，经常累及毛干。外胚层发育不良、某些代谢性疾病、神经系统疾病、精神疾病中可以发现毛干的改变，外源性的物理、化学性刺激也会引起毛干的变化。毛干的异常表现为毛发颜色、密度、结构和长度的改变。毛干疾病的正确诊断不仅需要系统的病史和体检，光镜、扫描电镜和生化检测也非常关键。

[①] 李东海，李勇，齐庆，等.斑秃患者中医体质特点研究[J].陕西中医，2012，33（8）：1048-1050.

[②] 周晴，邵敏华，施和健，等.雄激素性脱发中医辨证分型与血液流变学的相关性研究[J].现代中西医结合杂志，2012，21（24）：2656-2657.

一、外胚层发育不良的毛干改变

外胚层发育不良是一组以一个或多个外胚层结构先天性缺陷为特征的遗传性疾病[1]。

少汗性外胚叶发育不全具有以下特征：头发及体毛生长缓慢和稀疏、眉毛稀疏、少汗、指甲异常和牙发育不全。Rogers[2]观察到少汗性外胚叶发育不全患者的毛发在显微镜下可看到条形码样外观，长度不等的平行的暗带横过毛干的直径。Kere[3]等发现 *ectody splasin*（一种TNF的受体）基因的突变，是引起X连锁少汗性外胚叶发育不全症的原因。

二、有毛干改变的代谢性疾病

有脱发的代谢性疾病很多，包括多种羧化酶缺陷、高胱氨酸尿症、Hartnup病、苯丙酮尿症、瓜氨酸血症、肠病性肢端皮炎、钢发综合征等。经典的钢发综合征或者Menkes卷发综合征是X染色体连锁隐性遗传疾病，通常只累及男性。一般基因缺陷的携带者女性表现型是正常的，但50%会有毛干的异常。该病会导致进行性的神经退行性病变、结缔组织异常和毛发异常。临床上头发表现为变短、稀疏、粗糙、无光泽和扭曲，毛干异常表现为扭发和念珠状发，有时也可以表现为脆发症和羽毛状脆发。这些结构的改变是因为毛发角蛋白中的铜酶依赖的二硫化物交联键的缺陷。诊断要根据低血清铜（低于正常范围25%）和低血浆铜蓝蛋白水平[4]。

三、有毛干改变的神经系统疾病

巨轴索神经病是一种常染色体隐性遗传病，特征是进行性的中枢和周围神经系统的退行性病变。儿童在幼年，临床上出现神经病变之前就有卷发和特征性的类似扭发的毛发改变。因此，毛发异常对诊断的影响重大。目前，一种致病的缺陷蛋白gigaxonin已被证实。

---

[1]Itin P H, Fistarol S K. Ectodermal dysplasias[J]. Am J Med Genet C Semin Med Genet, 2004, 131C：45-51.

[2]Rogers M. The "bar code phenomenon"：a microscopic artifact seen in patients with hypohidrotic ectodermal dysplasia[J]. Pediatr Dermatol, 2000, 17：329-330.

[3]Kere J, Srivastava A K, Montonen O, et al. X-linked anhidrotic（hypohidrotic）ectodermal dysplasia is caused by mutation in a novel transmembrane protein[J]. Nat Genet, 1996, 13：409-416.

[4]Itin P, Happle R, Schaub N, et al. Hereditary metabolic disorders[M]. In：Schachner LA, Hansen RC , Pediatric Dermatology. Edinburgh：Mosby, 2003：350-365.

四、原发性遗传性毛干改变

念珠状发是一种常染色体显性遗传性疾病，可导致毛发变脆和营养不良性秃发。其显著的特征是毛囊角化病，可累及整个头皮，以枕后部最严重。一般认为念珠状发不累及其他系统，但Erbagci等[1]报道了1例伴有顽固头皮瘙痒、后囊性白内障和特殊面容的念珠状发的病例，他们认为有可能存在一种念珠状发综合征。

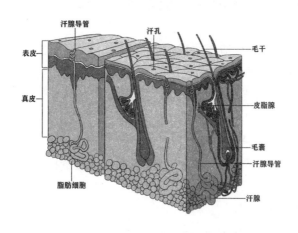

图4-1　头皮微生态环境示意图

五、其他毛干改变

很多美发用品都会影响头发的颜色、质地，导致毛干的结构变化。临床上很多毛干的损害是由于染发、烫发造成的。毛发恢复到染发前的状态需要8周[2]。化妆品导致的毛干疾病很多，包括获得性缠发、泡沫状发和结节性脆发病等。

---

①Erbagci Z, Erbagci I, Erbagci H, et al. Severe monilethrix associated with intractable scalp pruritus, posterior subcapsular cataract, brachiocephaly, and distinct facial features : a new variant of monilethrix syndrome Pediatr Dermatol, 2004, 21 : 486-490.

②Ahn H J, Lee W S. An ultrastuctural study of hair fiber damage and restoration following treatment with permanent hair dye[J]. Int J Dermatol, 2002, 41 : 88-89.

第三节 西医研究现状

一、毛发疾病与精神疾病的关系

心理压力与精神疾病是造成脱发的重要因素，同时脱发又会继发加重精神压力[1]。治疗时因患者心理因素的复杂性，使得该病难以完全治愈[2]。研究表明毛囊调控有多种神经介质（如：儿茶酚胺、内啡肽、催乳素等）参与[3]，精神压力时释放神经生长因子、P物质、促肾上腺皮质激素等，抑制了毛发生长，使毛囊进入退行期。楼玮等[4]研究脱发病人的精神心理状况，并与正常人群对比发现，脱发患者焦虑自评量表（SAS）、抑郁自评量表（SDS）、皮肤病生活质量指数（DLQI）均高于正常组（P<0.05）。

二、毛发疾病与免疫疾病的关系

有研究表明毛发疾病中脱发与免疫调节有关。毛囊和毛囊隆突部位存在多种细胞因子，如：血管内皮细胞生长因子（VEGF）能促进血管生成及管壁通透性加，促进毛发再生[5]。胰岛素样生长因子（insulin like growth factor，IGF）能调节毛囊生长时的细胞增殖与分化，IGF水平降低会引起细胞凋亡加速，特定区

---

①Hadshiew I M, Foitzik K, Arck P C, et al. Burden of hair loss：stress and the underestimated psychosocial impact of telogen effluvium and androgenetic alopecia[J]. J Invest Dermatol, 2004, 123（3）：455-457.

②Branisteanu D E, Voicu C M, Branisteanu D C. Alopecia—a challenge for dermatologists[J]. Rev Med Chir Soc Med Nat Iasi, 2014, 118（1）：11-18.

③Peters E M J, Liotiri S, Bodo E, et al. Probing the Effects of Stress Mediators on the Human Hair Follicle[J]. The American Journal of Pathology, 2007, 171（6）：572.

④楼玮，杨勤萍. 脱发患者心理. 精神和生活质量状况的初步研究[J]. 中国麻风皮肤病杂志, 2011, 27（3）：219-220.

⑤Pavicic T, Wollenweber U, Farwick M, et al. Anti-microbial and inflammatory activity and efficacy of phytosphingosine：an in vitro and in vivo study addressing acne vulgaris[J]. International Journal of Cosmetic Science, 2007, 29（3）：721.

域毛囊退化引起斑秃[1]。李园园[2]经研究发现干扰素-γ（IFN-γ）为脱发发病的关键因子，并与病程轻重呈正相关。周静等[3]发现IFN-γ参与斑秃稳定期免疫反应。杨帆等[4]探讨内分泌免疫指标与头发常见问题，采用Spearman等级相关进行分析，Sig<0.05表明有相关性；结果显示，脱发与肾上腺素相关性Sig=0.043；头发稀疏与CD3+CD4相关性Sig=0.022；头发稀疏与NK细胞相关性Sig=0.013；头发干枯与多巴胺相关性Sig=0.044；头发干枯与白介素-1相关性Sig=0.010。

三、毛发疾病与激素类疾病的关系

毛发疾病与雄激素及Ⅱ型5α-还原酶[5]、雄激素受体[6]等激素代谢异常有关。雄激素性脱发好发于青春期男女，与雄激素及遗传有关，治疗以抗雄激素疗法为主[7]。黄涛等[8]研究发现脱发区域的雄激素受体（AR）表达强度高于非脱发区域（P<0.05），可能是男性脱发的重要原因之一。邓豫豫[9]等探讨男性激素性脱发患者的毛囊中5α-还原酶的同工酶mRNA的表达，通过检测Ⅰ型5α-还原酶（SRD5A1）、Ⅱ型5α-还原酶（SRD5A2）、Ⅲ型5α-还原酶（SRD5A3）的基因表达，发现SRD5A3在毛囊中的表达高于SRD5A1和SRD5A2的表达，3种5α-还原酶之间均呈正相关（P<0.05）；与正常组对比发现两组患者中3种同工酶之间表达差异有统计学意义（P=0.00<0.05，Friedman检验），进一步做多重比较显示SRD5A1和SRD5A3、SRD5A2和SRD5A3差异

① 巫珊，张海州. 脂溢性脱发的发生机制及治疗研究进展[J]. 日用化学品科学，2012，35（2）：29-33.

② 李园园. 血瘀型斑秃患者血清IFN-γ、SOD与MDA水平的研究[D]. 杭州：浙江中医药大学，2013.

③ 周静，丁杨峰，杨勤萍，等. T细胞因子在斑秃发病中的作用[J]. 中国皮肤性病学杂志，2010，24（1）：23-26.

④ 杨帆，步怀恩，王邈，等. 13种内分泌免疫指标水平与头发常见问题的相关性探讨[J]. 中华中医药杂志，2013，28（4）：1088-1090.

⑤ 潘继升，王永晨，蔡丽敏. 5α-还原酶在相关疾病中的作用[J]. 医学综述，2011，17（17）：2571-2573.

⑥ 黄涛，万苗坚，董佳辉，等. 男性型脱发患者头皮雄激素受体表达的研究[J]. 中国美容医学，2012，21（5）：778-781.

⑦ 孙文，高扬，查旭山，等. 雄激素性秃发的中西医治疗进展[J]. 中国医学文摘（皮肤科学），2016，33（4）：460-464.

⑧ 黄涛，万苗坚，董佳辉，等. 男性型脱发患者头皮雄激素受体表达的研究[J]. 中国美容医学，2012，21（5）：778-781

⑨ 邓豫豫，吴桥芳，孙蔚凌，等. 男性雄激素性秃发患者毛囊中5α-还原酶的同工酶mRNA的表达及其临床意义[J]. 临床皮肤科杂志，2018，47（6）：340-344.

有统计学意义（P<0.05，Bonferroni校正），SRD5A3的mRNA表达量最高。

四、毛发疾病与感染的关系

毛发疾病中感染性脱发主要由于真菌感染、寄生虫、病毒及皮肤病等所导致。曹海育等[1]检测斑秃患者与健康志愿者的血清巨细胞病毒（HCMV）水平以及斑秃活动期与稳定期的HCMV-IgM阳性率，经对比发现观察组HCMV-IgM阳性率高于正常对照组，活动期HCMV-IgM阳性率高于稳定期。陈达灿等[2]运用电镜观察脂溢性脱发患者毛发的微结构，发现患者头发的病理损害与脱发类型及范围关系不大，与合并细菌及真菌感染存在相关性。有研究表明[3]，脂溢性脱发的毛囊虫检出率高于正常人，脱发者螨虫感染类型中，毛囊蠕形螨占78.27%，皮脂蠕形螨占21.73%。

五、毛发疾病与遗传的关系

目前发现以下致病基因（腺瘤性息肉调节蛋白1[4]、核糖体蛋白L21[5]、小核糖核蛋白E[6]、角膜锁链蛋白[7]）与遗传性毛发疾病有关[8]。遗传性少毛症（HSS）在临床上

---

①曹海育，李建英，刘英权. 斑秃患者肿瘤坏死因子-α和白介素-2水平与人巨细胞病毒感染相关性分析[J]. 河北医药，2007（11）：1199-1200.

②陈达灿，胡东流，黄咏菁，等. 脂溢性脱发患者毛发的扫描电镜观察[J]. 广州中医药大学学报，1997（3）：26-28.

③黄文德，向红. 脱发症毛囊虫感染情况的调查研究[J]. 浙江预防医学与疾病监测，1990（3）：22-23.

③黄涛，万苗坚，董佳辉，等. 男性型脱发患者头皮雄激素受体表达的研究[J]. 中国美容医学，2012，21（5）：778-781.

④Shimomura Y, Agalliu D, Vonica A, et al. APCDD1 is a novel Wnt inhibitor mutated in hereditary hypotrichosis simplex[J]. Nature, 2010, 464（7291）：1043-1047.

⑤Zhou C, Zang D, Jin Y, et al. Mutation in ribosomal protein L21 underlies hereditary hypotrichosis simplex[J]. Hum Mutat, 2011, 32（7）：710-714.

⑥Pasternack S M, Refke M, Paknia E, et al. Mutations in SNRPE, which encodes a core protein of the spliceosome, cause autosomal-dominant hypotrichosis simplex[J]. Am J Hum Genet, 2013, 92（1）：81-87.

⑦Shimomura Y, Wajid M, Petukhova L, et al. Autosomal-Dominant Woolly Hair Resulting from Disruption of Keratin 74（KRT74）, a Potential Determinant of Human Hair Texture[J]. The American Journal of Human Genetics, 2010, 86（4）：819.

⑧Basit S, Khan S, Ahmad W. Genetics of human isolated hereditary hair loss disorders[J]. Clinical Genetics, 2015, 88（3）：1425.

分三种类型（Ⅰ型、Ⅱ型、Ⅲ型）。Ⅰ型患者毛发头顶稀疏，翼点处可见浓密毛发，但不累及面部，致病基因为腺瘤性息肉调节蛋白[1]。Ⅱ型患者出生时毛发即脱落，随着时间的推移，头发、腋毛直到完全脱落为止，但阴毛很少有受影响，致病基因为小核酸核蛋白E[2]。Ⅲ型患者出生时正常，半年左右开始脱发，随着年纪增大，头发完全脱落，面部头发及阴毛也逐渐脱落，致病基因为核糖体蛋白L21[3]。

第四节 中医关于毛发疾病的治疗思路和方药

检索1980年1月至2014年10月中国期刊全文数据库（CNKI）收录的中医及中西医结合诊治脱发、白发的临床研究和个人经验类文献，共涉及脱发、白发中医证型27种。肝肾亏虚、气滞血瘀、肝气郁结、心肝血虚、湿热内蕴、气血亏虚、血热、脾虚湿盛、肾精亏虚、精血不足为主要证型，涉及痰凝、湿郁、气滞、火热、风淫、阴虚、阳虚、血虚、气虚、精亏10个病机要素和肝、肾、心、脾、胃、胆6个脏腑病位。共得方剂103首，其中成方42首，以补益剂、和解剂、活血祛瘀剂、清热剂、祛湿剂为主。共涉及中药269味二十大类，以补虚药、清热药、活血化瘀药、解表药、利水渗湿药、安神药、平肝熄风药等为主；使用频次较高的50味中药可分为6个聚类方，分别适用于治疗湿热内蕴、肝气郁结及阴虚火旺、气虚、气滞血瘀、脾虚、心肝血虚及肝肾阴虚等证型的脱发、白发。

一、中医治疗思路

中医认为脱发、白发多以气血失调为发病之根本，肝脾肾三脏为病位核心，以气血亏虚、肝肾不足为主要病机，在诊疗中注重"发为血之余"基础理论的研究与

---

[1] Basit S, Khan S, Ahmad W. Genetics of human isolated hereditary hair loss disorders[J]. Clinical Genetics, 2015, 88（3）: 1425.

[2] Shimomura Y, Wajid M, Petukhova L, et al. Autosomal-Dominant Woolly Hair Resulting from Disruption of Keratin 74（KRT74）, a Potential Determinant of Human Hair Texture[J]. The American Journal of Human Genetics, 2010（4）: 632-638.

[3] Pasternack S M, Refke M, Paknia E, et al. Mutations in SNRPE, Which Encodes a Core Protein of the Spliceosome, cause autosomal-dominant hypotrichosis simplex[J]. Am J Hum Genet, 2013, 92（1）: 81-87.

运用，以固本培元、治病求本。同时，治疗斑秃和脂溢性脱发各有侧重，治疗斑秃重调畅情志，治疗脂溢性脱发重祛湿消脂。近50年中医治疗斑秃的特色有：内治为主，外治为辅；以补为主，重视五脏；注重肝脾，合调胃腑；内服忌偏，选药平和。中医治疗雄激素源性脱发的特色有：内服为主，结合外治；首重补虚，以肝为先；重视脾胃，调养后天；内治平和，注重安神。中医把补虚作为脱发的基本治法，在此基础上辅以活血化瘀、清热、解表、祛湿等治法，注重内治与外治的结合，重视调养肝肾和脾胃，内服选药平和。

斑秃方药规律：在用药频次上，常用的内服药物包括当归、何首乌、熟地、川芎等，常用药对为"川芎-当归""白芍-当归"等；核心中药处方为八珍汤合二至丸加减。常用的外用药物包括侧柏叶、红花、当归、补骨脂等。在药物分类上，补虚药居于第一位，不论内治或外治，占非补虚各类药物之首位的均是活血化瘀药。在药味上，不论内治或外治，辛、甘、苦均占主位。在药性上，内服药物以偏温性的药为主，平性的药其次，偏寒凉的药最少，外用药物仍以偏温热的药物为主，其次是偏寒凉的药物，最后是平性药物。在药物归经上，不论内治或外治，入五脏的归经占大部分，五脏中入肝经的最多，诸腑中以入胃经最多。在毒性上，内服未用有毒药物，外用使用了有毒药物。

雄激素源性脱发方药规律：在用药次数上，常用的内服药物包括何首乌、当归、女贞子、熟地等，常用药对为"女贞子-墨旱莲""当归-何首乌"等；核心中药处方为八珍汤合二至丸及六味地黄丸加减。常用的外用药物包括侧柏叶、透骨草、何首乌、苦参等。在用药分类上，补虚药不论内服、外用均占第一位，内服药物中清热药居于非补虚各类药物之首位，而外治药中占非补虚各类药物首位的是活血化瘀药。在药味上，辛、甘、苦均占主要部分。在药性上，均以偏温性的药为主，偏寒凉的药其次，平性的药最后。在归经上，以入五脏的归经为主，五脏中入肝经者居多，诸腑中入胃经者最多。在毒性上，内服药未用有毒药物，外用药使用了有毒药物。

其余类型脱发方药规律：由于资料不足，尚未总结规律，拟待日后文献增多，再进行深一步研究。

二、单味中药介绍

具有毛发疾病防治作用的单味中药介绍如下。

（一）解表药

1.零陵香，为末有止头痒、去白屑之功，和乌麻油共用。

2.防风，防风通圣散治秃疮；《圣济总录》的防风丸治疗头疮初起；《外台秘要》的防风蔓荆子丸治头风发落。

3.辛夷，常用于头风白屑，油风发落。

4.白芷，研末具有止头瘙痒、去白屑之功，常与零陵香合用，可治阴虚内热，风寒外束所引起的头蛀发癣；或治风湿搏结，气血不顺所引起的燥痒、白屑。《医方类聚》的香白芷散加王不留行治疗毛发垢腻不润。

5.生姜，《鲟溪外治方选》的眉发落养不活方先用生姜擦，和半夏研末，再用麻油调和后，外涂治发眉脱落。

6.细辛，《圣济总录》的细辛膏用于治疗白秃头癣。

7.杜衡，又名南细辛、土细辛。外用如《圣济总录》的杜衡膏，专治白秃。

8.蔓荆子，《神农本草集注》云："主发秃落。"《药性论》云："治贼风，能长髭发。"《重刻万方类纂》则以为本品辅以熊脂的滋润，能促进乌发。《外台秘要》的蔓荆子膏外用治头风白屑痒，头肿旋闷。《太平圣惠方》的蔓荆子膏每日揩摩须发，可治血虚头风，须发秃落不生。

9.甘菊，《医方大成》用洗发菊花散沐发治头发脱落。

10.升麻，《圣济总录》的两则升麻膏均外用治白秃发落。

（二）清热药

1.水牛角，可治热毒蕴塞所致之赤秃。烧灰存性则走血分，可活血止血，收敛秃疮之渗液。与滋肤润发之猪脂合用，祛瘀生新，则赤秃可愈。

2.紫草，用于治疗疮疡、湿疹、阴痒、水火烫伤等，或因热毒盛而致斑疹不畅或色紫暗者。

3.大青叶，治血热所致的白发。

4.生地黄，使用天王补心丸重用地黄，对阴血不足引起的脱发有效。《圣济总录》的地黄丸治髭发早白。《太平圣惠方》的干地黄丸用于肾亏白发。

5.蒲公英，《本草纲目》载其尚能"乌须发、壮筋骨"。《本草述》认为蒲公英除了清热解毒作用之外，还能补益肝肾、凉血乌发。

6.瓦松，《太平圣惠方》将其烧灰取汁，使其作用力主要偏于血分，并具收敛、消肿之作用，用于头风、血瘀之证，治头风白屑。

7.一点红，《太平圣惠方》以羊胆汁苦寒清热者相配，对于由盛热当风，风袭毛窍，久而伤阴化燥之白屑风来说有一定疗效。《神农本草经》谓之主治"头秃疥瘙"，《普济方》将其与三年之陈醋调匀为泥，取醋可杀虫、清疮、收敛，二药相合，疗白秃立效。

8.山豆根，用水研之，取汁洗淋头上，能治热毒壅盛之秃疮，尤以对皮肤红肿赤痛之赤秃疮效果为佳。

9.马齿苋,《本草经集注》谓其"清热解毒,凉血止血"。临床每以之治湿热泻痢、疮毒。以之浓煎成膏,或烧灰存性,油调外敷治热毒壅盛所致的秃疮、湿癣亦有良效。生马齿苋汁与石灰合用,治白秃头疮更有效。《太平圣惠方》马齿苋还黑散用之配伍治疗肾虚血热风燥所致白发。

10.桃叶,临床上常以之治肿疡、发背、瘰疬和白秃。《圣济总录》和《子母秘录》均有取汁外敷治赤秃发落、白秃的记载。《卫生易简方》单用楸叶捣治发落不生。

11.蝌蚪,用于阴虚血热或热毒引起的须发早白。

12.桐叶,《本草纲目》记载有"消肿毒,生发"之功。《普济方》和《肘后方》均介绍与黑芝麻同捣或以米泔煮治脱发或白发。

13.地骨皮,用于须发早白,以血热或阴虚里热所致者为宜。《太平圣惠方》的地骨皮丸治白发。

14.芜菁子,一般用于湿热阻络,皮毛失养引起的秃发。

15.鸡屎白,《医方类聚》的白秃方以鸡屎白烧灰,以菜籽油或谷油调涂头上可治头癣白秃。

(三)理气药

1.甘松,可以养血乌发。

2.沉香,《普济方》中有沉香延龄散和《医方类聚》的沉香保生丸、刷牙沉香散均认为沉香能治白发,尤须发早白的情况。

3.梧桐子,可治白发,有生发作用;《重刻万方类纂》的少年白发方是用本品捣汁涂头。

4.水苏,又称香苏,以之烧灰则走血分,使血分调畅,故白屑不生而瘙痒止。唐代孟诜记载"水苏煮汁洗头,白屑不生"盖缘于此。

(四)活血祛瘀药

1.皂角刺,又称皂角针,可用于头风白屑,痈疽疮毒初起未溃者。

2.水蛭,促气血上达巅顶、营养头部皮毛,乌须发。龟尿滋阴补肾,助水蛭之乌须发。

3.桃仁,临床上用来治疗头癣,脂溢性皮炎所引发的头皮瘙痒效果尤佳。

4.川芎,可用治由于血瘀而出现的秃发。

5.泽兰,《外台秘要》的泽兰膏方专治白发。

6.桃花,以之治白秃。孟诜指出,治白秃时,当收取未开之桃花花蕾,拣净阴干,捣研为末,与猪脂和或桑葚末或黑豆散同用外敷,效果更好。以腊月猪脂调,更增滋润皮肤、生长毛发之功能。

7.黄麻子，可用于瘀血引起的脱发。《圣济总录》用本品煮粥，用于发落不生。

8.芸薹子，可用治头癣而达生发之效。研末调敷于丹毒、痈肿。芸薹子的脂肪油又称香油、菜籽油，《医方类聚》用之敷头，治头发白，还可治湿疹、汤火灼伤。

9.黑大豆，又称乌豆，可通过补肾而乌发。《肘后方》认为黑大豆炒焦走血分，与滋润皮肤之猪脂相合有利于头发生长，可治白秃疮。《太平圣惠方》将黑大豆煮烂，涂头治黄发。黑豆汤营养皮毛。

（五）平肝熄风药

1.羚羊角，以羚羊角烧灰，猪油调涂治赤秃、脱发，《普济方》的赤秃发落方主张加上水牛角，效果更佳。

2.刺蒺藜，常用此药配合益肝养血润肺，故而能生发。《普济方》的蒺藜散治发白，齿落。

3.天麻，《圣济总录》中记载的天麻丸治风寒夹瘀者白发；天麻饼专治头风白屑。

4.地龙，又称蚯蚓，以干地龙为本，与轻粉少许配伍，可清热、祛风、通络、杀虫，故可治头癣。

5.赭石，可生血补血，对秃发外用亦有效。与旱莲汁配伍，对热久伤阴所致之发落不生有较好疗效。

6.蜈蚣，据现代药理研究，蜈蚣水浸液对多种皮肤真菌有不同程度的抑制作用，故为临床治疗头癣、风癣之要药。故蜈蚣浸于菜籽芸薹子油中可解蜈蚣之毒，而增强其消肿散结、润泽头发肌肤之力，是治疗阴虚受风、血气结聚所致的蛀发癣的较好方剂。

（六）补益药

1.桑葚，适用于阴虚血虚的秃发、无发、白发。内服可预防头发早白，生发、乌发，外用其汁洗头，可生发染发。

2.百合，用于治疗白发是据肺主皮毛而乌发的原理。

3.旱莲草，是一种常用的乌发药。取鲜旱莲草洗净泥土，捣绞取汁，则其凉血止血、补肾益阴之功尤强。《圣济总录》的涂旱莲草汁方加少许铁粉，外用于赤秃发落。《外台秘要》的莲子草膏治头风白屑。

4.狗乳汁，用于血虚引起的发落不生，并能乌发。李时珍谓治"赤秃发落，频涂甚效"。《重刻万方类纂》亦云白犬乳汁能治赤秃。

5.枸杞子，《万病回春》的经验乌须方重用本品，加少量无灰酒和生地黄汁，专治须发早白。

6.黑芝麻，可治疗因肝肾不足所致的眩晕、风痹、须发早白，《太平圣惠方》的巨胜丸专治白发。

7.何首乌，用治白发，以肾虚者为宜，且能延年益寿。

8.当归，用治血虚引起的白发、脱发有良效。

9.针砂，常用于血虚引起的白发。

10.蜂蜜，也是促进眉发生长的良药。《肘后方》云：白蜜加丁香汁或梧桐子涂进已拔除白发的毛孔中，可生黑发。

11.黄大豆，以黄大豆炒黄为末，香油或猪脂调涂，取其润燥消水之功，可治风湿侵袭、气血不潮所致的秃头或头癣。配以香油，去头面游风，润皮肤，生秃发，故涂数次可以见效。用醋煮黄大豆，敷头可治黄、白发。

12.菟丝子，《圣济总录》的菟丝子丸治髭发黄白，尤其是肾虚血热者。研末，麻油调外用，可加强滋阴润燥之功效，促眉毛、头发早日再生。

13.续断，能补肝肾，入血分，养血脉，润皮毛，续筋骨，善理血脉损伤。《普济方》的长发方取原汁洗发，可以治疗血虚、血瘀或肝肾不足引起的头发不长。

14.沙苑子，能温补肝肾，固精生血，生发明目。

（七）收涩药

1.诃子，敛阴，能乌须发。《南方草木状》谓之"可作饮，变白髭发令黑"。《药性论》云：可"黑髭发"。《医方类聚》中的诃子散用于白髭发。

2.石榴皮，是一种常用的乌发药物。石榴花系石榴的花，治疗白发，《本草纲目》记有"阴干为末，和铁丹服，一年变白发如漆"。

3.没食子，敛阴乌发，涩精固肾，涩肠止泻，敛肺止血。

4.覆盆子，《日华子本草》云："安五脏，益颜色，养精气，长发。"《卫生易简方》用本品榨取汁合成膏，外涂治须发白。

（八）杀虫药

1.藜芦，为治疗头疮、头癣之要药。单用即可奏效，与百部、苦参等配伍用效果更著。《普济方》记载的藜芦散专治秃疮，兼有祛风、排痰之效，故用于头风白屑、燥痒无时，于祛风之时兼可使气血上行，故用后"白屑全无，亦不燥痒"。

2.苦楝皮，能治湿热盛型秃疮及恶疮、疥疮。《普济方》认为以猪脂调外敷，能治大人、小儿秃疮及恶疮。

3.贯众，可治疗由湿热毒气熏蒸所致的秃疮头癣。《外科精义》记载的决效散认为，白芷辛温，专入阳明，与贯众一寒一温，辛开苦降，对于热邪内结、风寒外束的风痒头疮有效。

4.乌桕子，榨油外涂或研末调敷治疥疮、肿毒、发癣湿疹；皮肤皲裂则采用捣烂煎水浸泡。《普济方》用本品榨取油，涂头可令白发变黑。

（九）化痰止咳平喘药

1.牡荆子，常用其祛风之功治头风，用其化痰、下气之性使上部邪气消散，则气血可上潮于头而白屑不起。

2.杏仁，用治白发，一般要求去皮。

3.桑白皮，可泻肺下气，治疗毛发病。其汁洗发，能滋润皮毛养阴生发。

4.葶苈子，泻肺平喘，消肿利水，宣通气机。气血需养于头则痒止、白屑不起，故气机壅塞所致的头肿旋闷亦可随之而解。

5.皂荚，对头皮瘙痒、白屑迭起之病随手奏效。《圣济总录》的揩牙乌髭方指其有乌发作用。

6.半夏，除积淤皮毛之邪毒，生长乌发。临床上用于脂溢性脱发有较理想的效果。

7.蛤壳粉，可养阴乌发，还能清肺化痰，软坚散结。

8.竹笋，主消痰热，祛头风。《御药院方》用之烧灰走血，用生油调，加少许腻粉，能去血分风热痰结，故可治蛀发癣。

9.猪胆汁，可与食醋各半调和外涂，对头癣可取明显效果。《普济方》称外用猪胆汁还可润发、乌发。《重刻万方类纂》的拔白生发方治须发早白。

（十）祛风湿药

1.草乌，《圣济总录》的乌金散重用草乌，治疗须发早白。

2.闹羊花，又称羊踯躅、羊踯躅花。用时先以菜籽油炸枯，以减毒，配制中加少许黄蜡者，使药型凝聚，不易流淌，易于黏着于头上，用于秃疮头癣。

3.蚕沙，以蚕沙烧灰取汁洗头，可祛头风，止头痒，令白屑不生。

4.枣树根，蒸汁外用，有更强的养阴生血、滋生毛发作用，故能促进毛发再生。

5.松叶，《名医别录》记载治湿疮，生毛发。《外台秘要》的延年松叶膏治头旋发落，白屑风痒。

6.苍术，可以治因风寒湿引起的头发不长。《肘后方》重用苍术，配以茯苓，认为可"乌髭鬓，驻颜色，壮筋骨，明耳目，除风气，润肌肤，久服令人轻健"。《肘后方》的葛氏治发令长方用苍术水煮沐发。

（十一）止血药

1.侧柏叶，是常用的乌发、生发药。用于血热脱发，须发早白。侧柏叶经九蒸九晒，除寒凉之性，内服百日，可祛痰饮内阻，养阴补血，则眉烂毛脱则愈，眉发可生。外用治疗脂溢性脱发等毛发病，疗效显著。

2.槐角，有乌发作用。《梁书》："言庾肩吾常服槐实，年七十余，发鬓皆黑，目看细字，亦其验也。古方以子入冬月牛胆中渍之，阴干百日，每食后吞一枚，云久服明目通神，白发还黑，有痔及下血者，尤宜服之。"《本经逢原》槐角条载："其角中核子，专主明目，久服须发不白，益肾之功可知。"《普济方》的槐实膏治髭发枯悴目暗。

3.血余炭，中医有"以脏补脏"的理论，发又为血之余，可用以治疗白发。以油煎令焦，细研如膏外搽可令发生长。首生头胎的童子发，其药性较强，具纯阳之气，以发养发，是中医理论"同气相求"的实际应用。与花椒合用煅炭内服，治疗白发，以阳虚者为宜。用酒送服，取酒能引药性上行之义。活猪鬃制成的炭化物，机制相似，亦用于养发乌发。

4.胡桃青皮，胡桃青皮压油，和詹糖香，涂毛发，可令头发变黑。青胡桃能解毒消肿、治秃疮。

（十二）温里药

1.丁香，《海药本草》云："治气，乌髭发。"《德生堂方》的丁香煮散专用来乌须发。《普济方》的变白方用丁香加生姜汁研，拔去白发，涂入孔中，可令白发变黑。

2.花椒，治白秃无发。《圣济总录》的秦椒丸专治髭发黄悴；蜀椒丸治白发。《太平圣惠方》的川椒丸用于白发。

3.附子，《外台秘要》的生发附子松脂膏用附子治疗毛发枯槁和不生长。《太平圣惠方》用之加上桑白皮、蔓荆子，治头风白屑初起者。

（十三）外用药

1.白矾，主治疮疡、疥癣、湿疹和水、火、虫伤。对于出血性疾病、湿邪或虫毒引起的眉毛脱落，用白矾炮制加工成丸剂内服，可促使脱落之毛发再生。

2.胆矾，《宣明论方》的胆矾丸通过淋洗头发，治早年白发。

3.松油，用可治疥疮、手足癣、头癣。

4.松香，《神农本草经》谓本品"主痈疽恶疮，头疡白秃，疥瘙风气，安五脏除热"。《滇南本草》云：能"祛风，燥湿，排脓，拔毒，生肌，止痛。治痈疽，疔毒，痔瘘，恶疮，疥癣，白秃，金疮，扭伤，风湿痹痛，疬风瘙痒"。

5.密陀僧，在古代常用以乌发，但考虑其长期应用，可能会引起铅中毒，需要谨慎从事。《杨氏家藏方》的黑铅散用来刷牙治须发白黄。黑锡即黑铅的别名。铅霜为醋酸铅之结晶。《本草纲目》记载"治吐逆，镇惊去怯，黑须发"。量大也会引起铅中毒。

6.石灰，用酒炮制后可以止发脱落，生新发。《家用良方》用陈年石灰治白秃头疮。

7.硫黄，《神农本草经》记载本品有"除头秃"之效。

8.蜂房，与白矾伍用，对于由风湿蕴酿而致虫生的头癣、久癞均有较好作用。蜂房用时，以白矾填孔，炭火上煅，白矾化尽则蜂房亦焦黄，研为末，复以猪油调涂，乃适施用。

9.马钱子，可用于外风内热互结之至发癣，煎汤外洗。《增订医宗金鉴外科》的肥油膏重用马钱子治秃疮。

10.莽草，主治头风、痈肿、瘰疬、疥癣、秃疮之属，故加之以增治癣、驱邪之作用。前水洗或研末调敷。

11.蓖麻子，《本草类方》用香油将蓖麻子煎焦去滓，专治发黄不黑。《外台秘要》的发落不生令长方将蓖麻子熬黑，压取脂为蓖麻油，味甘、性微寒，外用敷头，善于解毒，对于游风丹毒、疥癣湿疮肿毒引起的秃头、发落不生，还有脂溢性皮炎均能解除，且功效很好。

12.熊脂，外涂治头癣、白秃疮、臁疮，令长黑发。

13.猪脂膏，生发护发之剂多用之，诚皮肤病科之宝药也。

14.马鬐膏，有荣颜生发，祛风通络之功。陶弘景《名医别录》载其功为"主生发"；李时珍《本草纲目》载"治面酐，手足皲粗"。

15.乌鸡脂，可止发落，促进头发生长和乌发的令发长黑方用雁肪涂头治须发早白。

16.胡麻油，外用可治由肿毒恶疮引起的发落不生。《名医别录》谓能治疮肿，生秃发。

17.马蹄甲，《滇南本草》载本品"烧灰为末，油调搽秃头疮、癣疥"。《蒙医经验方》："治脓疱疮：马蹄，烧存性，研细面。涂于患处。"

18.鸽粪，《太平圣惠方》谓外敷能治头疮白秃。还可治人与动物之疥疮。《普济方》的必效治秃疮方，先以童子尿温沐之，清除痂皮，然后以鸽粪与醋调和，外敷之，以收杀虫、攻邪之效。

19.酒母，可治疗头癣所致的气血不潮、皮生白屑及瘙痒。与麻油调涂可治秃疮，尤利于秃疮治后新发的生长。

20.马尿，外用洗头可治白秃。李时珍《本草纲目》也有类似记录。

21.轻粉，现代药理研究证明，轻粉水浸剂1∶3在试管内对多种皮肤真菌有不同程度的抑制作用，故治白秃有较好效果。

第五节　西医治疗毛发疾病的常用药物和方法

一、内用药物

（一）抗真菌药物

1.灰黄霉素（Griseofulvin）。

（1）适应证：迄今仍为治疗头癣的首选。对各种皮肤癣菌包括小孢子菌属、红色毛癣菌、许兰毛癣菌黄癣菌等都有抑制作用。口服吸收后沉积在上皮的角蛋白中，并渗透入毛囊，从而达到治疗效果。临床上可以用于由皮肤癣菌引起的所有体表癣病，对头癣有特别好的疗效，虽然有些患者会出现复发，但再次用本药仍然有效。

（2）用法：5岁以下每天0.25g，6~10岁每天0.375g，11~15岁每天0.5g，15岁以上每天0.75g，每天3次分服，成人每天0.8~1g，连服2~3周。饭后或油类食品有助于吸收。疗程结束后复查真菌，以确定是否应继续服药。

（3）不良反应：本药不良反应较多，有较强的肝毒性，肝功能不全者慎用，孕妇禁用。常见消化道症状、神经精神系统症状、白细胞尤其是粒细胞减少、蛋白尿等。因此用药期间应定期检查肝、肾功能，血、尿常规。

2.酮康唑（Ketoconazole）。

（1）适应证：本药商品名里素劳。为咪唑类抗真菌药。对皮肤癣菌、酵母菌、曲菌、白色念珠菌、类球孢子菌、组织胞浆菌等有效。对毛癣菌属和小孢子菌属的MIC小于4μg/mL。主要通过抑制真菌细胞膜麦角甾醇的生物合成，影响其细胞膜的通透性，从而抑制真菌的生长。本药口服吸收后，通过皮脂腺分泌到达皮肤表面，因此对卵圆形糠秕孢子菌感染特别有效。

（2）用法：成人每天200mg，大于40kg的少年可用成人剂量，大于10岁儿童每天100mg，小于10岁每天75mg，但小于20kg或1~4岁者每天50mg，顿服，治疗头癣需连服1~2个月。在头癣的治疗上，疗效比灰黄霉素稍差。胃液有助于本药吸收，因而抗酸剂、抗胆碱药或H–受体阻滞药不宜与本药合用。

（3）不良反应：本药肝毒性较明显，不少患者用药后转氨酶升高，曾有严重肝损害致死的病例。有肝病者、孕妇禁用本药。本药还可降低血清睾酮水平，长期服用可能会使男子性功能下降。部分患者有头痛、恶心、瘙痒等不适。

3.特比萘芬（Terbinafine）。

（1）适应证：本药商品名兰美抒。为丙烯胺类抗真菌药。对犬小孢子菌的MIC为0.006~0.08 μg/mL，对其他小孢子菌的MIC为0.002~0.07 μg/mL，对红色毛癣菌的MIC为0.001~0.038 μg/mL，对须癣毛癣菌的MIC为0.001~0.028 μg/mL，对其他毛癣菌属的MIC小于0.06 μg/mL。对皮肤癣菌有杀菌作用，对白色念珠菌则起抑制作用。主要通过抑制真菌细胞麦角甾醇合成过程中的鲨烯环氧化酶，使鲨烯在细胞内蓄积而起作用。

（2）用法：体重18.5kg以下，每天62.5mg，18.5~25kg者每天125mg，大于25kg者250mg，顿服，治疗头癣疗程4~12周。

（3）不良反应：本药不良反应主要是胃肠道反应和皮疹。很少肝毒性，但因在肝中代谢，肾中排出，肝肾功能不全要减量使用。

4.伊曲康唑（Itraconazole）。

（1）适应证：本药商品名斯皮仁诺。为三唑类抗真菌药。抗真菌谱与酮康唑相似或更广，对深部和浅部真菌都有效。对小孢子菌属的MIC为0.1~0.5 μg/mL，对毛癣菌属的MIC为0.1~4 μg/mL。三唑环的结构对人细胞色素的亲和力降低，而对真菌细胞色素仍有强大的亲和力。本药结构的一个重要特点是用氮原子代替酮康唑具有的1，3-二草酸氢盐环上的碳原子，因而肝毒性明显减少。

（2）用法：成人每天200mg，体重小于20kg者用4~5mg/（kg·d），20~40kg者用100mg/d，40~60kg者用100~200mg/d，饭后顿服，连服4~6周。在头癣的治疗上，疗效与灰黄霉素相似。

（3）不良反应：本药不良反应少，有少数患者转氨酶升高。大剂量时仍可有胃肠道反应。个别患者可出现低钾血症和水肿。

5.氟康唑（Fluconazole）。

（1）适应证：本药商品名大扶康。为三唑类抗真菌药。对深部和浅部真菌都有效。对犬小孢子菌的MIC为64 μg/mL，对红色毛癣菌的MIC为31 μg/mL，对断发毛癣菌的MIC为22 μg/mL。本药高度选择地抑制真菌细胞色素，使真菌细胞损失正常的甾醇，造成14 α-甲基甾醇则在真菌细胞中蓄积，达到抑菌作用。

（2）用法：成人每天50mg，连续14d；或150mg/周，治疗头癣连服6~8周。儿童剂量可酌情减少。在尿液和皮肤中的浓度可为血浆浓度的10倍；皮肤的水疱中则为2倍；唾液、指甲、痰中与血浆浓度接近；脑脊液中浓度为血浆浓度的0.5~0.9倍。

（3）不良反应：本药不良反应较常见的是胃肠道反应，有少数患者转氨酶升高。偶发生剥脱性皮炎。孕妇和哺乳期妇女慎用。

（二）维生素药物

1.维生素C（Vitamin C）。

本药在生物氧化还原反应过程中和细胞呼吸过程中起重要作用；促进神经递质、胶原蛋白和组织细胞间质的合成；参与氨基酸的代谢；降低毛细血管的通透性，加速血液的凝固，提高凝血功能；大剂量维生素C能促进抗体生成，增强机体对感染的抵抗力；参与解毒功能，阻止致癌物质亚硝酸的生成；拮抗组胺和缓激肽，抑制多巴的氧化；促进铁在肠内吸收；促使血脂降低。

（1）适应证：适用于各种过敏性疾病、各种溃疡或伤口、各种消耗性疾病、各种原因导致的肝炎或肝损害，还有维生素C缺乏症和银屑病、皮肤紫癜和色素沉着等。

（2）用法：饭后口服0.1~0.5g，每天3次；静脉注射0.25~1g，每天1~2次。静脉滴注1~3g，每天1次。

（3）不良反应：不宜与氨茶碱、碳酸氢钠、谷氨酸钠等碱性药物同时使用，以免降低效价。大剂量口服可引起腹泻和其他胃肠道反应。

2. 维生素B族（Vitamin B）。

在ATP酶的作用下，生成有生理活性的磷酸吡哆醛和磷酸吡哆胺，两者均是氨基转移酶、脱羧酶及消旋酶的辅酶。磷酸吡哆醛参与亚油酸转变为花生四烯酸过程，介入脂肪代谢。脑中抑制性递质 γ-氨基酸是由谷氨酸脱羧而成。色氨酸转化为烟酸也要维生素B族参与。

（1）适应证：适用于脂溢性脱发、痤疮、酒渣鼻、皮脂溢出症，以及因大量或长期服用异烟肼、青霉胺或肼苯达嗪等引起的周围神经炎，治疗或预防婴儿惊厥。

（2）用法：常用剂量每天40~100mg，可分3次口服，或肌肉注射或静脉用药。

（3）不良反应：大剂量的维生素B族，可抑制催乳素的作用，对哺乳妇女来说要慎用，以免乳汁分泌减少。

3. 泛酸（Pantothenate）。

为辅酶A的重要组成部分，参与糖、脂肪、蛋白质的代谢。

（1）适应证：除假性斑秃和瘢痕性秃发外，各类秃发均适用，还可用于维生素B₂缺乏、周围神经炎、手术后肠绞痛等。

（2）用法：临床上，通常制备成钙盐，一般口服10mg，每天3次。

4. 维生素E（Vitamin E）。

维生素E是体内一种重要的抗氧化剂，负责清除自由基。可使垂体前叶促性腺细胞亢进，分泌增加，促进精子的生成和活力；增加卵巢功能，促进卵泡增生和黄体细胞增大，增强黄体酮的作用。

（1）适应证：适用于各种脱发症、皮肤角化症、结缔组织病、血管炎、不孕症、习惯性流产、外阴萎缩症及外阴瘙痒症等。

（2）用法：每次10~100mg，每天2~3次。如食物中缺乏硒、维生素A、含硫氨基酸或富含不饱和脂肪酸时，应增加摄入量，以免引起维生素E缺乏症。

（3）不良反应：应用6个月以上，易致血小板聚集甚至血栓形成。长期服用，每天药量在200mg以内为好。大剂量300mg以上长时间服用，可有疲乏、恶心、头痛、头晕、月经不调、血栓性静脉炎等。

5.维生素A（Vitamin A）。

维持皮肤、结膜、角膜等上皮组织的结构正常和功能完整；参与视紫红质的合成，增强视网膜的感光性；参与体内很多氧化过程，尤其是不饱和脂肪酸的氧化。

（1）适应证：主要用于毛囊角化症、毛发红糠疹、鱼鳞病、夜盲症、皮肤粗糙、生殖功能衰退等。

（2）用法：每次口服50mg，每天3次，渐减量。脂肪、胆盐、蛋白质、维生素E均有助于维生素A的吸收。

（3）不良反应：长期、大量应用可引发维生素A增多症，婴幼儿发生率最高。表现为畏食、失眠、易激动、皮肤瘙痒、毛发脱落等，一般停药1~2周症状消失。

（三）其他

1.胱氨酸（Cystine）。

胱氨酸是毛发的基本成分，并可促进细胞氧化还原功能，改善肝功能，促进白细胞增生等作用。

（1）适应证：适用于各种脱发症和秃发病、肝炎、白细胞减少症等。

（2）用法：每次50~100mg，每天3次。

2.四环素（Tectracycline）。

抑制皮脂腺的分泌功能，阻止三酰甘油水解成游离脂肪酸；抑制痤疮丙酸菌、支原体、螺旋体、衣原体和大部分革兰阴性和阳性细菌的生长。

（1）适应证：适用于脂溢性脱发、脂溢性皮炎、痤疮、酒渣鼻、梅毒、淋病、非淋菌性尿道炎、性病性淋巴肉芽肿等。

（2）用法：成人常用剂量每次0.25~0.5g，每天3~4次。宜空腹服用，以免食物影响其吸收。

（3）不良反应：本药对消化道刺激较大，不要卧床服药而令药物滞留，并应多饮水。肝毒性也常见，剂量大时容易发生。孕妇、哺乳妇女和8岁以下的儿童均应禁用，以免影响婴幼儿、儿童的牙齿和骨骼发育。

3.谷维素（Oryzanol）。

本药能调整自主神经功能，减轻精神紧张程度，缓解内分泌失衡。

（1）适应证：适用于精神压力过大或睡眠不足引起的斑秃、头发干枯、弥漫性脱发、更年期脱发、自主神经功能失调综合征等。谷维素还可帮助减轻维A酸引起的头痛、头晕等不适。

（2）用法：每次口服10~20mg，每天3次。

（3）不良反应：可有轻微的胃肠不适。个别患者会出现皮脂分泌增多，体重增加等。

4.泼尼松或泼尼松龙。

抑制自身免疫，减少炎症渗出，对抗过敏反应。

（1）适应证：适用于严重秃发、重症药疹、剥脱性皮炎、结缔组织病、各类天疱疮、坏死性血管炎、血小板减少性紫癜等。

（2）用法：每次5~20mg，每天3次。泼尼松龙有针剂，可局部应用于斑秃患处。

（3）不良反应：大量或长期应用可引起肥胖、高血压、血糖升高、伤口愈合不良、感染病灶活动或扩散等。用药超过10d，停药时应逐渐减量，以免出现复发或肾上腺功能不足的症状。

5.螺内酯（Spironolactone）。

有醛固酮类似的化学结构，可以拮抗醛固酮和雄激素。通过选择性影响睾丸和肾上腺细胞色素Pso酶系统，令雄激素酶活性降低。同时也是二氢睾酮的竞争性抑制剂，降低了雄激素对皮脂腺、头皮毛囊等靶器官受体的刺激。

（1）适应证：用于男性型秃发脂溢性脱发、寻常痤疮等；轻度利尿并排钠保钾，临床上还用于与醛固酮升高有关如肝硬化和肾病综合征的顽固性水肿，醛固酮增多症。

（2）用法：常用剂量是每天40~100mg，每天3次。女性患者可用至每天100~200mg；连续6个月。

（3）不良反应：单独应用利尿效果不明显。注意观察血钾。长期应用会使男子出现女性型乳房，性功能减退；女子可出现月经不调，黄褐斑等。不良反应停药后一般会消失。肾功能衰竭者及血钾偏高者忌用。

二、外用药物

（一）角质剥脱剂

本类药物通过将表皮水分吸去，使已经松解、干燥而堆积在表皮上的角质脱落，或使液体渗入表皮而令角质层浸渍、肿胀，然后逐渐促进角质剥脱。一般同时有抗真菌作用。多用于头皮屑较多的情况。

1.10%间苯二酚溶液。由间苯二酚和乙醇组成。使皮肤角质层干燥松弛和易于剥离脱落。脱落的皮屑很细小。5%或以下的浓度有止痒、收敛的功能。

2.5%~10%水杨酸乙醇。由水杨酸和乙醇组成。通过溶解角质层细胞间结合物而使角质层松解和脱屑。对皮肤癣菌、致病性酵母菌、革兰阳性和阴性细菌等均有抑制作用。复方者加苯甲酸6g，也有抗真菌的功效。

（二）香波型洗剂

过去的洗剂一般用水加上30%~50%的粉剂混合而成，因此不宜用于有毛发的部位。现在针对头皮、头发的特殊性，开发的以洗发香波为基质的洗剂，非常方便于临床应用。

1. 2.5%二硫化硒。可脱脂，降低皮脂中脂肪酸的含量，并能杀真菌，特别是对卵圆形糠秕孢子菌有特效；还可杀寄生虫和抑制革兰阳性或阴性细菌。对脂溢性皮炎有较好的功效。

2. 5%煤焦油洗剂。一般加有5%的水杨酸，以10%的软皂液作基质，能起止痒、清洁、角质层松解等作用。

3. 2%酮康唑洗剂。特别善于抑制真菌尤其是卵圆形糠秕孢子菌的繁殖，还可降低局部睾酮水平，降低皮脂腺细胞的活动，是这类药物的代表。

（三）消炎止痒剂

本类外用剂有助于红斑、鳞屑和瘙痒的改善。还对头皮外病变有显著效果。

1. 1%氢化可的松霜。有抗炎和免疫抑制作用。每日外用2次。不良反应少，体内吸收也少。

2. 3%~5%新霉素糠馏油糊剂。糠馏油特别适用于儿童和皮肤嫩薄处，有吸湿、干燥的作用。加0.5%的新霉素有较强的杀菌作用。

3. 1%煤焦油霜或2%~5%硫黄煤焦油糊剂。低浓度的角质形成剂煤焦油有较好的消炎止痒作用，而硫黄有杀灭细菌和真菌的功效，两者相结合效果显著。

（四）抗真菌剂

1. 5%~10%硫黄霜或软膏。与皮肤接触后变成硫化氢和五硫黄酸，有杀灭细菌和真菌的功效，还能杀疥虫，并有止痒、脱脂和角质形成的作用。

2. 5%硫黄炉甘石洗剂。除有硫黄的作用外，炉甘石与氧化锌发生化学反应后生成的主要成分碳酸锌有止痒、收敛的功能。

3. 2%酮康唑霜或溶液。局部外用，其治疗机制为抑制真菌尤其是卵圆形糠秕孢子菌的繁殖，酮康唑还可降低睾酮水平，影响角朊细胞或皮脂腺细胞的活动，作用于白三烯。

（五）头发促长剂

1. 米诺地尔（Minoxidil）。又称敏乐啶。可使脱发区毛囊延伸和正常化，但无新毛囊形成。无内分泌作用，但直接扩张血管。局部应用，用激光多普勒流量测定显示皮肤血流增多，并与剂量有关。有实验认为，当米诺地尔浓度在70μg/mL时，鼠毛囊分裂增生明显，但超过140μg/mL时则作用反而较差。在男子型秃发中，Rumsfield等认为米诺地尔促使毳毛转变为终毛，可能是通过刺激生长初期纤细毛发的毛囊生长、增大而起作用。体外毛乳头细胞培养研究显示，米诺地尔能提高毛乳头细胞对血管内皮细胞生长因子VEGF的mRNA表达，从而减弱其对毛囊生长的促进作用。也有人认为，米诺地尔通过令毛囊上皮的钾离子通道开放而减少钙离子进入细胞内，以致细胞质中游离的钙离子浓度降低而削弱了表皮生长因子抑制毛囊生长的作用。

（1）适应证：①男性型脱发：对累及顶部的秃发效果较好，而对前额的秃发效差。女性患者头发弥漫性脱落，外用米诺地尔也有效。对于大多数患者来说，减缓脱发的发展是应用本药的主要效果。对于Hamilton分类为V~Ⅶ型，年龄较大，而且病程有5年以上的患者，疗效大多数不好。②斑秃：也有效，但有研究发现，外用米诺地尔对减轻毛囊周围的淋巴细胞浸润并无帮助，因此应注意同时应用对抗自身免疫的药物。对于脱发面积少于50%，病程少于2年的患者，效果较佳。③化疗性秃发：对于接受化疗而出现秃发者，用2%米诺地尔外用，可使头发更快地长出，但不能预防化疗药物导致的脱发的发生。在新生老鼠身上做的试验表明，局部注射米诺地尔可以预防阿糖胞苷Ara-C引起的脱发，但不能阻止环磷酰胺引起的头发脱落。

（2）用法：配成2%~5%的溶液，每天2次患处涂抹。可以用乙醇作为主要溶剂，也可加入少量的丙二醇。Rietschel和Duncan认为，至少连续治疗4个月甚至1年，才能达到美容的效果。美国食品与药物管理局（FDA）批准了浓度为5%的米诺地尔溶液用于男性型脱发。

（3）不良反应：临床观察所见，米诺地尔治疗脱发时与螺内酯合用有拮抗作用。外用米诺地尔个别人出现局部接触性皮炎的情况，但病情一般均很轻微。口服使用可引起心率加快。美国食品与药物管理局（FDA）要求治疗脱发时，不要同时口服与外用米诺地尔。大面积或高浓度5%外用米诺地尔，部分人会出现全身性多毛症，停药3个月内，面部、上肢毛发渐减少至正常，5个月内包括下肢等其他部位毛发亦基本上可以恢复如前。

2.维A酸（Tretinoin）。本品为全反式维A酸。在毛发病的治疗中，主要是通过同源转化基因蛋白的作用，加速了毛囊的形成和分型，从而增加毛发的生长率，促进毛发从成长期向终毛转变。维A酸的溶解角质、减少皮脂分泌、促进上皮细胞增生分化等其他作用，在毛发病的治疗中也有一定的价值。

（1）适应证：主要用于各种脱发，尤其是休止期脱发、白斑、毛囊角化症、毛发红糠疹、脂溢性皮炎等。

（2）用法：口服，10mg/次，2~3次/日。外用，0.05%~0.1%霜剂或软膏。局部涂擦，1~2次/日。

（3）不良反应：维A酸的不良反应中，致畸较肯定，妊娠妇女禁用。即使停药，1年内仍应避孕。还可引起肝损害，肝、肾功能不良者慎用。部分患者有头痛、头晕，谷维素可帮助减轻这类症状。其他不良反应有口干、脱屑等。局部应用可出现红斑、灼热感等不适。

3.环孢素（Ciclosporin）。环孢素是一种免疫抑制剂，在使用过程中出现有多毛的不良反应。后来的研究表明，该药可能刺激小鼠毛囊从休止期进入成长期，并能抑制地塞米松诱导小鼠毛囊从成长期进入退行期的作用。还有报告认为，环孢素A通过增加胱氨酸的摄取，促进了体外培养的小鼠触须毛囊生长。

（1）适应证：主要用于斑秃、男性型秃发。

（2）用法：外涂用5%~10%的溶液，连用4个月。

4.二氮嗪（Diazoxide）。原用于高血压病。原理是通过令上皮细胞的钾离子通道开放而阻滞钙离子通道，使细胞质中游离的钙离子浓度降低，松弛血管平滑肌而降血压，同时减轻了表皮生长因子对毛囊生长的抑制作用。后来发现本药对磷酸二酯酶有抑制作用，使cAMP升高而致毛骤生长期延长。

（1）适应证：主要用于男性型脱发、斑秃等。

（2）用法：临床多使用3%的溶液外涂。

三、物理疗法

（一）氦氖激光疗法

氦氖激光是一种波长为632.8nm的可见红光，最大输出功率是50mW。医疗上采用的输出功率在10~40mW之间即可。氦氖激光对组织有较深的穿透性。

1.作用机制：①改善皮肤微循环，加速新陈代谢，促进成纤维细胞和上皮细胞的增生，并促进受损的皮肤、黏膜、组织愈合及毛发生长。②增强局部的免疫功能，尤其是细胞免疫功能，提高巨噬细胞的吞噬能力。③促进皮肤毛细血管的增生，减轻炎症充血和水肿，加强吸收，促进炎症细胞消散消除炎症。增加血管的通透性和酶的活性，提高组织代谢。④局部代谢加快后，致痛的化学介质如钾离子、5-羟色胺等活性物质减少，从而减轻局部疼痛。

2.适应证：斑秃、带状疱疹、单纯性疱疹以及各类皮肤和黏膜溃疡，特别是由血管营养障碍所致的慢性溃疡。

3.治疗：每片损害每次照射10min，每日1次，6次后停照1次。可连续用2~4个疗程。一般所用功率密度在1~2mW/cm^{2}之间，每次治疗剂量为0.5~1J/cm^2。

（二）紫外线疗法

医用紫外线是由人工光源获得。常用的人工光源有黑光灯、太阳灯、高压汞灯、低压汞灯、日光荧光灯等。紫外线透入皮肤的深度与波长密切相关，波长越短，被皮肤角质层吸收和反射的比例越大。随着波长的增加，透入表皮更深层次的紫外线量相应增多。短、中波紫外线超过60%的量在角质层吸收，而长波紫外线则大概有60%的量到达了真皮层。

1.作用机制：①产生红斑：临床可见局部毛细血管扩张。由于加速血液、淋巴循环，改善局部营养，刺激上皮细胞和结缔组织的生长，促进伤口和溃疡的愈合。并有明显的镇痛作用。其机制是直接作用于皮肤的血管内皮产生的 $\alpha z-$球蛋白和缓激肽，以及表皮内产生的光化学反应导致的组胺、前列腺素等介质释放，还有表皮的蛋白变性、分解带来的白细胞产物、角朊细胞等的溶酶体酶三方面共同作用的结果。波长为250nm的紫外线直接作用最强。②杀菌作用：紫外线可以作用于细菌的DNA中的两个胸腺嘧啶分子，使其第五、六位碳原子联结成环丁烷，成为胸腺嘧啶二聚物，使细菌复制困难。③增强免疫：小剂量紫外线照射可促进免疫球蛋白的形成、增强补体的活性、改变淋巴细胞亚群的分布和功能、产生特异性Ts细胞、加强白细胞和单核吞噬细胞系统的吞噬能力、减少Langerhans细胞的数目和改变其形态，因而减轻异体移植的排斥反应。④保护性反应：紫外线照射可促进上皮细胞的角化，皮肤的角质层增厚，增强了皮肤的屏蔽作用。同时，通过交感肾上腺系统的作用，提高了机体的应激能力。⑤变黑反应：黑素细胞数目增多、体积增大、突出增长，黑素小体合成增加、转运增强，其中的酪氨酸酶活性增高，因而在一段时间后皮肤的色素渐加深。紫外线的波长为320~700nm时，还可使皮肤短时间内变黑，其机制是表皮黑素细胞内细丝分布改变和核仁体积增大、黑素小体光氧化、DOPA反应性增加等变化所致。变黑反应也是机体的一种保护性反应。

2.适应证：斑秃、早秃；寻常型银屑病；疖、痈、毛囊炎、痤疮、冻疮、丹毒、白癜风、慢性溃疡、带状疱疹、玫瑰糠疹、慢性苔藓样糠疹等。

3.治疗方法：①紫外线的一个生物剂量就是在50cm的距离照射机体后12h，产生可见红斑所需的照射时间。由于个体对紫外线的敏感性有较大的差异，因此每个病例在采用紫外线治疗前，最好能进行生物剂量的测定。一般选腹部作为测定部位，测定器由一块有六个小孔的金属薄片制成。每分钟打开一格，观察时间为24h。大多数人在照射3~6h内出现红斑，24h内达到最高峰。②红斑量为1~5个生物剂量。急性病以红斑量照射，隔天1次；慢性病以亚红斑量小于一个生物剂量照射，隔天1次或每周2次。一般10次为一疗程。反复照射紫外线，机体的保护性反应可导致皮肤对紫外线的敏感性渐渐降低，因此治疗剂量应从小开始逐步有所提高，每次增加30%~40%的剂量。注意身体各部分对紫外线的敏感性差异较大，高低依次为腋下、躯干、面部、颈部、四肢屈侧、四肢伸侧、胫前、手足背，最高与最低相差10倍以上。③治疗期间患者和操作人员均应用黑眼镜来保护眼睛，非照射区要用白布遮盖。妊娠、甲亢、活动性肺结核、有黑色素瘤病史或家族史的患者均不宜接受本疗法。

（三）光化学疗法

1.作用机制：①抑制DNA合成在长波紫外线的作用下，补骨脂素与表皮细胞内的DNA的胸腺嘧啶碱基结合，形成光化合物，影响DNA的复制和合成。因此，表皮细胞核分裂活动减少，增生转换受到抑制。②免疫受到抑制长波紫外线有相当部分穿透表皮到达真皮，影响炎症细胞尤其是淋巴细胞的增生，通过对其DNA的影响，令染色体畸变，对病态的淋巴细胞作用更明显。

2.适应证：非关节型的银屑病寻常型、脓疱型、红皮病型、白癜风、斑秃、草样肉芽肿、毛发红糠疹、异位性皮炎、掌跖脓疱病、色素性荨麻疹、光敏性皮肤病多形性日光疹、日光性荨麻疹顽固性光敏性皮炎、光线性类组织细胞增生症等。

3.治疗：①本法的生物剂量单位是最小光毒量MPD，其测定方法与紫外线疗法类似。所不同的是在照射前2h先服8-甲氧基补骨脂素，剂量按0.5~0.6mg/kg计算，常有胃肠反应，进食后或隔半小时服用可减轻该反应；也可用3-甲基补骨脂素40~50mg，溶于水中浸泡15~20min，1~2h后接受光疗；或用0.1%~0.5%8-甲氧基补骨脂素或3-甲基补骨脂素酊剂局部外搽，1h后再接受长波紫外线疗法。②与紫外线疗法相比，本法照射后产生的皮肤变化是一种迟发型红斑反应，而且持续时间长。一般照射后24h才出现，48~72h达到高峰，可持续2周。应用时从亚光毒量开始，逐渐增加照射剂量，每周2~3次，8-甲氧基补骨脂素也可加大最多至0.9mg/kg。③治疗当日起，患者应被告知避免日晒，以免红斑皮肤反应加重；并戴护目黑眼镜。以防可能出现白内障。发生皮肤瘙痒可予对症处理。远期的不良反应还有加速皮肤老化，诱发恶性皮肤肿瘤等。其他如禁忌证与紫外线疗法相同。

（四）音频电疗法

1.作用机制：临床上可见能消炎、消肿，并有镇痛，改善血液循环，促进毛发生长，促使疤痕粘连松解和结缔组织纤维吸收，帮助神经功能的恢复等作用。

2.适应证：斑秃、带状疱疹、单纯疱疹、皮肤溃疡、淋巴管炎、淋巴结炎、血栓性静脉炎、局限性脂膜炎、局限型硬皮病、阴茎珍珠状丘疹、急性接触性皮炎、大面积瘢痕疙瘩、系统性红斑狼疮的皮肤表现等。

3.治疗：①将电极用纱布包起，保持湿润，安放在皮损的上下或左右两侧，不能直接接触到皮肤。皮损在心脏、孕妇的胎儿附近，则最好不应用本法，以免出意外。②如果是系统性疾病则把电极包绕在双侧腕部或踝部，亦可同时在腕部和踝部四极进行。输出的电流强度由小到大，直至患者能忍受为止。③治疗时间每次20~30min，一般每日1次，10次为一疗程。也可视病情需要增加至每日2~3次。

四、皮肤外科

应用于头发疾病治疗的皮肤外科手术，目前仅能用于秃发面积少于2/3的患者。这是因为迄今为止，临床上只可施行自体的头发移植或头皮整复手术，异体的头发移植尚未成功。

（一）头发点状移植术

1.术前准备：①应告诉患者手术的局限性，所移植的头发不可能像正常时那样稠密。还要注意询问是否有易出血的历史、既往伤口愈合情况、平常头皮功能状态。要做一般手术需要做的所有术前检查，包括血常规、尿分析、出血凝血时间等。所有患者都应在家中先简单地将头发清洗干净。②进入手术室后，患者可平卧在手术台上，头部稍抬高；也可端坐在牙科手术椅或理发椅上。用剪刀将头部后方和两侧的供发区的头发剪短至3~5mm，以便确定植发后头发长出的角度。然后用干的刷子清理断发，并用发夹或梳子或带子控制周边的头发，使手术干净清楚。

2.手术：①用含1：10万肾上腺素的1%利多卡因50mL左右是很安全的。配制时用每10mL利多卡因加1%0.1mL的1%肾上腺素溶液，即可得到准确的麻醉浓度。药厂生产的含1：100000肾上腺素的1%利多卡因，pH在3.0~3.5之间，以维持储存期肾上腺素分子的稳定性。新配制的麻醉液pH是6.8，更接近生理的pH，因此可能更能减少注射时的疼痛。但应在24~48h内使用，以免肾上腺素分子发生分解而失去止血作用。在供皮区和受皮区做线状、环状或整个头皮的皮下注射，可达到较好的麻醉效果。为了减少患者接受打针的痛苦，也可先用无针压力注射器在供皮区和受皮区边缘做局麻，然后再做进一步的皮下注射。同一部位再用1%利多卡因效果更佳。②若使用电动打孔机时，可用10~30mL生理盐水充胀供皮区，有助于减少出血和打孔机损伤颅骨的机会。注入盐水还可使头发发干变直，能减少取皮塞时切断发根的可能性。若用手工取供体皮塞时，一般采用环形刀或有金刚石横切柄的Orentreich打孔器，直径为1.5~6mm。取5~6mm的大供皮，按理容纳最多的头发，有最好的效果。但实际上都有近40%的皮塞中央部分不长头发，并令供皮区出血多、出现动、静脉瘘和形成大面积瘢痕。实践证明直径为4.5mm的皮塞最适宜，放入4mm或4.25mm的受皮孔中。若仅仅是头顶部头发稀疏，应选用直径为4mm的皮塞，放入3.5mm供皮区的受皮孔已经达到要求。③供皮区选在后发际线往上3~5cm处，12cm×5cm~15cm×6cm。取多排皮塞时，应从最低一排开始，然后向上移，以免出血滞留在手术野内。环形刀或打孔器要求很锋利，进入表皮的角度要与头发生长方向平行，以免发根被横切，一般垂直皮面即可。将取出的皮塞放在用生理盐水弄湿的纱布上，去除脱落的头发和无毛根的发干，以免成为异物引起反应或瘢痕，甚至破坏邻近的毛囊。一般只常规缝合那些有动脉出血或明显静脉出血的个别供皮区。对出血未流出供皮孔者，可用明胶海绵卷片填塞或不做任何处理。缝合采取辫状或连续缝合均可，至少要用3-0号的缝线。也可切除两排孔洞间相邻的皮桥，用舌沟式法Pierce法缝合孔洞。缝合与未缝合的供皮区在1年后并无差别。供皮区术后可适当加压包扎。④受植皮区所用的环形刀或打孔器应比供皮区的小0.25~0.5mm。打孔深度尽量达至颅骨膜。一般可选用标准4批法技术进行植发。先于最前排按垂直于头皮的方向将皮塞推入，到达植皮孔的底部可将少量积血或血凝块排出，若皮塞低于头皮表面，可略拖回。植入的皮塞头发角度方向不对时，应原位旋转皮塞加以调整。注意边植入边覆盖纱布，并予适当的压迫帮助止血。个别皮塞浮起时，用裹有纱布的手指压迫和按摩而复位。偶尔发生植皮孔动脉出血时，应进行缝扎和闭合植皮孔，该部位以后还可再移植。每期手术植入的皮塞一般少于100个，当然临床医生可根据所需植发的范围做调整。两次移植的时间间隔为1个月左右。头发术后受皮区可用不粘纱布外敷，再加棉垫，最后用弹力网帽固定。一般不需用绷带做压迫包扎。⑤在发际成形时，要求植入的皮塞间距小于一个皮塞的宽度。在皮塞充足约75个的情况下，在标准4批法之后，再植入与前额头皮成60°角的皮塞，前额将来的头发看上去长得较高；若可供的皮塞不多，环形刀或打孔器则以小于30°的角度进入头皮，前额将要长出的头发互相覆盖，但看上去不高而显得平伏。实在长得稀疏难看，可在原先移植的两个皮塞的稍后面再植入一个新皮塞。有时，还要考虑患者梳头的分界位置，适当植入较多的皮塞。

3.术后处理和并发症：可给予患者一些镇痛药，必要时服用。次日可用生理盐水、过氧化氢做简单的伤口处理，注意使头发离开皮面。一般术后48h可以洗头。若渗液不多，一周内不要擦碰受皮区。供皮区7天拆线。如果有并发症，可按以下步骤处理：①伤口出血：术后4~6h，局麻中肾上腺素作用消失时出血有时会发生，尤其是在供皮区。因此，为了减少术后出血，供皮区缝合、包扎事先教会患者压迫性止血的方法是有必要的。受皮区若有不断出血，可予间断缝合。②术后感染：本法手术后感染率小于1%。根据不同情况使用抗生素。③前额水肿：术后第3~5天，常出现前额水肿，主要是受皮区积液受重力影响所致。积液还可漫延至眼睑的疏松组织，形成黑眼圈。前额水肿是自限性的，应事先告诉患者，以免引起惊慌。④痛性瘢痕：供皮区可有痛性瘢痕，原因不明。可用泼尼松龙局部注射处理。⑤异物反应：可能是由于断发被缝入伤口所致。局部使用糖皮质激素，若仍不能解决问题，可考虑切开排出异物。⑥白癜风：某些患者在伤口或附近出现损伤性白癜风。特别是在一些有白色线状手术瘢痕或因液氮治疗后有白斑的患者身上，最易发生。可能属于素质的问题。⑦增生性瘢痕：几乎总是因为患者本身特异体质所造成。⑧动、静脉瘘：最常见于供皮区。皮塞直径大于4.5mm时，发生率增加。患者感觉到头部后方肿胀或搏动性不适，部分变成厚壁的动脉瘤。受皮区发生动、静脉瘘少见，但较麻烦，可引起颞浅动脉的分支扩张并隆起，前额可触及搏动，个别患者还有严重的血管性头痛。大部分动、静脉瘘可自行消失。治疗上可在动、静脉瘘周围注射丙酮氟羟泼尼松龙4~10mg/mL，但不要打进血管。必要时局部切开，用3-0号线缝扎两端，并切除瘤体。大多数患者的头发在术后10周左右开始生长，3个月已经达到可看得出成果的阶段。但个别植入200个以上皮塞者，头发生长可推迟至半年。部分患者两边头发生长不对称，可用多次植发纠正。为了更美观和更有效率，日本、法国等先后出现了自动头发种植机，其中的环形刀直径仅是1.4~1.7mm，取出的皮塞可含1~3个毛囊，长出的头发更接近原来正常生长时的分布。

（二）激光植发术

1.特点：①临床上见到不少患者头发是广泛脱落，造成头发稀疏，女性的男性型秃发就是典型例子。激光植发对在头发稀疏区植发，不会损伤已有的头发，有传统的点状移植术无法代替的优势。②CO_2：激光通过汽化作用，可以很容易封闭真皮及皮下脂肪层的直径在0.5mm以下小血管，术中出血明显减少。大大提高手术的精确度，皮塞植入容易，术后移植块不易变形、外突或凹陷。因此缩短了手术时间。另外，由于皮塞的小型化，不会造成一簇簇种稻样头发，美发效果显著。③激光植发的缺点是痂皮形成较多，尤其是使用大功率如50W时更明显，而且伤口愈合的时间延长。还有真皮纤维化，色素减退区，受皮区周边部表浅的上皮剥脱。

2.分类：一般可分小孔植发、微孔植发和切线或切口植发三种。①小孔激光植发属于早期、传统的方法，多用14号打孔针，制备直径为1.25mm的植皮孔，放置5~6根头发。②微孔激光植发可用18号打孔器或CO_2聚焦的光斑0.5mm制备植皮孔，放置2~3根头发。③激光切线植发 般用手动法将0.1~0.2mm光斑完成2~3mm长的植皮床；也可用扫描头、电脑模式发生器、激光专用植发刀。

3.手术：①在常规术前准备后，施以局部麻醉。在供皮区以三刃手术刀或0.1mm光斑的CO_2激光刀进行3.0mm宽的带状切割，然后按每块含5~7根头发分割后准备植入受皮区。可以预先用超脉冲CO_2：激光器或silktouch扫描仪做好植皮孔。②植皮床周边容易造成热损伤，主要取决于以下四个因素：功率密度高低；脉冲能量的大小；光斑的尺寸；光斑沿切开线的移动速度。一般地说，前三个因素较容易控制，因此小孔或微孔激光植发较易操作。而激光切线植发则受第四个因素影响，特别是以手动光斑在供皮区切割操作时，起动和终止时由于速度较慢，热损伤较明显。这种可变的速度因素是造成不同医生头发移植效果各异的主要原因。现在有用计算机驱动的扫描头出现，代替人手操作，切割线已达到精确和均匀一致。③通过计算机操作，有序列法和随意法两种工作方法。序列法就是光斑从线的一端渐渐移向另一端，各点均一次扫描完成；随意法则在线的两端只扫描一次，而越靠近中间则扫描次数越多，产生的切割线更深，但热损伤则更小。目前认为，切割深度以达到皮下浅层为最理想，选择参数的依据是组织学评价。

（三）带状头皮移植术

带状头皮移植术由查尔斯·瓦利斯（Charles Vallis）于1969年首先提出和倡导。

1.特点：①特别适用于制作前额发际，边缘光滑而接近正常外观，而且手术简单。②缺点是有时会现出毛刷状外观，或小片头发与小片间隙相间的情况。还可用于眉毛的再造。③手术所用的Vallis手术刀由一个手术刀柄装上两片相互平行的15号刀片组成，两个刀片的距离用各种填隙片来控制。

2.术前准备：①与头发点状移植术相似，要求患者在手术的前一晚或当天早晨用含有抗生素的洁发剂洗头。②用甲紫画出所需的前额发际线，用纱布或其他东西准确测量其长度和曲度。③因头皮切离供皮区后，带状皮片会有所收缩，故应增加10%~25%的长度后，再标记于已剪短约1.7cm的枕后供皮区。

3.手术：①在常规局麻后，一般横向取5.0~6.0mm宽的带状皮片。大于6.0mm的皮片，对多数人来说，皮片中心部头发不生长。当然，技术好的医生能制作更宽的皮片而令头发生长正常，但成功系数有限，非特殊情况应避免冒险。使用Vallis手术刀时，注意刀片与长轴保持平行，以免损伤发根。多数情况下，Vallis手术刀不能完全切开皮肤，需用普通15号刀片的手术刀，帮助达到符合要求的深度。在切离过程中，助手必须在供皮区上下方压紧，并用电凝法止血，以保证手术野相对无血。闭合可用3-0号Mersilene线或用2-0号或0号普罗纶或尼龙线。皮片切下后置于盛有生理盐水的盘中。②用于眉毛再造的带状皮片，切取方向应纵向即由高至低，使得移植后的毛发向外侧重叠，接近自然生长的眉毛。要想眉毛外侧较稀疏，可以从颈部取材，该处的毛发也较为纤细。③由于枕后部头发是以向下或向尾部呈45°角生长，因此在前额发际切口的角度必须与之配合，即沿预先画出的标记，用普通15号刀片的手术刀向后呈45°角切开。当前额发际全层皮肤完全被切开时，多数病例皮肤将裂开超过6.0mm宽。如果宽度达不到，则需切开帽状腱膜，这样切口就会容易扩宽，止血采用电凝法较理想。将带状皮片中无根发干和无发皮肤剪除后，放进切口内，注意头发的生长方向。用载有6-0号尼龙线或6-0号普罗纶的P-1或P-3

号针做连续缝线，缝合带状皮片的前部和后部。切记将带状皮片的边缘缝进缝线环内，而且不能用缝线将皮片中部勒紧，以免影响皮片中部的血液供应。

4.术后处理：术后1周就可拆线。做本手术前应向患者说明，术后3~4周，头发进入休止期，开始不断脱落是正常现象。3~6个月内，带状皮片上的头发会重新全部长出。

（四）头皮整复术

1.特点：①适用于瘢痕性秃发区的瘢痕切除、头顶后部的秃发处理，以及无足够供发区的病例。②手术方法有多种，最简单的是瘢痕局部切除或中线矢状头皮切除法。

2.术前准备：①本项手术的关键，在于如何减少局部头皮切除后出现的切口张力。目前较常用的方法是在术前15天，在头皮内放置水囊，每天注入30mL生理盐水，直至总量达500~800mL，再接受手术。也有人在头皮内放置头皮扩张器，逐日扩张，原理一样。②术前可以使用小剂量的镇静剂。患者可端坐在理发椅或手术椅上，也可俯卧在手术台上。在秃头上，根据头皮的紧张度画出离前额发际线5.0mm~10.0mm，宽度为2.0~3.0cm的椭圆形区。③耳筒机、电视机或音响器材等设备的应用，对减低头皮剥离时发出的响声对患者的影响，保证手术的顺利进行有一定的帮助。

3.手术：①在清洁消毒后，用常规药物分两次进行局部麻醉。第一次做到达头发区的最大范围的周边注射，为将要做的头皮潜行剥离术做准备。第二次在椭圆形周边上注射，使局部血管收缩，并获得较深的麻醉效果。②先在椭圆形的一边切开，一直到达帽状腱膜下。尽量将头皮外翻，以显示出血部位，用电凝法或电干燥法止血。用剪刀或潜行剥离器在帽状腱膜下进行潜行剥离，然后用手将头皮推向中线，了解能切除的秃发皮肤有否达到预定的椭圆形边，再确定是否要进一步进行潜行剥离。椭圆的另一边的操作方法同上。秃发皮肤切除后，用巾钳把切口拉在一起，先用半圆形针做厚包埋缝合帽状腱膜，也可用常规的连续缝合法。皮肤闭合可用3-0号Mersilene线做常规的连续缝合。③如果切口张力过大，帽状腱膜切开术是可用的方法。最好选有发头皮做与皮肤平行的线形切开，常用线穿过帽状腱膜全层并予以缚住，有时需行多处切开才能解决问题。如果切断了血管，一定要用电凝法或缝合止血。若中央的切口仍不能关闭，则可在单侧或双侧耳上方做经皮帽状腱膜切开术，各层切开要充分才能达到松解的效果，伤口闭合只需将皮肤缝合即可。

4.术后处理和并发症：患者手术后常诉进食或睡眠或大笑时伤口疼痛，多数只需在48h内使用镇痛剂。如果出现并发症，可按以下处理：①皮下血肿：发生率小于1%。常规的处理是松解几针缝线，挤出血凝块。若血肿发生于帽状腱膜下层，应用无菌生理盐水冲洗，然后经皮穿过帽状腱膜予缝合伤口。此法对用包埋连续缝合后不能止血，即在缝合线的两端出血者有较好的效果。②手术瘢痕内翻：常规做帽状腱膜予缝合，可明显减少其发生。③肥大性瘢痕或瘢痕疙瘩：与个人素质有关，可局部注射糖皮质激素。

对于计划做带状头皮移植术和头皮整复术联合手术时，应先制作前额发际，做带状头皮移植术。1个月后，再做头皮整复术。有时需要连续多次做头皮整复，才达到满意的植发效果。但两次头皮整复之间最好有3~6个月的间歇期。

头皮整复术除上面介绍的中线矢状头皮切除法外，倒"Y"形（有人称之为"M"形）头皮切除法也很常用，但容易引起皮瓣尖端坏死，其结果是导致明显的瘢痕。还有适合于仅头顶中部秃发的"T"形、蝶形、半月形或十字星形头皮切除法；旁正中切开的"J"形或"S"形头皮切除法，有皮瓣尖端不易坏死的特点，也可选用。

（五）头皮皮瓣移植术

1.特点：①适用于局限于头皮前1/3~1/2的秃发患者，或无足够供发区的病例。②有特殊需要或其他植发术后不满意者也可选用。

2.术前准备：①单侧的长皮瓣的起端在耳郭前缘前方1.0~2.0cm，与水平面约成40°角。因作为旋转点，宽度应在2.5~2.8cm之间。皮瓣略呈"S"形，近端不必像远端那样宽，一般绕过侧面到达人字缝边缘。前额发际也要画成相应的"S"形。长皮瓣法的缺点是头发都向后生长，并由于旋转出现一"旋涡"。②也可以用双侧的小皮瓣对称性移植至前额，几乎所有头发都能生长。但由于头发生长错向，美容效果不如长皮瓣。选择具有卷发或波浪形发者，可以掩饰头发错向生长。或者某些患者愿意长期卷发，也可选用小皮瓣法。皮瓣宽度在2.0~3.0cm之间，设计时应超过发际中线的25%~40%，效果较佳。

3.手术：①用常规的头皮麻醉，一般施行两期手术。第一期先切开皮瓣后半部皮肤，深达帽状腱膜水平。提起皮瓣后半部，然后还原，用3-0号Mersilene线做边对边缝合。头部包扎24h并适当限制患者活动。目的是迫使血液通过皮瓣狭窄的蒂部，和形成新生的血管。②10~20d后，进行第二期手术。用皮维碘betadine，吡咯烷酮碘或洗必克宁hibiclens清洗头皮、颈部至两肩上。注意监测重要的生命体征。按原样重新画出皮瓣轮廓暴露切口部位，凡需潜行分离的位置，均需常规局部麻醉。切开并提起全长的皮瓣，然后沿切口两边潜行分离。接着在设计好的前额发际部位，由后朝前斜切开。皮瓣前缘的头发于毛乳头以上修剪掉，与刚才斜切面相配合。这些头发将穿过瘢痕生长。切开前额发际部位在帽状腱膜下潜行分离后，边对边地穿过帽状腱膜紧密间断缝合，这是最关键的一步。当皮瓣前缘缝合结束后，切除一定的秃发皮肤。如果皮瓣的厚度与靠近皮瓣后缘头皮厚度相差较大，可用垂直褥式缝合，其间可放置"U"形针。若有大量渗血，可在旋转型狗耳区放置引流条。

③供皮区缝合若有困难，可做更广泛的潜行分离，也可以在头顶部做经皮帽状腱膜切开术，切口仅需缝合皮肤。④选用小皮瓣法不需做延迟术。先取一侧的皮瓣做发际，1个月后皮瓣若生长良好，再取另一侧的皮瓣完成整个发际手术。

4.术后处理和并发症：术后应常予镇痛剂和预防性使用抗生素。7~14d后拆除缝线和"U"形针。皮瓣远端的头发可能会掉落，但一般在2~3个月内重新长出。供皮区也可出现休止期脱发。如果出现并发症，可按以下方法处理：①前额肿胀前额、眼周、颈部、耳后区和头皮后部均可有皮下血肿，而且较常见。可以不做任何处理，绝大多数可自行吸收。②皮瓣尖端坏死一般予以切除，缝合。也可以从对侧取第二个皮瓣予以修复。

（六）眉毛种植术

标准眉眉毛内侧端叫眉头，外侧端称眉梢，眉头与眉梢之间谓眉腰，眉毛最高点名眉峰。眉峰一般位于眉腰上。

1.标准眉的要求如下：①眉头：在眼内眦角的正上方；在眼内眦角与鼻翼外缘连线的向上延长线上；两侧眉头之间的距离约为眼裂的长度。同时符合最理想。②眉梢：稍高于眉头；略倾斜向下；末端在鼻翼外缘于眼外眦角连线的向上延长线上。③眉峰：最好位于眉长的中外1/3交界处。

2.手术方法一般多采用类似头发点状移植术的手术方式，也有人用带状头皮移植术的方式来再造眉毛。

3.注意事项：眉毛密度应在50~130根/cm²。自然的眉毛生长有自限性，即眉毛长到一定程度就会停止再长。但是，通过种植术得到的眉毛来自头发，其自限性是以原来位置的头发最长度来确定，因此，接受本手术所形成的眉毛需要定期修剪。头发的生长是有明显的方向性的，所以种植时要特别注意其生长方向。最好令新造的眉毛向两侧生长，以便于修剪和保持美观。

（七）文眉术

早期的文眉术多用于因疾病、外伤等造成的眉毛缺损、脱落不长、眉中瘢痕和先天性眉毛残缺不全等情况。现代人对眉毛的要求明显提高了，就算是眉毛稀疏或色淡或两侧眉形不太对称，或者是对眉形感到不理想、不满意，或者是职业甚至自认为需要而又无时间化妆者，主动接受文眉术者不在少数。

眉部正在患病或有各种皮疹或外伤未愈，不能接受文眉术。有瘢痕体质、患糖尿病或者还没有充分的心理准备者，也不宜接受文眉术。

1.操作原则：①修、文并用，注意整体。一般要求在原有眉形的基础上先修剪，后文眉。②宁浅勿深，宁慢勿快。要有耐心，根据不同的人、不同的情况，一步一步处理。宁短勿长，宁窄勿宽。这是留有余地的做法，以防补救困难。

2.眉形设计：①长方脸：水平眉形。眉梢宜短。②菱形脸：水平眉形。眉头稍加重。③圆脸：上扬眉形。④三角脸：上挑眉形。眉峰外移。⑤倒三角脸：圆弧眉形。⑥方脸：长弧眉形。设计眉形基本要求是对称性，特别是眉头与眉间中心点的距离一定要准确相等，不能有误。对脸形较宽，眉毛宜宽；对脸形小，五官紧凑者，眉毛宜细。眉头间距宽、鼻梁低者，可加重眉头。

3.文眉步骤：①文眉机调试：文刺针尖露出范围为0.5~1mm，而且安装要牢固。文刺针一次性使用，同时应用前需在消毒液内浸泡至少半小时。试行运转时切记不要将针对着人。②画眉：仔仔细细观察受术者的脸部大小、形状，用眉笔在原眉的基础上描绘出合适的眉形，并按受术者的要求反复修整，手术者应提供专业意见。在受术者满意及同意下，确定眉形，然后修掉眉形外眉毛。③色料：一人一份。染料颜色调配如下。淡黑色眉毛：黑色染料+浅棕色染料。深黑色眉毛：黑色染料+深棕色染料。灰黑色眉毛：黑色染料+棕色染料+灰色染料。④术前准备：让受术者仰于治疗台上，施术者坐在旁边。用0.1%苯扎溴铵消毒局部皮肤。多数人能忍耐文刺针引起的疼痛，也有人用1%丁卡因或2%利多卡因进行表面麻醉后施术。⑤文刺方法：让文刺针尖蘸上色料。在眉梢部和眉峰部用点划法淡文；眉头部和眉上下缘用点刺法淡文；眉腰部顺着眉毛生长的方向用斜划法密文。施术者需根据实际情况反复文刺，以求得到满意的着色效果。⑥施术期间可用消毒棉签拭擦过多的色料和渗液。受术者若诉疼痛难忍，可加表面麻醉剂。

4.术后处理：①文刺结束后，术区可涂上少量抗生素眼膏以防感染。②嘱受术者3天内不要用热水或肥皂清洗眉部，并保持创面干净。③告诉受术者术后2天内眉部可有发红和轻度浮肿，结痂时不能用手剥除，一般约1周时间脱痂、轻微脱色后才恢复。④对于眉形外的杂乱眉毛，要经常清理、修饰，才能保持眉形美感不变。

5.文眉成功的标准：①人工制作的部分与自然生长的部分融合在一体，远看像真眉毛一样生动、层次分明而有立体感，色泽均匀。②近看柔和、自然，浓淡相宜，酷似画眉而不褪色。

6.后遗症处理：①眉形不对称：可在术后2周进行修补。注意视觉偏差的问题。个别情况是由于受术者对术前对眉形的效果期望值过高，术后产生心理不平衡造成。②眉色不佳：可能是调配色料的技术差所致。有时是色料的质量问题。因此，我们在文眉前选用色料时，应精心挑选，小心调配。出问题了，若仅是着色不均匀，可以进行补色修正；若出现颜色太重或颜色不符合原来设计，可用洗眉机处理。③各种怪眉：常见砍刀眉、爬虫眉等。主要是施术者没有遵循操作原则或眉形设计技术太差所致，均需进行修补。

（八）激光或强脉冲光脱毛术

对于过多的体毛和面部汗毛的处理，早期多采用剃刀刮除、蜡脱、电解脱毛、激素治疗、化学修饰、化学脱毛膏等方法。激光脱毛近几年异军突起，成为现今去除多余毛发的先进手段。有人认为用强光通过特制的滤光片产生能量较高的多种波长光束，能使皮肤各层次的组织获得适当的能量吸收，配合主要波段与激光相同的波长的治疗，以求得到满意而持久的脱毛效果。因文眉术效果不好而需洗眉，操作的原理也属于光脱毛术的范畴。

1. 特点：①短期内可令毛发生长延缓甚至完全停止，因而相当部分属于持久或永久性脱毛，多次治疗的效果更显著。即使少数毛发再生，也是变得细小了。②绝大多数不会令毛发相应部位的皮肤受到不可逆的损伤。

2. 原理：主要根据选择性光热作用——调节激光的波长和脉宽可产生选择性的组织损伤而设计。①用于脱毛的激光或强脉冲光的波长应主要被毛囊、毛干、毛乳头的黑素细胞吸收，并令毛发局部出现光热效应，温度瞬间升高而凝固。毛球位于3~7mm深，因而激光至少穿透皮肤3mm才能到达毛囊，否则激光易被氧合血红蛋白吸收令脱毛不能完成。波长越长，光线越能深入真皮。②毛发处于成长期时，毛母细胞快速分裂，因其色素较多，对光治疗最敏感，故毛囊易造成萎缩而小型化，附近的组织包括血管的一些变化，也可能令脱毛更容易和持久。部分毛发处于休止期，对光治疗不敏感。不同部位的毛发休止期不一样，我们还可以根据各部位毛发处于休止期的比例来了解第一次治疗的大概疗效。一般情况下，颊毛、颏毛、上唇毛、胎毛、腿毛、手臂毛处于休止期的分别为40%、30%、35%、70%、80%、80%；而眉毛、耳毛、腋毛则各有90%、85%、70%处于休止期。因此，应在不同时间予以多次治疗。③毛发的毛色越淡，显示黑素细胞数量少，治疗所需的激光能量密度（energy density）可考虑相应增加。目标毛发的粗细也与作用激光所需能量密度成正比。有人用增加激光脉冲宽度（pulse width）的方法来提高治疗效果。④按人种皮色类型分类（the skin ethnic collor type，ECT），白种人皮肤属于Ⅰ、Ⅱ、Ⅲ类，东方人皮肤都属于Ⅳ、Ⅴ类深颜色的皮肤，其中东印度人皮肤为Ⅴ类，地中海人、绝大多数东方人则为Ⅳ类皮肤，黑种人属于Ⅵ类皮肤。深颜色的皮肤因吸收了部分激光，在一定程度上影响脱毛的效果，也容易引起局部皮肤热损伤。

3. 适宜波长：在接近红外线光谱区域，波长为650~850nm的光波，特别是波长为694nm和755nm，黑素细胞能很好吸收。半导体所产生的激光波长约为800nm，翠绿宝石激光的波长约为755nm、红宝石激光波长为694nm，掺铷钇铝石榴石激光波长为1064nm，蓝宝石激光也能用来脱毛。还有人通过油光片的作用，在强光中选择波长范围在550~1200nm被认为适用于脱毛的光波及辅助波段。脱毛所需的时间与毛发的粗细有关，一般来说，腿部和胸部的毛发需要作用时间较长，而面部毛发所需时间则较短。但上唇部位毛发例外，可能是因为其色素淡，毛囊细小甚至缺如，影响了毛发对激光能量的吸收，故治疗需多次才能完成。一般来说，表皮的热弛豫时间指受热组织从其最高温度下降到周围环境温度之间的中点所需经历的时间较短，在10ms以内，而毛囊的热弛豫时间则在30~100ms之间。选择性光热作用理论认为，当脉宽等于或小于毛囊的热弛豫时间，光吸收和产热主要作用于毛囊。因此，脉宽过长，易令周围组织受损。临床上，由于施术者追求疗效，脉冲宽度往往超过一般要求，因此皮肤热损伤难以避免，最重要的是不能导致瘢痕。

4.操作方法：①术前准备。要求先剃除目标毛发，或用接触探头直接压服毛发。局部涂抹透明的冷凝胶或喷上冷凝剂或在接触探头上设计冷却装置，激光作用期间局部皮肤温度维持在4℃的低温状态，可减轻皮肤的灼热感和灼伤程度，并有局部冷麻的作用。要做适当的定位和标记，以区分治疗和非治疗部位。②手术用连续点射的方式进行。治疗需要多次才能达到满意效果，一般上唇部位脱毛所需次数最多。每次治疗间隔时间为1~3个月。

5.不良反应：①激光作用于毛囊时，首先并主要由黑色细胞吸收，因此，术后局部继发性色素沉着或脱失大多数都比较明显，需至少2个月的时间才会明显消退。②操作时作用时间过长，易造成局部皮肤热损伤，以比基尼线部位最常见，个别还会引起瘢痕形成。一般情况下，被照射的局部皮肤早期可见红斑和毛囊周围水肿，数天后消退。

6.禁忌证：日光角化症的毛发，不能用激光脱毛处理。色素痣范围内的毛发用CO_2：激光连同痣体一并去除。

7.不同波长的激光强光脱毛术的比较：①掺铷钇铝石榴石激光Nd：YAG如前所述，波长越短，被表皮黑素吸收的激光能量越多，因而更易造成表皮损伤，而且透入真皮到达毛球的激光能量越少。但人体黑素对波长达1064nm的Nd：YAG激光亲和力低，所以局部常需用碳涂抹剂来加强毛囊的感光度，否则治疗完成半年后，脱落的毛发会重新长出。由于Nd：YAG激光治疗所需的时间较短，局部发生疼痛等不适时间也较短，患者较易接受。②红宝石激光（ruby laser）和翠绿宝石激光（alexandrite laser），黑素细胞对这种波长的激光有很强的吸收能力，因而选择性光热作用较易发挥。但由于波长相对较短，局部皮肤的不良均较Nd：YAG激光更容易发生。搬硬套Ranlin，报告翠绿宝石激光术后最常见的不良反应为散在的结痂和毛囊炎，发生率分别为17%和13%。③半导体激光（diode laser）所用仪器体积小，不需外加冷却或通风装置。普通的供电系统即可使用。术后局部多有暂时性色素改变。④宽谱强光（wide-spectrum intensive light）由于光波谱很宽，增加了非靶目标对光线的吸收，因此理论上会使不良反应增加。

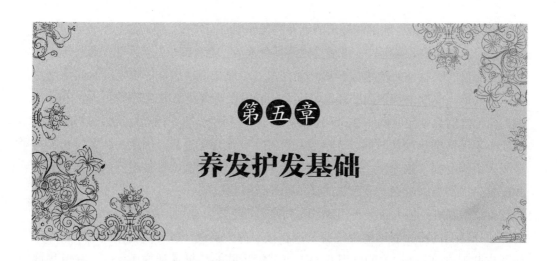

第五章

养发护发基础

第一节　中西医养发护发的认识

一、中医的看法

中医认为头发的生长，全赖于人的精血，与肾、肝、脾、肺等脏腑功能有关。具体而言，凡是未老先衰、头发枯萎、须发早白、脱发斑秃者，与肾的精血不足、肝的相火妄动、脾的生血减少、肺的宣发有关。自古以来，中医养发护发的方法就很多，有的从内在调，有的从局部治；可以针灸按摩，也可食疗保健。

（一）养发护发的传统方药

1.黑豆500 g，水浸豆粒饱胀为度，晾干后撒盐少许，贮于瓷瓶内，每次服6 g，每日两次，温开水送下。

2.将枸杞子、何首乌、熟地、山萸肉加水煎取浓汁后去渣，再将核桃、黑豆加入浓汁中煎煮，至核桃仁糜烂于此汁中并被黑豆吸收，然后烘干，每次服6~9 g，每日两次，早晚空腹服。

3.用黑芝麻捣碎，加适量大米煮成粥食用。

4.用中药首乌、莲子肉和米一起煮成粥食用。

（二）养发护发的按摩手法

1.梳发按摩改善头皮血流循环。每天清晨先用两手十指屈成自然弓形，以指代梳，自前额开始经头顶向后至颈后按摩头皮，然后以头部前后正中线为中心，两手逐渐向两边移开至两耳上部按摩头皮100次。接着十指保持屈弓，左右手各过头顶，分别自对侧耳上部开始经头顶至同侧耳上部按摩头皮，然后以两耳经头顶的连线为中心，左手向前，右手向后，逐渐分开至前后发际尽处按摩头皮100次。本法具有疏通头皮血脉、提高发根营养、清脑除烦明目、疏肝健脾和胃等多种作用，对失眠、神经衰弱、脱发、白发、头发干燥或枯黄、记忆力减退等病症均有防治作用。

2.温水浴足配合涌泉按摩补肾养发。每晚睡前先用温水洗脚，再以洁净的干毛巾擦干，取坐位。接着将手搓热，左脚盘在右侧大腿上，用左手握住左脚趾，突出前脚心部位，以手掌缓缓摩擦足心涌泉穴100次，同样的方法摩擦右脚心涌泉穴100次。本法具有疏通脏腑气血、养心安神定志、补肾乌须黑发、提高免疫功能等多种功能。经常按摩涌泉穴，对高血压、眩晕、失眠、足冷麻木、须发早白、脱发、斑秃、早衰等均有防治作用[1]。

二、西医的看法

头发稀薄的人最好施行头部按摩，因头发稀薄或秃头而伤脑筋的人，最好早做头部按摩。按摩能使头皮柔软，促进血液循环，提高新陈代谢，加快头发的生长。按摩方法是用手指揉搓头皮。按摩前在头皮上搽发油，能提高功效。此外，每天用马毛刷以直角轻拍头皮也能改善发质。此外，酸性体质或体内缺钙的人，头发也多细软、稀薄。这类人应多吃海带、乳酪、牛奶、蔬菜等食物。

（一）治疗白发的饮食与轻拍疗法

年纪轻轻却长了白头发的人，大部分都是由于摄取过多动物脂肪和盐分造成的。改变对酸性食物的偏爱，多吃碱性食物，以中和体内的酸性物质，有助于减少白发的产生。此外，还可利用刷子轻拍头皮，以刺激黑发加快生长。

（二）治疗焦黄头发

用刷子轻拍头皮有人把焦黄细软的头发叫"猫毛"。造成"猫毛"的原因是头皮血液循环不良。治疗办法是用刷子轻拍头皮，刺激头皮。头发发黄的人，还应避免摄取过多的动物性蛋白质。

---

① 伏新顺，伏帅. 汉方护发，你了解多少[J]. 家庭医学（下半月），2013（11）：41.

（三）治疗脱发的食物

脱发或秃头的人，头皮血管硬化。此类人应多喝水，多吃新鲜蔬菜及富含铁质的食品。酥梨、瘦肉、蛋白、菠菜、包心菜、芹菜、水果等都是最佳治疗食物。上述食物有助于软化血管。

（四）防止脱发

应选择好的洗头水和按摩方法。头部血液循环不良，会产生脱发现象。欲防脱发，须使发根保持清洁，使用弱酸性洗发产品（勿过量使用）。平常须在头发上涂抹发乳或护发油并加以按摩，以促进头发生长。

（五）分叉头发应注意剪掉分叉

以营养性洗头水洗发头发过度干燥或营养不良时，就容易分叉。分叉的头发应该勤修剪。然后，在头发前端或头皮上擦发油，以减小摩擦对头发的伤害。此外使用富含营养物质的洗发水也有效。头发易分叉的人平常还应多吃含钙质或维生素的绿色蔬菜[①]。

第二节　不同时期头发的护理

一、出生至婴儿期头发的护理

本时期是指婴儿出生至1周岁以前。

（一）头发特点

1. 1岁内的婴儿头部的毛发生长有一个很大的特点，就是头发均以同一速度生长。

2. 人类毛发的生长和替换并非连续不断，而是在胚胎第四个半月时已经建立周期性。从成长期、退行期到休止期形成一周期，然后又回到成长期开始另外一个周期，这种生长周期的变化是一个连续的过程。毛囊的密度是父母遗传、先天生成的，人一出生头皮就已经具有全部的约10万个毛囊，就算是到了成年期也不能增添新的毛囊数目。

---

① 宁在兰. 养发护发六招[N]. 中国医药报，2003-12-01.

3. 足月分娩的婴儿有两种毛发，即头皮上和眉部的毛发，及其他部位的毳毛，背部可有胎毛。新生儿头发的情况有显著的个体差异，少数人出生时几乎没有头发。新生儿头发的多少和颜色，并不决定将来的头发特点。但如果到了6个月时仍然没有头发，应带孩子到医院检查，以了解是否属于先天性或遗传性秃发。

4. 胎毛一般在1个月左右脱落。当婴儿2~3个月时，颈后部的第一批毛发会自然脱落。但婴儿3个月大以后，新长出的颈后部头发再次脱落，而且范围限于两耳上缘的连线上下1~3cm宽，多数属于维生素D缺乏佝偻病的早期表现。其产生原因是患儿烦躁、夜惊、睡眠不安、多汗尤其是颈部，引起患儿经常摇头，与枕头反复摩擦造成。

5. 婴幼儿期，头发先在头的前部长得较好，以后逐步向后发展，这是有生理意义的。因为新生儿头顶部骨骼颅骨发育还没有完全，遗留了前后囟门两个空缺，尤其是前囟门面积大，而且要到12~18个月才闭合，这部分的头皮上长有较多头发对脑髓是有重要的保护作用的。

（二）护理要点

1. 婴儿的头发看上去较为稀疏，色泽较为灰淡，生长较为缓慢。很多人相信，剃去头发甚至眉毛，可以刺激局部长出更粗密、更乌黑的毛发，因此不少父母喜欢在婴儿满月后帮孩子剃毛。其实这是一种错觉，并无科学根据。新长出的短毛发摸起来似乎比原先更粗更硬，但等到长至原来的长度，绝对没有太大差别。而且头发从婴儿到成年，本身就有发育变粗趋势。如果给婴儿剃毛发，万一把头皮弄破了，细菌、真菌等会乘机侵入，会引起头皮感染而出现炎症、化脓，并影响头发的生长。所以，给婴儿剃毛发是不可取也是不必要的。

2. 为了保持头发和头皮的清洁卫生，在给婴儿洗澡时，应该同时洗头护发。但做父母的应该懂得，注意不要挤压婴儿囟门上的头皮，以防出现危险。给婴儿洗头时，应该用手掌轻轻地擦洗婴儿的头皮，手法像抚摸一样，切勿使用手指。如果因为害怕弄伤囟门而不给婴儿洗头，不利于维持婴儿头皮的健康，甚至影响头发的发育。

3. 胎儿期的皮脂腺功能已很强，出生时产生胎脂。新生儿由于仍受到母体雄激素的影响，皮脂腺分泌功能旺盛，容易引起新生儿皮脂溢出，并在头皮形成由皮脂堆积成的黄褐色鳞状细片，俗称乳痂。牛奶及其他乳制品的不适当使用，也会诱发乳痂或加重其症状。因此，乳痂在婴儿期出现可能与饮食有关。近年来还发现乳痂与遗传有一定的关系，父母的头皮上皮屑特多或患有脂溢性皮炎等，所生的子女易患乳痂。每天在给孩子洗澡时，同时予以洗头，可以预防乳痂形成或阻止乳痂加重。

（三）处理乳痂的办法

1. 植物油：菜油、橄榄油、杏仁油等均可。应先把一些植物油稍为加热到微温的程度，再用棉签蘸上若干，轻轻地在婴儿头皮上乳痂处来回抹擦，然后用纸巾揩干净。最后可以涂些婴儿皂，用手掌轻轻地给婴儿洗头。

2.专用香皂：为婴儿洗头选用的肥皂很重要。市面上可以买到婴儿皂或硼酸皂，对婴儿最为适宜。切忌给婴儿使用成人皂，以免由于其粗糙而损伤孩子的皮肤。

3.洗发乳：洗发乳是含有乳化剂的油、水混合物。乳化剂的作用在于使油变成微小的粒子，均匀地分散在水中，使水和油能够混合。一般选用作用温和的洗发乳，可以直接将温热的洗发乳搽到婴儿的头皮上，清洁完毕后，用温水洗去即可。

4.注意应该坚持每天清洗婴儿的头皮，直到乳痂完全脱掉为止。一般说来，小孩要到3~4岁的学龄前期，头发的粗细、疏密才完全显示出来，因此，科学养护婴幼儿的头发显得十分重要。

5.因为婴儿头发是细软的软头发，更容易蓬乱或缠结。要经常给婴儿洗头而不能刷头。对待婴儿头发要轻柔，可用一些含有护发剂的二合一洗发香波洗头，也可在洗头后加用护发剂，特别是头发纤细或在炎夏季节中的婴儿，更应该使用护发剂。市面上还有不会刺激眼睛的洁发剂出售，也是一种好的选择。

6.婴儿的自然发式比较蓬松，头发有点儿竖立。可以轻轻地抚摩头发。喜欢给婴儿梳理头发的母亲，要尽可能选用齿软而钝的婴儿专用梳子或者刷毛最柔软、最纤细或发刷。过多地或太使劲刷头会损伤头发表层，也容易损伤头皮。婴儿头发过长的，可以剪发。剪发是不影响头发的发育的。留短发梳洗较简单，护理起来也较为容易。

7.在婴儿3个月大以后，出现颈后部范围限于两耳上缘的连线上下1~3cm宽的脱发，应考虑维生素D缺乏佝偻病。宜给患儿多进行日光浴，服用维生素D滴剂或浓缩的鱼肝油，并让医生就患儿骨骼情况做一个详细的检查，以便获得及时、合理的治疗和添加辅食品的意见。母乳喂养足够婴儿至少4个月的需要，6个月内不容易患上佝偻病。

二、幼儿期至学龄期头发的护理

本期是指出生后第2年至12周岁。

（一）头发特点

1.进入了幼儿期，头发开始有不同的生长速度和不同的时间周期。在头皮部，4%~24%，平均13%的头发处于休止期，仅1%处于退行期，剩下的75%~90%，平均80%为成长期。本时期头皮上同时有终毛、毳毛和中间毛三种毛发，并很好地混合在一起。

2.本时期属于生长发育时期，身体各系统需大量的养分支持。头发也自然包括在内，在本时期的早段还未定型，各种必需的矿物质、维生素、蛋白质等一定要满足，否则会影响头发的正常成长。

3.另外，本时期的孩子有很好的学习能力，应让其养成良好的生活习惯。由于活动范围日渐扩大，喜欢集体活动，但心智不成熟，容易染上某些传染性疾病。

（二）护理要点

1.在幼儿期，孩子的模仿能力很强，并喜欢自己的事情自己做，我们应充分利用这一点，教会孩子正确护理头发。父母可以给幼儿做个示范，让孩子亲眼看到大人愉快地洗头；也可以和孩子一起淋浴，增加乐趣和加深印象。然后让孩子自己洗头，父母在旁稍加协助，一定要把洁发剂都冲洗干净。父母和孩子一块儿洗头和淋浴，不但可以教会孩子洗头，而且还能弥补父母由于白天工作而减少的亲密接触时间，使两代的亲情关系更加密切。喜欢戴帽子的儿童要经常洗头，以便于清除头皮上过多的汗渍和油垢。洗头后及时揩干头发，尤其是在寒冷的冬天，以免着凉引起感冒。

2.切勿为幼儿烫发、染发、扎发和卷发，否则容易令孩子脆弱的头发受到损伤，而且这些损伤的治疗复杂，修复需要很长的时间，影响头发的生长发育。据1991年对成都地区3548名青少年的一项调查发现，管型毛发的患病率为30.24%，其中女性患病率是61.60%，扎辫者患病率更高达81.16%，可见其危害性之大。因此，任其自然、简单梳理是处理孩子头发的基本原则。

3.注意幼儿日常饮食中的蛋白质含量，因为实际上头发成分中97%是蛋白质。头发的生长需要一定的含硫氨基酸，而这种氨基酸人体并不能合成，必须由摄入的蛋白质来提供。假如人们每天蛋白质的摄入量少于50g，就会造成人体蛋白质的严重缺乏，这势必影响头发的生长。所以，消化吸收不良、膳食蛋白质缺乏可以患上恶性营养不良。得这种病的幼儿或儿童，其头发干枯，失去光泽，并变细而脆，易折断脱落，头发明显减少而变得稀疏。卷发者变直。原来深色的头发逐渐变浅。但头发颜色随营养好坏而有所变化，可从正常的黑色转为淡红色或枯黄浅红，甚至变成白色。当患儿的营养状况改善时，头发则很快变黑。但营养再度缺乏时，头发又很快变白。于是，同一根头发上就会出现像"斑马线"一样的黑白相间、或深浅分段明显的颜色。这种典型的病例曾发生在非洲黄金海岸地区土著儿童身上。

4.治疗恶性营养不良，要针对病因处理。经研究发现，病因多与饮食有关。常见婴儿母乳量长期不足，又未添加牛乳类乳品，或人工喂养采用米糊类谷物为主，使婴儿蛋白质摄入长期不足；或者仓促断乳，小儿不习惯于母乳以外的食物，或断乳后小儿偏食，以谷类食物为主，不注意添加富含蛋白质的副食品，造成长期缺乏蛋白质。肠道和呼吸道等感染性疾病，常使轻、中度营养不良者发展为恶性营养不良。反复感染如腹泻、肺炎，常与恶性营养不良互为因果，形成恶性循环，使病情加重。影响营养食物摄入、消化、吸收等代谢过程的先天性疾病如唇、腭裂，先天性肥厚性幽门狭窄等，以及慢性迁延性消化道疾病如慢性肠炎、溃疡性结肠炎、菌痢、严重肠寄生虫病、肠吸收不良综合征、婴幼儿肝炎综合征等和慢性消耗性疾病如结核病、恶性肿瘤等都是引起营养不良的原因。

5.其他脱发症在儿童青少年中并非罕见，可能是因为在感情上或身体上遭到种种忽视而产生心理不安、忧虑和紧张，造成自主神经功能失调，血管运动中枢功能紊乱，毛细血管持久性收缩，使皮肤和毛乳头供血发生障碍，影响了毛囊营养供应，毛发进入休止期而引起局部的斑秃或弥漫性脱发。所以，平时多给予儿童青少年以关怀和爱护，消除幼儿的不安和忧虑。可以预防小孩脱发的发生。

6.头癣是儿童容易染上的传染性疾病，部分可以引起永久性脱发，千万不可掉以轻心。近几年，家庭小宠物特别是小猫小狗越来越多，头癣的发病率有所增加。如果怀疑孩子患了头癣，就应该立刻去看医生，做到早期诊断、早期治疗。

7.儿童发生头虱病的最明显的症状是叫头皮发痒或者不停地搔抓头皮。如果怀疑孩子头上长了头虱，就应该在亮光下仔细检查孩子的头发和头皮，特别是鬓角、颈部和前额发际。肉眼可以看见活动的头虱，也可以看见虱卵牢固地粘在发干上。怀疑孩子长头虱，就应去看医生，以便确诊和治疗。

三、青春期头发的护理

本时期男女有点差别，一般女孩为从11~12岁到17~18岁，男孩为从13~15岁至19~21岁这段时间。有人将月经初潮或遗精作为青春期到来的标志。

（一）头发特点

1.青春期是由童年过渡到成年的重要阶段。此期的特征为体格发育首先加速，继而生殖系统发育成熟。由于性腺的不断发育，无论男女，分泌出的雄激素和雌激素都会大量增加，头发的生长也达到了高峰期。这时，男女的头发均为终毛，而且直径较儿童期大。男性的胡须、腋毛、阴毛、体毛，女性的阴毛也开始出现。同时也是因为雄激素的作用，皮脂腺的功能相对亢进，反过来对头发的影响也较大。

2.这个时期的青少年情绪上较不稳定，常有精神紧张或急躁易怒，加上喜欢梳理时髦的发型，因而引发的头发和头皮问题较多。为此，应及早做好青春期的头发护理。

（二）护理要点

1.由于皮脂腺过度分泌酸性油脂，与汗水相混合，加上如果清洁卫生没有做好，头皮上细菌、真菌和蠕虫等大量繁殖，头发会有一种令人不快的腐臭味，俗称发臭。青少年中发生难闻的发臭是很常见的，青少年自己习惯了不以为意，在洗头或同桌用餐时容易被发现，并会使旁边的父母或同学不快。因此，应养成勤洗头的卫生习惯，还可选用适合油性头发的洁发剂。另外，还要调整平时饮食，青少年大多数喜欢香口的油炸食物，父母应予以正确引导，因为油腻性或高脂肪的食物会刺激皮脂腺产生更多的油脂。所以，油炸食物如油条、煎饼等和高脂肪食品如香肠、鸡皮、奶油、乳酪等应尽量少吃，多吃蔬菜和水果，这样对防治臭发是有帮助的。

2.青少年在本时期大多数已进入中学读书，学习生活紧张而且功课压力大，加上雄激素的刺激作用和较高的皮脂腺活性，头皮细胞生长过程明显加快，并以更快的速度迁移至头皮表面。部分头皮细胞在未完全成熟即角化不全的情况下，出现成块脱落，形成肉眼能见到的头皮屑。头皮屑的明显增多，严重时可以发展成头皮糠疹。患上头皮糠疹增加了对脂溢性皮炎的易感性，反过来，脂溢性皮炎又促进了头皮屑的产生，这是因为油腻性的头皮上，鳞屑常与灰尘、脱落的角质细胞等粘在一起，形成恶性循环。正常寄生在表皮上的糠秕孢子菌是一种嗜脂性的酵母菌，青春期皮脂分泌增加，令糠秕孢子菌有良好的生长、繁殖的环境，于是大量增加，严重时还会引起局部炎症。青少年的头皮屑多而且头皮发痒，与该真菌的大量繁殖有很大的关系。在头皮屑过多的情况下，使用含有抗真菌成分如酮康唑、二硫化硒、吡啶硫酮锌等的洁发剂是有好处的。

3.处于青春期的青少年身体由于出现了第二性征的变化，对自己的形象日益重视。在所谓爱美之心的作用下，除了特别留意面部青春痘的问题外，头发也成为他们关心的焦点。不正确地梳洗头发或反复烫发、反复搔抓摩擦、热吹风等，使得头发被侵蚀加快，并常出现头发分叉和断裂，临床上还可见到头发锥形断裂、羽状脆发症、结节性脆发症、泡沫状发管形毛发、获得性进行性缠结发等头发损害。

4.在梳理头发时，有时可见到断发，这可能与静电作用有关。梳子与干燥的头发，摩擦时较易产生静电，尤其是在燥热的天气下。可以先用少量的水或护发素打湿头发，然后再梳头；梳头遇到障碍，不要用猛力拉扯头发，这样可防止头发损伤和减少断发的产生。

5.拔毛癖是精神紧张、焦虑等心理因素或家庭因素所致的精神心理疾病，是强迫症的一种。如上所述，青春期的青少年情绪上较不稳定，尤其是小姑娘常有许多幻想和天真的思维，但由于客观上不能达到或满足，心智又较为脆弱，加上来自学习、家庭、生理、性等各方面的压力，造成精神紧张、急躁、焦虑，很容易患上拔毛癖。患儿发病前多有导致情绪不稳的诱因，如需要与父母分离；或因学习压力过大，尤其是受老师批评、遭父母打骂；或父母性格不稳，管教过分严厉，缺少亲情爱护等。拔毛癖患儿在发病后每当出现焦虑、紧张情绪时，拔毛发行为的出现频率和严重程度也增加。因此，引发该病的心理因素或家庭因素持续存在，病程自然被拖长，病情也会逐渐加重。也有研究发现，该病患者伴发抑郁症和焦虑症的终身患病率分别为55%和57%。

6.典型的拔毛癖表现为在长时期内有反复发作性或冲动性拔除毛发行为，患者自觉或不自觉地把头发、眉毛、睫毛、胡须、腋毛或阴毛等拔去，形成无瘢痕性脱发。部分患者在拔毛发前有精神紧张感，实施行动后感到轻松满足。年龄较大的女性患者因害羞而否认拔毛发行为，并采用化妆或修饰方式遮盖毛发缺损部位。患者拔发行为常常是被其父母等亲属见到才被发现。因此，青春期的少年更需要父母和成年人的照顾、理解和关怀。父母获悉孩子得病后，应积极寻求皮肤科医生的帮助，让孩子接受心理治疗和药物治疗，并配合医生针对发病的心理因素或家庭因素作的相应解释和处理，努力建立良好、和谐的家庭关系，改善不良的家庭环境，以缓解、消除其长期的精神紧张和焦虑状态。

四、成年男性头发的护理

（一）头发特点

1.由于成年男性体内的雄激素水平较高，其刺激作用使得皮脂腺有较高的活性，因此，成年男子头发一般较为油腻，头皮屑也多。如果对头皮和头发护理工作做得不好，脂溢性脱发和脂溢性皮炎的发生率就会很高。脂溢性脱发又称男性型秃发，俗称早秃、"谢顶"，青春期前不发生本病，其遗传特性需在雄激素作用下才表现出来，多数属于常染色体显性遗传病。该病多见于男性，常在20~30岁发病。但其实脱发早在他们发觉头发变稀之前数年就已经发生，因为当开始有遗精时，体内的雄性激素已有较高的水平，男子脱发就开始了。有人统计25%在25岁前发生；50岁左右约50%男性患本病。有遗传倾向的一般发病较早。

2.最早的表现是休止期头发的比例增多，与一般的休止期脱发不易区分。这种秃发大多先从前额两侧鬓角部开始，呈M形逐渐向上扩展，呈慢性经过。头发逐渐变细软，以后头顶部毛发逐渐稀少，终至大部分脱落。额上部和顶部的头发可完全脱光，皮肤光滑、毛孔缩小或遗留少量毳毛，而枕部及两侧颞部仍保留正常的头发，呈马蹄形外观。也有部分人头发自顶部开始脱落。脱发速度和范围因人而异，有的仅轻度秃发，时好时坏，或可持续多年不变，有的可在短短几年就可达到老年秃发的程度。是否有家族史，可能是个重要因素。一般在30岁左右发病者病情进展最快。

（二）护理要点

1.由于多数成年男性的头发属于油性，头皮屑也多，并常伴有皮脂溢出，导致头皮油腻、瘙痒明显，头发油腻而光亮。因此适时洗头，保持头发和头皮的清洁卫生是十分重要的。另外，洗、理发时过分搔抓头皮，肥皂洗头次数过多，卫生习惯不良以至于汗液脂垢腐败分解，对脂溢性脱发的发病也有影响。某些人长期在通风不良的室内工作、失眠或长期进行夜间工作、精神压力过大、进食脂肪过多等均可造成头部皮脂堆集，毛囊萎缩，毛发大量脱落。因此，头发的护理对成年男子的重要性已日益引起关注，不少男子常为脱发或头发稀疏而烦恼。脂溢性脱发与脂溢性皮炎两者并无因果关系。

2.合理地洗发，用接近40℃微温的清水洗发也有效果，尤其是头皮屑较多的人或者头垢较多时。可以先将头浸入清水中，使头皮屑和头垢浮出来，然后再用清水洗发，这样效果更佳。这时应该注意不要损伤皮肤。在使用洗发香波之前，用温水先将头发完全湿透。肥皂洗头虽有助于清除油脂，但不应太频繁，以免反过来刺激头皮，促进皮脂腺分泌更多的油性物质。这是因为肥皂中的油脂与头垢中的油脂有亲和性；肥皂中的碱可提高头垢的酸碱度，加速水对头垢的分解、稀释，从而使头垢脱离头皮和发干，溶解于皂液之中。过多使用肥皂可使头皮严重脱脂，正常呈弱酸性pH4.5~5.5的头皮酸碱平衡失调，表皮受损或头发结构发生改变，并为致病微生物的生长、繁殖创造了条件。应用皂类产品还有一个缺点，头发上常留下一层沉淀物，使头发失去光泽，因而洗头时应尽量将其冲洗干净。

3.正确地进行头部按摩，对男性头发有护养功能，也给头皮带来良性刺激，并有助于松弛紧张的精神状态。有人认为男性型秃发是因为头皮局部血管收缩使血供减少，造成毛囊营养不良所致。但Orentreich等将秃发区皮瓣移植到有发区，仍无头发生长；而相反把有发区皮瓣移植到秃发区，则头发生长良好，并能保持原来的色泽、质地、生长速度和生长周期。欧洲曾有医生通过血管搭桥手术，提高秃发区的供血，临床上也没有出现令人满意的头发再生或变粗。因此，头皮局部血液供应的因素不是男性型秃发发生的主要原因。

4.科学地安排饮食，少食刺激性食物，多吃富含维生素的蔬菜和水果，对减少油脂分泌有一定的帮助。坚持每天体育锻炼，保持身心健康；改善生活习惯，减轻精神压力，保证足够的、定时的睡眠，有利于头发的生长和延缓其脱落。避免使用失效的劣质洁发剂、生发剂和护发素，以及易引起头皮外伤的用具，也是成年男子必须经常注意的头发护理内容。成年男子的头发护理，一旦成为习惯，便很容易做到。要持之以恒虽不容易，但对防治脱发肯定有一定效果。

五、成年女性头发的护理

（一）头发特点

女性体内同样有雄激素的产生，因此也可以有类似的男性型秃发，但一般症状较轻。表现为头顶部头发稀疏，呈弥漫性脱落，但前额部的发际线并不后移，颞部头发很少脱落，不会引起全秃。病情是否与体内雄激素水平相关，还未清楚。但30%~40%的女性患者合并内分泌异常。部分患者可伴有痤疮、多毛等雄激素过多的表现。最近的研究发现，头皮还有一种细胞色素芳香酶特异性存在毛囊的外毛根鞘中，女性含此酶的量是男性的2~5倍。这种芳香酶能将睾酮和雄烯二酮转变为雌二醇和雌酮，使得皮脂腺和毛囊受到雄激素的影响减少，秃发和皮脂溢出地程度减轻。

（二）护理要点

1.成年女子较重视脱发现象，但是应该知道，适量的脱发是一种生理现象。在人的生命历程中，头发是不断地生长、脱落和再生的。每日自然脱落的头发数目为50~100根，同时也有相应数目的新发萌出，总体保持着动态平衡。中年以后，由于毛发根部的血运和细胞代谢减退，头发逐渐减少或色素脱失，形成灰白发，头发渐渐变得稀疏。人额部的发际是由遗传决定的，几乎所有的妇女的发际从小到老都没有变化。女子在特殊的生理时期，如妊娠、产后和绝经等会出现一过性脱发。某些药物如避孕药、严重的精神压力或心理创伤也能引起过多的脱发。病理性脱发可以是单一原因引起的，也可以是两种或多种因素协同作用的结果。如果不予治疗，可导致永久性脱发。

2.某些发型是造成病理性脱发的常见病因，如绷紧的辫子和马尾状发型能引起管型毛发和机械性脱发，病情严重时可将毛囊乳头破坏或拉出，使得毛发不能再生，造成永久性秃发，部分女孩的前额发际线渐消失可能与之有关。例如，游泳运动员或球手在从事运动时，为了不让头发遮住眼睛，把头发从前额向后拉，并用一条丝带或橡皮筋把向后拉的头发紧紧地扎起来。时间一长，他们便发现前额发际线的头发很多都折断和脱落了。妇女头皮边缘的脱发性毛囊炎是一种常见的牵拉性秃发，这种机械性脱发尤其在芭蕾舞女演员中常可看到。许多老芭蕾舞女表演员，由于多年来一直把头发从中间分开，并紧紧地拉到两边，因此她们的头发中缝竟达2~3厘米宽，而且她们长期地向后紧拉头发也使头发脱落很多。慢性的机械性脱发，使不少女子的头发变得越来越少。

3.所有改变自然发型的做法如电烫、染发、卷曲和理直等，对头发均有不同程度的损害。显然，为了能既使自己增加魅力、跟上潮流，同时又避免头发受到不必要的伤害，应充分了解这些美发过程和要求，尽可能科学地利用，以免无意中遭到损失。由于染发和烫发均易引起化妆品毛发病，对头发和头皮肯定有程度不同的负面影响，因而最好不要同时染发和烫发；某些特殊情况如职业要求需要同时染发和烫发时，亦应先烫发，1周后再染发。两次电烫头发间隔需在6个月以上，对头发和头皮的影响可以减至最低水平。永久性染发应隔3~4周或以上时间才染发1次，这样既可盖住新生发，又可避免染发过于频繁，以致损伤头发或增加染发皮炎的发生率。修剪头发是不影响头发的生长发育的。切勿让头发带着卷发器睡觉，这是因为当用卷发器卷着湿发睡觉时，头发逐渐变干而收缩，就会更紧地缠着卷发器。人在睡眠中总是会不自觉地变换体位的，头发因而被卷发器强行拉扯，机械性脱发很容易发生。

4.染发作为一种美容方式，很受女性青睐，因而防治染发皮炎日益受到重视。

应该知道，很多染发剂具有强刺激性的物质如过氧化氢等氧化剂，不论任何人，只要接触高浓度和一定的时间，任何部位，都会在几分钟至2小时内，发生急性皮炎，表现为红肿、丘疹、水疱、大疱甚至坏死，边界清楚。这种引起的染发皮炎的方式，属于原发性刺激。在某些情况下，如头皮被抓伤或外伤或有疖、痈、癣、毛囊炎等，含正常浓度氧化剂的染发剂也会引发接触性皮炎，因而，在上述状况下是不适合染发的。即便是弱的刺激性物质，若头皮较频繁接触或长期反复暴露在其下，也会引起接触性皮炎。这种经过多次反复使用染发剂后才致敏，属于累积性原发性刺激皮炎，又称耗损皮炎，特点是就算是洁发剂等弱的原发性刺激也会引起复发。

但是，染发皮炎的发生，大多为过敏性变态反应性，即有赖于患者本身的素质，这表明只有对染发剂其中的成分过敏的人才会发生染发皮炎。早期临床表现均为急性皮炎，自觉症状多为瘙痒、烧灼感。首次接触到致敏原，在持续刺激下一般需经过5~21天时间，身体的致敏过程完成后，才会出现临床症状。潜伏期的长短与抗原的性质、浓度、接触的面积等有关。但再次接触，则大多数在7~24小时内，最多不超过48小时发病。染发剂中最常用的成分是对苯二胺，使用中被氧化成苯醌二甲胺，这种棕黑色不溶性物质有较强的致敏性。染发皮炎很多见，有时很严重，出现整个头皮弥漫性渗液、结痂，甚至化脓，使头发粘连结成团块状，并有臭味。然而，染发剂引起过敏，往往不是在第一次使用时发生，不少发生在第二次染发时，属于变态反应型。

无论用何种染发剂，都必须先用温水和洁发剂将头发洗干净，以免皮屑、皮脂或尘垢等妨碍染发剂与头发的接触，影响染发效果。使用方法较为简单的染发剂是染发膏，具体如下，先用温水将头发简单冲洗，用毛巾吸去水分后，再用染发膏涂在头发上，经反复梳理，然后让染发膏停留在头发上约1小时，最后用温水予以冲洗干净即可。

目前，较常用的染发剂是洗发香波式的含有胺类、酚类和氨基酚类的合成有机染料类永久性染发剂，可以在家里自行应用。在开始染发前，应在额部发际、耳郭周围及颈部发际涂一些冷霜、凡士林或羊毛脂，以免染发水直接涂在皮肤上造成局部刺激而引起皮疹。接着，戴上染发专用的手套，把第一液和第二液其中一瓶为过氧化氢混合，留下1/4，然后洒在头发上，按照洗头的方法揉搓头发，让头发出现皂沫。顺序由颈部发际、两侧、头顶部到前额部，保留时间约20分钟。再洒上其余的混合液，同样让头发出现皂沫，约需时10分钟。在上述过程中禁止用手指搔抓头皮，以防头皮被抓破后局部刺激加剧，甚至大量染发剂被吸收引起中毒。最后用棉花等揩去头发上的皂沫，确信已经染好以后，再用温水清洗干净。有人认为，在洁发剂中加入具有抗氧化作用的维生素E，可以起防脱色和护发的功效，还有利于中和残留的染发剂。洗头后，用毛巾揩干或用吹风器吹干头发，涂上发乳或头油，使头发保持光泽。

非香波式的染发剂常需有人协助时才能使用，多在美容院等较为专业的场所进行。染发的程序是不同的，有些还需要求按说明书要求调配好染发剂。一般先把含有染料的第一液用小刷子配合梳子均匀地涂刷在头发上，次序是从头顶开始，然后向周围涂刷直至两鬓。保留几分钟，让其有充分的时间渗透头发内，然后将含有过氧化氢或过硼酸钠等氧化剂的第二液又称显色液涂抹于头发上，直到出现所需色泽时。头发染好后，最好让头发自然风干，再用香波洗发并用温水冲洗去残余的染发剂。必要时，可以涂上发乳或发油，令头发更显得乌黑而有光泽。可以对所有的头发进行全染；也可以是对局部的或新长出的白发补染，又称局部漂染；如果用某些色彩作为点缀、装饰，则叫排染。近些年出现年轻人流行"彩染"或称"姆油"，就是把色彩喷涂在头发上，用蒸汽加热使色彩固定，一般能保持数月不褪色。

染发皮炎是可以预防的。首先要注意产品应有卫妆准字号，还要了解生产日期和有效使用期等，以减少由于不符合卫生标准或使用了可能变质的染发剂引起的头发和头皮的损害。在染发前应先做皮肤斑贴试验，即在耳后或手臂内侧的某一处，用准备使用的染发剂使用浓度涂在上面，范围约一个1角硬币大小2cm×2cm，保留24~48小时。如果此处皮肤有痒感或刺痛感，并出现红斑、丘疹、水疱、糜烂或红肿等不良反应，说明对此染发剂过敏，马上把局部清洗干净，以后都不能使用。注意本试验主要是避免原发性刺激引起的染发皮炎，对于首次接触的致敏原所引发变态反应的预测不可靠。厂家对产品更新换代，成分也会有所改变，本试验仍有重做的必要。不可用染发剂染眉毛、睫毛、胡须。皮肤或双手沾上染发剂，一定要清洗干净。已知对某染发剂过敏，但由于特殊的需要如结婚、就业、社交等原因，不得不染发时，可在染发前后3天，每天服用泼尼松片30mg，分3次口服，作为预防。

出现染发皮炎后，应积极接受治疗。首先，反复冲洗头发，尽可能把致敏的染发剂去除，必要时把无法短期内洗掉的带有染发剂的头发剪去。并局部做抗过敏处理，如外用哈西奈德溶液等糖皮质激素抗炎处理。糜烂、渗出较明显的，可用3%的硼酸溶液湿敷。

有些病人自觉痒感严重，或出现自身敏感性皮炎，需要口服抗组胺药物，有的还需用糖皮质激素。在急性皮炎发生的早期，若用碱性的洁发剂洗擦，会破坏皮肤表面的酸性环境，容易引起继发性感染；部分病人渗出、糜烂范围大，也容易合并感染，这两种情况均需加用抗生素。

染发剂对头发还会造成其他的损害。例如，常用的苯胺类染发剂渗透力强，由头发的外层到达内层后，与毛发的角蛋白结合，并与过氧化氢发生氧化聚合反应，生成苯醌二甲胺，在皮质和髓质内形成高分子的、非水溶性色素，使头发的发质发生改变。使用时间一长，头发逐渐被侵蚀，出现分叉发、泡沫状发、羽状脆发症、结节性脆发症等，令头发就会变得粗糙，失去光泽，甚至有结发症。染发剂还可以引起头发断裂，其原因是染料氧化聚合的过程时间长，或温度过高，或染发剂浓度过大，导致头发侵蚀，甚至由于发中水分丧失，使得头发出现分叉、羽状脆弱。有的染发剂含金属粉，使用时经过表皮层到达头发内层之后便与色素结合，改变色素的结构，并会在头发表面形成一层膜，从而改变头发的色彩。这些重金属易引起成长期脱发。这方面典型的例子就是美国红歌星麦当娜，由于表演的需要经常染发，脱发的烦恼一直围绕着她，遍寻名医都找不到良策。

5.现代生活中，成年女性所承受的精神压力，如体力不够、感情烦恼、性生活不和谐、工作和家庭两肩挑、每个月都有的经前紧张或月经来潮带来的烦躁不安等。而精神因素本身可以引起头发和头皮疾病，原因可能是非自主神经功能失调，血管运动中枢功能紊乱，局部毛细血管持久性收缩，使皮肤和毛乳头供血发生障碍，影响了毛囊营养供应，毛发进入休止期而引起秃发。因此，在日常生活中抓紧机会放松放松，按摩头皮，锻炼身体，保证睡眠，勿操劳过度，有适当的性生活等，均有助于减轻、消除精神紧张。一旦出现了病理性脱发，要保持冷静，不要惊慌失措，以免导致恶性循环。应尽快寻求医生的帮助，接受合理的治疗。

6.缺铁、贫血是成年女性脱发的另一个重要原因。成年女性脱发应特别警惕是否有铁缺乏症、贫血的可能，并及早治疗。

7.避孕药引起脱发的病例不少。目前国内常用的避孕药主要是复方炔诺酮片、复方甲地孕酮片等，其主要成分都含有雌激素和黄体酮。黄体酮的代谢衍生物具有雄性激素特征，也可致男性型脱发或斑秃。口服避孕药的妇女部分在停药3~4周后发生弥漫性脱发，其原因是避孕药中往往含有雌激素或类似成分，使用后血液中雌激素水平很高，抑制妇女产生本身雌激素。停药后体内雌激素水平突然降低，身体短期内不适应，故出现脱发。另外，避孕药会影响维生素代谢，间接干扰头发的生长，所以服用避孕药的妇女应当补充维生素B_2、叶酸和维生素C。避孕药还可对甲状腺功能产生不利影响，使得营养代谢失去平衡，最后也导致了脱发。但避孕药引起脱发有自限性，停药后待自身产生的雌激素逐渐恢复，脱发可自行停止。

六、妊娠期及产后头发的护理

（一）头发特点

1.妊娠期是妇女生命中的特殊时期。这时体内的激素水平及其变化，和怀孕期的精神状态，这两个因素对头发有重要的影响。妇女怀孕期间，体内分泌大量雌激素，在生理上，对母体及其生长发育中的胎儿起保护作用。雌激素相对较多，常使孕妇变得嗜睡、珍重，安静、更加小心谨慎，加上责任感和使命感的加强、夫妻关系密切愉快、攻击性降低、人生观改变等，可避免情绪的波动和因剧烈活动而引起流产。另外，由于体内雄激素相对减少，有些妇女原来是油性的头发，在怀孕4~5个月时，变成令人羡慕的中性头发。这时头发状态最佳，看上去光洁、浓密、顺帖，甚少有头垢或头皮屑。

2.孕妇生产后7个月内，约有45%的妇女出现的生理性超常脱发现象。其原因是婴儿出生后，产妇体内雌激素分泌减少，激素平衡重新调整，由于人体内环境的不稳定引起脱发。再者，妊娠9个月里，特别是妊娠后期指最后3个月，因受脑垂体和高水平己烯雌酚的干扰，毛囊处于休眠期，头发从成长期到休止期的转换率明显延缓，此时正常时应进入休止期的头发并不进入休止期，原本应该脱落的头发没有脱落，使得成长期的头发越来越多，以致产后进入休止期的毛发数量增加，导致分娩后数月内，这些头发相继脱落，临床出现大量的脱发。由于脱发量较大，使部分产妇惊恐不安，造成巨大的精神压力，由此又加剧了产后脱发。产后脱发一般发生在产后2~7个月之间，脱发形式与男性秃发相似，即从发际线及太阳穴开始，然后脱发范围逐渐扩大，最后波及整个头皮，使得毛发变稀。接受人工流产的妇女有些也出现类似的脱发。

（二）护理要点

1.在妊娠期虽然头发处于最佳状态，但由于此时期身体需要大量的营养物质、较多的维生素和矿物质如铁剂等。因此对孕妇来说，需要特别注意合理的、均衡的饮食，避免使用酒、烟等对健康有害的物质，同时要多食用对头发生长有好处的B族维生素，还应遵照医嘱服用铁剂。

2.产后要禁食那些油腻性食品，以免刺激头皮产生更加多油脂，增加头发变成油性的机会，同时有助于减肥，是使体型恢复健美的必要措施。应大量服用新鲜蔬菜，不可过多地服用维生素A，因为过量的维生素A会引起脱发等不良反应。产后脱发通常在产后2~7个月之间，所以，最好在产后6~8周时，到医院检查，了解是否缺铁或贫血，并且应该多吃些猪肝、鸡蛋等富含铁质的食品以做预防。发生产后脱发的妇女首先要保持冷静，以免由于焦虑、不安全感造成的巨大精神压力，反过来加剧了产后脱发，形成恶性循环。要认识到，这种脱发属于生理性，是可以自然控制和缓解的，通常在半年至1年内自行恢复。同时注意合理的饮食，防止贫血和肥胖。每天多饮水，定期洗头，按摩头发，促进头部血液循环，内服胱氨酸、维生素E等多种维生素，帮助新发生长。

3.祖国医学认为，头是"诸阳之首"，身体的十二经脉和奇经八脉都会集于此。而现代医学也发现头皮上神经末梢丰富，因而正确地进行头部穴位按摩，可以给头皮带来良性刺激，能促进头皮的血液循环，加强毛囊营养，令头发维持亮泽柔软，同时可以松弛神经，消除疲劳，甚至延缓衰老。鉴于此，孕期和产后妇女在洗头时作头皮按摩是有益的，并可能有促使新发长出的作用。

4.在怀孕期间和产后半年内，头发护理宜简单自然。不要过多接受热吹风、烫发、染发、卷发或做复杂的发型，以免使头发受损，导致头发断裂、脱落。在妊娠期，头发常常比正常情况下干燥些，可按干性头发护理，多使用护发素；而在产后，产妇体内雌激素分泌减少，雄激素相对增多，头发会较为多油，应按油性头发护理。所以，洗头时应特别注意这些变化，相应作不同的处理。产后未遭受脱发的妇女，头发一般也不会再干燥。但是产后出现脱发的妇女，头发会自然地更加多油，故应多加强头发的自我护理。

七、更年期及老年期头发的护理

生物学上的更年期，是指由于生育力结束、性激素水平下降而引起体内的生理变化期，是人生从中年期进入老年期的过渡时期。女子较为明显，一般在45~55岁之间。男子也有更年期，由于是一个隐匿的过程，生理和心理的改变不显著，故以下我们不做讨论。

（一）头发特点

1.随着更年期的开始、进展，妇女的月经周期逐渐变得不规则，精神压力较大，影响到头发和头皮的正常状态，促进了头发的脱落，头皮屑也明显增多。再进一步，月经间隔的时间逐渐拉长，最后，卵巢萎缩不排卵，月经也停止了。妇女常常担心绝经意味着性功能衰退以及由此引起的性生活的缺失，也是精神压力的重要来源。更年期的进程在2~10年之间。更年期短的妇女，由于月经等生理变化较大，心理压力和精神紧张更严重。故一般来说，更年期越短，脱发越快。由于本时期体内雌激素分泌减少，血中雄激素相对增多，激素平衡重新调整，因而造成人体内环境不稳定而引起脱发。

2.一般人在40岁以后，白发就开始出现，这是一种生理现象。白发常从两侧鬓角开始，逐渐向头顶部扩展。这是因为随着年龄增大，毛球中黑素细胞生成的黑素逐渐减少，酪氨酸酶活性进行性丧失，使得毛干中色素消失。灰发中黑素细胞数目正常，但胞质中可含有大空泡，并有外观正常的黑素小体但其中很少含有丰富的黑素。白发中黑素细胞数目稀少或缺失。最近研究发现老年白发的毛囊外根鞘中仍存有无色素、未激活的黑素细胞，说明年龄相关的毛发变白并不是黑素细胞的原发性减少或缺失，而可能存在某种因素阻止无色素的黑素细胞向功能性黑素细胞的成熟转变。Nanninga等发现头皮毛囊黑素细胞存在特异性α-促黑素（α-MSH）的结合位点，可能是老年人因垂体分泌的α-促黑素减少，α-MSH位点没有得到足够的刺激，处于休眠状态黑素细胞不能被激活而增殖，故头发缺乏黑素而变灰白。进入了老年期，无论男女，体内的雌性激素水平进一步下降，男性型脱发更明显。而受甲状腺素调控的头部两侧和枕部头发，还有一定程度的保留。加上毛发根部的血运和细胞代谢减退，角蛋白和黑素颗粒形成日渐减少，新生的毛发数量也随之减少并变软和变细，休止期的毛发数量逐步增加，头发明显稀疏、干燥和色素脱失。

（二）护理要点

1.多数妇女在更年期开始两三年之后才注意到头发总体上变稀了。更年期结束后，妇女体内激素逐渐获得新的平衡，脱发将有所恢复，但只是部分而并非所有脱落的头发都会长出来。如果妇女在更年期服用雌性激素来补充生理所需，脱发要比没有使用激素的妇女轻得多。

2.但要注意染发有一定不良反应，可以引起包括头皮炎症、头发损伤、脱发症等化妆品毛发病。染发剂引起头发断裂的常见原因是，染料氧化聚合的过程时间长，或染发温度过高，或染发剂浓度过大所致。反复染发容易使头发变脆。另外，由于染发剂有强烈的刺激性，渗透力强，不小心弄入眼内，会造成角膜灼伤等严重后果。

3.染发剂引起的过敏性反应，最常见的还是接触性皮炎，又称染发皮炎。发生上述情况，应及时到医院接受适当的治疗。

4.护理上，长期直接用手梳头，对老年性秃发的防治有帮助，另外，老年人的头发较干燥，多用点护发素是有益的。

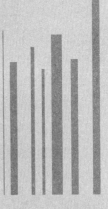

中篇

各论

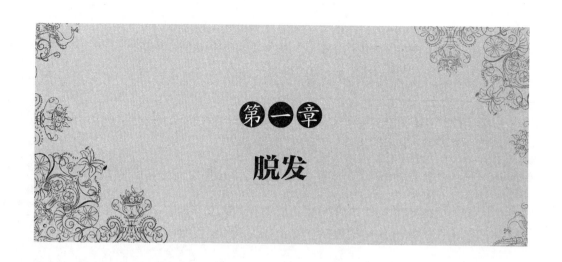

第一章

脱发

第一节　脱发

　　脱发即头发脱落，包括生理性脱落和病理性脱落两种。生理状态下毛发的生长周期可分为成长期（anagen）、退行期（catagen）和休止期（telogen），分别约为3年、3周和3个月。各部位毛发并非同时生长或脱落，全部毛发中约80%处于成长期，正常人每天可脱落50~100根头发，同时也有等量的头发再生，这就是生理性脱落。

　　现代常见的有毛发性状与遗传、健康状况、激素水平、药物和气候等因素等破坏了这种正常的生长周期，平衡状态被打破，脱发数目远远超过正常值，就称为病理性脱落。[1]中医药对脱发认识较早，内容丰富。

一、分类

（一）雄激素性脱发

　　脱发为常染色体显性遗传，其遗传特征需在雄激素作用下才表现出来。

---

　　[1]陈俊男，宋建星. 女性型脱发的诊断与治疗进展[J]. 中国美容医学，2012，21（7）：1268-1269.

（二）斑秃

一种非瘢痕性脱发，常发生于身体有毛发的部位，局部皮肤正常，无自觉症状。

（三）精神性脱发

精神压力过大时常常出现脱发增多。在精神压力的作用下，人体立毛肌收缩、头发直立，自主神经或中枢神经机能发生紊乱，毛囊毛乳头发生改变和营养不良，从而导致毛发生长功能抑制，毛发进入休止期而出现脱发。

（四）内分泌失调性脱发

毛发生长受多种内分泌激素的影响，所以当发生内分泌异常时多引起脱发疾病，如产后、更年期脱发。

（五）营养性脱发

毛发是身体状况的外在表现，机体营养不良和新陈代谢异常可引起发质和发色的改变，严重营养不良甚至导致弥漫性脱发。

（六）物理性脱发

常见的引起脱发的物理性因素包括机械性刺激和接触放射性物质。

（七）化学性脱发

化学因素可以导致毛发颜色改变甚至脱发。

（八）感染性脱发

各种病原体的感染是毛发疾病中一类重要因素，主要包括细菌、病毒、真菌、螺旋体、寄生虫等感染。

（九）症状性脱发

某些系统性或局部疾病都可伴发脱发。

（十）先天性脱发

发育缺陷所引起的头发完全缺失或稀疏，患者常见头发稀疏细小，或出生时头发正常，不久就脱落不再生，可分为孤立缺陷和其他畸形。

（十一）季节性脱发

一般夏季容易脱发，因为夏天温度高毛孔扩张导致脱发，秋冬之际不易脱发，因为这时期温度下降毛孔闭合。

二、症状

（一）雄激素性脱发

多为20~30岁的男性发病。脱发的速度、范围和严重程度，受遗传和个体影响。一般30岁左右发展最快，严重全秃者少见。女性多为发生于头顶的弥漫性脱发，头顶头发变稀疏。自觉症状缺如。若伴有皮脂溢或脂溢性皮炎，则有轻度瘙痒。Hamilton按秃发的严重程度把男性秃发分为4级。

Ⅰ级为正常的头发覆盖，两侧鬓角处脱发。见于青春期前的男女。

Ⅱ级除鬓角脱发外，头后面也可出现秃斑。

Ⅲ级头顶部头发稀落，秃发区融合成片。

Ⅳ级仅马蹄形的头皮边缘部分留有头发，称为Hippocrates秃发（calvities hippocratica）。

脱发处皮肤无萎缩，但因缺少毛球所以看上去较薄。毛囊孔可见，含有短的、纤细的毳毛。脱发处皮脂不能再滋润头发，都留在头皮上，所以头皮特别油腻。

Ludwig又把女性的弥漫性脱发分为3级。脱发的分型利于评价脱发的严重性和观察治疗效果。Ludwig分类法虽然可以涵盖大多数女性雄激素源性脱发（AGA），但由于其只简单地将女性AGA分成3个级别，稍显粗糙，临床上对观察疾病严重程度的分级和变化观察不够细。2004年，Sinclair等[①]19人对Ludwig分类法进行改良，通过描绘中线头皮的宽度及阴影的范围体现毛发的密度，将脱发严重程度可视化，较之Ludwig分类法更为细化和直观。按严重程度分为5级。

Ⅰ级：无脱发。此型见于几乎所有的青春期前女孩，但仅有45%超过80岁女性属于此型。

Ⅱ级：头顶中线增宽，大多数患者表示梳马尾辫时发量下降。

Ⅲ级：头顶中线进一步增宽且中线两边发量变少。

Ⅳ级：头顶部出现弥漫性的脱发。

Ⅴ级：提示脱发进展至晚期。

---

① 陈俊男，宋建星. 女性型脱发的诊断与治疗进展[J]. 中国美容医学，2012，21（7）：1268-1269.

（二）斑秃

斑秃俗称"鬼剃头"，是一种局部性斑状脱发，斑秃表现为突然发生的局限性斑片状秃落，特点是局部皮肤无异常改变，严重者头发全部脱落，称为"全秃"，或眉毛、胡须、腋毛、阴毛全部脱落，称为"普秃"。骤然发病，病因尚不完全清楚，目前认为可能与遗传、精神和情绪应激、内分泌失调、免疫炎症等多因素有关，可能属于多基因疾病范畴。遗传易感性是斑秃发病的一个重要因素，约25%患者有家族史。此外，神经精神因素被认为是重要的诱发因素。

斑秃多数能再生，但也能再次发病，脱发愈广泛，病程愈长，再生机会愈少。

（三）精神性脱发

在精神压力的作用下，头皮组织肌肉层收缩引起充血，血流量不畅，并使为毛囊输送养分的毛细血管收缩，造成局部血液循环障碍，由此造成头发生态改变和营养不良。降低头发生存的环境质量，从而导致脱发。精神性脱发是暂时性脱发，经过改善精神状况，减轻精神压力一般都可自愈。长期处在精神紧张、抑郁、焦虑状态。会导致机体的防御系统失调，及大脑皮层的自主神经功能紊乱，从而影响到体内各种酶、性腺激素、免疫等代谢的过程，再加上遗传与自我素质的影响，使头发加速脱落或诱发脱发。

（四）内分泌失调性脱发

由于内分泌腺体机能异常而造成体内激素失调而导致的脱发称为内分泌失调性脱发。产后、更年期、口服避孕药等情况，在一定时期内会造成雌激素不足而脱发；甲状腺功能低下或者亢进、垂体功能减退、甲状旁腺功能减退、肾上腺肿瘤、肢端肥大症晚期等，均可导致头发的脱落。

内分泌失调性脱发的头发不油腻，但脱落时往往带发根，呈整体弥漫式脱落，治疗内分泌失调性脱发首先要把激素水平恢复正常。

（五）营养性脱发

食糖或食盐过量、蛋白质缺乏、缺铁缺锌、过量的硒等，以及某些代谢性疾病如精氨基琥珀酸尿症、高胱氨酸尿症、遗传性乳清酸尿症、甲硫氨酸代谢紊乱等，也是头发脱落的原因。食糖性脱发：食糖性脱发为食糖过量引起的脱发。糖在人体的新陈代谢过程中，形成大量的酸素，破坏维生素B族，扰乱头发的色素代谢，致使头发逐渐因失去黑色的光泽而枯黄。过多的糖在体内可使皮脂增多，可诱发头皮发生脂溢性皮炎，继而大量脱发。食盐性脱发：食盐性脱发为食盐过多造成的头发脱落。盐分可导致人体内水的潴留，同样在头发内可造成滞留水分过多，影响头发正常生长发育，同时，头发里过多的盐分给细菌滋生提供了良好的场所，易患头皮疾病。加上食盐太多还会诱发多种皮脂疾病，造成头垢增多，加重脱发现象。

（六）物理性脱发

包括发型性脱发、局部摩擦刺激性脱发等机械性脱发、灼伤脱发和放射性损伤脱发等。机械性秃发是为某些特殊的发式造成头发的折断或脱落，如女性的辫子、发髻等发式，男性的分头发式，都会造成机械性脱发。

（七）化学性脱发

化学性脱发常见于肿瘤病人接受抗癌药物治疗，长期使用某些化学制剂如常用的庆大霉素、别嘌呤醇、卡比马唑、硫尿嘧啶、三甲双酮、普萘洛尔（心得安）、苯妥英钠、阿司匹林、吲哚美辛、避孕药等化学性物品常引起脱发。烫发剂、洁发剂、染发剂等美发化妆品也是引起脱发的常见原因。

（八）感染性脱发

真菌感染、寄生虫、病毒及化脓性皮肤病等因素而造成的脱发称为感染性脱发。头部水痘、带状疱疹病毒、人类免疫缺陷病毒（HIV）、麻风杆菌、结核杆菌、梅毒螺旋体，以及各种真菌引起的头癣均可引起脱发；局部皮肤病变如溢脂性皮肤炎、扁平苔藓、感染霉菌或寄生虫等也会造成脱发。

感染性疾病主要通过感染微生物直接破坏毛囊或形成瘢痕使毛囊消失而引起脱发。这类脱发包括头癣、秃发性毛囊炎、麻风致脱发、梅毒性脱发等。为最低限度减少秃发的程度，最有效的方法是早期发现病因，并针对性地治疗。多通风，多按摩，促进头皮血液循环。

（九）症状性脱发

症状性脱发也称早秃，俗称"谢顶"，发病率较高。是指进入成年后，头发逐渐脱落，鬓部很快后退，前发缘升高，头顶部头发稀薄甚至歇顶，呈进行性加重。该病以额部及头顶部渐进性脱发为特征，多见于从事脑力劳动的男性，常在20~30岁开始出现脱发。

（十）先天性脱发

先天性脱发在临床上较少见，可分为全身性与局部性。患者出生时全身或局部

（如头皮、眉部）无毛发；有的出生时毛发正常，6个月以后开始脱毛，形成秃发，有的是全身毛发发育不良、稀少，缺少正常毛发所具有的长度、强度和色泽。这类病人一般不会恢复，只有极少数的患者到青春期可以恢复。患者除毛发脱落以外，常还会合并有其他先天性异常，如指甲、牙齿、骨骼的发育缺陷或畸形。如遗传性外胚叶结构不良，除无毛外，还有无汗症及牙齿、骨骼的发育异常；先天性白内障鸟脸畸形综合征（Francois综合征）除秃发外，还有鸟样头畸形、侏儒及白内障；先天性皮肤异色症（Rothmund综合征）除秃发外，还有指甲营养不良及牙齿发育障碍、白内障。

（十一）季节性脱发

季节性脱发主要是由于头皮在不同季节随着气温的变化，皮温也就会随之降低，头皮的微丝血管网络会因皮温的降低出现不活跃的状况。由于微丝血管网络是直接输送营养给发根的，而发根受此影响而出现营养的代谢障碍，发根部位营养供应不足，出现了发干营养的后缺失，从而造成脱发的现象。季节性脱发常见于秋季，主要是因为立秋之后，天气渐凉，气候干燥，皮肤黏膜水分加速蒸发，就会导致皮脂腺分泌减少，引起毛发干枯及脱落。

（十二）休止期脱发

在正常头皮中，90%~95%的毛囊都处于生长期，很多女性患者出现无明显诱因的休止期脱发。这种慢性的休止期脱发主要见于30~60岁女性，而剩下的（5%~10%）则处于休止期（每天脱作为排除性诊断。落50~100根头发）。仅有少量毛囊处于过渡期或退行期。生物钟决定了生长期的结束和退行期、休止期的开始，这是一个非常复杂的现象，目前正逐步认识其分子基础。人类毛发在到达休止期并脱落时仅能生长几个月到几年。头发较其他部位的毛发生长时间更长，因其生长期的时间更长。不像哺乳动物要换毛，人类头发的脱落是与周围毛囊无关的单个毛囊的脱落。因此，头发密度总能维持相对稳定。不同代谢状态的改变，如怀孕、营养不良以及其他的应激可改变头发毛囊的生物钟，从而导致大量头发异常地同时进入休止期。当发生以上情况时，这种头发脱落称为休止期脱发[①]。

（十三）拔毛癖

拔毛癖（trichotillomania）这一单词来源于希腊，发残根、培养和活检而排除。

---

①Kligman A. Pathologic dynamics of human hair loss[J]. Telogen efuvium. Arch Dermatol. 1961, 83：175-198.

其他斑片状头发脱落，thrix表示头发，tillein表示拔出，mania表示疯狂。斑秃可由病史、体格检查和头皮活检而排除。一些研究者报告本病发病率较高，18岁以下人群中，大约每200人中就有1例患者，而其他报告发病率低。治疗拔毛癖患者女性较男性多，儿童较成人多。该病常初发，任何大型的对照试验都未确立有效的治疗方法[1]。于5~12岁，即儿童早期到青春期。拔头发最常见的是催眠、行为调整治疗、以病识感为导向的心理治疗。

三、流行病学

从性别上来看，男性受到的脱发困扰比女性多一些。据卫生健康委调查，我国脱发的人群已经超过2.5亿，其中男性约1.63亿，女性约0.88亿。平均每4位男性中就有1人脱发，每8位女性中有1人脱发。同样，搜索"脱发"的人群中，男性的比例（56.25%）要略高于女性，而女性脱发主要从头顶开始持续减少和变细，也有部分因扎头发导致的发际线后移。研究发现，女性对于脱发的焦虑和求治意愿要比男性高很多[2]。

四、实验室检查

（一）特殊检查

1.拉发试验：本试验在毛发学中是一项重要的检查，其阳性的定义一直没有明确的界定。曾有人认为只要有无痛性头发被拔出，该试验就算是阳性。从临床的角度上，正常人每天都可以有数十根头发自然脱落，这样的界定容易造成假阳性。因此，本书对头发牵拉试验的阳性标准做出了较严格的规定，即每次无痛性拔出10根或以上头发者为标准阳性；每次拔出5根以上而不到10根者为可疑阳性。标准阳性多见于生长期头发松动综合征、斑秃进展期等毛发病中，可疑阳性多见于休止期脱发。

2.毛发镜检查：目前，许多专家认为对毛干和头皮进行皮肤镜检查是脱发患者门诊的重要组成部分，皮肤镜可观察到肉眼无法察觉的形态结构，包括毛囊周围和

---

①Christenson G A, Crow S J.The characterization and treatment of trichotillomania[J]. Clin Psychiatry, 1996, 57（suppl.8）：42-47.

②本刊编辑部，宦菁.拿什么拯救你，我的头发[J].风流一代，2021（6）：50-51.

毛囊间的特征，以及毛干粗细和形状的变化[①]。2006年，提出了毛发镜这个名称，是指用于毛干和头皮疾病诊断的皮肤镜检查，现在该术语已被广泛采用[②]。生长期头发有内毛根鞘，DACA与内毛根鞘中含瓜氨酸的蛋白质发生化学反应，产生一条狭长特殊的深红色或鲜红色带，长度为0.1~0.3mm。毛干和外毛根鞘则无此反应。休止期头发无内毛根鞘，因此也无此反应。

（二）相关检查

其他系统的相关检查对找寻脱发或秃发的病因也很重要，常用的有以下几项：

1.内分泌检查：①雌激素。内分泌方面如雌激素水平，对产后脱发、更年期脱发和口服避孕药引起的脱发，有一定的临床意义；甲状腺功能异常可引起头皮屑增多，头发稀疏，脱发等；特别是甲状腺功能减退患者尤为明显。②甲状腺功能。对甲状腺功能减退症最有用的检查项目是血清TSH，其正常值为0~5.6μmol/L，因甲状腺本身被破坏者，常大于20μmol/L，如小于10μmol/L且甲状腺激素血浓度降低，则表示垂体TSH储备功能降低，属于继发于下丘脑或垂体性甲减；甲状腺功能亢进症早期。

2.营养代谢检查：①营养代谢性疾病。如铁缺乏症早期常需实验室检查证实，血清铁蛋白＜14μg/L，骨髓铁染色显示骨髓小粒可染铁消失。同时有以下任何一条符合者即可诊断：a.运铁蛋白饱和度＜O.15。 b.红细胞游离原卟啉＞0.9μmol/L（全血）或锌原卟啉＞0.96μmol/L（全血），FEP/Hb＞4.5μg/gHb。 c.骨髓铁染色显示骨髓小粒可染铁消失，铁粒幼红细胞＜15%。②恶性营养不良早期。由于蛋白质长期供应不足，体内形成负氮平衡，血及尿中尿素氮首先下降，尿肌酸、肌酐下降也是较敏感的指标，血浆总蛋白量低下是确诊的条件。

3.其他疾病检查：①系统性红斑狼疮主要查血常规中红细胞、白细胞及其分类和血小板数目，红斑狼疮（LE）细胞、抗双链DNA（dsDNA）或抗sm抗体、免疫荧光抗核抗体等。②艾滋病，怀疑因艾滋病引发头发和头皮的疾病，HIV抗体的检查最常用。HIV抗体检测方法分为：a.初筛试验，包括酶联免疫吸附试验，可同时检测HIV的抗原和抗体；化学发光或免疫荧光检验，采用标记的底物包埋于固相载体中，检测样本中的抗原或抗体；免疫层析法试验，以硝酸纤维膜为载体，将待测样品沿着固相载体迁移，阳性者出现特殊条带。b.确证实验，初筛实验阳性者需进行确证实验，确证实验包括免疫印迹实验、放射免疫沉淀实验、免疫荧光试验等方

---

①Miteva M, Tosti A.Hair and scalp dermatoscopy[J]. Am Acad Dermatol, 2012;67(5): 1040-1048.

②OlszewskaM, RudnickaL, RakowskaA, Kowalska-OledzkaE, SlowinskaM.Trichoscopy. Areh Dermatol.2008；144（8）：1007.https：/doi.org/10.1001/archderm.144.8.1007.

法。阳性率超过 95%。正常人血中辅助 T 细胞大于 $1.5 \times 109/L$，出现头发头皮病变，70% 以上患者辅助 T 细胞下降到 $0.15 \times 109/L$ 以下。③梅毒，非梅毒螺旋体抗原血清试验较敏感。非梅毒螺旋体抗原血清试验，用心磷脂做抗原，测定血清中抗心磷脂抗体，亦称反应素。本试验敏感性高而特异性较低，且易发生生物学假阳性。早期梅毒患者经充分治疗后，反应素可以消失，早期未经治疗者到晚期，部分病人中反应素也可以减少或消失。目前一般作为筛选和定量试验，观察疗效，复发及再感染。梅毒性脱发呈虫蚀状，常与斑秃相鉴别。

五、诊断与鉴别诊断

脱发一般分为生理性脱发和病理性脱发两大类。而病理性脱发又称秃发生理性脱发和病理性脱发有时不易区分，有时仅仅是程度的问题。另外，临床上很难将断发与脱发区分开来，而前者多数是由于发质异常，即头发质地上有所改变，引起头发结构、形态出现变化。由于这种质地的变化，常常全头发变得脆弱，容易出现断发，有时夹杂脱发，造成较复杂的状况。因此，临床上可见到的脱发或秃发的种类非常多，其引发的原因各有不同，治疗自然有所区别。因此，正确的诊断非常重要。

（一）诊断依据

1.发病年龄：①出生时或婴幼儿期发生秃发者，多为遗传性或先天性因素引起。若头发脱落后又重新长出，是生理性的。②儿童期起病者，常见头癣、拔毛癣等。③青少年和青年期发病者，多见机械性脱发、斑秃、分叉发、管型毛发、头发侵蚀、羽状或结节性脆发症等。④妇女哺乳期出现者，多为产后脱发，更年期也有类似的脱发。⑤中老年人发病者，常见染发皮炎、脂溢性秃发等。

2.起病过程：①突然发病者多为斑秃、拔毛癣等。②缓慢起病者常见有雄激素性秃发、老年性脱发等。③一些患者先有其他的躯体疾病，而脱发或秃发只是这些疾病的症状之一，或者是这些疾病病后突然增多的休止期脱发。④接触了抗肿瘤药物或某些如含铊、铅等化学剂，容易出现生长期脱发。⑤患者头发原本正常，头皮发生某些疾病后，脱落的头发一直不长，可能属于瘢痕性秃发。

3.秃发范围：①成片脱落，脱发区皮肤正常者，可考虑为斑秃。②脱发区头皮不正常者，应根据其改变考虑是否系皮肤病或某种外因所致的秃发。③稀疏脱落，逐渐减少者常与年龄或疾病等有关。④前额两侧鬓角部、头顶部的脱发，多为发型性脱发或雄激素性秃发。⑤枕部脱发则多属于物理性脱发，主要是由头皮局部与粗糙的枕头等慢性摩擦所引起。⑥妇女头皮边缘的脱发，多属发型性脱发或牵拉性秃发，毛囊出现炎症引起秃发较为常见。⑦全部头发甚至全身毛发脱落应特别注意先天性秃发、斑秃的可能性。

4.脱发数量：①每日脱落的头发数目小于100根，多数属于生理性脱发。②短时间内大量脱发，形成急性、多发性斑秃，甚至全秃，多为生长期脱发，在较短时间内头发大量脱落，有时甚至可以全部脱光。③但是在出生后1~6个月内发病，头发全部脱落不再长出，应考虑先天性全秃或一些遗传病综合征。④休止期脱发的临床特征是缓慢进行，每天脱落100根至数百根，但一般不会有50%以上的头发脱掉。

5.头发形态：①不少毛发病有特殊的头发形态，如分叉发、泡沫状发、念珠状发、管型毛发、头发侵蚀、头发锥形断裂、羽状脆发症、结节性脆发症、套叠性脆发症、毛发硫营养不良等。②斑秃等生长期脱发性疾病，其脱落的头发近端毛球萎缩变细呈惊叹号样。③正常人头发处于休止期者一般不超过15%~20%，如果高于25%则表示毛发生长期受损害休止期脱发性疾病，其脱落的头发近端呈棒状或杵状。观察头发形态大部分可以用放大镜辨认，也有部分需要用毛发镜，甚至于电子显微镜才能确诊。正常毛球状者为生长期毛发，呈惊叹号样变细者为休止期毛发。

6.伴发症状：①纯属头发本身的疾病引起脱落的情况，在临床上不少见。②更多的脱发或秃发是头皮的疾病或全身其他系统疾病所致。还要综合分析神经精神、内分泌、营养代谢、物理化学、感染、先天遗传等各方面有关的临床表现，以求找到脱发或秃发的真正病因。③部分病例还可能属于其他疾病的一种临床表现或伴发症状。因此，要做相关的检查以便确诊。

六、脱发的中医辨证

脱发的辨证施治，就是医生将四诊（望、闻、问、切）所收集到的有关脱发的外观体征、自觉症状，以及舌苔脉象等资料，通过综合分析，辨清病因、病位及其发病机理，从而针对病机立法选方，遣药治疗。

根据气、血、津液和五脏的病理变化特点，我们将脱发分为气虚脱发、血虚脱发、血热脱发、血瘀脱发、水气脱发、湿热脱发、肺热脱发、心虚脱发、脾虚脱发、肝郁脱发、肾虚脱发11个证型，某些证型下又分若干类型。

本章所列方药，均属内服汤（丸）药，外治疗法和针刺疗法等另有专章叙述。如病情需要外治、针刺或内外合治者，可参阅各有关章节。

（一）气虚证

气虚脱发最早见于《难经》十四难："一损损于皮，皮聚而毛落。""损其肺者，益其气。"金元时李东垣又在《东垣十书》中引申《难经》之意说："虚损之疾，一损损于肺，度聚而毛落。"气由肺所主，肺又外合皮毛，故《难经》所说，即指气虚脱发。

1.发病机理：气虚脱发的病理变化主要反映在脾肺二脏，脾失健运，气的生成来源不足；肺脏虚弱，肺气不能将血气充分地运输转注至毛发根部。二者均可使毛发失养而脱落。前者多因饮食失调，水谷精微，不充所致；后者多因体弱病后和烦劳过度所致。脾肺二脏在病理上又可互相影响，如脾气虚可导致肺气不足，肺气虚亦可导致脾失健运，从而形成脾虚肺损证候。

2.临床表现：气虚脱发临床较为少见，一般不会突然发病。脱发形状多呈稀疏状，少数病人可出现片状脱发，典型症状可面色㿠白，少言懒语，语声低微，动辄汗出，食欲缺乏，便溏，平日易患感冒，舌淡苔白，虚弱或濡缓等。在小儿则多见营养发育不良，精神萎靡，食欲不振，毛发稀疏枯黄等。

3.治法方药：气虚脱发的治疗原则为甘温益气，代表方剂用黄芪异功散。如系脾胃虚弱，主要证见食饮不振，或吐或泻者，治宜益气健脾，和中渗湿，方用参苓白术散。如因饮食劳倦所伤，致脾肺气虚，主要证见少气懒言，自汗体倦，动则气短，或平日易患感冒治宜益气升阳，调补脾肺，方用补中益气汤加减。①黄芪异功散（即《小儿药证直诀》异功散加黄芪）：人参6~9g（党参15~30g）黄芪15~30g、白术12~15g、茯苓12~15g、陈皮6~9g、炙甘草6~8g、生姜6~8g、大枣3枚。水煎服，每日1剂，日分2服。②参苓白术散（《和剂局方》，现多作汤剂）：人参6~9g（党参30g）、白术12~15g、茯苓12~15g、山药12~30g、白扁豆12~24g、莲子肉12~15g、桔梗6~9g、薏苡仁12~30g、砂仁8~6g（后下）。水煎服，每日1剂，日分2服。③补中益气汤（《脾胃论》）：黄芪15~30g、人参6~9g（党参15~30g）、当归9~12g、橘皮6~8g、升麻3~6g、柴胡8~6g、白术9~12g、炙甘草8~6g。水煎服，每日1剂，日分2服，可作丸剂服。

（二）血虚证

血虚脱发最早见于《黄帝内经》："诸经血气盛则眉髭须发美泽，若虚少枯竭则变黄白悴秃。"后世医家对其也多有治验和论述。根据血虚脱发的临床特点，其证候类型可分为单纯血虚、气血两虚和血虚风燥等8种。

1.发病机理：血液是毛发的主要营养物质，如果因为脾胃虚弱或饮食营养不足，血液化源不足；或因久病不愈，耗伤血液；或因过用眼目，"久视伤血"，或因月经不调、产后出血及吐衄太过，失血过多等等，均可导致血液虚少，毛发失养而脱落。"气为血之帅""血为气之母"，血虚则气亦虚，气虚则血更虚，故血虚脱发往往兼挟有气虚证候。尤其当临床气虚症状表现明显时，就须按照气血虚脱发来论治。如果人体已经处于血虚状态，再因洗浴、劳作、热食等而汗出当风，毛孔开张，风邪乘虚袭入，停滞于头皮局部；或因精神刺激而气机郁结，加之风邪入侵而被遏于局部均可形成血虚风燥的病理状态，使毛发失养而致脱落。

2.临床表现：血虚脱发是临床常见的脱发病证之一，其多见于体弱久病者或产后妇女等。脱发形状多呈稀疏状，少数病人可出现片状脱发，未脱落的头发也干燥、枯黄和缺乏光泽，女性患者则头发尖发叉。典型症状可见头皮麻木，头晕眼花，面色萎黄或苍白，唇舌淡白，脉细弱等。气血两虚型脱发是在以上临床表现基础上，又见少气懒言，体倦多汗等症状。血虚风燥型脱发好发于青壮年，起病多突然，头发脱落呈片状，脱发区皮肤光亮，痒如虫行。有的患者没有任何自觉症状，但可询及体虚受风或突受惊恐等病因。另外，因此血虚风燥型脱发多突然发生，患者毫无准备，加之对本病又不了解，故一旦发病，即惊恐不安和十分焦虑。因惊恐焦虑，又导致脱发迅速加剧，使病情处于一种恶性循环的状态，很快由小块脱发到大片脱发，甚至发展到全秃和普秃。

3.治法方药：单纯性血虚脱发的治法是补血生发，代表方剂用四物汤。病情较重者可加入补气药，方选圣愈汤。加入补气药乃取其气能生血，气能鼓血上行之意。气血两虚型脱发的治法是气血双补，代表方剂用刘完素八物汤，或用人参养荣汤加减。血虚风燥型脱发的治法是养血祛风，代表方剂用神应养真丹内服，外用配合海艾汤（见"外治疗法"洗剂部分）熏洗。

①四物汤（《和剂局方》）：熟地12~15g、白芍9~12g、当归9~12g、川芎6~9g。水煎服，每日1剂，日分2服。②圣愈汤（《兰室秘藏》）：四物汤加人参6~9g、（党参15~30g）黄芪15~30g。水煎服，每日1剂，日分2服。③八物汤（《素问病机气宜保命集》）：人参（党参15~30克）、黄芪15~30g、白术9~12g、茯苓9~12g、熟地12~15g、当归9~12g、川芎6~9g、白芍9~12g。水煎服，每日1剂，日分2服。④人参养荣汤（《和剂局方》）：人参6~9g（党参15~30g）、黄芪15~30g、白术9~12g、茯苓9~12g、熟地12~15g、当归9~12g、白芍9~12g、肉桂8~6g、陈皮6~9g、五味子6~9g、炒远志6~9g、炙甘草8~6g、生姜8片、大枣3枚。水煎服，每日1剂，日分2服。如制成蜜丸，即"人参养荣丸"，每次服9克，每日2~3次，开水送。⑤神应养真丹（《外科正宗》，此改作汤剂）：当归9~12g、川芎6~9g、白芍9~12g、熟地12~15g、天麻9~12g、羌活6~8g、木瓜9~12g、菟丝子9~12g。水煎服，每日1剂，日分2服。

神应养真丹中羌活辛温香燥，祛风胜湿，用治血虚风燥脱发，能随血药而祛风，但若用于并无风邪之脱发，则有耗血动血之弊，尤其是血热脱发和阴虚脱发，用之势必会耗阴助热而加重脱发，故临床应用时须加注意。

以上方剂在临床应用时，均须结合具体病情予以灵活化裁。如血虚较甚者，尚须加入首乌、血余炭或鹿角胶等；兼血热而伴见头皮灼热，身热夜甚，牙龈出血者，以生地易熟地，加丹皮、生侧柏叶，甚或血热成毒而见头皮潮红者加紫草、黄芩兼血瘀而伴见头皮局部刺痛，面色晦暗身舌质暗淡或有瘀点者，以赤芍易白芍，加丹参、桃仁、红花，兼阴虚而见目涩耳鸣，面容憔悴，舌红少苔者，减川芎量为8克，加旱莲草、女贞子、桑葚子、黑芝麻；有头汗者加桑叶、五味子；头皮瘙痒而有落屑者加白蒺藜、防风、蛇蜕。

（三）血热证

血热脱发最早由代张子和所提出，他在《儒门事亲》中说"至如年少发早白落，或白屑者，此血热而太过也。世俗上知发者血之余也、血衰故耳，岂知血热而发反不茂。肝者木也，火多水少，木反不荣，火至于顶，炎上之甚也。大热病汗后，瘴病之后多脱落，岂有寒耶？"

1. 发病机理：毛发的生长既需要物质条件，又需环境条件，二者缺一不可。血热脱发，即是因为血分有热，热邪上蒸，熏灼发根，导致头发的生长环境，不良而脱落。同时，血分有热，热邪又可耗血伤阴，造成毛发的营养不足而加重脱发。血热的产生原因有以下4种情况：①青少年血气方刚，阳热偏颇而造成血热。②五志过极，或忧郁，或过怒，或思虑过度，可郁而化火入营，使血分生热。③过服或滥用温补药物而致血热。④热病后邪恋营分而成血热。

2. 临床表现：血热脱发多见于青少年患者。脱发形状无特异性，可呈稀疏状，也可呈斑片状，甚者全头脱光，但一般少见腋毛、阴毛明显脱落的现象。未脱落的头发多枯黄无光泽，间或有白发夹杂其中。头皮或有白屑，或见油垢。典型症状可见头度灼热甚或潮红、瘙痒，心烦口渴，身热夜甚，睡卧不安眼出血，小便短赤，舌红，脉弦数或细数。有的者虽无明显目觉症状，但脉舌上多病理所反应，如再结合年龄即可为血热脱发。

3. 治法方药：血热反应按照病情轻重分别治疗轻症凉血养血，方用二仙丸加味；重证凉血滋阴，清热散瘀，方用凉血四物汤化裁。①二仙丸（《古今医鉴》）：侧柏叶250g、当归125g。二药烘干，共研细末，水泛为丸，如梧桐子大，每次服5~7粒，早晚各1次，黄酒或淡盐汤送下。亦可括二药减量，水煎服，每日1剂，日分2服。方中方可加入旱莲草、女贞子、桑葚子等。②凉血四物汤（《医宗金鉴》）：生地12~15g、当归9~12g、川芎8~6g、赤芍9~12g、黄芩（酒炒）9g、赤茯苓12~15g、陈皮3~6g、红花（酒洗）6~9g、甘草3~6g。原方有生姜、五灵脂，可去。方中亦可加入旱莲草、女贞子、桑葚子、黑芝麻以滋阴凉血生发。血热较甚而见头皮潮红者，加丹皮、紫草，伴见红疹疮疡者加菊花、银花。兼有气虚而见少气懒言者加黄芪。兼血瘀而见面色晦暗，舌有瘀点者加丹参。

（四）血瘀证

早在《黄帝内经》中，已有关于血脉瘀滞，毛发生长会受到影响的记载，如《灵枢》经脉篇说"脉不通则血不流，血不流则毛色不泽"。而具体的血瘀脱发病证，则是由清代王清任所提出。王氏不但阐明了血瘀脱发的病因病理，而且还创立了治疗方剂通窍活血汤。他在《医林改错》中写到"伤寒、瘟病后头发脱落，各医书皆言伤血，不知皮里肉外血瘀，阻塞血路，新血不能养发，故发脱落。无病脱发，亦是血瘀"。

1.发病机理：王氏所说的"伤寒、瘟病后头发脱落"，是由于寒热病邪所伤，寒邪凝滞络脉；热邪与血搏结，煎熬津液，使血行艰涩，其均能使脉络瘀滞，血行不畅，毛发营养供应受到障碍而致脱落，这只是血瘀脱发的原因之一。此外，凡跌打损伤，各种出血，情志内伤，久病正虚等，亦均可造成血瘀而引起脱发。尤其情志内伤致气滞血瘀而引起脱发的现象在临床还比较多见，王氏所说的"无病脱发，亦血瘀"，可能即指此而言。

2.临床表现：血瘀脱发的形状多呈片状，病情轻者小块脱发，病情重者大片脱发，甚者头部发或全身发全部脱光。其起病往往比较突然，病势发展又比较迅速，发病后病程一般较长。同时可见面色晦暗舌质暗淡或紫，舌体或有瘀斑、瘀点。舌下静脉曲张色紫，脉细涩或沉弦。部分病人有头痛如刺或头皮局部刺痛，或两胁刺痛，胸闷心烦等症状。女性患者常见两乳胀痛、经血有瘀块等。

如果脱发证候性质不够明确，久用其他方法治疗，效果又不佳者即或没有典型的瘀血症状，也可按照血瘀施治。

（五）水气证

水气脱发早在唐·王焘《外台秘要》中有记载："深师疗发白及秃落茯苓术散方：白术一斤，茯苓、泽泻、猪苓各四两，桂心半斤，共五味捣散，服一刀圭，日三，食后服之，三十日发黑。"该方即张仲景《伤寒论》之五苓散，仅用量有异。

1.发病机理：人体的正常水液是由脾胃对饮食物的消化所生成，生成后的水液在气的升降出入运动下，经脾气的转运、肺气的输布、肾气的气化作用而输布周身，而代谢后的多余水液则转化为汗和尿液排出体外。在病理情况下，如果肺、脾、肾三脏的功能减弱，或气的升降出入运动出现不利时，水液就会停滞，成为内生之水湿，或者聚湿成痰。这些水湿饮邪若上犯头部，即侵蚀发根，使其腐枯或阻滞养毛发的气血通路，使毛发营养缺乏，则均可引起头发脱落。

另外，长期居住或劳作于潮湿之地外湿入侵并留渍于头皮之部，亦可引起脱发。

2.临床表现：脱发处皮肤色淡而不红，头皮虚浮微肿，有皮脂溢出则似水样而不甚油腻。有的患有可见头晕目眩，肢体困倦，口不渴，痰清稀，甚至呕吐清水。舌淡胖而水滑，苔白腻，脉濡细或滑。以上症状但见一二便是，不必悉具。

3.治法方药：病情轻微，或病程虽久，但自觉症状不十分明显者，用一味茯苓饮渗利水湿以缓收其动；病情较重，自觉症状明显者，治宜化气行水，先用五苓散，尔后再用一味茯苓饮调理善后。因痰饮所致者，宜燥湿化痰，用二陈汤加味。

①一味茯苓饮（《岳美中医案集》）：茯苓500~2000g、研细、每次服5~10g、每日2次、白开水冲服。②五苓散（《伤寒论》）：茯苓15~30g、白术12~15g、泽泻9~12g、桂枝6~9g、泽泻9~12g、猪苓9~12g、桂枝6~9g。水煎服，每日1剂，日分2服。③二陈汤（《和剂局方》）：半夏9~12g、橘红9~12g、茯苓15~30g、生姜6~9g、乌梅3~6g、炙甘草3~6g。水煎服，每日1剂，日分2服。用二陈汤时可酌情加入益气补血的黄芪、当归和滋而不腻的生发药物何首乌、旱莲草、女贞子、桑葚子等。

（六）湿热证

湿热脱发最早由金元时的朱丹溪所提出，他曾用防风通圣散合四物汤加减治愈一例湿热脱发，后世多有效法治验。

脱发临床较为常见。它能当于西医的脂溢性脱发，属于中医的油风和浊风毒范畴。

根据湿热脱发的病理机制和临床特点，其证候类型可分为脾胃湿热、肝胆湿热、肾虚湿热3种。

1.发病机理：湿热脱发的关键是湿热郁积于头皮部位，这种湿热病邪既可熏蒸腐蚀发根使其脱落；又可阻滞血络的血气运行，使毛发失养而脱落。同时，湿热蒸腾可致头脂溢出头汗过重。另外，湿热蕴积，阻遏卫气，使卫外功能不足。风邪易于袭入而出现头皮瘙痒症状。湿热蕴久还可化火成毒，使脱发迅速加剧。

湿热病邪的产生，主要有以下原因：①过食甜食、油腻、辛辣等饮食及过度酗酒，致使脾胃酿成湿热而熏蒸于上郁积于头皮部位。②先天禀赋不足。加之长期用脑过度，或色欲过度，或体弱久病，均可致肾精亏损，肾气虚乏。肾主水，肾气虚则气化功能减弱，致水液停滞而生湿肾精虚则相火易动而生热，湿热相合，蒸腾于上，郁积于头皮部位。另外，阴虚火旺又可迫使头皮脂溢过多，进而头脂郁积，酿成湿热病邪。③上述脾胃湿热和肾虚湿热，又均可浸淫肝经，形成肝胆湿热。另外情志不畅，致肝气郁滞，肝火内生，肝失疏泄，累及三焦水道不利而湿停，亦可形成肝胆湿热。肝胆湿热之病邪循经上头则导致脱发。循经下注则产生前阴病变。

2.临床表现：湿热脱发多呈稀疏状，少见片状脱发，即或有的患者头发全部脱落，也是呈散在性进行，并且还残留短细而色淡的毛样头发。一般腋毛、阴毛不会脱落。未脱落的头发在刚洗过头一两日内是枯燥无泽，两三日后即因皮脂溢出而显得光亮油腻，如同抹油状。同时伴有不同程度的瘙痒和头皮灼热，油垢堆积的现象，如果湿热郁积成毒，则头皮潮红，甚者可见疮疡。

①脾胃湿热型脱发可见胸脘痞闷，纳食不佳，身困乏力，舌红苔黄腻，脉濡数或弦滑。②肝胆湿热型脱发证见头痛耳鸣，两胁胀痛，烦躁易怒，口苦乏力，小便黄赤，妇女阴痒带下，舌红苔黄腻，脉弦数。③肾虚湿热型脱发可见头晕耳鸣，眼目干涩，面容憔悴，精神不振，失眠多梦，虚烦不安，头顶汗出，舌红或胖，苔少或根部黄腻，脉细数或虚弦而滑。

3.治法方药：湿热型的脱发多表现为头发比较黏腻、油性大，头皮比较多，覆盖于整个头部伴有口干、口苦、口渴、舌红、苔黄腻、脉滑数的表现。用药原则是健脾、利湿和生发，常用的药物有陈皮、茯神、黄芩、姜半夏、竹茹、炒白术、枳壳、丹皮、生地、麦冬、炒白芍、焦山楂和菟丝子等。临床治疗上可以应用归脾丸，或者参苓白术散、黄连温胆汤，进行加减进行治疗。

（七）肺热证

肺热脱发的文献记载最早见于《黄帝内经》，如《素问·痿论》说："肺主身之皮毛……肺热叶焦，则皮毛虚弱急薄。肺热者，色白而毛败。"后世对此少有论述。中医的"白屑风"属于风热化燥而证见脱发者，应包括在本证范围内。

1.发病机理：素体虚弱，卫外功能不足，再因热食、洗头或劳作等而汗出当风，则风邪易于侵入，或犯于肺，或郁于头皮之部，其日久则化热生燥，燥热伤阴，致头发干燥而脱落。

2.临床表现：肺热脱发临床比较少见，脱发形状也无特异性，或呈稀疏状，或呈片状。未脱落的头发干燥、焦黄而无光泽，头皮灼热瘙痒，有的甚至奇痒难忍，搔之有大量头皮屑脱落。有的伴见感冒症状，风热犯肺者还可见咳嗽，或咯痰黄稠。有的就诊时虽无感冒症状，但有感冒病因或病史可寻。舌边尖红，苔薄白，脉浮数或细数。

3.治法方药：肺热脱发治宜疏风清热，滋阴凉血，代表方剂用肺热脱发方。若风热消除后，可专事养血滋阴生发，用方遣药可参阅"血虚脱发""肾虚脱发"中有关内容。肺热脱发方（自拟方，系由泻白散合桑菊饮加减而成）：桑白皮9~12g、桑叶9~15g、地骨皮15~30g、菊花9~12g、薄荷6~9g、防风9~12g、黄芩9~12g、生地12~15g、丹皮9~12g、当归9~12g、甘草8~6g。水煎服，每日1剂，日分2服。

（八）心虚证

心虚脱发是指以心气、心血或心阴不足为主，并兼有脾虚或肾虚而导致的一种脱发病证。根据心虚脱发的病理机制和临床特点，其证候类型可分为心脾两虚和心肾阴虚两种。

1.发病机理：心脾两虚型脱发和心肾阴虚型脱发在病因上有共同的一点，即多是由于思虑过度所引起。只是由于体质的不同和因为脏气的偏盛偏衰而产生着不同的病理变化。脾主运化，为气血生化之源，在志为思；心主血脉和主神志，主管主人的精神活动；肾藏精，主水而济心火。如果患者平素偏于阳气内虚，思虑过度则往往易伤脾气和心血，致心脾两虚。气血不足，毛发失养而逐渐脱落。如果人体平素偏于阴虚，思虑过度则往往易使心阴暗耗，心火偏亢。心阴暗耗则心血亦相应不足，心火偏亢则下及肾，致心肾不足，阴亏血少，毛发失养而逐渐脱落。至于《灵枢》热病篇所说："癫疾，毛发去，索血于心；不得，索之水。水者，肾也。"系阳盛阴亏的癫疾患者，由于心肾阴血不足而致毛发脱落，其病理变化和心肾阴虚脱发相同。

2.临床表现：心脾两虚型脱发和心肾阴虚型脱发多见于脑力劳动者，一般非脑力劳动者，如思虑过度，亦可引起脱发，但临床较为少见。在脱发形态上，两型脱发相似，一般多呈稀疏性脱发，而且病势进行比较缓慢，但若兼有精神刺激或情志郁结的情况，则可见斑片状脱发，其病势发展也就较快。心脾两虚型脱发和心肾阴虚型脱发的共有症为心悸、健忘、失眠。其次，心脾两虚型脱发尚可见头皮麻木，食少体倦，面色萎黄，舌淡苔薄白，脉细弱等；心肾阴虚型脱发还可见头皮瘙痒，虚烦不眠，口舌生疮，遗汗盗汗，腰膝酸软，舌红少苔，脉细数等。

3.治法方药：心脾两虚型脱发的治法是健脾养心，补益气血，代表方剂用归脾汤加减。心肾阴虚型脱发的治法是补益心肾，滋阴养血，代表方剂用天王补心丹化裁，心肾阴虚而虚火不甚者亦可用柏子养心丸加减治疗。

（九）脾虚证

脾虚脱发是指脾气虚损，运化无权，气血生化无源，毛发失养。或水湿内生，浸渍发根及阻滞络脉而导致的一种脱发病症。这种脱发病证根据其病理机制和临床表现特点，可分属于其他脱发项中。如因气血生化之源不足而脱发，临床表现以气虚证候候为主者，即属"气虚脱发"项；血虚证候为主者，即属"血虚脱发"项。因水湿内生，水气上犯而脱发者，即属"水气脱发"项。此外。因思虑过度，劳伤心脾，致心脾两虚而脱发者，又属"心虚脱发"项。凡此种种，其具体内容均请参阅各有关项目，此处不再赘述。

（十）肝郁证

肝郁脱发，顾名思义，是指肝气郁结所导致，或临床表现为肝气郁结证候的脱发病证。这种脱发病证有时可以独立存在，有时则见于其他脱发病症的某个阶段，尤其后者临床更为多见。其证候的发生、发展或向愈，往往与情志变化较为密切。

另外，肝郁甚则可成血瘀，临床辨证施治可参阅"血瘀脱发"项。

1.发病机理：肝主疏泄，能调畅全身气机，推动气、血、津液的运行。如果因为忧思郁怒等情志过极原因而影响了肝的疏泄功能，就会导致气机郁滞。气血运行不畅，毛发不得濡养而脱落。其次，肝的升发太过，阳热上郁于头，损及发根，亦可导致头发脱落。

2.临床表现：肝郁脱发每有精神情绪的病因可寻，又多见于工作、学习紧张。所思不遂者。脱发形状多呈片状，甚者可至全秃，少数患者呈稀疏性脱发。典型症状可见精神忧郁，情绪低沉，长吁短叹，胸部满闷，协肋胀痛。食欲缺乏，腹胀，脉弦。如肝郁化火则见烦躁易怒，口苦咽干，夜寐不安，头晕目眩，脉弦数等。女性患者还伴见月经不调，乳房胀痛等。

3.治法方药：肝郁脱发的治法是疏肝解情郁，代表方剂用小柴胡汤。若气滞较甚，胸胁胀痛明显者，方用柴胡疏散加减；肝气乘脾，致脾虚血虚者，佐以抑肝扶脾养血，方用逍遥散加减，本方对兼有食欲缺乏，腹胀，月经不调，乳房胀痛者尤宜；体质偏实，阳热上郁，头皮灼热，烦躁易怒，夜寐不安者，宜疏达气机，清泄郁热和重镇安，方用柴胡加龙骨牡蛎汤。

（十一）肾虚证

肾虚脱发的文献记载最早见于《素问·上古天真论》："肾气衰，发堕。"以后历代医家对其多有论述和治验，尤其当代有关这方面的临床报道颇多，而且在理论上也有新的认识。

根据肾虚脱发的临床特点，其证候类型主要分为肾阴虚和肾阳虚两种，其中以肾阴虚较为常见。另有肾虚湿热脱发，已在"湿热脱发"中叙述，此处不再赘及。

1.发病机理：生理情况下，肾中精气不但能化生血液以供毛发营养和化生元气以激发毛发的生长，而且又能通过督脉、任脉、冲脉的经气作用而充养毛发。而在病理情况下，肾中精气亏损，不能充养毛发，则毛发就会因为缺少精血的濡养和元气的激发而枯萎和脱落。

导致肾中精气亏损的原因主要有以下几种：①脑为髓海，赖精气以化生。如用脑过度，可耗伤髓海，导致肾中精气亏损。此多见于脑力劳动者。②先天不足，后天失养，可致肾中精气亏损。此多见于禀赋不足，素体虚弱和小儿营养发育不良者。③房劳过度，致肾中精气亏损。④久病伤肾，致肾中精气亏损。⑤年老体衰致肾中精气自趋匮乏。

2.临床表现：肾虚脱发临床常见，尤以中年患者为多。脱发形式多呈稀疏性进行，少数病人可见片状脱发。其病势一般比较缓慢，病程相对较长。由于男女性别不同，脱发形状稍有差异，女性多表现头顶部毛发稀少，前额部头发一般不会脱落，部分患者头发可以全部脱落，但还残留有茸细而色淡的毳毛样头发；男性脱发多从前额开始逐渐上延，严重者头顶部毛发亦脱落，并和前额脱发区融合成片，直至头顶部完全光秃，但两侧及枕后部头发则少见脱落。未脱落的头发枯燥无梳理、洗沐时易于脱落。肾阴虚脱发多伴有头皮燥热，瘙痒脱屑，头晕耳鸣，眼目干涩，盗汗，五心烦热，遗精腰痛，腰膝酸软，舌红少苔，舌尖有红点，脉细数等。肾阳虚脱发多伴见头皮色淡，面色无华，精神萎靡不振，畏寒肢冷，腰酸足软，小便频数或不利，或男子阳痿滑泄，女子宫寒不孕带下，舌淡，脉沉细或沉迟等。

3.治法方药：肾阴虚者治当滋阴填精养血，选方酌情而定。如脱发刚刚开始，病情比较单纯，脾胃纳运又较好者，可用六味地黄丸合七宝美髯丹加减；头晕耳鸣，眼目干涩较突出者，用杞菊地黄丸加减。如果病程较长，往往夹杂有血虚、血热、血瘀等证候，故治疗当选用二至丸合桑麻丸味，长期服用，该方滋而不腻，补而不燥，性味平和，滋补之中又含清凉之性，是治疗肾阴虚脱发的有效方剂。肾阳虚者治宜温补肾阳，佐以填精，方用右归丸加减。至于经常遗精而脱发者，其肾精不足系失精所致，而失精又是肾中阴阳不调，营卫不和所致，故治疗时先当调阴阳，和营卫，兼以固涩，待精固体复，发即自生。方用桂枝龙骨牡蛎汤。

第二节　脂溢性脱发

脂溢性脱发（Seborrheic alopecia，SA）又名雄激素性脱发，在中医中被称为"蛀发癣"或"虫蛀脱发"。主要表现为发际线后移和头顶的头发稀疏，伴有头部皮肤油腻、脱屑、瘙痒，好发于20~40岁的男性[①]。

初期表现为前额两侧头发纤细、稀疏，逐渐向头顶延伸，额部发际向后退缩，前额变高呈M形。随着脱发逐渐发展，额部与头顶部脱发可互相融合，严重时仅枕部及两颞残留头发，呈"地中海"表现。

女性病情相对较轻，主要表现为头顶部头发弥漫性稀疏，但前额发际线并不后移，形似"圣诞树"样改变，但极少发生顶部全秃。

大多数病人头发较为油腻，可有大量头皮屑，一般无自觉症状或有瘙痒感，也有的头发干燥缺乏光泽。脱发的速度和范围因人而异，多数进展缓慢。

---

① 庞艳阳，曹毅.曹毅从肺论治脂溢性脱发[J].浙江中医杂志，2018，53（9）：675-677.

一、发病机理

（一）中医病理病机

脂溢性脱发在中医中被称为"蛀发癣"或"虫蛀脱发"。由于湿热侵袭肌肤，使营养失调，腠理不固，脉络瘀阻，精血生化不利致使毛根不固造成脱发，辨证为：脾胃湿热（平素嗜食，甘肥，头发油湿，鳞屑油腻，头皮瘙痒，毛发脱落）；血虚风燥（头发干燥，稀疏脱落，鳞屑叠起，头皮病痒）。

中医学对脱发的病理病机有较早的认识，《黄帝内经》载"发为肾精之外候，精血充足则发浓密而光泽"，提出了毛发的生长情况与肾精的盛衰相关。通过长期的临床实践，诸多医家普遍认为本病的病机主要有血热风燥、胃肠湿热、肝肾不足[1]。

脂溢性脱发的病理病机分为正虚、邪实两部分。实邪包括湿、热、瘀，病位多在肝脾；正虚包括精亏、血虚、阴虚，病位多在肝肾。在发病过程中，以上致病因素常相兼为患，同时并存。

1.湿邪。近二十年来，中国人的饮食习惯和结构发生了重大改变，由过去的物质紧缺变得富足丰盛，由黍米素食为主变为肥甘厚味为主。此外，现代人学习工作节奏紧张，对于脑力劳动者而言，普遍存在思虑过度的状态。从病位来看，大多责之于脾。长期饮食失节，过食肥甘厚味，或思虑过度均可损伤脾胃。脾胃健运失职，水饮内停聚为湿邪，湿郁阻经脉，日久导致毛发失养脱落。这类脱发常表现为头发稀疏脱落，油腻性发质，头皮有脂性分泌物，或伴脘腹胀闷，纳呆，恶心欲呕，口黏，渴不多饮，便溏不爽，肢体困重，形体肥胖，舌胖大有齿痕、苔腻，脉濡或缓或滑。平时喜欢或常吃油炸食物、甜食、坚果、动物内脏、脂肪等；或者工作学习压力大、思虑过度。

2.热邪。热邪是脱发的重要致病因素。就雄激素性脱发来说，热邪很少单独为病，常以湿热或血热风燥的形式致病。

（1）湿热内蕴。本型常在湿邪内蕴的基础上发病：患者本身为阳盛体质，或者患病日久郁而化热，则出现湿热内蕴。表现为：头发光泽发亮，皮屑油腻，固着较紧，往往数根头发粘着，头皮颜色潮红，毛发稀疏秃落，伴有脘腹胀闷，纳呆，恶心欲呕，口苦口黏，渴不多饮，便溏不爽，小便短黄，肢体困重，或身热不扬，汗出热不解，或皮肤瘙痒，舌质红、苔黄腻，脉濡数。

（2）血热化燥。患者素体热盛，由于病程及病机的不同，可以有以下2种转归：素体热盛，复感风邪，郁阻毛窍，脉络不通影响毛发生长，发为血热风燥；素体热

---

[1] 喻文球.中医皮肤病性病学[M].北京：中国中医药出版社，2000：477.

盛，热邪耗伤阴血，血虚生风，不能濡养发根，从燥而化，发为血虚风燥。常见表现有：毛发稀疏或焦黄脱落、头发干燥、头皮发痒，皮屑叠生。血热风燥者可以伴随面红、口渴喜冷饮、汗多、怕热、心烦、急躁、失眠多梦、便秘、尿黄、舌红、苔黄、脉数等症状。常由于情志过极、过食辛辣燥热之品等因素引起。血虚风燥者可以伴随面色淡、头晕眼花、舌淡苔白，脉细无力。肝郁血瘀、肝郁、血瘀是脱发发生的重要类型之一。

清代医家王清任在《医林改错》中提出："头发脱落，各医书皆言伤血，不知皮里肉外血瘀阻塞血路，新血不能养发，故发脱落，无病脱发，亦是血瘀。"脱发日久，化瘀入络，瘀血阻塞毛窍，发失所养而枯槁脱落。此类型脱发往往病程较长，可伴随有唇甲青紫，舌质紫暗、紫斑、紫点，或舌下络脉曲张，脉涩或结、代等。产生瘀血的另外一个重要原因为肝郁气滞。人体情绪可以影响肝的疏泄功能，继而引起气机运行失常。长期情志抑郁或精神紧张，导致肝气郁结，不能推动血液运行，滞而为瘀，发为肝郁血瘀。此类型多见于女性或长期工作压力大、精神紧张、焦虑、情绪低落等人群。在血瘀的表现外，还可伴随情志抑郁，急躁易怒，妇女可见经行不畅，经色紫暗或夹血块，经闭或痛经，脉弦。

（二）西医病理病机

雄激素性脱发的主要风险因素为遗传因素与雄激素。*WNT10A*基因和雄激素受体基因与雄激素性脱发的密切联系已被科学研究证实。*WNT10A*是WNT信号通路中的成员，该信号通路调控毛囊形态与毛发周期。雄激素性脱发与雄激素的代谢密切相关，有研究表明雄激素是调节毛发生长效果最为显著的激素。但目前关于雄激素影响毛囊生长的具体机制尚不完全了解。

研究人员认为雄激素对毛囊生长的影响与年龄及身体部位有关：雄激素促进胡须生长，而在青春期后随着年龄增长则会导致头皮中的毛囊小型化，导致雄激素性脱发。一些研究人员认为脱发皮肤与非脱发皮肤中的毛囊有所不同，正常个体头皮毛囊中的真皮乳头在雄激素刺激后可分泌有丝分裂原，从而增加毛发生长，而雄激素性脱发患者头皮毛囊中的真皮乳头则在雄激素刺激下合成抑制因子，从而减少毛发生长，雄激素对毛发生长的不同效果可能是由于遗传因素决定的（如雄激素受体基因突变）。有研究人员认为毛囊对雄激素的反应程度受到雄激素受体基因的调节，雄激素受体基因的突变体使得患者毛囊中雄激素受体活性提高。雄激素包括睾酮，二氢睾酮等，睾酮以睾丸分泌为主，肾上腺，卵巢也有一定量的分泌。分泌后的睾酮被血液运输到身体其他部位，在毛囊、前列腺等部位被 5α-还原酶转化为更强力的二氢睾酮。人体中含有三种 5α-还原酶的同工酶：Ⅰ型、Ⅱ型和Ⅲ型。Ⅰ型酶主要存在于皮脂腺中（包括头皮），Ⅱ型酶主要存在于毛囊和前列腺中。

5α-还原酶II型基因缺失的男性中，雄激素性脱发不会发生。治疗雄激素性脱发的药物非那雄胺的疗效机制即为抑制5α-还原酶II型还原酶的活性，降低二氢睾酮的浓度。

二、临床表现

雄激素源性脱发男女两性均可发生，主要发生于20~30岁男性，据报道25%的患者在25岁前发病，50岁左右约占50%，有遗传倾向的一般发病较早。男性型脱发从前额两侧头发开始变得纤细而稀疏，逐渐向头顶延伸，额部发际向后退缩，或从头顶头发开始脱落，出现秃顶。女性型脱发为头顶部头发变稀，顶部脱发呈弥漫性。一般无自觉症状。

国际上将男性AGA脱发程度分为Hamilton-Norwood 7级，共12个类型，包括8个经典类型及4个变异型。而女性AGA脱发程度是根据Ludwig分类方法分为3个等级。

三、诊断治疗

根据家族史和秃发部位等临床表现可以诊断。需与下列疾病进行比较鉴别：弥漫性斑秃。

女性的弥漫性斑秃容易与AGA混淆，应注意鉴别。弥漫性斑秃发病快，拉发试验阳性，可以发现感叹号样发。而AGA发病缓慢，拉发试验阴性。通过皮肤镜检查可发现斑秃所特有的黑点征、感叹号发和断发，还可见黄点征和短舞毛。

辅助检查：针对早期和不典型病例的诊断，以及药物治疗效果的评判等，需要结合毛发专业中临床技术和专业设备进行检查，以利于确诊。常用的辅助检查包括拉发试验、毛发显微像和皮肤镜检查等。

1.拉发试验（pull test）详情见于中篇第一章第一节脱发。

2.毛发显微像（trichogram）。

使用显微镜检查拔下的毛发的结构和毛根形态，休止期脱发为杵（棒）状发，而生长期毛发的发根不规则，附带少许毛母质和内毛根鞘的组织。根据形态可以判断毛发所处的周期，正常情况下，生长期毛发占70%~90%，退行期占2%以下，休止期约15%此法主要用于鉴别和排除处于毛囊周期中不同时期的脱发疾病，如生长期毛发松动综合征和营养不良性生长期脱发。

3.皮肤镜检查（dermoscopy）。

AGA患者的脱发区域在皮肤镜下的常见征象包括毛发直径差异、褐色毛周征、白色毛周征、黄点征、白点征、局部毛干缺失、头皮色素沉着及鳞屑。其中，毛发直径差异〉20%、褐色毛周征、局部毛干缺失属于AGA的特征性征象。毛发直径差异＞20%见于所有男性AGA和大部分女性AGA患者的脱发区域，可作为AGA的诊断依据之一。其中，女性AGA患者毛发直径的差异不如男性患者大，而以毛囊单位中毛发数目减少，即毛发密度减小为主，

（一）中医治疗

《喻选古方试验》的发落不生方："侧柏叶，阴干作末，用麻油调。随意涂之。"《备急千金要方》的膏摩方治头中二十种病，头眩，发秃落，面中风："蜀椒、莽草各二两，桂心、菌茹、附子、细辛各一两半，半夏、干姜各一两。上八味切，猪上脂二十两合，令消尽药成。海以药摩囟上，日一即愈。如非腊月合，则用生乌麻油和涂头皮，沐头令记净乃措之，顿生如昔也。"

《外台秘要》记载的近效韦慈氏疗头风发落并眼暗方："蔓荆实三两研，桑寄生、桑根白皮各二两，韭根切三合，白芷二两，甘松香、零陵香各一两，马鬃膏三合，乌麻油一升，甘枣根白皮汁三升，松叶切二合五粒者。上十一味，切细，纳枣根汁中浸一宿，数数搅令调湿匝以后，但纳乌麻油中缓火煎之，勿令火热，三五候枣汁竭，白芷色黄膏成，去滓。每日楷摩鬓发。"膏摩之方治头一切风，发秃落更不生，主头中二十种病，头眩，面中风："菌茹三两半去皮，细辛、附子各二两，桂心半两。上四味捣筛，以猪膏勿令中水，去上膜及赤脉，二十两捣，令脂消尽，药成。捣讫仍研，恐其中有脂膜不尽。以生布绞掠，取以密器贮之。先用桑柴灰汁洗发令净，方云桑灰两日洗，待干以药摩，须令入肉，每日须摩，如非十二合，则用生乌麻油和，极效。"和发落不生令长方治脂溢性脱发，及游风丹毒、疥癣湿疮肿毒引起的秃发："蓖麻子三升，熬黑，压取脂，捣末研，内泄中一宿，去滓。敷头、沐发。"

《普济方》的香芎油："秦椒、白芷、川芎各半两，蔓荆子、附子、零陵香各二钱半。细锉，用绵裹，以生麻油半斤，于瓷器内，浸三七日。涂发稀少处。不可滴面上。"和治发不生，风痒的"庵摩勒子余甘子，压取汁，合铁粉。和油涂头，初涂发脱，后生如漆。"《太平圣惠方》记载的"蔓荆子三两，桑寄生五两，桑根白皮二两，白芷二两，韭根二两，鹿角屑二两，马腺脂五合，五粒松叶三两，甘松香一两，零陵香一两，生乌底油三斤，枣根皮汁三升。上件约。细研。绵裹。细脂及油枣根汁中。浸一宿。以慢火煎。数数搅，候白芷色焦黄。膏成。去滓。收瓷盒中。每日揩摩须发不生处。十日后即生"。治疗血虚头风引起的须发脱落。

《外科全生集》记载治蛀发癣方如蜈蚣油："活蜈蚣三条，菜籽油适量。将蜈蚣浸菜油内浸三四日。外搽。"或"取生木鳖片浸数目，入锅煮透，取汤洗。洗后取蜈蚣油搽头，至愈方止。"

《外科心法真验指掌》的治蛀发癣的益发散："寒水石三钱，月石一两，乳香三

钱，硫黄二两，花椒五钱，白矾三钱，硵石三钱。共为细末，石药罐收藏候用，梨油调匀。擦之，不数次，自能癣去发生，无不立效矣。"

《外科证治全书》的治蛀发癣方："零陵香、白芷各等份，鸡子一枚。上二药煎汁，侧冷人鸡子自搅匀。日涂二次。或以二味浸油，饰发香泽异常，且不起屑。"

1.分型证治。①精血亏虚。症候：面色淡白或萎黄、爪甲色白，肢体麻木，舌淡白，脉细的血虚症状和早衰、生育机能低下的精亏症状，没有热象。治法：滋阴补肾，填精益髓。方药：左归丸加减。②肝肾阴虚。症候：胁肋灼痛，眼干涩，性欲偏亢、梦遗、潮热盗汗，颧红，五心烦热、舌红少苔、脉细数等。治法：补肾益肺，充精填脑。方药：河车大造丸加减。

2.中成药。《外台秘要》的防风蔓荆子丸治头风，发落："防风、黄连、干地黄各十六分，蔓荆子二十分，丹皮六分，葳蕤十分，甘草八分炙，茯神十二分，大黄八分。上九味捣筛，蜜和丸如梧桐子大。每饮下二十丸，稍稍加之，以大肠畅为度。"《王氏博济方》的胡麻散治五癞："胡麻子三两，何首乌三两，蔓荆子一两，威灵一两，九节菖蒲一两，苦参一两，荆芥穗、菊花、沙苑蒺藜、鼠粘子炒各一两。上十味药，洗净控干为末。每服一钱，薄荷茶或酒下，日用五七服，不以时候，随意服。半月见效。如已患年岁，须服一月，方始见功；及五、十日可减一半。瘙痒疥癣之类，即入下四味，与前六味为末，以薄荷自然汁和酒调下一钱。若肾脏风攻注，亦宜服之。如吃此药至三、五日，须频暖浴，贵其汗出也。"《外科摘录》记载治头上奇痒，发落不生；"芦荟、苦楝皮等份，共研细末。每用五、六分吹入鼻内数次，即愈。"尤其是风湿、虫毒和温热者。

（二）西医治疗

基于数十年前偶然的发现，非那雄胺和米诺地尔成为治疗雄激素性脱发的有效方式，前者为5α-还原酶抑制剂，通过降低血液等组织中的二氢睾酮浓度来起疗效，后者作用机制不明。虽然雄激素性脱发治疗的市场进展缓慢，但近些年来，靶向Wnt信号和靶向前列腺素的具有崭新疗效机制的一些药物已处于临床试验阶段后期，而随着毛囊干细胞如何调控毛发周期的具体机制被揭示，靶向毛囊干细胞激活的药物也成为有潜力的新研发方向。

1.局部处理。

（1）米诺地尔（minoxidil）浓度为2%~5%的溶液，每日2次外用，治疗时间宜长，要求连续用药32周。病程少于5年，脱发面积较小者效果较显著；浓度较高，效果更好。停药后部分新生头发可再次脱落。

（2）黄体酮（progesterone）常用2%~4%的试剂，外搽以利生发。疗程需1年左右。

（3）己烯雌酚（diethylstilbestrol）0.05%的酊剂，疗程3~6个月。

（4）育毛剂（RU58841）目前由法国Roussel Uclaf公司生产。为局部雄激素受体阻滞剂。能促进头发及其他部位毛发的生长。不良反应少。

（5）香波型洗剂有皮脂溢出、头屑增多、头皮油腻、瘙痒明显者，可选用2.5%二硫化硒或2%酮康唑洗剂（商品名叫采乐）等处理。

2.药物治疗。[1][2][3][4][5]

雄激素性脱发的治疗方式主要为药物治疗，但经美国食品和药品监督管理局（FDA）批准上市的药物仅有非那雄胺和米诺地尔，且都是在用作其他适应证时被偶然发现具有治疗脱发或促进毛发生长的效果，才被研发用于治疗雄激素性脱发。不过目前有一些具有崭新分子机制的药物正处于临床试验阶段，而随着毛囊干细胞调控毛发周期的分子机制愈发明晰，靶向毛囊干细胞来治疗脱发也成为非常具有潜力的研发方向。

（1）非那雄胺。

5α-还原酶可将体内的睾酮转化为活性更强的双氢睾酮（Ditydrotestosterone），睾酮及二氢睾酮都可以与雄激素受体结合，从而影响雄激素依赖的基因转录。AGA患者血清的游离睾酮和二氢睾酮水平高于正常，患者脱发区的睾酮、二氢睾酮及雄激素受体的水平均高于正常。非那雄胺则是一种合成的5α-还原酶抑制剂，可选择性地抑制5α-还原酶。口服非那雄胺其可迅速降低头皮及血液中DHT的浓度（N60%）。临床上，非那雄胺一般只用于男性患者，口服剂量为1mg/do由于非那雄胺经过肝脏代谢，所有肝功能异常的患者需慎用。有1.7%的患者服用期间可出现性欲减退、勃起障碍及射精障碍等，但停止服药后，这些不良反应将会逐渐消失。

除了非那雄胺片剂，现还有非那雄胺溶液。在外用3%米诺地尔溶液（MNX）及联合3%米诺地尔溶液/0.1非那雄胺溶液（MFX）治疗AGA患者的研究中，治疗24周之后，两组毛发计数无明显差异，但大体照片显示：MFX组优于MNX组。

（2）米诺地尔。

米诺地尔是一种抗高血压的血管扩张药物，也以外用涂抹形式治疗雄激素性脱发。20世纪50年代后期，米诺地尔由Upjohn公司并发，用于治疗溃疡。在后期实验中，发现不能治愈溃疡，但是是一种有效的血管扩张剂。1979年，FDA批准

---

[1]Kaufman et al. J Am Acad Dermatol. 1998, 39：578-589.

[2]Minoxidill. https：//www.accessdata. fda. gov/scripts/cder/daf/index. cfm.

[3]Finasteride. https：//www.accessdata. fda. gov/scripts/cder/daf/index. cfm.

[4]Messenger A G, Rundegren J. Br J Dermatol 2004, 150：186-194.

[5]Flores, A, et al. Nat Cell Biol 2017, 19：1017-1026.

米诺地尔以口服片剂的形式治疗高血压。20世纪80年代，由于米诺地尔对于脱发的良好预防及治疗效果，医生就已给脱发患者以药品说明书上用药的方式使用了米诺地尔。

到1988年8月，FDA批准了该药用于治疗男性雄激素性脱发，活性成分为2%的米诺地尔，使用方式为局部涂抹。1991年，FDA批准该药用于女性。1996年2月，FDA批准了该药的非处方药销售和仿制药生产。1998年活性成分5%的米诺地尔制剂被FDA批准用于非处方药治疗男性雄激素性脱发，2006年批准用于女性，但疗效上与2%的米诺地尔制剂并无显著差别。米诺地尔可实现毛囊生长期的延长，使处于静止期的毛囊生长，同时能扩大毛囊，达到减少毛发脱落，维持并增稠已经存在的头发的效果。米诺地尔促进毛发生长的分子机制尚不完全清楚。米诺地尔的许多体外作用，包括刺激细胞增殖，抑制胶原合成，刺激血管内皮生长因子和前列腺素合成中的部分或全部可能与刺激毛发生长有关。

此外，口服米诺地尔通过磺基转移酶SULT1A1转化为其活性形式硫酸米诺地尔。硫酸米诺地尔可放松血管平滑肌，降低血压，扩张血管。硫酸米诺地尔是一种钾离子通道的开放剂，因此有假说认为，米诺地尔通过扩张血管和打开钾通道为毛囊提供更多的氧气，血液和营养。这可能导致休止期的毛发脱落，被在毛发生长期的毛发取代，但无法明确证明米诺地尔外用涂抹与口服的作用相同，也没有明确证明K+ATP通道在毛囊有表达。

一些研究表明，毛囊中磺基转移酶的活性可预测米诺地尔的治疗反应。米诺地尔通常具有良好的耐受性，副作用包括暂时性毛发脱落，眼睛的灼热或刺激，治疗区域的过敏或刺激，以及身体其他部位的不必要的毛发生长。

（3）其他药物。

脱发治疗市场一直停滞不前，获得FDA批准的药物仍是几十年前就已开发出的非那雄胺与米诺地尔。现有的在某些国家获得批准的药物，多与非那雄胺类似，如度他雄胺，并无更加显著的效果。这或许与我们还并不完全清楚雄激素性脱发的发病机制，以及已有药物米诺地尔的作用机制有关。若对这两方面拥有更深刻的认识，可能会为雄激素性脱发治疗药物开辟新的方向。

但值得关注的是，近些年来有一些治疗雄激素性脱发的新药正在研发中，尤其有几个药物具有崭新的疗效机制。20世纪90年代，研究人员已经知道Wnt信号通路有助于调节干细胞分化和组织再生。早期的研究表明，磨损的皮肤在有Wnt刺激物进入后，在伤口愈合期间会出现新的毛发。但近些年，学术界和生物技术公司才开始开发局部吸收的化合物，通过触发头皮中的Wnt通路来刺激毛发的生长。2015年，Samumed公司公布了用于治疗雄激素性脱发的药物SM04554的临床2期结果。该药物是一种可上调Wnt活性，刺激毛发生长的局部应用的小分子。临床试验表明

SM04554可增加头发密度，且没有严重的不良事件。然而Wnt信号通路的畸变也与各种癌症相关，此类药物可能会在其他组织中产生脱靶效应，并因此可能产生癌症等副作用。

但公司强调SM04554在到达血液后会迅速降解，目前未发现明显副作用。FDA于2001年批准了一种用于治疗青光眼的小分子药物Latisse（比马前列素）。Latisse在与其受体结合后可激活前列腺素F2，该物质可促进毛发生长，使用Latisse治疗青光眼的患者有报告称出现更长更厚的睫毛。

2008年，Allergan公司获得FDA批准Latisse用于睫毛缺乏症或睫毛不足症。Allergan公司随后开发了一种局部使用的配方，用于雄激素性脱发的治疗，但试验结果并不令人满意，研究人员认为是该药的皮肤吸收率较低导致的，并试图开发更具头皮穿透性的新药。Allergan的产品研发线中有第二种靶向前列腺素的化合物——Setipiprant。它源于Cotsarelis实验室的研究发现：前列腺素（PGD2）在脱发患者的毛囊上皮细胞中上调，并且抑制其活性会在分离的毛囊中引发毛发生长。Setipiprant即为前列腺素（PGD2）受体的拮抗剂。Cassiopea公司正在开发一种名为Breezula的外用二氢睾酮拮抗剂，用于治疗雄激素性脱发。据称这种药物在进入血液循环时会分解成无害的副产品，且男性女性皆适用。Breezula的活性成分为皮质醇17α-丙酸酯，可结合二氢睾酮受体，同时还减少皮肤中前列腺素（PGD2）的产生，目前研究中没有发现明显的副作用。

Lowry等人在2017年发文报道了乳酸脱氢酶的活跃表达促进毛囊干细胞活化的新发现。研究人员使用化合物UK-5099和RCGD423来增加胞质内的乳酸水平，结果发现它们可显著促进小鼠毛发生长。其中UK-5099是一种线粒体丙酮酸载体抑制剂，可以阻断丙酮酸进入线粒体，抑制细胞的有氧呼吸，从而促使丙酮酸通过无氧呼吸转化为乳酸。RCGD423通过激活JAK-STAT细胞信号通路，促进 *Myc* 基因表达，*Myc* 则可以调控乳酸脱氢酶基因的转录，增加乳酸脱氢酶的表达，进而增加细胞代谢过程中乳酸的水平。值得注意的是，研究人员观察到RCGD423使用后可诱发毛囊间表皮的轻微增生。

（4）富血小板血浆（RPR）。

广泛应用于骨科、整形外科、皮肤科等，其在治疗AGA方面的报道逐渐增多[1]，也用于其他类型的脱发，比如斑秃[2]。对于药物治疗失败的AGA患者，PRP有可能成

---

①Handler M Z, Goldberg D J. Cosmetic concerns among men [J]. Dermatol Clin, 2018, 36（1）: 5-10.

②李安琪，孟宪芙，刘军连，等. 富血小板血浆治疗斑秃的研究进展[J]. 中国麻风皮肤病杂志，2020, 36（4）: 246-248, 252.

为一种新的辅助治疗方法①。Takikawa等②2011年在一项自身对照的临床观察研究中，对26例雄激素性脱发患者使用含肝素钠和鱼精蛋白微粒体的富血小板血浆（PRP），3个月后观察，发现增加毛发直径效果明显优于安慰剂组，但毛发密度并未明显增加。之后，越来越多的关于PRP治疗AGA的临床研究紧跟其后，研究结果大多倾向有效，但也存在争议。PRP中含有多种生物活性分子，它们在毛乳头细胞（DPCs）的增殖、分化和毛囊形成中起重要作用。

PRP上调DPCs中抑制细胞凋亡的B细胞淋巴瘤（Bcl）－2及成纤维细胞生长因子（FGF）－7的表达，增加促进细胞增殖的细胞外信号调节激酶的表达，激活蛋白激酶B/磷脂酰肌醇3－激酶信号通路，共同增强细胞的存活及抑制细胞的凋亡，最终导致DPCs的存活增多及凋亡减少③。三维立体生物支架也是体外毛囊培育系统重要因素，PRP富含凝血过程的产物，即纤维蛋白网，纤维蛋白网的立体空间结构可以为新生细胞提供立体支撑④。

PRP在改善毛发数量、直径、终毛/毫毛的比例方面也显示一定的优势，组织病理上发现表皮萎缩有所改善，毛囊干细胞增加。局部注射PRP相较于植发经济、创伤小、患者接受度高。目前低能量激光、米诺地尔和非那雄胺是美国FDA批准的治疗AGA的非手术疗法，II型5α－还原酶抑制剂可能引起性功能下降、影响生育率等不良反应，女性患者不建议使用。米诺地尔可能产生多毛等不良反应⑤。PRP作为一种新型治疗手段，注射方法简单，患者接受程度高，不良反应少，可以作为药物治疗禁忌或失败的临床选择⑥。

①刘静静，范卫新．自体富血小板血浆治疗雄激素性秃发的研究进展[J]．临床皮肤科杂志，2020，49（4）：246-249．

②Takikawa M, Nakamura S, Nakamura S, et al. Enhanced effect of platelet-rich plasm acontaining a new carrier on hair growth[J]. Dermatol Surg, 2011, 37（12）：1721-1729.

③Li Z J, Choi H I, Choi D K, et al. Autologous platelet-rich plasma：a potential therape utic tool for promoting hair growth[J]. Dermatol Surg, 2012, 38（71）：1040-1046.

④Marx R E. Platelet-rich plasma：evidence to support its use [J]. J Oral Maxillofac Surg, 2004, 62（4）：489-496.

⑤陈琴，李海涛，杨蓉娅．富血小板血浆治疗脱发的临床进展[J]．实用皮肤病学杂志，2019，12（5）：295-297．

⑥ Justicz N, Derakhshan A, Chen J X, et al. Platelet－rich plasma for hair restoration [J]. Facial Plast Surg Clin North Am, 2020, 28（2）：181-187.

四、预防与调摄

（一）物理治疗

冷冻接触法与激光照射治疗也是较为有效的方法，如一般性护理和按摩收效甚微的话，可以试用这种冷治疗与热治疗。

（二）戴假发

对于秃发严重，或社交、应酬、美容等的需要，可考虑使用假发套。

（三）皮肤外科疗法

1.方法头发点状移植术、激光植发术、头皮整复术、带状头皮移植术、头皮皮瓣移植术等均可选择。

2.要求接受皮肤外科手术治疗的患者，一般要求起码自身枕部的头发生长良好。

（四）保健和护理

1.合理地洗发，但不要太频繁。

2.正确地进行头部按摩。

3.科学地安排饮食，减少食用如咖啡、可乐、浓茶等刺激性食物，尽量少饮酒，多吃富含维生素的水果。

4.坚持体育锻炼，保持身心健康。改善生活习惯，保证足够的、定时的睡眠。

5.避免使用失效的劣质洗发剂、生发剂和护发剂，以及易引起头皮外伤的用具。

6.尽可能减轻精神压力。成年男子的头发护理一旦成为习惯，便容易做到。虽然遗传性脱发迟早会发生，但只要有信心，坚持不懈地养护，就能有效地延缓脱发速度，残存的头发也会因此而健康长存。

（五）自体毛发移植术

脂溢性脱发（SA）是青壮年人群常见脱发类型，主要是由于头皮脂肪分泌过量溢出所致，常表现为头皮油脂增多、大量头皮屑形成及前额、头顶部位头发脱落等，严重影响患者的身心健康。SA的发病机制较为复杂，多认为与雌激素及其受体分泌异常、心理因素、年龄及遗传因素有关，临床多依靠药物保守治疗，如米诺地尔、非那雄胺等，但疗效有限[1]。自体毛发移植是当前临床治疗脱发的重要手段之一，但传统

---

① 赵辩.临床皮肤病学[M].第3版.南京：江苏科学技术出版社，2001：945-947.

毛发移植术由于移植物较大，往往存在移植毛发密度不均匀及移植毛发生长方向不一致、存活率低等不足。SA属于永久性脱发，由于脱发区无或较少毛发结构，严重影响美观性及患者的生活质量。常规西医及中医主要依靠调节内分泌及免疫功能、提供生长激素等治疗SA，但难以获得快速生发效果，治疗效果多不理想。毛发移植术是治疗秃发的重要手段，其通过选择优势毛发区毛囊组织进行移植，以获得脱发区健康头发生长[1]。

采用高密度自体毛发移植术进行治疗，其优势主要体现在以下几个方面：①自体单元毛囊提取和种植，切口隐蔽，多无明显瘢痕，且可维持原有毛发的光泽、粗细及生长周期，美观效果较好。②可根据秃发区情况灵活设计和调整毛发密度，不易产生明显的突兀情况，术后受区更为自然、美观。③打孔方向与原毛发及相邻毛发生长方向一致，术后毛发生长更为自然、均匀。④利用显微技术进行毛囊单元分离和植入操作简便，能够一期完成手术，相较于传统多期手术而言临床适用性更强且患者的接受度更高[2]。高密度自体毛发移植术治疗SA疗效满意，毛发密度理想，毛发移植成活率较高，外观自然，美观效果好。少数脱发区域较大患者在一期手术后效果不理想，可在植发半年或1年后实施二次植发，获得满意效果。考虑为高密度自体毛发移植术安全有效、痛苦较小，患者修复后外观自然，美观性得以改善[3]。

第三节　斑秃

斑秃，又称"鬼剃头"，一般没有不适症状，常在照镜子时被发现，或者被人告知头发少了一块，是属于骤然发生的、局限性斑片状的脱发。

在疾病活动期，脱发区边缘头发松动，用手轻拉就很容易脱落（拉发实验阳性），这个阶段属于毛发的退行期，毛乳头萎缩，掉下来的头发会出现上粗下细，呈"感叹号"样。这类脱发也不仅限于头皮，全身有毛发的部位均可发生，但以头皮最为常见。严重者，患者头发会全部或几乎全部脱落，医学上称为"全秃"。更

---

① 蒋文杰，王梦，王博，等. 毛发移植术与头皮组织扩张术在大面积瘢痕性秃发修复中的应用分析[J]. 中国美容整形外科杂志，2017，28（9）：525-528.

②武斌，张宏峰，高东东，等. 高密度毛发移植术在瘢痕性脱发修复中的应用[J]. 海南医学，2017，28（24）：4018-4020.

③ 田治国，徐华飞，史川，等. 毛囊单位移植术与毛囊单位提取术在毛发移植中的比较[J]. 中华皮肤科杂志，2016，49（1）：56.

有甚者，全身所有的毛发（包括体毛）都会脱落，称为"普秃"。有的还可伴随指甲的异常，最常见的是甲凹陷，还有脆甲、反甲等。

一、发病机理

（一）中医病理病机

1.病名的渊源。斑秃属于非瘢痕性脱发，关于脱发疾病的记载始见于《黄帝内经》，称之为"发坠""发落""毛折"。晋代葛洪所著的《肘后备急方》曾有"发秃"之说，可惜未曾展开述说。隋代巢元方所著的《诸病源候论》中记载"人有风邪在于头，有偏虚处，则发秃落，肌肉枯死，或如钱大，或如指大，发不生亦不痒，故谓之鬼舐头"。书中描述的"鬼舐头"正是古代医家对斑秃的首次认识，机体正虚恰遇外邪侵袭，气血失和难以濡养而发落。明代陈实功所著的《外科正宗》首次将斑秃命名为"油风"并沿用至今，"油风乃血虚不得随气荣养肌肤，故毛发根空，脱落成片，皮红光亮，痒如虫行……"认为斑秃主要是因气血亏虚不得荣养。清代吴谦所主编的《医宗金鉴》曾言"此证毛发干焦，成片脱落，皮红光亮，痒如虫行，俗名鬼剃头"。《外科大成》载"油风则毛发成片脱落，皮肤光秃，痒如虫行是也"。明清时期关于"油风"的记载，多有"痒如虫行"等自觉症状，与现代医学中斑秃的了解不尽相同，似含有脂溢性脱发的症状。近代以来，现代医学蓬勃发展，传统医学受到冲击也面临机遇，传统中医学为统一认知将病名定为"油风"，即相当于现代西医学的斑秃。

2.中医的病理病机的认识。

（1）古代医家对斑秃的病理病机认识。中国传统中医对脱发的病理病机和治疗有一些独到的认识和方法，有些取得了较好的疗效。中医认为斑秃的病因与下列几点有关。①肾精不足。中医学认为肾藏精，主生长、发育与生殖，其华在发。肾精亏虚，无以滋润与濡养则毛发焦黄脱落，发为本病。如年老、久病、房劳过度等多种原因引起肾虚使精血不足，精血不足可引起脱发。②脾气亏虚。脾胃阳气衰落，不能化生气血，毛发失于濡养，则可见脱发。如《脾胃论·脾胃盛衰论》云："夫胃病其脉缓，脾病其脉迟。且其人当脐有动气，按之牢若痛，若火乘土位，其脉洪缓，更有身热，心中不便之证。此阳气衰落，不能生发或皮毛枯槁，发脱落。"③瘀血阻络。瘀血阻于头部血络，阻塞血路，瘀血不去，新血不生，发失所养，故脱落。正如《医林改错》所说"无病脱发，亦是血瘀"。治疗上可用通窍活血汤，以活血通络、祛瘀生新。④血虚不荣。头发的生长需要气血荣养，故有"发为血之余"之说。产后、病后多见气血亏虚，血虚受风，风盛血燥，则无以充养毛发，发失所养。⑤风盛血燥。由于血虚不随气濡养皮肤，以致毛孔开张，风邪乘虚袭人，风盛血燥或精神刺激，心绪烦扰，心火亢盛，血热生风则风动发落。

（2）近代中医家对斑秃的病理病机认识。近代，现代医学迅猛发展，传统医学在与现代医学的思维碰撞融合中不断前进，承前启后。现简单整理禤国维、王琦两位国医大师对于斑秃的认识：两位中医大家均肯定了现代社会快节奏对斑秃的影响，多先天不足易感外邪而发病，或是饮食失宜，食积痰湿内生，或压力过大情绪紧张而肝郁气滞等。

总结历代医家的经验基础上，禤国维教授认为七情所伤是诱发和加重斑秃的重要因素，肝郁而血瘀；王琦教授认为多是先天不足正气易虚，可从中医体质学方面考虑治疗，辨体辨病辨证来选方用药。中医认为人是一个有机的整体，脏腑、气血、津液等器官功能不应割裂开来，应多角度全面考虑。从大方向上看，斑秃或因素体虚弱、久病迁延不愈而机体正虚腠理不固外邪侵袭等，肝脾肾功能受损，精气血生化乏源，难以濡养，故而发落；或因素体阳热偏盛、嗜食辛辣等，风邪善袭阳位，头皮发根易为风热邪气所伤，日久伤阴耗液，发无所养；或因情志过激、饮食不节等致脏腑功能失调，气机紊乱而气滞血瘀，精血难以输布至巅顶，毛根无以滋养，故而脱发。

（二）西医病理病机

1.遗传学因素。从流行病学的角度我们发现，斑秃患者的一级亲属患病率约7.8%，远高于一般人群的患病率2.1%；且二级亲属发病率据不完全统计亦高于一般人群发病率[1]。从生物信息学角度出发，我们发现大量的斑秃易感基因[2]，普遍认为*CCL2*、*CXCL9*、*CXCL10*、*IRF1*、*MMP12*、*gZMB*、*CD2*、*IL2Rg*等基因位点较常人显著上调，而*FgF18*和*BMP2*等基因表达较之下降[3]，并通过gO（geneOntology）富集分析显示，上述基因集多富集在自身免疫、炎症感染、皮肤附属器发育异常等方面[4]。

---

①Agre K, Veach M C, Bemmels H, et al. Familial implications of autoimmune disease : Recurrence risks of alopecia areata and associated conditions in first-degree relatives[J]. Journal of Genetic Counseling, 2019.

②Shi Jiaxiao, Peng Peng, Liu Weixiao, et al. Bioinformatics analysis of genes associated with the patchy-type alopecia areata : CD2 may be a new therapeutic target[J]. Biomedical papers of the Medical Faculty of the University Palacky, Olomouc, Czechoslovakia, 2019.

③Moravvej Hamideh, Tabatabaei-Panah Pardis-Sadat, Abgoon Reyhaneh, et al. Genetic variant association of PTPN22, CTLA4, IL2RA, as well as HLA frequencies in susceptibility to alopecia areata[J]. Immunological investigations, 2018.

④向虹，阳小胡，艾亮霞，等. 脱发相关差异表达基因的生物信息学分析[J]. 遗传, 2020, 42（2）：172-182.

2.精神心理因素。国内外大量数据表明，焦虑、紧张、悲伤过度等精神心理因素与斑秃患者的发病、治疗疗效、复发等紧密相关[1][2][3][4][5]。机体在长期或短暂过激的不良情绪下，下丘脑-垂体-肾上腺轴功能紊乱，激素水平不稳定，兼且个人机体自我调节能力下降，代谢受到抑制抑或头皮毛细血管收缩，微循环障碍，毛囊营养不良进而脱发。

3.应激反应。亲人离去、工作不顺、意外创伤、产后等突发事件常与斑秃联系在一起。类似的应激反应常伴有不良情绪的发生及睡眠改变等，应激刺激下机体神经组织等器官功能紊乱，下丘脑-垂体-肾上腺轴、交感-肾上腺髓质轴等功能发生改变，局部毛囊炎症易感性增加，毛囊免疫豁免功能受损等[6][7]。

4.过敏反应。临床上统计发现，斑秃患者多伴发湿疹、荨麻疹、特应性皮炎、哮喘等过敏性疾病[8][9][10]；且尘螨过敏是早发、重型斑秃患者的重要诱发因素，患者血

① 李艳文，孔庆云．185例斑秃患者流行病学与心理健康状况分析[J]．华南国防医学杂志，2014，28（10）：1008-1010．44．

② 余南岚，谭欢，杨希川．斑秃患者疾病认知状况的初步研究[J]．实用皮肤病学杂志，2015，8（4）：245-248+252．

③ Lucy Y. Liu, Brett A. King, Brittany G. et al. Health-related quality of life (HRQoL) among patients with alopecia areata (AA): A systematic review[J]. Journal of the American Academy of Dermatology, 2016, 75 (4).

④ Mulinari-Brenner Fabiane. Psychosomatic aspects of alopecia areata.[J]. Clinics in dermatology, 2018, 36 (6).

⑤ 章星琪．脱发疾病患者的精神心理问题及治疗措施[J].中国医学文摘（皮肤科学），2016，33（4）：454-459．

⑥ Rajoo Y, Wong J, Cooper G, et al. The relationship between physical activity levels and symptoms of depression, anxiety and stress in individuals with alopecia Areata[J]. BMC psychology, 2019, 7 (1).

⑦ 郭红卫，冯正直，钟白玉，等.应激生活事件和斑秃发生风险的相关性调查[J].第三军医大学学报，2010，32（1）：85-88．

⑧ 齐思思，徐峰，柳小婧，等．斑秃655例伴发疾病分析[J]．中国皮肤性病学杂志，2012，26（4）：310-311．

⑨ Sung Calvin T, Choi Franchesca D, Juhász Margit, et al. The Immunological Association between Alopecia Areata and Respiratory Diseases: A Systematic Review[J]. Skin appendage disorders, 2019, 5 (4).

⑩ Ghaffari Javad, Rokni Ghasem Rahmatpour, Kazeminejad Armaghan, et al. Association among Thyroid Dysfunction, Asthma, Allergic Rhinitis and Eczema in Children with Alopecia Areata[J]. Open access Macedonian journal of medical sciences, 2017, 5 (3).

清中特异性免疫球蛋白水平与正常对照组相比显著升高[1]。但过敏因素在斑秃的发病过程中扮演的角色尚不明确，或是破坏皮肤屏障功能导致免疫反应失衡[2]。

5.微量元素。微量元素是维持机体正常生理机能不可或缺的一部分，锌、铁、碘等元素可以很好地促进机体发育成熟。国内外研究发现，机体微量元素异常可能与斑秃的发生、进展存在一定的关联，斑秃患者血清中锌、钙含量表达明显较健康人低，且锌含量降低与疾病程度呈正相关[3]。以往研究中，均肯定了锌的缺乏对斑秃的影响，锌或能抑制毛囊的退行性改变，并促进毛囊毛发的修复与再生，而斑秃患者中钙、铜等微量元素的含量仍存争议。猜想机体钙含量稍低与斑秃的关系或与维生素D有关，维生素D可以很好地促进人体对钙的吸收转化，而斑秃患者维生素D含量又时常缺乏；考虑到维生素D作为免疫性疾病发病过程中不可忽视的因素，维生素D的缺乏易导致机体免疫失衡，易感斑秃、银屑病、类风湿性关节炎等免疫相关疾病。

二、临床表现

斑秃可能是易感人群在多因素的诱发参与下，某种免疫因子缺失，头皮局部毛囊的免疫豁免功能受到破坏，出现毛囊微环境改变、炎症细胞浸润等，进而局部毛囊破坏、毛囊生长周期改变造成脱发；现多认为斑秃主要由T淋巴细胞介导的以毛囊为靶点的炎症性自身免疫性疾病。

病因尚不完全清楚，目前认为可能与遗传、情绪应激、内分泌失调、自身免疫因素有关，可能属于多基因疾病范畴。约25%患者有家族史，此外神经精神因素被认为是重要的诱发因素。

相当多证据提示，本病与免疫机制相关。如斑秃常与一种或多种自身免疫性疾病并发，慢性淋巴性甲状腺炎、糖尿病、白癜风患者及其亲属患本病的概率比正常人明显增高；斑秃患者体内存在自身抗体；进展期或早期脱发及再生毛发毛囊周围区有以辅助性T（Th）细胞为主的炎症细胞浸润；部分斑秃患者对糖皮质激素治疗有效。

本病发生于任何年龄，但以青壮年多见。男女均可发病，发病率无差别。多见于30~40岁，也有发生在老年人或儿童。不少患者发病前有精神创伤或精神刺激等发生史。典型表现为突然出现的圆形或椭圆形、直径1-10cm、数目不等、边界清楚

① 李水凤，张小婷，戚世玲，等. 尘螨过敏可能是斑秃患者早发和重型的危险因素之一[J]. 中华皮肤科杂志，2014，47（1）：48-50.

② Zhang Xingqi，McElwee Kevin J. Allergy promotes alopecia areata in a subset of patients[J]. Experimental dermatology，2019. 45.

③Jin W, Zheng H, Shan B, et al. Changes of serum trace elements level in patients with alopecia areata：A meta-analysis[J]. The Journal of Dermatology，2017.

的脱发区，患处皮肤光滑，无炎症、鳞屑和瘢痕。大多数患者发病前头皮无不适，少数病例自觉局部头皮有痒、痛或其他异常感觉。按病期可分为进展期、静止期及恢复期。

（一）进展期

突然在头部出现圆形或椭圆形的脱发斑，直径1~10cm，数目不等。

1.由于多数人无任何自觉不适，因此常在无意中或为他人发现。也有的患者在梳头时注意到大把头发脱落，才发现片状脱发区。

2.脱发斑渐增大，边缘处头发松动，易于拔下，又称头发轻拉试验阳性，表明病变处于进展期。将拔下的头发在放大镜下观察，可见毛发近端逐渐萎缩变细，如惊叹号样无光泽，显示发育不良。

3.脱发区的头皮外观是正常的，无炎症发红、无鳞屑、无瘢痕，平滑光亮，触摸常发现较松软。脱发斑境界清楚，多数发展至钱币状或稍大些就不再扩大。也有不规则形脱发斑，或脱发斑不断扩大或相互连接。

（二）静止期

脱发斑边缘的头发不再松动，大多数患者在脱发静止3~4个月后，进入恢复期。有些患者病程长达数年，甚至长期不愈或仅生毳毛。

（三）恢复期

有新毛发长出，最初出现纤细、柔软、色浅的毳毛，继之长出黑色的终毛，并逐渐恢复正常，绝大多数斑秃患者可以自然痊愈。一般来说，脱发区越广泛，头发再脱落的机会越大，复发率越高，完全恢复的概率越小。

三、诊断治疗

（一）诊断

典型的斑秃（AA）根据临床表现和皮肤镜检查即可诊断，无须进行特殊检查。部分表现不典型的患者需要与其他脱发进行鉴别，必要时可进行相关辅助检查。

AA需与下列疾病进行鉴别：

1.拔毛癖：常表现为斑片状脱发，但脱发区形状往往不规则，边缘不整齐，脱发区毛发并不完全脱落，可见大量牢固的断发。多见于儿童，可存在拔毛行为史。皮肤镜下可见到黑点征、长短不一的断发及断发的断端卷曲或分叉，皮损组织病理亦具有特征性表现。

2.头癣：好发于儿童，除了斑片状脱发外，头皮有程度不等的红斑、鳞屑及结痂等炎症改变，断发中可检出真菌。

3.瘢痕性秃发：可由多种原因引起，常表现为局限性永久性的秃发，如盘状红斑狼疮、毛发扁平苔藓、局限性硬皮病及秃发性毛囊炎等；头皮的物理或化学性损伤、感染等也可以引起瘢痕性秃发。瘢痕性秃发常常有炎症过程，脱发区域头皮可见萎缩、瘢痕或硬化，标志性的表现为毛囊开口消失，此时毛囊被彻底破坏，不能再生。

4.梅毒性脱发：梅毒脱发的皮肤镜表现及组织病理表现与AA相似，临床上多表现为虫蚀状的多发性小脱发斑，血清梅毒特异性抗体阳性，并可出现二期梅毒皮肤表现。

5.生长期脱发：药物（如化疗药等）引起的弥漫性脱发，需要和急性弥漫性AA鉴别。

6.女性型雄激素性秃发：本病有时需要与弥漫性AA鉴别。雄激素性秃发发病缓慢，以额部及顶部为主，拉发试验阴性，皮肤镜下无断发、黑点征或感叹号样发。

7.休止期脱发：各种营养不良、内分泌疾病、精神因素以及节食减肥等可导致休止期脱发，通常脱发较为弥漫，部分可出现拉发试验阳性，但一般无断发、黑点征或感叹号样发。

8.先天性秃发：儿童AA需要与先天性秃发鉴别。先天性秃发通常发病更早，出生时或生后不久发病，可无毛发或毛发稀疏，可局部或全身毛发受累，毛干可有结构改变，如念珠状发和羊毛状发等，部分患者可并发外胚叶发育异常。儿童AA一般出生时毛发正常，儿童期开始出现斑状脱发，毛发常可再生，病情常反复。

（二）治疗

1.中医治疗。①中药酊剂。临床上主要是自制中药酊剂外搽，如紫红生发酊[1]（银川中医院自制剂）、养真生发酊[2]（湖南省中医药研究院附属医院自制剂）、消斑酊[3]（广州中医药大学第一附属医院自制剂）等。据报道，院内自制酊剂配合治疗斑秃疗效确切，主要由补骨脂、红花等行气活血温通药配制而成，具有一定刺激性，但不良反应轻微，或促进局部脱发区毛囊血液循环，或抑制毛囊炎症反应而促进毛

---

[1]雷鸣，姚斌，张惠娟，等.紫红生发酊配合外治法治疗气滞血瘀风燥型斑秃的临床疗效[J].宁夏医科大学学报，2019，41（1）：94-97.

[2]匡琳，黄恩惠，何大伟，等.养真生发酊治疗斑秃的临床观察[J].湖南中医药大学学报，2018，38（9）：1049-1051.

[3]朱珂，曾桂淑，张佳林，等.1540 nm非剥脱性点阵激光联合消斑酊治疗 斑秃临床观察[J].新中医，2018，50（7）：138-140.

发生长。②中药外洗。a.《备急千金要方》记载的"猫儿毛灰，膏和。敷之"或"猫儿屎烧灰，猪脂调。外敷"或"砖末和蒜捣。每日一敷"。b.《外科正宗》的海艾汤："海艾、菊花、薄荷、防风、藁本、藿香、甘松、蔓荆子、荆芥穗各二钱。用水五、六碗，同药数滚，连渣共入敞口钵内。先将热气熏面，候汤温蘸汤洗之，留药照前再洗。"适用于油风，血虚风热引起的眉发脱落。③针刺治疗。主要指的是针灸治疗[1]，主要有梅花针（皮肤针）、火针、毫针、穴位注射、穴位埋线等，梅花针（皮肤针）叩刺操作简单、副作用小、临床上疗效较为肯定、患者依从性可，临床使用较为广泛。梅花针（皮肤针）叩刺指的是轻叩脱发区域，使之微微出血，属于有创操作，需注意无菌操作。其生发作用机制或通过刺激皮部，局部通经活络疏通气血，自我双向调节[2]；或刺激局部脱发区，神经反射、下丘脑垂体-肾上腺轴反馈调节，改善免疫、内分泌系统的异常[3]。④辨证汤药。a.血热风燥证。症候：头发突然成圆形或椭圆形片状脱落，不留一茎，患处皮肤光亮，无炎症，或有轻度发痒，如虫行，或毫无感觉，严重者全部头发及眉毛均脱光，伴有心悸，气短，神疲自汗，动则尤甚面色白，体倦乏力，舌淡嫩，脉细弱无力或结代。治法：宜凉血熄风，养阴生发。方药：以四物汤合六味地黄汤为基础方加减。b.气滞血瘀证。症候：头发稀少脱落，精神抑郁，善太息，胸胁或乳房胀闷疼痛，痛势走窜，咽堵或为梅核气。妇女则月经不调，舌苔薄白，脉弦紧。治法：宜通窍活血，养血生发。方药：以通窍活血汤为基础方加减。c.气血两虚证。症候：初始头部突然出现铜钱大小的脱发，斑秃处皮肤光滑，肤色正常，伴有面色不华，眩晕，耳鸣，目干涩，视物不清或夜盲，肢体麻木或痉挛拘急，手足抖动，爪甲干枯，妇女则月经量少或闭经，舌淡，脉弦细。治法：宜补气养血，滋阴生发。方药：以八珍汤为基础方加减。d.肝肾不足证。症候：发脱齿摇，形体消瘦，面色憔悴，腰膝酸软，足跟疼痛，头晕目眩，耳鸣耳聋，遗精盗汗，或性欲亢进，五心烦热，舌红少津，或无苔，脉细。治法：宜滋补肝肾，益精生发。方药：以七宝美髯丹为基础方加减。其次通过大数据分析，可发现当代名家治疗斑秃常用药主要有[4]：当归、甘草、茯苓、川芎、何首乌、女贞子、白术、黄芪、白芍、熟地黄、墨旱莲、

①王磊，白彦萍，李锘，等. 针灸治疗斑秃诊疗特点的文献分析[J]. 辽宁中医杂志，2020，47（1）：153-156.

②杨雪圆，闫小宁，蔡宛灵. 梅花针在斑秃治疗中的应用进展[J]. 中国美容 医学，2019，28（10）：162-165.

③谢光春，杨名己，魏大能，等. 梅花针叩刺治疗斑秃的HPA轴机制探讨[J]. 湖南中医杂志，2016，32（12）：99-101.

④唐雪纯，杭晓屹，黄祥实，等. 当代中医名家辨治脱发用药规律研究[J]. 中医学报，2019，34（8）：1651-1659.

酸枣仁、地黄、牡丹皮、柴胡、菟丝子16味，多为补益气血、调补肝肾之药。⑤中成药。中成药具有患者服用方便、口感好、疗效肯定，一线医师选择简单等优点，临床常用的有斑秃丸、神应养真丹、七宝美髯丹、养血生发胶囊[①]等，主要由调补气血、补益肝肾等药配伍而成。其次，查阅文献发现，养血生发胶囊长期服用，可能存在一定的肝脏损害等副作用，需要注意。a.斑秃丸的主要构成有熟地黄、地黄、制何首乌等九味药材，具有补肝益肾生发、养血凉血祛风的功效，主要成分有梓醇、麦角甾苷、吉奥诺苷B1、马替诺皂苷、二苯乙烯苷、大黄素甲醚和芍药苷等[②]。路永红[③]等人发现口服斑秃丸可有效促进毛发生长，治疗后患者血浆内皮素水平下降，或通过调节机体免疫，改善血液微循环等途径对斑秃进行干预。b.神应养真丹主要由熟地黄、天麻、白芍等八味药材组成，具有滋肝补肾养血，活血祛风生发的功效。国内多位研究者[④][⑤]均肯定了神应养真丹对于斑秃的疗效，发现其主要从调节细胞免疫功能等方面对病情进行干预，经治疗后患者T淋巴细胞分泌功能明显受到抑制。c.七宝美髯丹主要由制何首乌、当归、补骨脂等药组成，具有滋补肝肾、补血益精生发的功效，主要成分有二苯乙烯苷、阿魏酸、金丝桃苷、补骨脂素、异补骨脂素等[⑥]。七宝美髯丹的抗衰老作用得到肯定，推测其或通过提高抗氧化能力、调节T淋巴细胞分泌、促进硒的吸收等促进毛发的再生[⑦][⑧]。d.养血生发胶囊主要由熟地黄、制何首乌、当归等药构成，具有补益肝肾、养血祛风生发的功效，主要成分有阿魏酸、羌活醇、异欧前胡素和大

①国家药典委员会著.中华人民共和国药典临床用药须知中药成方制剂卷2015年版[M].北京：中国医药科技出版社．2017.

②胡方.高效液相色谱法同时测定斑秃丸中梓醇、麦角甾苷、吉奥诺苷 B1、马替诺皂苷、二苯乙烯苷、大黄素甲醚和芍药苷的含量[J].中南药学，2018，16（6）：839-843.

③路永红，周培媚，蒋存火，等.口服斑秃丸对斑秃患者血浆内皮素水平的影响[J].实用医院临床杂志，2009，6（5）：56-57.

④周国茂，马新华.神应养真丹对斑秃患者血清和 CD4~+、CD25~+T细胞培养上清液IL-10 水平的影响[J].湖北中医杂志，2016，38（8）：12-14.

⑤杨瑞海，牟丽萍，王松芬.神应养真丹对斑秃患者细胞免疫功能的影响 [J].辽宁中医杂志，2007（4）：392-393.

⑥张婷，王文彤.液质联用法测定七宝美髯丸中5种成分的含量[J].中国医院药学杂志，2018，38（14）：1488-1491.

⑦瞿延晖，张六通，梅家俊，等.七宝美髯丹对衰老生物学影响的综合实验研究[J].中国实验方剂学杂志，2002（3）：20-23.

⑧张国欣，曹双艳.七宝美髯丹改善衰老症状的机制[J].中国临床康复，2005（31）：152-154.

黄素等。动物实验中[1][2]，发现养血生发胶囊可以很好地提高局部组织中血管内皮生长因子的表达，提高血红蛋白含量促进血液再生，或许是促进毛发生长的作用机制之一。

2.西医治疗。斑秃（AA）的治疗目的是控制病情进展、促使毛发再生、预防或减少复发，提高患者生活质量。充分的医患沟通和患者心理咨询在斑秃（AA）治疗中十分重要。对于单发型或脱发斑数目较少、面积小的患者可以随访观察，或仅使用外用药；对于脱发面积大、进展快者，主张早期积极治疗；对于久治不愈的全秃、普秃或匍行型斑秃（AA）患者，也可充分沟通后停止药物治疗。使用假发和发片也是一种合理的对策。①一般治疗。避免精神紧张，缓解精神压力，保持健康的生活方式和充足的睡眠，均衡饮食，适当参加体育锻炼，如并发炎症和免疫性疾病，则应积极治疗并发的炎症或免疫性疾病。②局部治疗。a.外用糖皮质激素外用糖皮质激素是轻中度斑秃（AA）的主要外用药物。常用药物包括卤米松、糠酸莫米松及丙酸氯倍他索等强效或超强效外用糖皮质激素，剂型以搽剂较好，乳膏、凝胶及泡沫剂也可选用，用于脱发部位及活动性区域，每日1~2次。对于面积较大的重度斑秃（AA）患者可使用强效糖皮质激素乳膏封包治疗。如果治疗3~4个月后仍未见疗效，应调整治疗方案。该方法对儿童效果可，成人效果欠佳，具体机制尚不清楚。外用糖皮质激素不良反应主要为皮肤萎缩变薄、毛细血管扩张、毛囊炎及色素减退等，停药后大部分可缓解。糖皮质激素封包治疗期间应监测眼压，警惕青光眼的发生。b.皮损内注射糖皮质激素脱发面积较小的稳定期成人患者，如轻度或中度的单发型和多发型斑秃（AA），首选皮损内注射糖皮质激素。常用的药物有复方倍他米松注射液和曲安奈德注射液。注射时需适当稀释药物（复方倍他米松浓度稀释至2.33~3.50g/L或更低，曲安奈德浓度稀释至2.5~10.0g/L或更低），皮损内多点注射，每点间隔约1cm，注射深度为真皮深层至皮下脂肪浅层，每点注射量约0.1mL。每次局部注射剂量复方倍他米松≤7mg，曲安奈德≤40mg。复方倍他米松注射液每3~4周1次，曲安奈德注射液每2~3周1次，可重复数次，如3个月内仍无毛发生长，即应停止注射。局部注射于眉毛区域时，浓度应低于头皮。局部皮损内注射糖皮质激素的不良反应主要为局部皮肤萎缩、毛囊炎及色素减退等，大部分可自行缓解。头皮眉毛皮肤较浅，糖皮质激素注射义引起局部皮肤萎缩的风险，深度未达到真实深层时。c.局部免疫疗法本疗法可用于治疗重型AA（S2以上者多发性AA、全秃和普秃）患者，适用于病程长及其他治疗效果不佳者。国内外研究均报道本疗法应至

① 巫燕莉，崔琦珍，杜群，等．养血生发胶囊生发作用实验研究[J]．中药药理与临床，2004（4）：33-35.

② 陈芙蓉，岳南，只德广，等．养血生发胶囊对 C57BL/6 小鼠毛发生长的影响及机制[J]．现代药物与临床，2010，25（2）：137-140.

少坚持治疗3~6个月后评价疗效，有效率大约为30%~50%。本疗法不良反应较多，主要为接触性皮炎、淋巴结增大、色素沉着、发热和白癜风等，严重者需要停药。接触致敏剂主要是二苯基环丙烯酮（DPCP）和方酸二丁酯（SADBE），这2种接触致敏剂目前尚未获得美国食品和药物管理局（FDA）批准，也未获中国国家食品与药品监督管理局批准。若要应用，应取得医院伦理委员会同意及患者签署书面知情同意书后谨慎应用。d.外用米诺地尔适用于稳定期及脱发面积较小的AA患者，常需与其他治疗联合应用，避免单用于进展期AA。外用米诺地尔浓度一般为2%和5%。5%治疗效果可能更好，但不良反应相对更多见。不良反应主要是局部刺激和多毛，停药后可自行恢复，偶见过敏反应。③系统治疗。a.糖皮质激素。对于急性进展期和脱发面积较大的中、重度成人患者（S2以上者多发性AA、全秃和普秃），可酌情系统使用糖皮质激素。口服一般为中小剂量，如泼尼松≤0.5mg/（kg·d），通常1~2个月起效，毛发长出后按初始剂量维持2~4周，然后逐渐减药直至停用。也可肌内注射长效糖皮质激素（如复方倍他米松等），每3~4周1次，每次1mL（7mg），可根据病情连续注射3~4个月，多数患者可取得良好疗效。系统使用糖皮质激素常可在短期内获得疗效，但减量过快或停药后复发率较高，应缓慢减药。有时小剂量糖皮质激素（泼尼松龙<7.5mg/d）需维持数月，若病情需要可在密切随访下小剂量维持更长疗程。治疗中应注意监测药物的系统不良反应并及时调整治疗。若系统使用糖皮质激素3~6个月后无明显疗效，应停止使用。对于儿童AA患者，应根据病情酌情谨慎使用系统糖皮质激素治疗。b.免疫抑制剂。部分患者免疫抑制剂治疗有效，但因其不良反应相对较多、费用相对较高及停药后复发率高等，临床不作为一线药物使用。当患者病情重或不宜系统应用糖皮质激素或对糖皮质激素无效的患者可酌情使用。主要药物为环孢素，口服剂量一般≤3mg/（kg·d），也可联合小剂量糖皮质激素治疗，治疗期间应注意监测血药浓度及不良反应。④其他治疗。a.新药及老药新用。近年来，国内外有研究报道一些新的药物或治疗方式对AA有一定疗效，如口服JAK抑制剂、抗组胺药物（如依巴斯汀和非索非那定等）和复方甘草酸苷，外用前列腺素类似物，以及应用补脂骨素长波紫外线（PUVA）、窄谱中波紫外线（UVB）、308nm准分子激光、低能量激光及局部冷冻治疗等，但这些治疗的疗效及安全性还有待进一步评估。b.不治疗及遮饰。约30%~50%AA患者可以在1年内自愈，因此并不是所有患者都需要药物治疗。但AA的病程具有不确定性，若选择不治疗，需要和患者充分沟通并密切随访。此外，对于许多重症AA患者，脱发面积大、病程长、无自愈倾向，且对药物治疗效果差，考虑到长期药物治疗不良反应大，放弃药物治疗也是选择之一。可建议患者戴假发和发片进行遮饰，文眉术可用于模拟缺失的眉毛。

四、预防与调摄

AA的病程与预后因人而异，轻度AA患者大部分可自愈或在治疗后痊愈，部分患者呈缓解与复发交替，部分患者脱发逐步加重，形成终生秃发状态。欧美研究结果显示，34%~50%的轻症患者可在1年内自愈，但也有14%~25%的患者病情持续或进展到全秃或普秃。全秃及普秃自然恢复率<10%。一般病程>2年者对治疗反应差。有研究表明，成人头皮AA面积<25%者，68%可以恢复；25%~50%者，32%可以恢复；>50%者，仅有8%可以恢复①。AA复发常见，目前认为AA复发性及预后不佳的因素包括儿童期发病、病程长、脱发面积大、病情反复、匍行型AA、伴有甲状腺损害、并发特应性疾病或自身免疫性疾病等。

第四节　假性斑秃和瘢痕性脱发

假性斑秃（pseudopelade）和瘢痕性脱发（cicatricialalopecia）临床表现上类似斑秃，大多出现多发性圆形、椭圆形或不规则的秃发区，并渐进性地导致毛囊萎缩和永久性脱发。患处可见头皮萎缩。

瘢痕性脱发是指突然发生于身体毛发部位的局限性脱发，毛囊上皮被结缔组织代替，从而产生永久性秃发。该病中医称"鬼剃头""油风"。

一、发病机理

发病机制还不很清楚。多原因引起的毛囊破坏形成瘢痕，从而产生永久性秃发。找不到明显致病原因的瘢痕性脱发统称为假性斑秃。病程长的瘢痕性脱发不易与其他类型的痕性脱发的原因有以下五大类：

（一）发育缺陷

1.先天性皮肤发育不全：缺损常呈直线，出生就有，愈合缓慢，遗下瘢痕。

2.凹凸不平头皮综合征：属常染色体显性遗传，外显率不一。1978年第一次有人报道。出生时开始，头皮有损伤的地方，愈后容易留下不规则的、小的结缔组织

---

①成爱华.现代皮肤病学［M］.天津：天津科学技术出版社，2011：433-436.

结节，但组织学检查不呈瘢痕结构。耳廓畸形，耳屏、对耳屏和耳垂很小或仅有残遗。乳头亦只有残遗或消失，仅剩乳晕。

3.器官样痣、皮脂腺痣、疣状痣和表皮痣：前二者若扁平而广泛，常伴脱发；后者无论出生时有还是在儿童期发病，均可有明显脱发。

4.汗管角化症：累及头皮时，可引起脱发。

5.萎缩性毛周角化症和面部毛周角化症：婴儿或儿童期发病，可伴有头皮和眉部毛发脱落。

6.毛囊角化病：头部损害可造成广泛性脱发。

7.钙化性软骨营养不良和色素失禁症：出生时头皮覆有痂皮，痂皮脱落后多在头顶部留下瘢痕，并有永久性脱发。

8.性连锁鱼鳞病又称类固醇硫酸酯酶缺乏症：若头皮覆有厚屑，可形成瘢痕。色素失禁症也属性连锁遗传病，且为显性遗传，可导致头皮瘢痕性脱发。

9.鱼鳞病样红皮病：有时可并发广泛的类斑秃型脱发。

（二）肿瘤

1.毛囊错构瘤：可引起广泛脱发。

2.硬斑病样基底细胞癌：有致瘢痕性脱发的可能。注意与局限性硬斑病鉴别。

3.头皮鳞状细胞癌：可发生在盘状红斑狼疮的慢性瘢痕上。

4.其他：淋巴瘤、附件肿瘤、转移肿瘤等均可破坏毛囊。

（三）感染

1.细菌性：麻风、雅司、三期梅毒、寻常狼疮、坏死性痤疮和如疖、痈、毛囊炎，尤其是葡萄球菌性等化脓性感染，波及真皮和皮下，可致毛发永久性脱落。

2.真菌性：脓癣、部分黑点癣、黄癣。

3.病毒性：天花、水痘、带状疱疹。

4.原虫性：黑热病。

（四）物理化学性损伤

1.深Ⅱ度和Ⅲ度的烧伤或烫伤、冻伤、头皮外伤等可致毛囊永久消失，不能再生出头发。

2.放射性秃发：急性放射损伤第三度1300~1800R和第四度2000R以上常导致毛囊细胞变性坏死，头皮上出现瘢痕，毛发不能再生。X线照射则更为敏感，500R以上就可导致瘢痕。

3.机械性损伤：产科使用吸力引产，损伤婴儿头顶部，容易发生脱发。

4.局部接触强酸、强碱或外用化学药物也可损伤毛囊。

（五）症状性

继发于或作为某些疾病的部分症状，如硬皮病、结节病、扁平苔藓、瘢痕疙瘩、淀粉样病变、Brocq假性斑秃、盘状红斑狼疮、秃发性毛囊炎、瘢痕性类天疱疮、类脂质渐进性坏死、良性黏膜类天疱疮、萎缩性硬化性苔藓、大疱性表皮松解症、拉休尤－格拉哈姆－利特尔综合征（graham-little综合征）和毛囊性黏蛋白沉着症等均可引起瘢痕性脱发。

二、临床表现

（一）假性斑秃

1.假性斑秃不常见。男女均可发生本病，以中年患者居多。可与斑秃同时发生。

2.起病呈隐袭性，通常无自觉症状，偶尔在损害扩展可伴瘙痒感。

3.在头顶部或枕部出现一个或数个小的圆形、椭圆形或不规则形脱发斑。脱发斑一般数目多而小如硬币，边缘头发不松动。头发轻拉试验阴性。

4.头皮表面光滑、柔软、稍萎缩变薄而略显凹陷，呈白色或蜡色，斑片边缘可微红。无脓疱，断发或严重炎症。

5.本病可缓慢地、进行性或间歇性地扩展许多年，引起永久性脱发，不能恢复。许多小的皮损可融合成较大的一片，但极少导致完全脱发。

（二）瘢痕性脱发

1.与假性斑秃类似。但男女均可发病，女性患者稍多。有的在脱发区及其周围还出现毛细血管扩张、色素沉着、断发、毛囊栓塞或炎症性改变。

2.拉休尤－格拉哈姆－利特尔综合征（graham-little综合征）的类似小棘苔藓的毛囊性角化丘疹，大部分属于累及毛囊的扁平苔藓，也可引起瘢痕性脱发。

3.引起瘢痕性秃发的扁平苔藓大多数发生在毛囊性扁平苔藓的类型。

（三）组织病理

1.瘢痕性脱发的病理变化与其原发病有密切关系。

2.假性斑秃早期的表现主要是毛囊上2/3有淋巴细胞为主的炎症细胞浸润，随着病情的发展向内、向下蔓延，毛囊皮脂腺单位渐被破坏；到了晚期，表皮萎缩变平，真皮有较多代替毛囊和皮脂腺的神经条索、汗腺，竖毛肌一般不受影响。

三、诊断治疗

（一）诊断

1.尽量找出发病原因。根据临床表现作相应的检查，如疑头癣，应做真菌显微镜检查或培养。必要时还可做病理活体组织检查。

2.小片瘢痕性脱发，无炎症，患处头皮光滑变薄，头发轻牵试验阴性而无明显原因者可诊断假性斑秃。但需与下列疾病鉴别：

（1）斑秃：突发而发展较快，损害数目少而范围较大。脱发区皮肤正常，无萎缩或瘢痕形成，边缘毛发松动。头发可渐渐再长出。

（2）秃发性毛囊炎：有成群的脓疱，后期不易区分。

（3）盘状红斑狼疮或扁平苔藓：累及头皮部可引起瘢痕性脱发，患处皮肤有颜色变化，并有红斑狼疮或扁平苔藓的损害表现。若在其他部位也有皮损则更易区分。

（4）黄癣：多幼年发病，有黄癣痂，皮损区有残存头发，有特殊的臭味，真菌检查可找到黄癣菌。

（5）梅毒性脱发：病情发展快，头皮无萎缩，梅毒血清反应阳性。

（二）治疗

1.去除病因，如属于感染性者先使用抗生素，属于症状性的先治疗原发病。

2.头皮整复术将瘢痕切除。术前先扩张头皮效果更好。

3.头发点状移植术使局部再现毛发。

4.戴假发改善外观，有一定的美容效果。

第五节　其他类型脱发

一、机械性脱发

机械性脱发（mechanicalalopecia）又称牵拉性脱发（tractionalopeia）、损伤性脱发（traumaticalopecia）、发型性脱发、压力性脱发。

（一）发病机理

1.妇女接受头发美容时，长期用太紧的卷发器夹子、强力梳发或强用发夹、过久或经常缠头、习惯性盘发、戴帽过紧或要维持一定的发型而使头发长期处于紧张状态，造成头发受到慢性牵拉，局部毛囊数目减少，并令头发处在休止期，引起不完全脱发，其中可见短发。①此型脱发若发生在头部的边缘，称边缘性脱发（alopecialiminaris）。②头皮某部分反复或长时间受压，导致局部缺血，受压部位的头发不能正常生长引起秃发，又称压力性脱发。③重复强烈的局部摩擦可以产生斑片状脱发，有人称之为按摩性脱发。婴幼儿枕部易与枕头摩擦引起头发脱落变稀疏，也属这种脱发。

2.对头发的机械性损伤开始时可以只是毛小皮受损。①用钝的剪刀理发，断发端出现锯齿样边缘，此处毛小皮鳞片不平而脆弱，易进一步被损伤。②用剃刀割发，断发端的毛小皮被削成细长形，这样毛小皮会很快被侵蚀。以上两种情况，均可进一步发展而致毛皮质甚至整条发干受损，头发因此易断和脱落。

（二）临床表现

1.机械性脱发发生在头发受牵拉的部位，也就是说无张力或压力的部位不会出现脱发。①患处毛囊周围发红，可有少许鳞屑。脱发常不完全，时见短发夹杂。②还可以见到管型毛发、头发侵蚀、结节性脆发症、羽状脆发症等表现。③病情严重时可将毛囊乳头破坏或拉出，使得毛发不能再生，造成永久性脱发。④妇女头皮边缘的脱发性毛囊炎是一种常见的牵拉性脱发。

2.深度麻醉或昏迷不醒的病人，若护理不周，长时间以同一姿势卧床，受压部位的头发局部缺血，发生脱落。若皮肤也受损出现溃疡，可形成瘢痕性脱发。

3.按摩性脱发多见于青春期，呈斑片状。头发失去光泽，可出现断裂。此型脱发若发生在头部的边缘，称边缘性脱发，是头皮局部受到慢性摩擦如枕头粗糙等所引起。

（三）诊断治疗

有头发受牵拉、压迫、摩擦等病因，结合显微镜所见，诊断不难。

1.解除病因是关键。

2.机械性脱发的早期，头发受损较轻，有自然恢复的机会，多使用免洗护发素，或洗发后多加护发素可能有帮助。

3.毛囊乳头被破坏或拉出，造成永久性脱发者，普通的治疗无效。可用头发点状移植术使局部再现毛发。

二、黏蛋白性脱发

黏蛋白性脱发（AlopeciaMucinosa）是一种以浸润性斑块伴有鳞屑和脱发为临床特征；以皮脂腺和外毛根鞘酸性粘多糖沉积为组织学特征的炎症性疾病。

（一）发病机理

有人认为本病是恶性组织细胞病的继发性表现，或先为黏蛋白性脱发，以后发展成恶性组织细胞病。40岁以上者常伴有蕈样肉芽肿或皮肤淋巴瘤，少数先有慢性盘状红斑狼疮和血管淋样增生。因而，目前认为本病可以是上述全身性疾病的继发性表现，或是这些疾病的一部分临床表现。

40岁以下发病者原因不很清楚。一般认为，在正常的皮肤结缔组织系统中，基质部分由碱性黏多糖组成，成纤维细胞担负着产生黏多糖酸的作用。

在某些疾病中，成纤维细胞被诱发产生大量异常的透明质酸、软骨素和肝素等类型的黏多糖酸，因属于酸性黏多糖的黏蛋白大量在真皮内聚集引发各种皮疹。毛囊性黏蛋白病则表现在毛囊外毛根鞘和皮脂腺的黏蛋白变性，于是发生丘疹、结节、斑块等皮疹；向下发展至毛囊，可导致毛囊的囊肿形成，影响毛发生长而致脱发。

（二）临床表现

男女均可患病，男性稍多。本病可发生在任何年龄，40岁以下者原因多数不很清楚，病情也不会造成严重后果。

根据有毛囊性斑块及脱发，挤压毛囊口有黏蛋白溢出，组织病理上的特征性改变，可以诊断本病。

1. 年轻患者或病程之初，先为发生于头部和颈部的群集性毛囊性丘疹，颜色为正常皮肤色，并影响毛发的长出。儿童期发生本病常有自限性，即大多数可自行缓解。

2. 急性型可同时或在数周内发展成多数斑块。也可随着年龄增大，毛囊性丘疹易相互融合，发展成斑块或结节性损害。

3. 迁延性慢性皮损数目较多，分布也较广泛，形态多样，可为蜡样硬结，亦可为扁平或地图形呈高低不平的结节或囊性斑块，质地通常胶状柔软，有些可以溃破。

4. 斑块直径在2~5cm之间，有时会更大，稍高出皮面，可呈肤色、褐色或粉红色，表面可见毛囊渐消失，角化过度，覆有少量或较多的鳞屑。大多数患者脱发明显，眉部亦常常受累。发生于成人头皮的浸润性斑块，部分属于皮肤淋巴瘤，以T细胞型多见。

5. 结节性损害则呈胶质性浸润性肿块，其上覆有红斑和鳞屑，可从受累的毛囊挤出黏蛋白，多见于40岁以上的患者，常继发于蕈样肉芽肿或网状细胞癌，或并发系统性网状细胞增生症，预后不良。

6. 40岁以上继发性病例的皮损亦常见泛发性斑块，偶尔也有呈限局性的。皮疹可有两种：集簇性毛囊性丘疹；红色高起、表面不平的斑块或结节性斑块。两种损害也可同时出现。损害部位毛发出现脱落，头皮和眉部特别明显，其他部位毛发脱落并非突出症状。秃发通常数月后可自行恢复，但也有迁延多年不愈的病例，甚至可形成永久性秃发。

7. 皮损于颜面、肩部等处亦常累及。可并发剥脱性皮炎或红皮症。

8. 患者一般无自觉症状，或仅有皮损部位瘙痒或感觉异常。不少患者出现冷觉迟钝或消失，容易与麻风混淆。但继发于淋巴瘤常有皮肤瘙痒症和痒疹，尤其是霍奇金病，约有85%的患者出现瘙痒症，而且可在皮疹发生之前。

（三）诊断治疗

1. 诊断。根据群集性毛囊性丘疹，或斑块或结节性损害，有毛发脱落，诊断不难。活体组织病理检查对鉴别诊断有帮助。淋巴结、骨髓检查对查找原发病有重要价值。本病的毛囊性丘疹损害应与小棘苔藓、光泽苔藓、毛周角化症、毛发红糠疹、毛囊性扁平苔藓等鉴别；斑块或结节性损害则应与麻风、结节病、淋巴瘤、类银屑病、脂溢性皮炎、颜面肉芽肿、钱币状湿疹等鉴别。应与以下各病相鉴别：①毛囊性扁平苔藓：为毛囊性圆顶或尖顶的丘疹，丘疹中央有棘刺状角栓，可形成萎缩性瘢痕，可致成永久性秃发。组织病理有特征性改变。②瘢痕性秃发：秃发斑处头皮光滑发亮，毛囊口消失，头皮变薄及轻度凹陷。秃发为永久性。毛发脱落多见于瘤型麻风。瘤型麻风的结节常为暗红色或棕褐色，可聚集一起形成高起的斑块，周围界线不清楚，有时破溃。中、晚期瘤型麻风有浅感觉障碍。头发、眉毛脱落，晚期时睫毛、鼻毛、阴毛等均脱落。除头皮外，面部及其他部位均可出现麻风损害。麻风杆菌阳性。

2. 治疗。①可用浅部放射治疗和糖皮质类固醇激素局部或损害内注射处理，疗效不肯定。②若有蕈样肉芽肿、恶性组织细胞病，应另加联合化疗等针对性处理。③无并发恶性病变者部分病例2年内可自行缓解。④中医中药可试用活血化瘀，健脾去湿的方剂或药物。

三、脱发性毛囊炎

脱发性毛囊炎（folliculitisdecalvans）又称脱发性痤疮（acnedecalvans），是一

种破坏性强，留有永久性秃发的毛囊炎疾病，是因皮脂溢出加之金黄色葡萄球菌感染，导致毛囊部被破坏，而形成永久性脱发的毛囊炎。

（一）发病机理

可能属于免疫反应缺陷疾病，曾报道过2例患有本病患者均有细胞免疫缺陷，但患者身上的脓疱中可分离出金黄色葡萄球菌，有人认为是免疫缺陷引致的易感性造成。

（二）临床表现

该病男女均可发病，男性起病年龄一般较早，而女性则多在30~60岁之间发病。可累及任何长有毛发的部位。病灶多数为某一处，但也可多处起病。如头发、胡须、腋毛、阴毛、四肢的毛发等同时受累，称为全身型。本病单纯发生在头皮上者是一种特殊类型，又称粟粒性坏死性痤疮（acnenecroti-camiliarisofthescalp）。常见头皮部先有圆形或椭圆形的斑片性皮损，可渐向四周扩大，也可长期被局限。毛囊周围有脓疱。颞部毛囊炎可很局限，也可从一侧耳前区开始蔓延至胡须部，也可向下扩展至颏部，向上扩展至枕部及头皮另一侧。亦有两侧同时起病者。粟粒性坏死性痤疮则先在毛囊口出现小水疱，很快发展为粟粒大小的小脓疱。脓疱成群出现，部分患者有痒感。典型的皮损为褐色或红色狼疮样丘疹或脓疱，毛囊被破坏。皮损引起头发脱落时，脓疱继以红斑，最后红斑消失，并常有异物巨细胞性肉芽反应，以后形成瘢痕。

（三）诊断治疗

1.诊断。据临床上，初为毛囊性丘疹，继而发生丘疹性脓疱，中央有毛发穿出，周围皮肤有炎症反应，愈后留有瘢痕及瘢痕性秃发，瘢痕附近的毛囊再逐渐受损，以致皮损不断向四周扩大，组织病理表皮继发性萎缩，真皮胶原组织增生，弹力纤维断裂，减少；毛囊，皮脂腺萎缩，部分破坏，即可诊断。根据皮损的特点，本病的诊断可以确立。粟粒性坏死性痤疮与头部疖的区别是没有明显的红、肿、热、痛症状群，多有瘙痒感。本病还应与黄癣、瘢痕性秃发、寻常狼疮等鉴别，必要时通过病理检查鉴定。局限性的皮损外用抗生素软膏有效。广泛性皮损则需口服甚至注射抗生素，部分病例要联合应用抗生素和糖皮质激素才有治疗效果。

2.治疗。治疗原则：去除病因，积极治疗原发病灶。适当隔离患者，注意局部清洁避免搔抓，以免扩散。除一般支持疗法外，应以局部治疗为主，重症患者可酌用抗生素。局限性皮损可使用抗生素合并糖皮质激素软膏炎症不明显且有瘢痕形成者也可采用曲安奈德混悬液加庆大霉素局部注射，注射剂量根据皮损大小而定。若损害广泛则需全身使用抗生素。对严重的患者可考虑抗生素及糖皮质激素联合应用。对于难治性病例，可先用X线脱发，然后外搽鱼石脂硫黄糊剂、朱砂硫黄糊剂或氧化氨基汞糊剂等杀菌药。有人采用利福平600mg/d，口服，配合2%红霉素溶液外用，1周内皮损明显改进；疗效可维持10周，观察1年多未复发。葡萄球菌菌苗或脓液培养所得的自身菌苗做皮下注射，可增强体内免疫力紫外线局部照射可促进病情的恢复。

（四）预防与调摄

在易于发生脓皮病的单位（如某些工厂、农机站、小学校等）中广泛进行有关防治化脓性皮肤病的宣传教育工作定期进行预防检查，尽可能消灭一切发病因素。注意皮肤卫生，加强身体锻炼，增进皮肤的抵抗力。保持皮肤机能的完整性。对于皮肤病，尤其是瘙痒性皮肤病应及时进行合理治疗防治皮肤损伤，避免搔抓及皮肤摩擦等刺激。

衣帽、毛巾、面盆等禁止公用，防止接触传染，对患者适当进行隔离。患者所用敷料及接触物要严格消毒或焚毁。在患病期间除应用药液清洗皮损外，禁止用自来水洗涤患部，以防扩延。发病时应禁饮酒或食辛辣刺激食物。少食厚味食物。

四、拔毛癖

习惯和冲动控制障碍之一，特征是冲动性的拔毛导致毛发丢失，这不是对妄想或幻觉的反应。拔毛之前通常有紧张感增加，拔完之后有如释重负感或满足感。

（一）发病机理

1.属于精神心理疾病，是强迫症的一种。在世界卫生组织编写的《国际疾病分类》第十版ICD-10中，将本病归类于精神行为障碍章的习惯与冲动控制障碍部分。如果毛发只是折断，则称为断发癣性秃发（trichoclasomanicortrichkryptomicalopecia）。

本病可能是精神紧张、焦虑等心理因素或家庭因素所致。部分患儿与神经性习惯动作有关。

2.有研究认为，父母性格不稳，较激烈的竞争环境，管教过分严厉，缺少亲情爱护等。可以诱发本病。一般没有明显的家族史。

（二）临床表现

男女均可发病，女性比例较高。多见于儿童，成人患者约占10%。患者自觉或不自觉地把头发、眉毛、睫毛、胡须、腋毛、或阴毛等拔去，形成无瘢痕性脱发。毛发缺失是患者或其家属反映的主要症状。脱发区常为单个或少数几个，以颈部、顶部、额部多见，其他部位亦可被累及，但每个患者的拔发部位一般比较固定。拔毛发的时间多在晚上、午睡前、洗澡时，或者患者认为方便的时候。部分患者在拔毛发前有精神紧张感，实施行动后感到轻松满足。患儿的拔发行为可被其父母等亲属发现。年龄较大的女性患者常否认拔毛发，还会自行掩饰患处。少部分患者还将所拔的毛发吞食，引起胃肠道症状，有时可以很严重。检查脱发区可见脱发断发往往同时存在，残留的断发高低不一，其边沿头发牵拉试验呈阴性。

本病的患者常伴发神经、精神或心理的疾病，如智障者、多动症、孤独症、疑病症、精神分裂症等，并且多数有吮指、捏鼻、用手指卷发等不良习惯，或性格内向、脾气暴躁、易哭易闹等。

（三）诊断治疗

1.诊断。拔毛发的行为不能自我克制，有相关的脱发表现，诊断可以确立。若在妄想、幻觉等精神症状驱使下出现拔毛发的行为，则可能是精神分裂症的一种表现。本病应与斑秃作鉴别，斑秃患者的秃发区无高低不一的断发，其边沿头发牵拉试验呈阳性。本病还需排除由于头皮或有毛发部位炎症等病变令患者感到不适，导致出现拔毛发的行为。

2.治疗。①心理治疗。a.先与患者亲属取得联系，协助找出心理诱因，并予以防止。然后采用认知-行为心理治疗方式，先让患者认识自己的病因和错误理念，以及影响美容等行为后果，然后告知患者本病是完全可以治愈的，以增强其接受治疗的信心。b.教导患者一些对抗拔毛发冲动的行为治疗方法，如自我交谈、美好形象联想、纠正错误想法的争辩等；或采用躯体性干扰方法，如握拳、深呼吸、全身放松等来缓冲焦虑或烦躁不安情绪。c.纠正不良习惯。如男性患者剃光头发等也是可取方法。建立良好、和谐的家庭关系可以缓解长期的精神紧张状态。对儿童患者，减少来自父母的压力和要求有助于本病的发作。②药物治疗。a.多选用抗抑郁片剂。如三环类的阿米替林，首次剂量一天25mg，第2或3天加量，每次1mg/kg，分1~3次服用，总量一天不超过100mg为限。其他如丙米嗪、多塞平、氯丙帕明等也可采用。这类药可有口干、震颤、视力模糊、心律不齐等不良反应。b.另一类抑制五羟色胺再摄取的药物如氟西汀、帕罗西汀等，一般每天5~20mg，每天一次，停药要逐渐减量后才能撤除。c.用维生素水溶性或钙剂充当安慰剂，可以用作暗示治疗。国外有人用催眠疗法治疗本病有效。

（四）预防与调摄

1.一般预后。本病的预后与患者的病情、是否及时治疗有关，如能得到及时的干预，一般预后良好。也可能有部分患者出现时好时坏的慢性病程。

2.危害性。本病患者会不断拔自身毛发，导致毛发脱落，出现局部的损伤，甚至导致永久性脱发。如果患者同时吞食自身毛发，还可能导致肠梗阻，肠穿孔、肠出血、急性胰腺炎及阻塞性黄疸等情况出现，严重影响患者健康。

3.治愈性。经过及时有效的治疗，多数患者的症状可以得到缓解，也可能有部分患者疗效不满意，出现时好时坏的慢性病程。

五、休止期脱发

休止期脱发（telogeneffluvium）是由多种因素引起的一定比例的生长期头发快速向休止期过渡，从而引起弥漫性脱发。

（一）发病机理

成人头皮正常状态时至少80%的毛囊处于生长期。由于发热、麻醉、外科休克、营养不良、暴饮暴食、失血包括供血不足、产程延长和难产、严重精神因素等刺激，促使毛囊从生长期提前进入休止期。正常的棒状发随之脱落。狼疮发发热后脱发的机制还不清楚。华法林、肝素、硫脲、吲哚美辛、庆大霉素等药物引起秃发，也属于休止期脱发（tel-ogeneffluvium），机制也同样不明。

秃发的程度与不良刺激时间的长短和强度有关，也与个体差异性有关。

（二）临床表现

脱落的头发几乎均为正常休止期头发。生长期与休止期头发比例减少，休止期头发数目大为增加。镜检可以见到毛发的近端呈棒状或杵状，属于休止期的毛球。实验室用DACA检查头发对确诊也有帮助。血清铁、梅毒试验、肝肾功能、甲状腺功能、头发轻拉试验等作为常规检查是必要的。

慢性休止期脱发应与妇女雄激素源性秃发、男性型秃发鉴别。后者常有家族史，起病年纪轻，脱发前头发密度正常，病情发展缓慢，秃发部位主要是在额顶部，枕部和颞部头发脱落较少。个别病例同时有妇女男性型秃发，诊断则只能靠病理检查。另外还要与遗传性或先天性弥漫性秃发鉴别。

与弥漫性脱发鉴别，指脱发量在短时间内明显增加，使头发变得稀疏，置之不理会令毛囊萎缩甚至死亡，头发不能再长出，引致秃头。由于大部分的弥漫性脱发患者是因营养不均衡所致，故严重弥漫性脱发，也可是个健康的警号，营养不均衡会影响免疫系统，有机会引致各种严重疾病，脱发已不再是只涉及外表仪容问题，而是能反映体内的健康状况，所以大家绝不能掉以轻心。

（三）诊断治疗

若能找出病因或诱因，对治疗有帮助。急性休止期秃发或慢性休止期脱发急性发作，可参照斑秃进展期的治疗原则处理。但持续性高热，如伤寒，会毁坏某些毛囊，因而秃发仅能部分恢复。慢性休止期脱发，由于病情反复，应注意心理治疗。减轻患者的精神负担。让患者了解本病很少致永久而广泛的秃头。维A酸可增加毛发的生长率，促进毛发从生长期向终毛的转变，可以选用。胱氨酸、维生素E等也是脱发的常用药物。外用剂多用2%~5%米诺地尔溶液。

六、生长期脱发

毛发的生长期是毛发生命中最旺盛的阶段。在正常生理条件下，生长期的毛发，每天均在不停地生长，是不会自行脱落的。但是，当受到某些药物和物理因素以及精神因素的有害影响时，会使生长期的毛发在短期内大量脱落，这种脱发，统称为生长期脱发。

（一）发病机理

细胞毒药物应用细胞毒药物达到一定剂量，在短时间内处于正常生长的头发大量脱落，脱落的毛干近端无毛球。化疗药物如ARA-C、5-氟尿嘧啶和甲氨蝶呤属于此类药物。

抗代谢药物如叶酸拮抗剂氨基蝶呤和甲氨蝶呤等导致的毛球萎缩是可逆性的。当毛根恢复时，在病损处表现为毛干上有一收缩带，收缩严重时可导致毛干断裂。毛发生长速度可恢复正常。几乎所有抗细胞分裂、抗叶酸或类放射药物均可有生长期毒性。

其他药物维生素A过量时可产生脱发。左旋多巴、硫脲嘧啶、汞撒利、三甲双酮、普萘洛尔、普萘洛尔等也容易引起脱发。

大剂量X线。X线照射300R可引起暂时性秃发，500R以上可引起永久性脱发。受累毛发的数目与照射剂量以及照射时间有关，照射后其形态学的改变是毛发基质直径变小，毛根逐渐发生严重萎缩，甚至死亡，偶尔毛发基质可恢复，但较少见。

铊、硒胱硫醚醋酸铊拔发目前虽已淘汰不用，但铊作为杀虫剂仍在应用，故仍有机会对人体构成损伤。

工业用物质工业上用的几种不饱和脂溶性物质也可引起脱发。重金属砷、铅等重金属可引起生长期秃发。其原理有些是引起缺铁后间接导致秃发。所有能引起生长期脱发的重金属物质，大量时可引起严重的全身中毒症状甚至死亡。

某些果实生长期秃发也可由于进食南美洲出产的玉蕊属树的果实，或细长叶的椰子等引起。吃海绿色银合欢属灌木树的种子产生的脱发显然与含羞草素有关。它为酪氨酸脱羧酶和酪氨酸酶的抑制剂，仅影响生长期毛发。

某些头发疾病如斑秃，拔毛癖等属于生长期脱发。

（二）临床表现

1. 生长期脱发（anageneffluvium）比休止期脱发少见，但脱发发病时间较早。①本病主要是由于暴露于外界有害物质而引起的。儿童因无知，常发生意外暴露的事件，故发病率较高。女性亦较多见。②多在短时间内大量脱发，形成急性、多发性斑秃，甚至全秃。头发轻拉试验呈阳性。脱落的头发近端毛球萎缩变细呈惊叹号样，多数毛发为无鞘的生长期毛发；发根不整齐并常常变短，部分呈鼠尾样，缺少角质生发带；靠发根的毛干多扭曲，部分可见毛小皮皱褶。

2. 生长期脱发的临床表现与致病剂的毒性程度及毛发的周期状态有关。①男子胡须处生长期的毛发较多，但因经常修面剃刮，所以胡须的脱落就不易发现。眉毛处于生长期的比头发要少，所以眉毛脱落地较轻。②头皮平均有90%处于生长期，所以严重的毒性可导致较重的脱发。

（三）诊断治疗

急性、弥漫性无模式性脱落应疑为本病。应仔细询问病史，并进行体检、头发轻拉试验和实验室检查，疑有中毒时应作毒物学检查。

注意避免暴露于外界有害物质是最好的预防。发现致病原因应积极将其去除。绝大多数急性生长期脱发可完全恢复。大剂量放射引起广泛的真皮改变则为例外，脱发不易恢复。慢性中毒的长期弥漫性秃发的预后还不清楚。药物引起的脱发，一般在停用此类药物后，头发可恢复正常生长。FUT植发技术，为从患者后枕部（供体区）取一梭形皮瓣，然后经分离再移植到脱发区域，但作为里程碑式的技术变革，FUT的开创性主要体现在以下两个方面：一是全程应用FU概念，以FU为单位进行毛囊分离及毛囊种植，将毛发移植技术理论提升到了一个全新的高度；二是全程应用显微外科技术，尤其是运用显微镜进行毛囊分离，大大提高了植发手术的精细程度。FUE无血痂植发技术无血痂植发技术，即无血痂微米级创面移植技术。2009年在FUE/FUT植发技术基础之上，创造的微米技术核心突破，技术从"点"到"面"，无"微"不至地体现着微米技术的存在。无血痂植发技术在传统无痕植发技术上突破做到了植发手术微创伤，出血少，恢复快，植发后不出现血痂，免去了清理血痂的环节，让植发手术成功率首次达到100%。且由于使用了"微米级毛孔再造技术"，使手术出血极少、密度极高、术后自然、无痕。从而在植信的手术体系中淘汰了目前国内出血多、孔径大、密度稀的各式"打孔"技术。微米技术的诞生在术中更深入地保障了头皮皮层与毛囊的活性契合，在保证健康毛囊鲜活移植的同时，完保移植后的毛囊生命活力，迅速减短因毛囊移植刺激而造成的毛囊生物休止期，使毛发得以在移植后迅速生长，直达自然高密的理想状态。

七、生长期头发松动综合征

生长期头发松动症是皮肤科临床比较少见的一种脱发性疾病，往往很容易误诊和漏诊。本病多发生于儿童期，女性多见，一般散在发病，但也可有家族发病史{70}

（一）发病机理

尚不明确。大多数学者认为本病是毛干发育不良所致。部分病理可能是常染色体显性遗传病。

（二）临床表现

据目前的报道病例，发病的年龄多在2~5岁。成年患者大概占17%。男女均可受累，但以女孩居多。大多数属于散发病例。但据报道有3个家族各有2名成员受累，其遗传模式尚待研究。患者常诉其头发不生长或生长缓慢，每年仅长出4~5cm，不需理发，发长不会过肩。体检可看到弥漫性或斑片状脱发。头发常呈金黄色，干燥无光泽，分布稀疏。用手轻拉，头发很易拔出，而不感疼痛。拔出的头发毛干和毛基质与毛根鞘脱离，内、外毛根鞘仍留在真皮中。内、外毛根鞘之间的连接明显削弱，原因不明。有时枕部头发蓬乱而有黏性。蓬松发患者也常有生长期头发松动的表现。眉毛、睫毛正常。指、趾甲无异常发现。

随着年龄增长，头发渐能变长、变密，色泽变深，但总体恢复情况因人而异，也有持续无好转者。

（三）诊断治疗

根据临床表现、头发轻拉试验阳性、实验室DACA头发检查和显微镜所见头发处于生长期，毛囊内发根毛小皮有皱褶等可以做出诊断。

本病应与斑秃、蓬松发、拔毛癖等鉴别。

但目前无有效疗法。患儿到了青年期，相当部分人头发的密度和长度有所改善，甚至可达到部分缓解。

由于本病随着年龄的增长可逐渐好转，而且即使在偶尔的情况下出现斑秃样的脱发，松动的生长期头发也能迅速长出，因此除了对特别渴望治疗的患者外用米诺地尔外，一般不需要药物治疗[①]。

---

①成爱华. 现代皮肤病学［M］. 天津：天津科学技术出版社，2011：433-436.

八、鱼鳞病样红皮病侏儒综合征

该病属常染色体隐性遗传性疾病。临床表现由先天性神经外胚叶发育不良和内分泌障碍所致。

（一）发病机理

属常染色体隐性遗传性疾病。由先天性神经外胚叶发育不良和内分泌障碍所致。

（二）临床表现

男女均可发病。婴儿期开始出现症状。头部斑秃样脱发，腋毛和阴毛稀少。皮损为鱼鳞病或鱼鳞病样红皮病、黑棘皮病。身材呈侏儒型。智力发育不全，甚至痴呆，可有癫痫、手脚抽搐、神经性耳聋、多发性神经炎。指、趾细长，肌萎缩。外生殖器发育不全，常见隐睾、无月经、性腺功能减退、第二性征不明显。牙齿发育不全，常有斜视、白内障、睑痉挛、上睑下垂、眼球震颤、色素性视网膜炎等。可伴糖尿病和慢性巨细胞性贫血。

（三）诊断治疗

除头部斑秃样脱发外，患者有鱼鳞病，身材矮小，加上其他一种以上的临床表现，可以确立诊断。本病应与痉挛性两侧瘫（Sjogren-Larsson）鉴别，后者有肢体痉挛状态和瘫痪表现。

主要是对症处理。皮肤出现鱼鳞病表现，可较长时间口服维生素A或维A酸，同时外用角质剥脱剂，干燥症状可以有所改善。

九、先天性肝内胆管发育不良征

（一）发病机理

为常染色体隐性遗传性疾病。病因未完全清楚，有人认为斑秃、广泛少毛、毛囊性红斑丘疹、渗出性红斑鳞屑损害与继发维生素A及锌缺乏有关。由于小叶间胆管发育不全，导致肝内慢性胆汁淤滞，甚至发展成肝硬化。

（二）临床表现

男女均可发病，两性发病率无明显差异。头皮斑秃和全身广泛毛发稀少。

皮肤损害：面部及肢端毛囊性红斑丘疹，患者自觉非常瘙痒；口周有渗出性红斑鳞屑损害；掌部有红斑或干燥，手指伸侧、颈后、腹股沟、腋窝及肛门放射状皱襞处可有黄瘤；皮肤可有毛细血管扩张症，表皮剥脱和苔藓样变。四肢淋巴水肿。

有特殊面容，多数呈凸额，两眼深陷，五官距离过大，鞍形鼻和小下巴。其他常在开始两年内出现肝内慢性胆汁淤滞，少数患者发展为肝硬化。心脏可有中度、非进行性心室肥大，相当于肺动脉狭窄或发育不全。有脊椎前弓异常，多数呈前弓缺乏联合的脊柱裂，可有骨质疏松和不成熟骨化。性腺功能可减退，身材智力发育延迟等。

（三）诊断治疗

主要依据皮疹、少毛、特殊面容、合并慢性胆汁瘀滞、脊椎前弓异常等临床表现可做出诊断。

对症疗法。胆汁瘀滞症状、皮肤瘙痒，可用大剂量考来烯胺处理，每天12~16g。补充维生素A和锌对毛囊性红斑丘疹、渗出性红斑鳞屑，以及少毛和斑秃可能有效。

十、息肉－色素沉着－脱发－爪甲营养不良综合征

息肉－色素沉着－脱发－爪甲营养不良综合征（Cronkhite-Canada's syndrome）又称息肉－色素沉着－脱发－爪甲营养不良综合征（polyposispig-mentation-alopecia-onycholrophiasyndrome），临床极为罕见。病因尚不清楚，临床以胃肠道多发息肉伴皮肤色素沉着、脱发、指（趾）甲萎缩等为主要特征，缺乏特异性治疗方法，主要是对症治疗、营养支持和激素治疗。

（一）发病机理

本病原因不明，未发现有家族性发病或遗传特征。

（二）临床表现

1.皮肤症状。①毛发脱落：90%患者有毛发脱落，常为泛发性，如头发、眉毛、胡须、腋毛、阴毛、四肢毛发等皆可脱落。多数患者头发呈非常稀疏的状态，甚至可在2~3天内完全脱光，且通常在腹泻等消化道症状加剧后发生。②爪甲变化：所有患者均有爪甲变化。表现为爪甲颜色变暗，呈棕色、白色、黄色或黑色，表面出现鳞屑，高低不平或变成匙样。爪甲质地脆弱而薄，软而易裂，可从甲床上部分离，甚至完全脱落。脱甲往往从近端开始，远端仍粘着，一段时间后完全脱离，留下脊状甲床。新生甲的远侧部仍然高低不平。③色素沉着：大多数患者可见此症，表现为小

痣样或浅棕色至深棕色斑，大小从数毫米至10cm。好发于手掌、足跖、手背、足背和面部等。斑状色素沉着除上述部位外，亦可见于口唇及其周围、口腔黏膜、会阴等。

2.消化道症状。①腹泻：是本征最重要的症状，90%患者可见，多为水样便，每日数次至十余次，少数患者便中带血，大多数伴有腹痛。1/3患者出现食欲不振、味觉异常、易疲劳，数日或数月后才发生腹泻，但可短暂缓解，易复发。也有少数患者只有软便或无腹泻。②腹痛：严重程度不一，表现为上腹部或下腹部疼痛。许多患者可出现绞痛，多与腹泻同时发生，亦有仅上腹部不适、胀满者。③食欲不振：大多数患者有此表现，且随腹痛、腹泻的加剧而明显，伴体重减轻、易疲劳。④味觉异常、口渴等：80%患者可有味觉消失、口渴等症，少数患者可有舌麻木、智力低下、手足搐搦等。

（三）诊断治疗

根据临床表现和上述检查，可做出诊断。其要点为：发病多为中老年人。主要症状为腹泻、爪甲异常、毛发脱落、色素沉着、味觉异常等。以胃、大肠为主的消化道息肉病为特征。病理活检示，息肉有上皮细胞覆盖，腺体增生呈囊性扩张，细胞间质水肿并可见炎性细胞浸润。蛋白漏出试验异常，多有低蛋白血症。

1.内科治疗。一般采取对症疗法、营养疗法，使用抗生素、糖皮质激素、蛋白同化激素及抗纤维蛋白溶解酶，也可使用血浆制品。近年来有人应用柳氮磺胺吡啶行抗感染治疗。日本学者则采用高能量疗法，取得一定疗效。

2.外科治疗。直肠乙状结肠息肉，可经肛门分次结扎切除或电凝。如发现癌变或全身消耗严重或并发肠套叠时，可做结肠、直肠切除术。

十一、毛发-鼻-指趾综合征

毛发-鼻-指趾综合征（tricho-rhino-phalangeal syndrome）简称TRP综合征，由克林毛拉（Klingmullar）于1956年、吉登（Gieden）于1966年相继描述，故又称Langer-gieden综合征。

（一）发病机理

大部分为常染色体显性遗传，外显率不同。少数为常染色体隐性遗传。也可为多基因遗传。也有散发的病例报告。还有报告指男性患者可有第八对染色体间断缺失。

（二）临床表现

两性均可发生。与生俱来，生长发育缓慢造成身材矮小。儿童期开始，头发生长缓慢，额部发际高，渐渐发展成类似男性型秃发。头发纤细、易脱落或折断，因而稀疏甚至全部缺如。以双侧颞部尤为明显。随着年龄增大，枕、颈部的头发稀少状况会有所改善。眉宽广、中央浓密，睫毛少，部分患者睫毛外1/3不完全脱落。可有白甲、匙状甲。

五官特点：鼻子呈梨状或鹰鼻样宽鼻，鼻尖，易患上呼吸道感染。人中、鼻唇沟长。上颌前突，下颌骨发育不全，腭弓高，上唇薄，嘴丑形，耳廓大。

骨关节特征：一个或数个的指、趾骨发育不全，多数缩短且弯曲，尤以掌骨、跖骨明显。

指和趾间关节侧缘呈纺锤状肿胀和关节偏斜。可有脊柱侧凸和前凸。翼状肩胛骨。

（三）诊断治疗

根据毛发的特点、鼻子的形态、指、趾骨发育不全等，临床可做出诊断。

目前无有效治疗方法。青春期后用2%~5%的米诺地尔溶液外涂可能有效。

十二、结节性裂毛综合征

结节性裂毛综合征（Netherton syndrome）由内瑟顿（Netherton）于1958年首先报道。又名结节性裂毛综合征，或叫鱼鳞病–遗传过敏–发干异常综合征。

（一）发病机理

本病病因未明，可能和遗传有关，遗传类型未定，多数认为属于伴性常染色体隐性遗传性疾病。

（二）临床表现

临床上本病仅见于女性，婴儿时即可发病。

毛发呈特征性的竹节状发，可见毛干呈节段性套叠状，即远端发干以球窝方式插入近端头发；部分病例可有结节性脆发、扭发等。头发因发质异常而明显脱落，呈稀疏易断、无光泽。部分病例可有眉毛、睫毛的稀疏或缺如。

皮肤弥漫潮红、脱屑多数是最早出现的症状，有时很类似全身性脂溢性皮炎。部分患者可以仅有的鱼鳞病样红皮病表现。在躯干和躯体可以出现多环形和匍行性角质增厚圈，其形态可缓慢的发生改变，边缘有特征性的双边鳞屑。肘窝和腋窝处常见苔藓样变和角化过度。

患者常有过敏性素质如患哮喘、过敏性鼻炎、异位性皮炎等。

（三）诊断治疗

根据本病的主要特征包括常见于女孩、鱼鳞病样红皮病、遗传过敏性素质和发质异常等，诊断不难。注意与红皮病和毛发硫营养不良作鉴别。

治疗时可使用润滑剂、护发素等对症处理。还可以应用抗过敏药物。

十三、头-颌-眼-面发育不良综合征

头-颌-眼-面发育不良综合征（Hallermann-Streiff Syndrome）十分罕见，由哈勒曼（Hallermann）于1948年首先描述，斯特雷夫（Streiff）于1950年，弗朗索瓦（Francois）于1958年相继报道，故又称Francois综合征，亦称头-颌-眼-面发育不良综合征。

（一）发病机理

本病病因未明，可能为常染色体隐性遗传性疾病，或者是畸胎物质或病毒所致。近亲结婚时可有家族性发病。也可能由基因突变引起。

（二）临床表现

男女两性发生率相等。多为散发病例。头发出生时正常，以后逐渐稀疏，而且颜色变浅呈灰白色。可有片状脱发，常在骨缝处脱发，额部毛发可完全脱落，而头后部毛发正常。眉毛、睫毛、腋毛、阴毛稀少或缺乏。颅骨异常，舟状头，短头。约80%的病例有三角头，脑小，额部圆突等，侏儒状态。颜面畸形，鹦鹉鼻，下颌发育不全，颌小畸形，牙发育异常，缺牙或局部过密，咬合不正等。蓝巩膜，小角膜，小眼球，角膜畸形，球形角膜，虹膜缺陷，眼球震颤，斜视，上睑下垂，下睑缺陷，瞳孔膜残留，眼底黄斑变性，睑裂斜形而斜向外下方，青光眼，假性眼球突出，两侧先天性白内障可自发破裂和吸收，无晶状体。头面部皮肤萎缩，颜色变白而薄、干燥及柔软，皮下静脉显露。此外，尚有精神运动发育不全，身体和智力发育迟缓。耳廓畸形，驼背，锁骨畸形，骨质疏松、生殖器官发育不全等。

（三）诊断治疗

颅骨发育不全、先天性白内障、头发稀少变淡是本综合征的重要特点，临床诊断不难。注意本病需综合各系统的表现再做结论。

目前无特效治疗，根据不同情况作对症处理。有人试用类固醇皮质激素或抗生素，效果不稳定。

十四、脂肿性脱发

脂肿性脱发（lipoedematousalopecia）是一种罕见的综合征。本病目前仅有发生于黑人妇女的报道。1935年孔博利特（Cornbleet）报道1例，科斯基（Coskey）等于1961年的报道2例，并命名为脂肿性脱发。

（一）临床表现

患者为成年女性。多有头皮疼痛、瘙痒，或感觉异常。有弥漫性进行性秃发或较多短发，头发易在0.5~7.0cm处折断。头皮增厚，摸之有湿润感。指、趾甲无异常。可伴有关节过度松弛和皮肤弹性过度。

（二）诊断治疗

根据有头皮不适、秃发或断发、头皮增厚等可做出诊断。
部分患者口服泼尼松数月有效，但皮质激素注射和局部外用无效。

十五、雌激素缺乏性脱发（产后脱发）

产后脱发，俗称产后掉发，医学上又叫做"分娩性脱发"，是指妇女在生产之后头发大量或异常脱落。据统计，约35%~40%的妇女产后有不同程度的产后脱发的现象。专家认为，这与妊娠期前后体内雌激素水平的变化有关，怀孕以后，由于其体内雌激素增多，脱发的速度减慢，头发的寿命延长，部分头发便"超期服役"。而分娩以后，其体内雌激素水平下降至正常，那些"超期服役"的头发便纷纷"退役"而脱落。

（一）发病机理

雌激素减少或相对不足引起的脱发症状。
1.产后脱发。婴儿出生后，产妇体内激素平衡重新调整，引起脱发。
2.口服避孕药引起的脱发。目前国内常用的避孕药主要是复方炔诺酮片、复方甲地孕酮片等，其主要成分都含有雌激素和黄体酮。①黄体酮的代谢衍生物具有雄性激素特征，可致男性型脱发或斑秃。②避孕药中往往含有雌激素或类似成分，使用后血液中雌激素水平很高，抑制妇女产生本身雌激素。停药后体内雌激素水平突然降低，身体短期内不适应，故出现脱发。③避孕药会影响维生素代谢，间接干扰头发的生长。④避孕药还对甲状腺功能产生不利影响，使得营养代谢失去平衡，最后也导致脱发。

3.更年期脱发女性更年期因卵巢功能减弱，雌激素分泌大量减少，体内激素水平发生巨大变化，导致异常脱发。更年期结束后，女性的身体逐渐获得新的平衡，脱发将有所恢复，但不能完全恢复。

（二）临床表现

头发容易断，牵拉头皮的任何部位可不费力地拔落头发而无疼痛感。营养代谢性疾病如铁缺乏症，缺铁性红细胞生成性脱发。

（三）诊断治疗

1.诊断。①头发的牵拉检查。头发牵拉实验阳性是指在头皮的任何部位可不费力地拔落2~8根头发而无疼痛感。休止期脱发、生长期脱发松动综合征、斑秃等毛发病中，本实验呈阳性反应。②内分泌检查。性激素水平的检查对产后脱发、更年期脱发和口服避孕药引起的脱发有一定的参考意义；血清TSH的检查对诊断甲状腺功能减退症最有价值。③营养代谢检查。营养代谢性疾病如铁缺乏症，早期常需实验室检查证实，血清铁蛋白小于12μg/L为贮铁缺乏，同时运铁蛋白饱和度小于0.15，全血FEP大于1.78μmol/L（100μg/dL）或FEP/Hb大于4.5μg/gHb的其中两项，可确诊为缺铁性红细胞生成性脱发。恶性营养不良早期，由于蛋白质长期摄入不足，体内形成负氮平衡，血及尿中尿素氮首先下降，尿肌酸、肌酐下降是常见的指标，血浆总蛋白低下是营养不良性脱发的确诊条件。

2.治疗。①中医治疗。a.阴血亏虚型。症候：产后失血过多，骤然发痉，头项强直，牙关紧闭，四肢抽搐，面色苍白或萎黄，舌淡红，少苔或无苔，脉虚细。治法：益气养血、生发为主。方药：神应养真丹加减。b.脾虚血亏型。症候：面目及肌肤发黄，黄色较淡，面色不华，脸白唇淡，心悸气短，倦怠乏力，头晕。治疗以健脾养血生发为主。方药：归脾丸加减。c.肾虚型。症候：腰膝酸软，发质发枯发白，同时还伴有头晕、耳鸣、烦躁、失眠、健忘等。治疗以补肾生发为主。方药：七宝美髯丹、益香当红膏或加味四君子汤加减。中药外用：用中药菊花、蔓荆子、侧柏叶、川芎、桑白皮根、白芷、细辛、旱莲草等，煎水外洗。②西医治疗。a.发生产后脱发的妇女首先要保持冷静，减少精神压力，打断恶性循环。注意合理的饮食，防止贫血和肥胖。b.服用避孕药的妇女应当补充维生素B_1、维生素B族、叶酸和维生素C。c.妇女在更年期适量服用雌激素，延缓剧烈的生理变化过程，减轻体内雌激素骤减引发脱发的程度，同时细心养护头发，尽量避免由化学药物或热烫等引起的脱发。

第六节　植发

一、毛发移植

毛发移植是目前治疗永久性脱发的有效方法之一，主要原理是依据供区优势理论，通过手术移植的方式，将优势供区的毛囊种植至脱发或毛发稀疏部位，达到改善外观的效果。目前，国际上通常把手发移植分为头皮条法和毛囊钻取法两种技术。头皮条法，即指经典的毛囊单位移植术（follicular unit transplatation，FUT）；而毛囊钻取法即近年来国内外广泛使用的毛发移植方式（follicular unit extraction，FUE）。毛发移植技术源于国外，国内毛发移植起步较晚。但国内毛发移植发展迅速，目前国内毛发移植水平与国外水平已基本相当，尤其在FUE技术应用方面甚至已经处于领先水平。

（一）国外毛发移植历史

20世纪30年代（1939年）日本医生Okuda首次将环钻钻取的圆形带头发毛胚块移植到烧伤头皮疤痕处。其后，日本医生Tamura和Fujita相继报道了对含有1~8个毛囊的毛胚进行移植的方法。

20世纪50年代（1959年）美国皮肤外科医生Orentrach首先提出了现代毛发移植手术的原理和方法，即供区（枕部）移植过来的毛囊会在不同部位长出和供区部位相同的毛发，而且永不脱落，也就是"供区优势"理论，并提出采用直径4mm的游离毛发组织块移植来治疗男性型脱发。

20世纪90年代中期起逐渐形成了现代毛发移植术。1984年Headington提出了毛囊单位（follicularunit，FU）的概念：每个FU是由独立的神经、血管、皮脂腺、汗腺、立毛肌以及包绕在胶原纤维鞘中的1~4个毛囊组成的功能单位。1987年，Limmer采用显微镜辅助分离毛囊单位，由此形成了以毛囊单位为基础的移植方法，并被广泛应用于毛发修复手术。1995年加拿大医生Seager提出切取带毛囊单位的头皮移植术，即FUT。同期，Bernstein成功利用FUT将Minigratt（小型的）毛胚（3~5个毛囊）和Micrograting（微小型）毛胚（1~3个毛囊）移植成功，这意味着毛囊移植物可以解剖得更小，毛发移植效果可以更为真实自然。FUT技术沿用至今，一直是毛发移植的金标准，尤其对于脱发面积较大、需要移植毛囊数量较多的患者而言，是相对安全有效的选择。

21世纪初（2002年），美国医生Rassman首先报道了应用1mm环钻钻取毛囊单位来治疗较大面积疤痕性秃发的方法，并对超过200名AGA患者成功进行毛发移植手术，开创了FUE术式。哈里斯和昂达等随后报道了采用FUE技术在大量秃发患者中手术成功的案例。随着大量成功案例的报道，FUE同FUT一样成为毛发移植术的重要手段。

FUE以其损伤小、术后供区疤痕不明显以及手术方式灵活等优势愈加受到患者和医生的青睐。根据2017年国际植发协会（international societyof hair restoration surgery，ISHRS）调查显不，采用FUE提取毛囊的手术案例数量已经超过FUT，已成为主要的手术方式。由于FUE手术需要逐根钻取毛囊单位，操作比较烦琐费力。

早期，植发医生采用手工环钻钻取毛囊，但是效率很低且对组织损伤过大。2000年，法国MedicamatS.A.公司成功研制了首款辅助动力的毛发移植机，采用电机带动FUE机器取发，在欧美广泛推广应用，促进了FUE的普及。随后，各大器械公司对电动毛发移植仪器加以改进并相继研发出不同款/代的取发仪器。

近年来，随着人工智能的发展，毛发移植设备愈加智能化、精确化。2011年美国Gabe团队研制的首款取发机器人（ARTAS）成功问世，实现了医生远程操作控制让计算机辅助取发的梦想，标志着毛发移植手术开始进入一个崭新的时代。

（二）中国毛发移植的历史

中国开展毛发移植起步较晚，20世纪80年代中期（1985年）上海王善昌等4位医生去国外学习后，首次在国内开展了FUT植发手术。之后北京等地的医生也相继开展了毛发移植项目。受限制于国内设备条件、从业人员素质以及学术信息交流，国内毛发移植术的发展经历了相当长时间的摸索阶段。

20世纪90年代，以南方医科大学南方医院、上海交通大学附属第九人民医院、复旦大学附属华山医院、杭州市第一人民医院等为代表的公立医院积极在毛发移植领域进行探索，先后成立了毛发移植中心，并组织全国毛发移植学习班，为国内培训和培养毛发移植医师做出了卓越贡献。另一方面民营医院大力开展了毛发移植，尤其是以"科发源""雍禾""新生""碧莲盛"为代表的从事毛发移植项目的专科医疗机构迅猛发展，在一定程度上推动了毛发移植行业的发展。

2007年后国内逐渐开始采用FUE技术取发，早期主要使用没有动力辅助的手动取发器械进行毛囊的提取；随着国内技术的发展，FUE技术逐渐与国外技术接轨，出现了一批优秀的FUE机器设备制造商，比如国内的中美之光。目前，FUE提取毛囊的术式已成为国内提取毛囊的主要方法。

2013年至今，中华医学会整形外科分会毛发移植学组，中国医师协会美容与整形医师分会毛发整形美容专业委员会，中国整形与美容协会微创与激光皮肤分会毛发移植亚分会等毛发专科学术交流组织相继成立，将中国毛发医学推向了繁荣发展的新纪元。

二、毛发移植的技术分类

（一）按取发方式分类

1. FUT式毛囊获取法，该法是利用外科手术的方法仔细切取后枕部一条带有完整毛囊的头皮瓣，交由分离技师仔细切割，分离成毛囊单位，按单、双、多根分别整理排放，计数，备用。作为沿用了多年的技术，FUT是一种经典的毛囊获取方法，有其固有的优点，基本适合所有发质，包括卷发毛囊的获取。不足之处是需要手术操作，后枕部会遗留条索状瘢痕，不适合非头部毛囊的获取，不易被求美者接受。此外因为手术操作往往会损伤枕后血管神经，使患者术后恢复时间较长，手术产生痛苦也较多。大面积秃发者，如果想一次获取足够多的移植毛囊，也可以选择FUE和FUT结合的方法提取毛囊。一般先按FUE的方式提取FUT皮瓣轮廓线上下区域的毛囊单位，再按FUT的方式，切取头皮瓣。

2. FUE式毛囊提取法，选用性能可靠的具有动力辅助的毛囊提取手柄，配一适当直径的提取针间隔提取毛囊，再分离整理成单根、双根、多根的毛囊移植体，每10单位为一束，以便计数。并且要单、双、多根分别排放在无菌湿盐水纱布培养皿内。置入低温条件下保存备用。由于选择FUE方式提取毛囊后，患者的供区愈后没有条索状瘢痕，因此FUE又被称之为无痕毛发移植术。

FUE式毛囊提取法的优点有：相对无痕；不开刀，易于被求美者接受；可选择供区多样化，包括胡须、胸毛、腋毛、阴毛等均可提取；取发速度快；很熟练的取发技师每小时可取1500~2000单位毛囊，甚至更多；分离整理过程相对容易而快速。如果供发区可供毛囊资源丰富，可一次提取4500单位毛囊，甚至更多。

美中不足的是有一定的损伤毛囊的概率，具体损伤率与机器性能的稳定性、患者头皮和毛囊的条件及取发医师的熟练度等均相关。一般而言，一个经验丰富的植发医师，采用FUE提取毛囊时，其毛囊损伤率基本可以控制在5%以下。

（二）按毛囊移植方式分类

目前正在使用的较为普遍的毛囊种植法主要有即插即种法、先打孔后种植法和移植笔种植法3种。

1.即插即种法，手术医师一手持针打孔后立即拔出，另一手持种植镊夹持毛囊即刻种植，本法具有出血少的优点，也较为适合加密部位的种植。

2.先打孔后种植法，本方法也称为扩孔法，即采用合适的打孔针具或器械先统一制作种植孔，然后再由医师或种植师采用移植镊种植毛囊。本法出血会相对偏多。

3.移植笔种植法，助手将毛囊装入移植笔内，手术医师或种植师用移植笔将毛囊种植至秃发区域头皮，可以将打孔和种植一步完成。由于移植笔成本偏高，为节省成本也可以采用针具先打孔，再以移植笔种植的方式。

三、毛发移植器械选择

（一）毛囊获取器械的选择

根据毛囊获取方式的不同，按自体毛发移植程序所涉及的器械可分为以下几大类：FUT毛囊获取器械、FUE毛囊提取器械、毛囊分离器械、打孔器械、毛囊移植器械。本节将按照这一分类展开叙述。

1.FUT毛囊获取器械。

FUT毛囊提取方法是在后枕部安全供区内切取一条含有完整毛囊的适当宽度和长度的头皮条。所以，该术式所常用到的器械包括手术刀、标记笔和切口缝合工具等。

头皮瓣画线常用的有画线笔、塑料透明软尺、医用棉签、75%乙醇、玻璃镜及照相机等。

头皮瓣切取与缝合工具包括：手术刀柄、手术刀片、弯血管钳、持针器、眼科剪、缝合针线及不锈钢钢尺。

2.FUE毛囊提取器械选择。

早期的FUE毛囊提取工具是用不含动力辅助的FUE孔钻，由于使用该工具时具有耗时费力的弊端，目前已逐渐被淘汰。近年来，随着器械技术的发展，具有动力辅助系统的FUE毛囊提取工具逐渐发展起来。

FUE式毛囊提取设备主要包括：毛囊单位提取手柄、提取针、主机、脚踏开关等，其中毛囊提取手柄的稳定性是FUE设备的关键，其轴心的稳定性决定了设备的质量。提取针要根据患者毛囊粗细选择合适的直径，二者呈正相关关系。目前国内常用提取针规格直径包括：外径1.2mm、1.0mm、0.9mm和0.8mm，但提取头皮毛囊最为常用的依然是外径为1.0mm的提取针，而提取胡须等部位的多为外径0.8mm的提取针。

提取针的笔直度，锋利度和内、外径圆形规则度是影响毛囊提取成功率重要因素。毛囊提取针管装入提取手柄后，提取针不能有丝毫晃动。否则容易损伤毛囊，同时增加供区损伤。提取毛囊的质量除了受到FUE机器质量的影响，最重要的因素还是提取毛囊医师的熟练程度和工作责任心。当高速旋转的提取针在与头皮接触时，提取针末端与头皮接触的角度不适合、进出头皮时手柄方向不适合（拖、晃、慢）均可导致提取毛囊的损伤和供发区愈合后小白点变大。

3. FUE+FUT毛囊提取器械。

就是FUE和FUT互相结合的取发方法。不论先进行FUE还是先进行FUT，选用相应的器械即可顺利完成毛囊提取操作。如果同期采用FUE+FUT的方式提取毛囊，则建议先采用FUE提取毛囊后再采用FUT方式获取毛囊。

（二）毛囊分离器械的选择

虽然目前的取发方式有FUT和FUE之别，但获取的毛囊都要经过分离技师的仔细分离，使其成为符合毛囊移植要求的移植体（毛囊单位），才能被用于移植。FUT和FUE方式所获得提取物（头皮瓣或毛囊单位）的分离器械基本相同。只不过分离步骤和方法略有不同而已。毛囊分离常用器械有以下几种）：分离板、压舌板、10号圆刀片或11号尖刀片、手术刀柄、小弯锡（也称分离保）、毛囊碗、培养皿和弯盘等。

以上用具必须保证绝对无菌。分离板应便于灭菌和保存，同时不易掉屑。压舌板作为毛囊分离板使用的优点是软硬适当、吸水、易灭菌、易得、易保管、价廉，其缺点是易掉屑。所以，每分离一定数量毛囊后，应该及时更换，以减少微木屑对毛囊的附着污染。压舌板上一定要保持相当的湿度，同时压舌板上不能堆放较多毛囊，以防干燥和室温对毛囊造成的不必要损伤。

（三）打孔器械的选择

1. 激光打孔笔。

采用超脉冲二氧化碳激光以及大小不等的圆形激光发射器发射激光束，作用于植发受区，将头皮组织点状炭化而成孔。优点是速度快，出血很少，毛囊移植体插入快捷，瘢痕形成少。缺点是密度低，圆形孔移植后不自然，孔周围组织炭化后，局部血液供应差，毛发成活率低。所以现在已基本弃用。

2. 宝石刀打孔。

目前，打孔器械主要是玻璃制的宝石刀，有大小不同的口径可供选择。该类刀具锋利、深度及宽度容易控制，但刃缘容易缺损而变钝。

宝石刀打孔器所布孔隙为线状而并非圆形。当一株圆形或类圆形毛囊移植体植入双刃或者棱形刀，该线状孔隙中，两侧孔边缘将紧紧嵌夹住移植的毛囊，其所剩余的间隙将很快被渗出血液的凝固会使移植的毛囊得到进一步的固定而不易发生位移。

当今，宝石刀常用横径有0.8mm、1.0mm、1.2mm、1.3mm、1.5mm5种规格，熟练的毛发移植团队通常选用0.8mm、1.0mm、1.2mm直径的宝石刀头打孔。笔者的经验是：如果在发际线前缘和前额部等部位移植，则先用0.8~1.0mm宝石刀在发际线处打2~3排与原生发自然方向一致的孔，在发际线的其他部位则选择1.0~1.2mm宝石刀打孔。

3.普通注射器针头。

还可以用不同型号注射器针头代替。型号与之相对应的毛囊移植体大小是：21~22G针头适合单根毛囊单位；双根或三根毛囊移植体适合被植入20~21G针头扩开的孔；18~19G针头适合3根以上的毛囊移植体。此类针头便宜、易得。

注射针头直接打孔多用于眉毛、胡须等体毛移植，也用于部分女性雄激素源性脱发头顶移植。该器械优势在于：即插即种避免了一次性打孔后时间过长创口结痂、不易寻找的缺陷，种植成功率高，同时降低了打孔环节对原生发损坏的可能性。但是注射针头较容易损耗变钝，因此每移植数株毛囊后需要更换针头，以避免扩孔不合适降低移植效率。

四、毛发移植技术流程

（一）毛发移植的适应证

1.头部毛发种植包括雄激素源性脱发、斑秃（稳定期）、瘢痕性秃发、发际线调整、美人尖种植、鬓角种植等。

2.眉毛种植包括眉毛稀疏、瘢痕性眉毛缺损、先天眉毛缺损等。

3.其他包括胡须种植、会阴部毛发种植、胸毛种植和睫毛种植等。

（二）术前沟通和准备

术前需与患者详细沟通，了解并评估其脱发病史、术后期望值、对手术的耐受度及药物过敏史等，告知患者毛发移植无法增加毛发的实际数量，仅仅是通过手术实现毛囊的再分布达到恢复外观的目的；对于脱发患者而言，种植的密度可能达不到正常的毛发密度；对于进展期脱发患者而言，还要配合药物治疗才能实现较好的效果。

同时也要告知患者不同术式的优劣，比如FUT主要不足是术后需要拆除手术缝合线，且存在切口瘢痕风险，而FUE主要特点是术后会存在分散的点状痕迹等，让患者参与到术式的选择中来。

术前需要做常规的凝血、血常规、传染病（艾滋病、梅毒、甲肝、乙肝等）等检查；术前血压、血糖控制在正常范围内；女性患者也要避开生理期。术前当日洗头。

（三）术前评估和设计

1.供区的范围与评估。

对于FUT而言，供区的前界在耳屏前约28mm并平行于耳歆发际线；上界在外耳耳颅沟上20~70mm的水平线，向后枕部与枕部正中线相交，在颞部宽约50mm，在枕部宽约80mm；下界要根据家族遗传史来决定。

供区切取的范围主要取决于后枕部头皮的弹性，弹性好者可切取2.0cm宽的头皮条，弹性差者可切取1.0~1.5cm宽的头皮条；切取头皮条的长度主要取决于所需的移植量。

对于FUE而言，供区为整个非脱发或非秃发区域，有时胡须、腋毛、会阴部毛发、体毛都可作为毛发移植的供区。

2.受区的评估与设计。

受区的分区：

（1）发际线区：位于发际线前缘的位置，一条由前向后毛发密度逐渐增加的移行过渡区，宽约6~10mm。

（2）前额区：毛发移植术中移植毛发的重点区域，有时甚至是唯一移植毛发的区域；额区的移植将塑造脸形并对患者面部外观形成最直接的影响；它向两侧延伸与颞区、顶区边缘相连接。

（3）头皮中区：头最上部相对水平的区域。它的边界在两侧位于颞部头发的边缘，前方边界是连接两侧额角的连线，后方位于顶区边界线的前缘。

顶区：此区是雄激素源性脱发患者受区最靠后的区域。具有近乎圆形或者椭圆形轮廓，以头发生长方向不同形成的涡旋为标志。它的后边界是枕缘头发的最上边缘。为了使外观更加自然，这条曲线向前突出，它的范围可以从早期很小的中央稀疏区到NorwoodⅥ级患者超大的顶部无发区不等。

受区设计基本要点在设计种植区域时要考虑以下几种因素：

（1）面部轮廓：患者的自然面部轮廓对于取得最终的效果十分重要。对于拥有宽而圆的脸型的患者，发际线需要设计得更高、更平；而拥有较窄脸型的患者则需要两侧相对收紧（不向外展开）的发际线。

（2）毛发特征：毛发密度、颜色、弯曲度都对移植毛发的设计有影响。

（3）患者期望值：医生和患者之间必须有足够的交流，使患者的期望与医生的治疗计划本达成一致，术前不切实际的期望往往是患者术后不满意的主要原因。

（4）性别：对于男性而言，为了显示其阳刚之气，通常设计成小"M"形的发际线；对于女性而言，为了显示其柔美特性，通常设计成半圆形或圆形发际线。

（5）种族：根据不同种族的特点与个人要求设计。

（四）发际线各区密度设计

密度设计：一般来说，低密度种植是指植入毛囊的密度在10~20毛囊单位/平方厘米（FUs/cm^2）。通常用于经过第一次毛发移植后密度欠理想而需要加密的患者，或者原来毛发密度尚高，只是需要加密以达到更加自然的效果的患者。高密度种植是指植入毛囊的密度在30FUs/cm^{2}以上。各部位密度可以均匀分布，也可以呈现阶梯状分布，根据个人脱发情况与要求而定。一般在前额中心区密度最高，其次是发际线和额角，顶部过渡区不必成为高密度移植区，否则晚期会造成"孤岛样"外观，与周围毛发极不协调。

（五）毛囊获取及保存

根据毛囊获取方式不同，患者采取的体位也不尽相同，对于FUT而言，通常选择俯卧位；对于FUE而言，可以选择坐位、俯卧位或侧卧位。

根据毛囊获取方式不同，又可分为FUT和FUE。对于FUT而言，通常切取后枕部安全供区内的一条头皮条，待切取头皮条的宽度1~2cm，以能够无明显张力闭合切口为度。所需头皮条大小=所需总的移植物数量/平均密度。

对于FUE而言，通常选择外径为0.8~1.2mm的提取针转取毛囊，转取深度通常为3mm左右，FUE机器转速为每分钟2500~3500r为佳。毛囊提取后的后枕供区所遗留的孔状创面采用莫匹罗里等抗生素软膏涂抹后包扎。

无论是FUE还是FUT，种植前都需要将获取的毛囊保存于0~4龙林格氏液中。为了便于移植物的统计和种植，通常将含有1根、2根、3根的毛囊分开储存，5或10个为一堆。

（六）毛发移植术后的护理

1.创面包扎。

术后伤口护理的目的是预防痂皮形成，并且创造一个适当的湿润环境来促进伤口愈合。维持创面湿润可以通过药膏或凝胶来实现，通常在供区创面涂抹大量红霉素、金霉素或莫匹罗里软膏后覆盖敷料并包扎，受区通常暴露无须包扎。

2.术后清洁头皮。

通常在术后第2天即可进行术区的清洗和换药。和湿敷一样，洗澡和浸泡头皮是预防痂皮形成和促进痂皮溶解的一个重要手段。早期使用温和低敏的洗发水（比如婴儿洗发水）对术区进行清洗，可以有效防止因痂皮过厚导致的毛发生长不良，注意清洗时动作轻柔，用指腹轻揉融化血痂，不宜搔抓以防止移植体被带出皮肤。

如果发现移植体脱出，则立即用显微镊子再次植入，可以保障移植体成活。洗完后用吹风机凉风吹干头发。术后第5天可以正常清洗术区。

3. 缝线或皮钉的拆除。

对于选择FUT术式的患者而言，通常还需在术后7~10天拆除缝线，但如果切口闭合时存在一定的张力，则缝线保留时间需要延长，一般是10~14天。

4. 恢复运动。

术后1~2周可以进行一些轻运动量的运动，如游泳；或者其他低运动量的活动，但应该循序渐进。术后3~4周可以进行运动量稍大的锻炼，但要避免任何可能引起的头部创伤的运动，如打球等。

5. 帽子及假发的使用。

术后第2天头皮清洗后，受区及供区不再包扎，但此刻不建议使用帽子或者假发，但保证不摩擦种植发的情况下可以使用。通常建议在术后5~7天可以正常佩戴帽子或假发，但对于假发过敏者，应严禁使用。

五、毛发移植的并发症及防治

（一）术中并发症及防治

过敏，极少部分患者对利多卡因、丁哌卡因等局麻药物过敏，一旦发生过敏反应应立即停止注射，对症处理。术前仔细询问患者的过敏史可以有效地避免过敏反应的发生。

晕厥较少发生，多数是由于患者长时间平躺后瞬间站立出现体位性低血压而导致晕厥的发生。嘱患者术中可适当活动，不时变换体位。手术时间较长时，在毛囊提取完之后患者可短暂休息，适当进食。手术结束后嘱患者平躺一段时间。一旦患者发生晕厥，应立即平躺，给予对症支持治疗。

（二）早期并发症及防治

1. 水肿和瘀斑，进行额部发际线的植发或眉毛与睫毛种植时较易发生水肿和瘀斑，一般在术后第二天会出现，主要分布在额头、眼周、眉间，少数患者可表现为上睑水肿、瘀血。可以服用一些消肿的药物或者激素，48小时内尽量抬高头部，可在前额部局部冰敷，常规使用头部绷带2~3天，基本能缓解肿胀。一般在术后7~10天，肿胀会自行消退。

2. 出血，术后通常不会出现出血情况，但如果术中打孔的针具或刀具直径较大，而种植的毛囊较小时可出现出血情况；术后3天内如不小心摩擦掉种植的毛囊，则会出现较多出血情况。预防办法就是打孔器具直径和待种植毛囊大小相匹配，术后避免摩擦掉种植的毛囊；如出现术后出血情况时只需用无菌纱布或棉棒轻轻压迫即可，如出现严重出血情况应立即联系手术医师。

3.感染，头部血液循环丰富，感染发生可能性很小，若发生也较局限。免疫力降低、糖尿病、头皮本身有潜在感染灶的患者，发生感染的概率要高。如果术中供区缝合张力过大，愈合差，也可导致感染。术前头皮的清洁以及术后植发区域头皮的清洗能有效地降低感染发生率。

4.移植单位的脱出一般在移植后5天内可能发生。由于部分移植单位在5天内还未生长牢固，所以术后5天内勿自行清洗移植区域，尽量避免移植的毛囊单位受到摩擦。若发现有移植体脱出，可以用镊子将其原位植入，术后2~3天返院清洗术区的痂皮也能有效预防脱出。

5.疼痛，一般植发患者术区有几百至数千个小的创面，表浅神经的损伤可能导致感觉过敏，多数患者在术后1~3天内会疼痛，大多可以忍受。少部分疼痛较剧烈，可适当口服止疼药。

（三）晚期并发症及防治

1.坏死通常发生于FUT手术，后枕部切取的头皮条太宽，缝合的张力就会很大，可能会导致局部血液循环障碍和组织坏死。适当控制头皮条的宽度可有效防止这一严重并发症的发生。也可见到种植区坏死的情况，通常见于毛囊种植过密导致血液循环破坏所致，有效的预防方法就是根据供区实际头皮条件选择种植密度。

2.表皮囊肿、毛囊炎表皮囊肿和毛囊炎多发生在术后1个月，可持续半年。对于毛囊供区而言，常见于FUE术后，多由于毛囊钻取时离断或局部消毒不严格所致；一般较少个数的毛囊炎不用特殊处理。用治疗痤疮的方法对较小的毛囊炎有一定疗效。囊肿较大或者较深时，可在局部麻醉下做一切口，将囊肿内容物排出，并经局部适当抗感染治疗即可。

3.术后继发性脱发通常发生于术后2~3周，供区和受区都可出现暂时的脱发。在供区，手术过程中暂时性的缺氧可引起生长期的头发突然脱落，其范围可仅仅累及FUT术中供区的周围，也可大到累及切口的上方，范围较大则常常因为较大的血管受到损伤所致，缝合张力较大时也会发生。这种脱发只有极少数才会发展到比较严重的程度。供区的脱发一般在术后3个月开始重新长出。在受区，继发性脱发分为两种情况。一是种植的毛发脱落，脱落原因具体不知，但目前的主流观点认为毛囊从取出到种植出现了缺血再灌注损伤，因此术后出现暂时性脱落情况；二是受区原生发的脱落，主要是指加密区域原生发的脱落，出现这种情况的原因主要在于打孔过程中损伤了原生发。但无论属于哪种情况，术后均可在最晚6个月后重新长出新的头发，无须特殊处理。

六、全自动机器人植发

（一）机器人植发的优点

最早的机器人植发系统是由RestorationRobotics公司研发的ARTAS系统，于2011年4月份获得FDA认证。ARTAS植发机器人基于FUE手术损伤小，可自动化、智能化、精确高速进行毛发移植手术，避免了不同医师之间由于经验不同而导致的手术效果差异，而且安全性高，得到了医师和患者的认可。ARTAS植发机器人拥有一系列关键技术来确保其操作的安全性和精确性，以及患者的舒适性。双摄像机成像，经人工智能处理，可实时评估毛囊数量与分布情况，精确分析毛囊方向与角度，自动挑选优质毛囊，自主避开毛发稀疏部位，实时为多关节机械臂提供活动指引。应用了供区头皮张紧器，相对FUE使用肿胀麻醉更少。双针系统（内针为锐针，有刻度，可穿破表皮；外针为钝针，旋转切割用于分离毛囊）可降低毛囊横切率，便于评估穿刺深度，可随时分别调整内外针的深度、穿刺角度。出于安全角度，压力感应系统和多处紧急停止按钮设计可触发自动停止操作，确保安全性。交互式界面设计大大增强了便捷性和可操作性。

（二）历史发展

从2011年的ARTAS4X开始，RestorationRobotics公司以接近每年1代的速度一直进行迭代更新，其中，ARTAS8X于2016年9月26日获得了我国国家药品监督管理局（National Medical Products Administration，NMPA）的批准，其适应范围为：分离枕部毛囊单位，辅助医生在植发过程中提取毛囊，限于雄激素性秃发的黑色或棕色直发男性。目前国内已有多家医疗机构购置了该型号机器人植发系统。目前ARTAS植发机器人已更新到iX型号，相较于ARTAS8X，毛囊提取速度提高约20%，使用了更大的头皮张紧器，以及更先进的智能算法，可以显著缩短手术时间。现今的机器人植发系统除了ARTAS植发机器人之外，还有HARRTS（Human Assisted Rapid Robotic Transplant System）。HARRTS提供了冷存罐以临时储存毛囊和专用的毛囊植入器，可以保证更高的毛囊存活率并减少术中不必要的创伤。

（三）临床应用

ARTAS植发机器人是毛发移植领域的重大突破。Rose等总结了ARTAS植发机器人的优势，包括不会遗留线性瘢痕、创伤小、恢复快；对于医师来讲学习曲线短，不会疲劳，横切率不高，可以节约人力成本。适合于可以接受剃发、头发颜色为黑色或棕色、直发、能静坐较长时间（45~120分钟）、拒绝在头皮留下线性瘢痕的患者。针对ARTAS植发机器人，国外已开展了多项临床应用研究。Harris和Rose分别在2013年和2014年介绍了ARTAS植发机器人操作流程，以及术中需要注意的细节。毛囊提取方面，Avram分析了20例采用ARTAS植发机器人植发的患者，发现其平均横切率为6.6%。Shin收集了22例接受ARTAS植发机器人手术的韩国患者，统计发现横切率为4.91%±2.9%，其中双发株毛囊单位比例为44.1%，三发株毛囊单位占到了31.9%，指出ARTAS植发机器人横切率不高，而且可以有效地提取多发株毛囊单位的毛发，会有更好的手术效果。Bernstein于2016年对24例接受ARTAS植发机器人手术的患者进行分析，对比机器随机自动提取与人工干预选择提取，发现人工干预选择时可以获得更多的多发株毛囊单位，这对患者来说植发效果会更好。Bicknell分析了3例接受ARTAS植发机器人植发患者，发现在提取过程中有部分毛囊会被负压抽吸至毛囊收集瓶，统计显示ARTAS提取毛囊的缺失率为5.8%，纳入所有被负压抽吸走的毛囊后统一计数，发现毛囊缺失率为2.4%。机器人植发系统也可用于大数量毛囊单位（每次2000毛囊单位以上）的提取。Pereira对1年内使用ARTAS植发的157名患者进行研究，其中67%的患者移植数量不少于2000单位，作者根据术前术后的临床照片对比发现患者临床效果良好，证明了ARTAS植发机器人在大量植发（大于2000单位）当中的安全性和可行性。使用ARTAS植发机器人进行毛发移植手术的并发症与FUE类似，包括毛囊炎、术后休止期脱发、头皮感觉迟钝、麻木等情况，予以对症治疗或者随访即可。

（四）植发机器人的不足

ARTAS植发机器人也有其不足之处。对于特殊部位的毛发ARTAS识别会比较困难，比如发流变化方向较大的区域；耳上区域等部位的毛囊因为其毛干生长角度比较贴合头皮，横切率较高；靠近瘢痕位置的毛囊，因其生长方向与头皮质地的变化，横切率也较高。对于白发或者金发患者，尚可通过染成黑发来规避ARTAS植发机器人的图像识别问题，但是对于卷发患者，ARTAS植发机器人暂时也无能为力。提取过程中部分患者可能会有幽闭恐惧症，对于较多数量的毛囊单位移植，即使现在提取速度已经很快，部分患者仍会有疲劳感。还需要担心ARTAS植发机器人其硬件或者软件故障。此外，其较昂贵的手术费用，也是暂未能够在我国大面积推广的原因之一。毫无疑问，尽管机器人植发系统代表了现代毛发移植手术领域最先进的技术，但仍不能替代医师对毛发疾病做出正确诊断及制定合理治疗方案。另外，人工智能机器人的法律责任问题值得关注。虽然目前尚无由于ARTAS植发机器人引起医疗事故的报道，但是不代表其不存在医疗事故风险。而在出现医疗事故时责任如何界定，目前仍然没有先例和定论。尽管可以期待机器人植发技术会越来越先进和智能，但其始终需要有经验丰富的医师在旁边随时准备，在机械出现故障或者出现其他特殊情况时可以及时介入，避免患者受到伤害，必要时选择其他方式完成手术。我国作为制造业大国，但目前在高端诊疗设备制造方面与发达国家还是有较大差距。在政策方面国家已经提出中国制造2025的宏伟构想，国内已开展机器人植发系统的研发。相信不久的将来，更符合中国患者毛发特点的机器人植发系统将应用到临床治疗中，未来可期。

七、干细胞植发

（一）干细胞植发原理

干细胞既能产生和其亲代细胞相同的子代细胞（自我复制），又能多个方向产生分化潜能有限的子代细胞（多潜能分化）。干细胞分为两大类：胚胎干细胞与成体干细胞，胚胎干细胞取自囊胚里的内细胞团；而成体干细胞则来自各式各样的组织。在成体组织里，干细胞担任身体的修复系统，补充成体组织。

在胚胎发展阶段，干细胞能分化为任何特化细胞，但仍会维持新生组织（像血液、皮肤或肠组织）的正常转移。成体干细胞虽然不具有胚胎干细胞的分化全能性，不过仍具备迁移、增殖和转分化的独特能力。目前，几乎所有的组织中都发现干细胞的存在，动物的所有组织和器官都具有修复和再生的能力，成体干细胞在其中起着关键的作用。成体干细胞或者产生新的干细胞，以维持干细胞数量的稳定，或者按一定的程序分化，形成新的功能细胞，从而使组织和器官保持生长和衰退的动态平衡。在特定条件下，一种组织干细胞在适当的诱导或者微环境的条件下可以分化出其他类型的组织细胞。

（二）干细胞与脱发治疗

人类脱发主要有两种：雄激素脱发和斑秃。传统的医学观点认为，雄激素（睾酮）在 5α-还原酶的催化下，转换为双氢睾酮（DHT），而DHT将会损失毛囊，导致毛囊经过成长期、休止期和脱落期之后不能再生，或者再生能力下降，从而导致脱发。

目前被普遍接受的治疗脱发的方式主要有外用米诺地尔、口服非那雄胺、植发手术。其中米诺地尔可以刺激毛发生长，而非那雄胺能够抑制 5α-还原酶，进而减少DHT对头顶毛囊的再影响。但是这两种药都有起效慢的缺点，需要持续使用，导致副作用累计。

植发的效果倒是不错，大部分患者经过植发手术后，在1年左右时间内，脱发区域能够显著恢复头发生长。不过，植发手术的缺点就是其不方便性和费用较高。

2011年美国宾夕法尼亚大学的研究发现，脱发患者脱发区域的毛囊干细胞数量上没有损失，只是相比正常人来说，脱发区域的毛囊祖细胞数量表现得更为稀少。因此脱发的原因也可以解释为身体因素导致毛囊干细胞向毛囊祖细胞分化过程中出现障碍，导致毛囊干细胞不能正常地分化为毛囊祖细胞，以至于毛囊重建受到抑制，从而导致脱发。如果能够刺激毛囊干细胞进行分化，并且是以胚胎样的方式分化出毛囊细胞，那么就可以在脱发区域生出头发来。

研究人员先提取正常的人类皮肤细胞，然后填入三种特定基因帮助分化。之后，他们将这些细胞培植成上皮干细胞。研究中，他们成功将25%的实验皮肤干细胞分化为上皮干细胞。分化后的上皮干细胞被移植到老鼠的皮肤细胞中，并产生与人体表皮相似的皮肤，毛囊也清晰可见。实际上，这些新的皮肤表面长有毛发。这是科学家首次成功分化上皮干细胞，不仅能够用于治疗脱发，还可促进伤口愈合，用于整容、美容护理等。显然，我们可以通过合适的手段启动脱发区域的毛囊干细胞进行迁移、增殖和分化，重建毛囊并长出头发。不过，目前这一研究仍在实验阶段，应用干细胞开展临床使用（包括干细胞植发）存在伦理问题，与相关法律不符，应用到人身上还需要一定的时间。本文供研究者参考。

第七节　其他类型毛发种植

毛发种植不仅仅适用于头部，其中还包含鬓角美学种植、眉毛美学种植、睫毛美学种植、胡须美学植，

一、鬓角美学种植

鬓角指脸旁靠近耳朵的头发。拥有完美的鬓角不仅可以增加颜值，还可以修饰脸型。随着人们生活水平的提高，要求种植鬓角者也在逐年增加，其中以男性居多。鬓角没有固定的标准，往往求美者个人要求进行个性化设计。以男性为例，鬓角一般上面较宽下面稍窄或上下宽度接近，宽度为1.5~2.0cm，长度到耳垂水平线上下比较美观，上部密度稍高，尾部稍低，上部应种植较粗的毛发，尾部种植稍细软的毛发，鬓角内侧缘距耳部1.5cm左右，不应太近或太远。

二、眉毛美学种植

作为众多毛发移植项目中难度最大的一个项目，眉毛种植术有着较高的要求和标准，考虑因素包括求美者自身供区条件（包括毛发的颜色、直径和卷曲度等）、原有眉毛区域的皮肤条件（包括皮肤质地、血供、原有眉毛形状等）、求美者的期望值和手术医生的技术等。对于很多求美者而言，眉毛种植是一种锦上添花的手术。

三、睫毛美学种植

睫毛是位于上下睑缘生长的两行半弧形短毛是眼睛的第二道防线。有遮光，防止灰尘、异物、汗水进入眼内，和眼睑一起对角膜、眼球进行保护的作用。睫毛还能防止紫外线对眼睛的损害。睫毛不仅保护眼睛避免灰尘和其他碎屑的侵入，也通过增强眼睑轮廓增加颜面部美感。亚洲女性睫毛普遍偏短，因此，许多女性希望能有更长、更粗、更密的睫毛以增强她们的美感。一些已经被用于改善睫毛的方法，包括使用睫毛油、假睫毛或睫毛膏。最近一种被FDA认可的睫毛生长药物Latisse（含0.03%比马前列素溶液）和睫毛种植手术已经被列入美容项目中。

四、胡须美学种植

胡须作为男性第二性征的表现之一，能使男性外观更显成熟、稳重、有魅力，或体现狂野不羁的个性。适合自己的胡须可以调整脸部比例，彰显男性的阳刚之气，因此合适完美的胡须成为男性形象塑造的重要因素之一。可以说胡须是展现男性气质、个性和独特风度的一种标志。现在关注自己胡须的男性越来越多，胡须缺失不仅影响容貌，而且会给求美者带来某种心理负担。胡须的种植受到越来越多的求美者的欢迎。

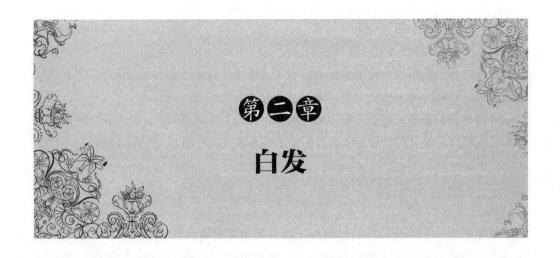

第二章

白发

中国人的头发以乌黑为美，满头浓密乌黑而润泽的秀发能给人以朝气蓬勃、奋发向上的感觉，可使人容光焕发而倍增风采。但秀发也并非人人皆有，白发症的发生率在现代人群中与日俱增，对他们的生活、工作及心理上造成了很多不良影响。目前西医对本病尚无特效疗法。大部分的人会想到染发，但染发对身体健康有着很大影响，染发剂不能从根本上使发质改变，并能诱发各种疾病，如接触性皮炎、白血病、骨质疏松甚至癌变等[①]。

第一节　病理性白发

脱发即头发脱落，包括生理性脱落和病理性脱落两种。生理状态下头皮毛囊呈周期性生长，分为生长期、衰退期和休止期。正常情况下，进入退行期和休止期与进入成长期的毛发是处于相对平衡状态的，所以每日脱发50~100根是正常的生理代谢，称为生理性脱发。若由于某些原因，现代常见的有药物副作用、环境因素、精神因素、产后等破坏了这种正常的生长周期，平衡状态被打破，脱发数目远远超过正常值，就称为病理性脱发。

---

①李星彩. 染发剂烫发剂中的化学成分及其对人体的危害[J]. 微量元素与健康研究，2006，1（23）：47-48.

一、苯胺尿症

（一）发病机理

苯胺尿症（phenyketonuria）属于常染色体隐性遗传病。主要是由于肝肾内没有苯基丙烯酸酶，苯基丙氨酸不能迅速氧化溶解在酪氨酸中，只能转化为苯基丙酮酸。因此，苯基丙氨酸和苯基丙酮酸都大部分积聚在血浆中和脑脊髓液内，对小儿神经的正常生长发育产生严重影响，同时抑制酪氨酸的反应速度，降低了黑色素的生产合成。

（二）临床表现

皮肤常干燥，易有湿疹和皮肤划痕症。由于酪氨酸酶受抑，使黑色素合成减少，故患儿毛发色淡而呈棕色。皮肤的颜色变浅，有时会变成淡黄色。光感受性的情况下，形成湿疹状变，与异位性皮炎的症状相似。

脓皮症的发生率增加，肌肉张力变重，伴随着硬皮症的损伤。

智商的下降随着年龄的增长越来越明显，约80%的人有着异常的脑电图。神经精神症状一般比2岁以内多出现，手脚缓慢地活动，反复痉挛。尿中大量出现苯基丙氨酸和苯基丙酮酸。

（三）诊断治疗

皮肤的颜色和头发的颜色很薄，根据神经系统的临床表现，可以早期判断。确诊前需要进行尿中苯基丙氨酸检查，也经常用于三氯化铁检查，步骤简单：5mL的尿中滴下5%的三氯化铁溶液，绿色出现者阳性，几分钟后红色消失。血清中也检测出苯基丙氨酸，大于605.3μmol/L异常。经典型和辅因子缺乏引起的PKU患者均有高苯丙氨酸血症，但有高苯丙氨酸血症者不一定引起PKU，故PKU应与其他高苯丙氨酸血症者进行鉴别。

诊断一旦明确，应尽早给予积极治疗，主要是饮食疗法。开始治疗的年龄愈小，效果愈好。低苯丙氨酸饮食主要适用于典型PKU以及血苯丙氨酸持续高于1.22mmol/L（20mg/d）的患者。由于苯丙氨酸是合成蛋白质的必需氨基酸，完全缺乏时亦可导致神经系统损害，因此对婴儿可喂给特制的低苯丙氨酸奶粉，到幼儿期添加辅食时应以淀粉类、蔬菜、水果等低蛋白食物为主。苯丙氨酸需要量，2个月以内需50~70mg/（kg·d），3~6个月约40mg/（kg·d），2岁为25~30mg/（kg·d），4岁以上10~30mg/（kg·d），以能维持血中苯丙氨酸浓度在0.12~0.6mmol/L（2~10mg/d）为宜。饮食控制至少需持续到青春期以后。

饮食治疗的目的是使血中苯丙氨酸保持在0.24~0.6mmol/L，患儿可以在低苯丙氨酸食品喂养的基础上，辅以母乳和牛奶。每100毫升母乳含苯丙氨酸约40mg，每30mL牛乳含50mg。限制苯丙氨酸摄入的特制食品价贵，操作起来有一定困难。至于饮食中限制苯丙氨酸摄入的饮食治疗，到何时可停止，迄今尚无统一意见，一般认为要坚持10年。在限制苯丙氨酸摄入饮食治疗的同时，联合补充酪氨酸或用补充酪氨酸取代饮食。饮食中补充酪氨酸可以使毛发色素脱失恢复正常，但对智力进步无作用。在限制苯丙氨酸摄入的饮食治疗过程中，应密切观察患儿的生长发育营养状况，及血中苯丙氨酸水平及副作用。副作用主要是其他营养缺乏，可出现腹泻、贫血（大细胞性）、低血糖低蛋白血症和烟酸缺乏样皮疹等。

BH4、5-羟色胺和左旋多巴（L-DOPA）主要用于四氢生物蝶呤（BH4）缺乏型，苯丙酮尿症（PKU），除饮食控制外，需给予此类药物。

二、Fanoni症候群

（一）发病机理

Fanoni症候群（fanoni syndrome）有可能是常染色体显性遗传病。常见于遗传性疾病，如肾性糖尿、干燥综合征、肝淀粉样变化、维生素D缺乏症、恶性贫血等，汞、铅或镉中毒，四环素或6-巯基布丁等新药的影响也将持续。

（二）临床表现

头发的颜色很暗，几乎都变白了。因再生障碍性贫血脸色苍白。多数患者的皮下有局部或泛发性的黄褐色色素沉着，颈部、躯干、四肢屈侧是常见的。可能在色素减退斑之间。各种氨基酸尿和糖尿病。由于尿中流失了大量的钾、磷、碳氢化合物盐，产生了低钾引起的肌肉无力、软麻痹等症状，出现了因低钙引起的汽车病、手足痉挛、各种骨骼畸形性等。确诊是基于临床和实验室检查，难以确定确诊结论。治疗首先基于疾病的处理，特别重视纠正身体电解质和酸碱平衡紊乱的问题，补充身体过多流失的氨基酸等。

三、半胱氨酸尿

半胱氨酸尿属于常染色体隐性遗传病。肾脏近端小管上皮细胞刷状缘对二碱系氨基酸，主要是半胱氨酸、精氨酸、鸟氨酸及其赖氨酸等输送功能障碍，从而导致了甲胺代谢功能障碍。

（一）临床表现

男女都可以发病，比例相当。半胱氨酸是头发最基本的成分，长期缺乏的话头发会脱色，变得稀少，变得纤细。用显微镜检查头发后没有发现异常，但是用丙烯酸橙染色后在紫外线下可以显示红色荧光。半胱氨酸在酸性液体中的溶解度低，尿中容易发生结石，会发生肾脏狭窄、血尿、尿道感染等疾病。在光学显微镜下观察到六角形扁平半胱氨酸晶体。胺酸流失过多，会引起儿童成长发育障碍，小儿经常智力发展慢，走路慢，变成鸭步形，脸红脸颊，或有各种骨骼缺损。

（二）诊断治疗

胱氨酸结石可发生于肾盂或膀胱。常见鹿角状结石。胱氨酸在尿中形成黄褐色，六角形的晶体。尿中过量胱氨酸可通过硝普盐氰化物试验检出。色谱法和电泳可进一步明确诊断。

1.摄入液量必须充足。首先是多饮水，保证尿量达到4L/d。患者应每4h饮水600mL或更多，保持夜尿1~2次。

2.碱化尿液。酌情用碳酸氢钠碱化尿液，使尿pH＞7.5，可明显增加胱氨酸溶解度，但又因易于形成磷酸盐结石而受一定限制。

3.药物。睡前口服乙酰唑胺有助增加胱氨酸在尿液中的溶解度，或可口服青霉胺，青霉胺可与胱氨酸相互作用，生成易溶解的半胱氨酸及青霉胺与半胱氨酸相结合的二硫化物。但长期青霉胺治疗约半数患者出现毒性反应，包括发热、皮疹、关节痛、肾病综合征，各类血细胞减少，也可出现红斑狼疮（SLE）样反应，但相对少见。

四、药物性白发

（一）发病机理

通过给药使头发白化，不是患者所期望的，而是属于药物的副作用。头发变白并不是严格的问题，所以深入研究的人很少，所以作用机制是未知的。

（二）临床表现

二磷酸盐化铈原被用于疟疾的制造。皮肤科多用于红斑狼疮的皮肤疱疹，日光性皮炎等。一般一次的用量在零点25g以下，或者一天1~2次。服药3~4个月后，原本的黄头发者会急速变白，但黑发人不会受到负面影响。有些患者有脱发、湿疹、紫斑病、皮肤发痒、剥离性皮炎等疾病。角膜和视网膜也有一定的损伤。

（三）诊断治疗

有明显的给药经历，毛发在短时间内变白，排除了其他可能的原因，诊断结果基本确定。

一般情况下，如果暂停使用可疑药品，头发的颜色就会恢复正常。

五、X射线照射白发

（一）发病机理

X线抑制毛囊黑素细胞的核酸放大的合成，破坏DNA中碱对的顺序，糖和磷酸之间的单链结构，或者互补碱对排列之间的氢链断裂，邻接的碱对排列分子之间交叉连接细菌细胞壁的脂质和膜蛋白质之间的连接受到损伤，其结构和功能可以发生变化。由此，会影响细菌基因组信号传导，引起蛋白质合成和细菌的有丝分裂功能障碍，最后导致突变，黑素细胞受到严重损伤，直至死亡。

（二）临床表现

毛囊肿细胞对X线辐射也很敏感，对增殖分化的毛乳头细胞也最敏感。通常300R以下会直接影响毛囊基材中的硫氢基质，造成暂时性脱毛，500R以上会导致永久性脱毛。另外，受伤害哺乳类的数量除了光照剂量的直接影响之外，还与光照区域和照射的持续时间有关。

光照射后，形态的变化会使头发的基质直径逐渐减少，在头发脱色变白的同时，也会引起毛囊和附近的炎症，毛根逐渐严重收缩，枯死，导致脱发。偶尔头发的基质、绒毛的颜色也能恢复正常，但是比较少见。很多人被认为是头发色素的永久性脱毛和瘢痕性脱毛。

皮肤表面常见红斑、水肿、渗出液、色素脱落、毛细血管扩张，严重时还发生溃疡、坏死。反复照射X线的话，皮肤会变薄，缩小，经常会产生伤痕。

患者开始的时候发痒，刺痛很多。后期感觉皮肤干燥。

（三）诊断治疗

虽然有明显的X线照射经历，但是持续时间长或者不注意防护，和皮肤和头发的症状相结合的话就不难判断了。

严格按照X线照射操作，尽量选择小量照射的处理方法，有利于降低皮肤和头发损伤的发生率。

根据接触性皮炎的防治方案处理：水肿，外渗突出时可以用湿布；有渗出、溃疡的情况下，必须注意预防感染。没有感染性的皮肤损伤使用表皮正常生长。局部发痒也可以使用激素类糊剂、水剂等，直接服用抗炎性皮黄素等介质或加入静脉注射的制剂。

六、紫外线影响白发

（一）发病机理

太阳中的紫外线直接影响头发的原因是，头发的角蛋白质破裂，头发的皮层逐渐变弱。

双紫外线破坏了角蛋白的氨基酸之间的结合，特别是碳原子和硫原子的运动之间的结合，而不影响单个硫键和二硫键。

（二）临床表现

在露天作业中没有适当防护的人中，这种病的发生率最高。头发枯萎，有淡颜色的线，俗称日光漂白病。经常伴有脱毛。

典型的红斑、皮肤增加、颜色增加以及一些表现在双局部损伤性皮肤炎中。

（三）诊断治疗

从野外工作、头发和皮肤的外表来判断紫外线影响白发也不难。

在露天作业时采取安全措施有助于防止本症的发生。选择含有二护发素的洗发水、海藻类食品，例如海带、紫菜等，对受损的头发也有一定的修复效果。用中药滋养头发也是比较好的处理方法。

七、小柳症候群

小柳症候群（vogt-koyanagi-harada syndrome），别名 Vogt-Kovanagi 小柳症候群；脑膜–眼病–白斑综合征；葡萄膜炎–灰发–白斑–秃顶–重听综合征。

（一）发病机理

本症有可能是侵害全身性黑素细胞的自我免疫病。糖皮质激素的治疗也很有效。有感染病毒的可能性。很多病患者被认为与特别的人类白细胞抗原（HLA）有关系。

（二）临床表现

多见于青年，性别没有差别。发病初期有头痛、头晕、恶心、中度发热、眼睛深部痛等症状，没有明显的咳嗽。Kerning征兆、Brudziniski征兆在这个时候和以后都是阳性的。发病后1~2周内双目均发现急性弥漫性葡萄膜炎。严重的发展部位始于眼底的后极，首先发现了脉络膜炎、眼底视网膜局部水肿、视神经炎以及视神经盘水肿，接着发现有界限的眼底视网膜剥离和复发病变绿内障，视力急剧下降。病灶危害眼前的葡萄膜，引起肉芽瘤性虹膜睫毛状体炎，从而产生大的渗出液，伴随着玻璃体的浑浊现象。这往往是联合性脑脊髓膜炎或脑炎，也可能同时存在颅神经单性轻麻痹、轻度偏瘫、失语症。约50%的患者还可以同时具有听觉障碍、内热消渴、平衡障碍等内耳损伤症状。大约两个月后急性炎症得到缓和。约80%的白毛出现，也波及眉毛、睫毛、其他部位。出现约60%的白斑，在头上、体干、四肢上出现对称性，几个月后达到顶峰，相互融合的情况很多。约50%的患者有明显的永久性脱毛和鬼剃头。通常在急性炎症开始后消失，发病前约2个月发生。此时，眼底脉络膜色素脱落，出现发红现象。但是，也有报告称，直到眼睛出现症状为止，白斑和白发都会持续。

（三）诊断治疗

通过眼底视网膜机能疾病、内耳损伤、脑脊髓膜炎症、皮肤白斑和白发等疾病的经过，治疗一般不难。根据需要使用糖皮质激素试验性疗法。

这种病的自然发病在1岁以内，可以完全缓解。但是，也可以形成由于盲人、全性或部门性听觉障碍、性格变化、精神病和持续性失语症、精力问题、脑垂体受损而引起的内分泌并发症等重大后遗症。

八、侧视网膜炎–白斑综合证

（一）临床表现

侧视网膜炎–白斑综合征（alezannis syndrome）为儿童和青年发病。几个月前或者几年后，有了癫痫。首先发生单侧退行性视网膜炎，引起视力功能障碍。几个月或几年后，同一侧头发的人的头发变白，变成灰白色，同时皮肤也发生了边界明显的白斑。

（二）诊断治疗

有一侧视网膜炎、白风样皮疹、同一侧毛发灰白等，诊断不难。

现在没有特效疗法，通常只进行对症处理来缓和病情。白发和白斑根据相关病状以多种形式处理。

九、Horner综合征

Horner综合征（horner syndrome）是1852年由法国生理学家克洛德·贝尔纳（Claude Bernard）第一次叙述，1876年由霍纳（Horner）更详细地叙述了，也被称为颈交感神经麻痹面部综合征。

（一）发病机理

副交感神经通路的任意部分疲劳引起，其神经系统损伤也可以由炎症破坏、手术、肿瘤、血栓形成或动脉瘤引起。

（二）临床表现

早期是瞳孔萎缩状态，兴奋和体力紧张几天后会出现异常的瞳孔增大。轻度眼睑陷落及眼部下沉，眼压低，眼血管充血，白内障。这种病在幼儿期经常发病，有虹膜色素的脱落。

病史长的人有上零点五侧面部萎缩和舌头减少，同侧部没有汗和体温增加，同时泪液分泌增加或下降。头发平坦，没有光泽，稀少，苍白。

（三）诊断治疗

根据眼睛的表现，从面部神经损伤的表现以及头发的特征来判断并不是很难。已经出现的畸形可以通过手术来矫正。面部麻痹、白发等参照相关处理。

十、共济失调毛细血管扩张综合征

共济失调毛细血管扩张综合征（ataxia-telangiectasia syndrome），Louis-Bar在首次报告中将其称为Louis-Bar综合征（Louis-Bar syndrome），或是小脑细胞-眼睛-皮下毛细血管扩张综合征（cerebello-aculo-cutaneous telangiectasia syndrome），其特征是进行性中小脑共济失调和肺感染性反复暴发病毒感染。

（一）发病机理

1.属于常染色体隐性遗传病。染色体破坏的增加，或者染料体异位出现。或者在第11号染色体的长臂上引起了基因突变。同时胸腺细胞和腹股沟淋巴结发展不良，导致细胞免疫和体液免疫问题。

2.所有患者都有严重的体液和细胞免疫学问题，约70%的患者在血清内同时缺乏IgA和IgE，特别是IgA的缺乏，在本症中具有高度的特异性。其缺乏或降低的主要病因可以是由于人的机体合成能力不足，已经产生的抗体也可以因非正常的分解代谢而受到损害。各种菌株和病毒抗原产生的抗体数量比正常人少，是导致上呼吸道反复感染的主要原因。

3.尸检病例中近一半伴发肿瘤，以恶性淋巴瘤最常见，其次为淋巴细胞白血病，也有颅内胶质病，有人认为与胸腺异常致免疫缺陷有关。

（二）临床表现

男女老少都会发病。儿童一般在刚出生时是正常的，2~3岁以后会生病。肤色和头发之间的早老性变化显著。头发很快就会变灰，头发也有早年白发的特征。皮下脂肪完全消失，脸部肌肤减少。色斑状的颜色很深，颜色消失，咖啡色的色斑会出现在皮肤上。婴幼儿时期发生渐进性小脑共济失调，启动时主要危害躯干和头颅。学习步行的时候摇晃很大，需要把脚的部分展开保持平衡。从小就经常伴有像跳舞一样的手足徐动症，双眼侧运动缓慢且断断续续，伴随着眼睛的闪动和头部的摇晃。由于严重的体液和细菌免疫问题，容易引发各种类型的流感。特别是缺少IgA的话，容易反复引起上气道感染，严重的情况也有致死的情况。毛细血管扩张是必然发生的，一般在3~6岁时发生。最初出现在眼球结膜下，接着出现在外耳、眼睑、癫部、腭部、颈项、肘窝等，但是出血者很少见。青春期以后，多表现为感觉消失、伸性指反射等脊髓损伤。但是，成人的话会发生体干远部筋萎缩、无力、束性的震动。智力比同年的人差。性功能正常，有发育障碍，但一般不产生第二性别特征。由于免疫缺陷，常并发有淋巴网状系统等发生的恶性肿瘤。

（三）组织病理

血清和唾液都明显缺乏IgA。外周血中淋巴球数量减少，比例也减少了。对植物凝聚素的反应不好。

（四）诊断治疗

由于皮下和球结膜毛细血管的扩大、小脑共济失调和反复感染呼吸器以及临床应用的3个特征，治疗并不难。在发现新鲜血清IgA浓度降低或缺乏的情况下，细胞免疫功能降低等诊断更为显著。少年先天性毛细血管扩张性红斑综合征有皮下毛细血管扩张，但没有明显的运动障碍。遗传性家族性运动障碍有神经表现，但皮下毛细血管没有扩大。

对于周围神经系统的损伤，没有特效的处理方法。皮肤毛细血管扩张可以通过激光和冷冻处理。预防呼吸道等病毒感染对延缓生命非常重要。积极应用肾上腺素、胸腺移植、干扰素等也有助于增强抵抗力。一旦出现病毒感染，就积极地应用抗生素和免疫球蛋白。及时、正规处理淋巴网状系统等发生的恶性肿瘤。

（五）预防与调摄

无慢性呼吸道感染或恶性病变者不影响生存，而且成年后共济失调趋向停止发展，甚至全身肌力有某些恢复。一旦发现异常需要即使就医。

第二节　早年白发

早年的白发被称为早老行和白发病，一般人大约从13、15岁开始头发的色细胞开始萎缩。有人在20多岁的时候变白了，在医学上被称为青少年的白发，所以俗称少白头。现在，被指出幼儿和青少年的白毛和灰发是家族性的发生，是常染色体显性遗传。

一、发病机理

（一）中医病理病机

1.肝肾不足。《素问·上古天真论》曰："女子……六七，三阳脉衰于上，面皆焦，发始白。""丈夫……六八，阳气衰竭于上，面焦发枯。"《六节藏象论》说："肾者，主蛰，封藏之本，精之处也，其华在发……"这是有文献记载的首次提出头发生长与肾精有着密切关系。之后，隋·巢元方在《诸病源候论》中论述："肾气弱则骨髓枯竭，故发变白。"后来历代医家无论从理论还是从临床角度更倾向于肝肾不足为白发的主要发病机制，从留下来的大量方药也可以得到印证。

2.气血亏虚。发为血之余，气弱血虚就可以造成引起毛发枯槁变白。因为气血亏虚也是白发很重要的病机。巢元方在《诸病源候论》中论述毛发变白时，指出白发变白是因为肾气不足，而肾气不足根本是气血不足，他说道："气血虚则肾气弱，肾气弱则骨髓枯竭，故发变白。"

3.血热上行。青年人素体阳旺，易生火生热，而火热易耗阴血，致使血虚燥热，毛发失养，出现白发。张子和在《儒门事亲》中论述道："至如年少，发早白落，或白屑者，此血热而太过也。世俗止知：发者血之余也，血衰故耳。岂知血热而极，发反不茂？肝者，木也。火多水少，木反不荣。火至于顶，炎上之甚也。"清代何梦瑶在《医碥》中也对此有所论述，但基本继承了血热之说。

4.情志郁结。七情致病在中医学中有着独特的地位，七情内伤可以生百病。同样，情志不畅，郁结于内，可造成伤气伤血、气滞血瘀，继而使毛发失去濡养。

（二）西医病理病机

1.遗传因素遗传因素白发的发病中是一个非常重要的因素，很多流行病学研究发现部分白发有着明显的遗传倾向，主要是常染色体显性遗传[①]。

2.毛囊色素干细胞在毛发的色素形成的过程中，黑色素的形成不同于皮肤，它是以一种非连续性的、同毛囊周期变化同步的一种变化，主要是在毛囊生长期。毛囊色素细胞会产生色素颗粒，使毛发成黑色或是深色。而这一切有赖毛囊干细胞功能的正常运行。各种外部因素，如化疗药物、抗疟药物、吸烟、紫外线暴露等均可影响色素的形成。同时，活性氧自由基的不断积累也可能诱发氧化应激反应，从而引起毛囊干细胞的异位分化，进而影响整个色素形成的过程，从而出现白发。根据目前的研究情况来看，氧化应激反应的活跃和毛囊色素干细胞或是色素细胞的活性失常可能在白发的形成中起到非常重要的作用[②]。

3.信号通路　信号通路是细胞功能正常运行的重要机制，在人体生命活动中起到重要的作用。到目前为止，发现主要有三条信号通路与黑素的形成有密切关系，即cAMP依赖的信号通路、MAPKs信号通路以及Wnt/β－catenin信号通路。在cAMP依赖的信号通路中，磷酸化的cAMP应答元件结合蛋白（p－CREB）能够与 *MITF* 基因的启动子区域结合，促进 *MITF* 基因和蛋白的表达，进而增加酪氨酸酶基因家族蛋白表达，最终促使黑色素的合成。在MAPKs信号通路中，MAPK的重要组成家族p38MAPK信号通路对黑素细胞的增殖分化及黑素的合成有重要作用。在Wnt/β－catenin信号通路中，β－catenin是Wnt信号通路中重要的蛋白，其可与T细胞因子和淋巴细胞增强因子－1结合形成复合物，该复合物能与 *MITF* 基因的启动子区域结合，促使黑色素的合成[③]。这些信号通路因各种原因无法被激活时，就会出现黑素合成的障碍。

---

①Mc Donough P H, Sch wartz R A. Premature Hair Graying[J]. Cutis, 2012, 89（4）: 161-165.

②李晓强，闫小宁，杨顶权. 白发中西医研究进展. 现代中医药2019，39（3）: 4.

③张淑英，张胜利. 加味犀角地黄汤治疗青少年白发64例[J]. 辽宁中医杂志，2006，33（8）: 1007.

4.维生素及矿物质维生素及矿物质是维持人体机能正常运行的重要的物质之一，主要表现为参与了一系列重要的物质代谢及生物合成过程的关键环节。很多研究都证实了维生素B$_{12}$、叶酸、生物素、锌、硒、铁等维生素及矿物质的缺乏与白发的生发密切相关[1][2]，但在发病机制具体细节，我们仍知之甚少。

二、诊断治疗

青少年或青年时期发病。初期头发中少有的白发，一般在头皮的背面或上面最先出现，与黑发混合成白色状态。在那之后，白发会慢慢增加，也会突然增加，但并不是全部变白。一部分人长时间没有长白发。一般没有自觉症状。突然发病的人也有可能与营养障碍有关。部分患者在消除诱发原因后，白发在不知不觉中减轻或消失。有些人连胡子都白了，中医称之为胡子早白。

（一）中医治疗

1.分型证治。①肝郁脾虚证。症候：食欲不振，拒食，便溏，月经不调或无月经，舌质暗淡，舌苔白腻，脉弦细；烦闷，难入睡或失眠，多疑，注意力不集中，强迫思虑。治法：疏肝解郁，健脾化痰为主。方药：柴胡疏肝散加减。②阴血亏虚证。症候：头目昏眩，自汗，神疲乏力，或低热。舌质淡或舌红无苔，脉细数。治法：滋阴养血为主。方药：四物汤加减。③温热病，热邪入血。症候：身热夜甚，心烦失眠，或有谵语，或口渴，或发斑疹，舌绛而干，脉细数等。治法：养阴清热，解毒透疹。方药：清营汤。

2.中成药。古代中医药早年白发苍苍的诊疗经验丰富，文献记载丰富，在本书中选取了一些具有代表性的药方进行了简单的阐述。

（1）内服方。①《太平圣惠方》记载的用治年未至四十，头发尽白的方："生地黄五斤，五加皮半斤，牛膝半斤去苗。用酒浸地黄二宿，晒干，九蒸九晒，与它药同捣，细研为末。每日空腹用温酒送服二钱，或放在粥、羹中服。忌生葱、萝卜、大蒜。"和治血热所致的少年白发的方："生地黄二斤，茜根一斤。生地黄净洗，捣绞取汁。茜根细切，以水五大盏微煎，研绞取汁，再将滓研煎，如此三次。再与主地黄汁缓火煎如膏，以瓷器盛之。每日空腹，以温酒调半匙服用。服百日髭发如漆。忌生葱、大蒜、萝卜等。"②《普济方》记载的神不安方治少年白发，及心虚

---

① 张善举. 应用草灵丹治疗白发的体会[J]. 中医杂志，2001，42（10）：637.
② 于宝峰，钱春兰. 首乌生发丸治白发和脱发的临床观察[J]. 内蒙古中医药，2012，21：37-38

神不安："地骨皮一两，桂心三分，熟干地黄二两，白芷三分，旋覆花三分，诃黎勒皮三分，秦椒三分去目及闭口者微炒去汁，杏仁一两浸去皮尖双仁研如膏。上药为末，炼蜜为丸，如梧桐子大。每日空心以温酒下四十丸。"③《千金翼方》记载的瓜子散："瓜子一升，白芷、松子去皮、当归、川芎、甘草炙各二两。上药共捣，研成细末。食后服方寸匕，每日三次，用开水送服。"主头发早白，又虚劳。脑髓空虚，胃气不和，诸脏虚绝，血气不足，故令人发早白，少而生蒜发：及忧愁早白，远视捆惯，得风泪出，手足烦热，恍惚忘误。

（2）外用方。①《寿世保元》记载。乌须秘方："活蚂蟥数条，要用时准备好鸡血或猪血，将蚂蟥放入血内，令食饱血，用针扎出血，与龟尿同研墨。浓涂须发上，可使须发黑一个月。"野狐倒上树："黑铅四两，汞二钱，鸭嘴胆矾四钱。先将铅化成汁，然后入汞，凝成时子，剪成钱样，外用铁丝穿作三二串，备用。再用大瓷罐一个，入无盐好醋三碗，将铅入幽内，悬于醋上，离醋二指，内泡卷柏二个、鸭嘴胆矾四钱，用瓷碟封口盖住，再用黄泥封固夏月日中晒七天，冬月炕火煨七日，取下，罐底摘一孔使醋流出不用，揭起碟来，扫下药霜来，用脂皮包住收起。临用药时将须发以温水洗净，就温再用脂皮包手指，拈药霜粘在发上，自然黑到根。"②《医方类聚》记载。无名方两则之一："莲子草（旱莲草），瓦松。上药同捣取汁，沐发后涂之。"之二："当归、甘松、石膏、滑石各一钱，橡斗子一两，酸榴皮三分，母丁香、白檀香各一分各包为末，生麝少许，没食子二个，诃子四个去核，百药煎三钱，白及一钱，针砂不以多少。针砂用水淘洗，以水清为度，用柳枝半寸长数根，于铜铫内炒过，却用好米醋浸一宿，次日再炒，以柳枝成灰为度，于地上摊冷，另放八件打和为末。上用针砂一匙，白及二匙，八件末半匙，余者皆少许，一处合，好米醋调成膏子。"乌髭发药："百药煎、针砂各二两，讫子二十个。针砂好醋浸二三日，带醋炒红，放冷，摊于纸上，就地去火毒。讫子去核，一半干炒微黄色，一半用好油炒存性。以上共为细末，先以温皂角水净洗髭发，候干，用荞麦面、好醋稀调，斟酌用药，熬成膏子。温搽，上用纸捻匀，荷叶裹上，外用手帕系合，次日以水洗之，不犯铜铁器。"针砂神效散："针砂淘净二两，杨柳四十九条。铁铋内同炒至杨柳成灰，吹去灰，于地上摊放少时，去火毒，以面糊为膏子。先用皂角水洗净，将膏子捻于髭上。"乌髭鬓方："碎墨一层，黄蜀葵花一层，用锡合理地，以马粪盖之，经月乃用。捻髭上。"涂髭鬓方："栗青、白胶各一两。上药为末，一处用，纸捻烟熏，瓦盆取煤，同胡桃瓤研成膏子，涂髭鬓尤妙。"③《普济方》记载。无名方之一："正月一日取木香煮汤。沐头，令人至老须发黑。风化石灰一斤，细柳条一寸长四十九根，粗柳条三根。将石灰并细柳条一同放入砂锅内，慢火炒，用粗柳条不住搅，炒细柳条如炭黑，以粗夹纸铺于地上，将石灰摊上，隔一宿去火气。用瓦粉半斤、官粉四两、粉四两，同为末。用新水调涂，以荷叶封裹，次日洗去，如漆。"黑发方："垂杨柳、柏叶儿、讫子皮、青胡桃皮、南乌梅各四两，胡桃油一大勺，研为细末。用新汲水三大碗及药末装入白瓷瓶内，闭半月。每日临卧、清晨用之梳掠，至三十日黑。"沐发方："春斫胡桃木皮，出水承取沐头，至黑。"乌金方："诃子十个，藁本一钱，百药煎一两，没食子五个，母丁香十五个，新钉子手个，针砂一两醋炒七次。除钉子外，余药俱为细末，水一大碗煎，熬至多半碗，瓷器内盛之将钉子放于药水内，更宿。早晚用之掠发，百日如漆。"④《外台秘要》记载。无名方之一："熊脂，涂发梳之。"之二："黑椹，水渍之。用之频沐发，即黑。亦可涂之。"千金翼白发令黑方："八角附子一枚，大酢半升。上二味于铜器中煎两沸，内好矾石大如棋子许一枚，消尽，内香脂三两，和令相得，搅至凝，置竹筒内。拔白发，以膏涂拔根，即生黑发也。"⑤《串雅内编》记载。无名方："老姜刮取皮一大升，于久用油腻锅内不须洗刷，固济勿令通气，令精细人守之，文武火煎之，不得急火，自旦至夕即成矣，研末。"⑥《重刻万方类纂》记载。令发黑方："羊屎纳鲫鱼肠中，瓦罐固济烧灰。涂之。"令发长黑方六则。其一："雁脂，须发早白，涂头。"其二："乱发洗晒，油煎焦枯，碾末。"其三："土马鬃，水煎。沐发令长黑。"其四："乌韭，烧灰。沐头发，令长黑。"其五："熊脂、蔓荆子末等分，和匀醋调。涂之。"其六："（芭）蕉油，须发早白，用之梳头。"《日华子本草》认为本方还有"治头风及女人发落"的功效。拔白生黑方："猪胆，涂孔中即生黑发。"令白发不生方两则。其一："麻叶浸汤。沐发长润，令白发不生。"其二："麻叶一握，麻子五升，捣和浸三日，去滓沐发。"⑦《杨氏家藏方》记载。再黑膏："胡桃一枚，槌碎壳，取全肉，于新瓦中，心安顿四边着慢火逼，渐渐簇火令近，时时拨转胡桃，令里外焦黑，地上放，令冷用。淀粉一分，一处研如膏，用水瓷盒收之。每用少许，先涂在白髭根上，再用镊子摘髭，急用手擦药，入白髭窍内，后次即出黄髭。若三四次用，终身不白。每摘一髭，如此用一遍。"⑧《厚德堂集验方萃编》记载。乌须发方："茄秧一角只留一茄，挖一孔，将上好徽墨嵌入，茄内用纸封好，留秧上俟结老，取下烧灰。用时，用水调，以指头蘸灰搽须发上，即转黑矣。"⑨《万病回春》记载。梳头方："百药煎、诃子、针砂各三钱，石榴皮、核桃青皮、垂杨柳叶、白矾各一钱。以上研为细末，用盐、醋、茶熬水二大碗，将药同入瓶内，封十日。用之梳发、染须，通黑。"

（3）揩牙方。①《圣济总录》记载。揩牙乌须方："栝蒌实一枚大者，杏仁以填实栝蒌为度。将栝蒌实干蒂畔切开，不得切断，放入杏仁填实，用盐泥封固，木炭火煅存性，去泥细研。早晨及临卧揩齿，良久用温盐汤漱口，不必漱尽。半年见功，至老尔复白。"揩牙乌髭方："皂荚怀州者十条，以地黄自然汁，生姜汁各半盏和匀，旋刷皂荚千火上炙，以二药汁尽为度，研细末，人青盐拌匀。每日揩牙。"乌金散："草乌头四两，青盐二两。将青盐为末，同入藏瓶内，用瓦一片盖之，瓦上钻一孔，外用纸筋泥封固，仍留一窍，候干，用火煅，以黑烟尽，青烟出为度，以新黄土卷一宿，取出研末。每日未洗面前揩牙，洗面后方漱口吐出，日三次。"本方一般不宜于阳虚火旺及实热者。乌髭方："晚蚕沙一升，麻穆心七两，大栝蒌一枚去瓢，肥皂荚一挺，青盐三两半。将以上药物一并放入瓷罐内，盐泥封固，顶上留一眼子出烟，用炭十斤，烧尽烟尽，候冷取出，入苦参末五两，间捣，罗为末。每洗漱及临卧时，用一钱揩牙。"用于白发以风燥者为宜。三物膏："柳枝、桑枝、槐枝各锉一斤。以水二升，同煮至一升，去滓，入好钦一斤，教成膏。临卧揩牙。"也是用治白发以风燥为宜。乌髭鬓揩牙法："升麻一两，诃黎勒二枚去核为末，白盐花半两，麻糁末四合取第一遍打者，生干地黄十二分，肥者，细切，丹砂一两，研，临烧时以沙牛粪汁调之，免飞上。上七味拌匀，于净瓷瓶中盛，密封，用黄泥封固，阴干，入炉中，四周以炭火烧，半时辰收之，研为末。每用揩齿。欲使药时，先用生姜杏仁大一块烂嚼，须臾即吐却滓，以左手揩三五遍，就湿点药末，揩十数遍，合津不得吐，以两手取津涂髭鬓，待辛辣定，细细咽之。"②《医方类聚》记载。刷牙药："当归放人鲫鱼腹内填实，以麻皮扎定，湿纸裹之，黄泥封固，用火煅之，黑烟出尽，青烟出，取置地上出火毒，研细。每日2次刷牙，才用津掠须发，百日后，自然变黑，常用不退。"无名方："地骨皮，烧存性后，盆合，少时取出研极细末。每刷牙后，以药擦牙须。"揩牙药："皂角不蛀者，切成寸许小段，先熔黑铅，令销成水，投皂角炒如炭，不可太过。取出候冷，研细，入盐少许。逐日早晚两次揩牙。"乌髭鬓黑锡散："黑锡一斤，熔成汁，入桑柴白灰十两同炒，令锡尽为度；又入青盐四两再炒，为末，瓷瓶内封，地下埋五日，取出入下项苗药：升麻一两，细辛一两，诃子四两。炒令黑色，同前后药末，一处拌匀。每日揩牙。"擦牙乌髭方："熟地黄一两焙干，破故纸一两，青盐半两。炒为细末。每目刷牙后，用此擦牙，良久咽之。"不老方："熟地黄四两，青盐、破故纸炒黄色各二两，大黄八钱。同研为末。先刷牙净后，蘸药刷牙，噙漱多时吐出。"治疗以肾虚致白发者为宜。常用揩牙药："青盐一两另研，杏仁二两去皮夹，熟地黄洗净、旌德乌头各一两。同为粗末，将瓜蒌去蒂顶并瓢，入药在内，以麻线扎定，用蚯蚓粪封固厚半寸以上，阴干，或有小裂缝，再用粪泥合。放在熟炭火上烧，候烟出尽一二分间，用黄土复之，至冷取出，去土，取药为细末。每日揩牙，或临睡更用，以津咽之更妙。"乌髭揩牙药："蓖麻子四十九个，生干地黄一两，龙骨、青盐各一两半，细辛一分。用大瓜蒌一个，开一窍子，去瓢，以上药填入瓜内蒌，将原盖盖定，纸封，盐泥封固，晒干，火煅，青烟出为度，取出存性，研为细末。早晚揩牙，良久，用温酒咽下，用之四十九日外见效。"乌髭牢牙散：防风、何首乌、生地黄、石榴皮、楮白皮、猪牙皂角、青盐各等分。上药为粗末，以瓜蒌一个去蒂，入药在内，用蒂掩义，盐泥封固，火煅，烟尽为度，研为细末，人升麻、细辛等分，麝香少许，另研，和匀。每早漱白毕，用少许擦牙，待片时药透，温水漱去。用治以肾虚风燥致白发者为宜。青丝散："白芷、白茯苓去皮、当归去土、川芎、甘草各三钱，细辛去叶土（华州者佳）、何首乌、寒水石烧作粉各五钱，升麻、生地黄、地骨皮各二钱，丁香三钱。研为细末。早晚二次，不见太阳时用药刷牙，余有药津休去漱，从自然咽下，百日大效。"用治白发以血热风燥者为宜。妙应散："白茯苓、辽参、细辛去叶、香附子炒去毛、白蒺藜炒去角、川芎、缩砂各五钱，龙骨研、石膏煅百药煎、白芷各七钱，麝香少许研。研为细末。临卧，早晨用温水调药刷牙。"刷牙沉香散："沉香、白檀、酸石榴皮、诃子皮、青盐研、青黛研各二钱半，当归、川苦楝破四片炒，细辛去苗、香附子各半两，母丁香一钱半，荷叶灰一钱，南乳香研一钱，龙脑研、麝香研各半钱。研为细末。每用半钱，如常刷牙，温水漱之，早晚两次用。"无名方："诃子、没食子、皂矾炒各一两，五倍子、细辛、防风、白檀、金丝矾、荜茇、高茶、川芎各一钱半，甘松去芦、零陵香、麝香各五分，百药煎、胆矾各三钱，橡斗三个。上药除胆、麝另研外，余药为细末，和匀。早晚刷牙。"香盐散："香附子一斤，连皮生姜半斤取汁，侵一宿，煮干。姑缨一斤，少者半斤，根花叶皆用。食盐八两，破故纸六两，橡斗、大黄各五两，青盐、地黄各四两。共研碎。先将瓶一个，用纸筋、盐、韭和泥固济，窖干盛药，以小瓦片盖瓶口，泥封之。若泥缝有裂处，以泥补合，候干，择成定日，就地做大深土一个，经阔二尺，先于内放炭火，厚五寸，上坐药瓶，周围及顶上亦用炭火，煅炼约多半日，存性，火冷，取出埋土内，研为细末，瓷瓶收之。每早晚蘸药刷牙，将口内成唾津吐手心，润搽面皮并髭髯。"本方有乌发、嫩容、牢牙、补肾作用，用之日久自知功效。刷牙药："绿矾、胆矾、金丝矾、川芎、细辛、白茯苓、诃子肉、五倍子、百药煎、没食子、酸石榴各等分。研为细末，入川椒，麝香少许。遇夜刷牙，以津液掠髭鬓。"③《摄生妙用方》记载："旱莲草取汁，同盐炼干研末。擦牙。"④《寿亲养老书》记载。牢牙乌髭方："旱莲草二两半，芝麻莘三两，诃子二十个并核锉，不蛀皂角三挺，蚕沙二两，青盐三两半，升麻三两半。上药为细末，醋打薄糊为丸如弹子大，捻作作饼，或焙或晒，以平为度。先用小口瓷瓶罐子，将纸筋泥固济，曝干，入药饼在瓶内，炭灰火中烧，令烟出。若烟淡时，药尚存性，急取退火，以黄泥塞瓶口，候冷，次日出药。旋取数丸，旋研为末。每早晚揩牙。"用治白发以肾虚风燥者为宜。揩牙乌发方："旱莲草一两半，麻枯饼三两，升麻、青盐各三两半，诃子连核二十个，皂荚三挺，晚蚕沙二两。薄醋面糊丸，弹子大，晒干入泥瓶中，火烟，令烟出存性，取出研木。用之指牙。"⑤《普济方》记载。神妙乌髭方："酸石榴一个，丁香四十九个。每用酸石榴一个，于上钉小铁钉四十九个，遇夜安顿在露地或屋上，至晓即收至屋下，勿令见日色。露三夜毕，取出钉子，每一钉子窍内塞一丁香，用纸裹石榴，以好米醋和黄泥封固，放在风道上，略干以炭火烧，令通红为度。取出，移地上，候冷去泥净，研为细末。早晚揩牙。须令措得牙齿热，以使药力行。"刷牙乌髭鬓方："荆芥一两，羌活半两，胆矾半两，青盐半钱，诃子半钱，没食子半钱防风一两，百药煎一两，川椒半钱，白芷一钱，石膏一两，青矾半钱。研为细末。每日用身刷牙。"长春绿袍散："金丝矾、绿矾、川芎、胆矾、细辛、白茯苓、诃子、百药煎、没食子、酸石榴皮、五倍子、川椒、砂仁各一两五钱。研为细末，入麝香少许。临卧先刷牙净，再以药末刷之。"无名方："何首乌、母丁香、白茯苓、地骨皮、白芷、熟地黄、百药煎、甘草、胆矾、生地黄、当归、升麻J川芎、细辛、诃子、寒水石、没食子各五钱，青盐二钱半。共研为细末。朝夕不问次数，蘸之刷上下牙，将药津半咽了，一半掠于髭鬓。"本方不仅可以乌发，还有明目、壮筋骨、暖水脏作用。五圣不老散："不蛀皂角五十锭刮去黑皮，没食子二对，熟干地黄焙洗，胡桃肉二十个，蛇退二条火烧成灰，白盐十二两，川楝子、硒砂、青盐、地龙去土、白芷、石榴皮、百药煎、黑牵牛、乌贼骨各三两，除皂角外，并为细末，用糠醋四升同浸。上药除皂角外，入醋搅撑匀，下皂角，以细辛、藿香叶、当归、威灵仙、淫羊藿各二两盖之，浸四五日，每日翻皂角一二遍，用重物压之，恐醋浸药不着。日久不用他药，只将皂角用桑柴熟火炙，令稍干，再于醋内浸。再炙，至醋浸尽，焙干，研，罗为细末，每用一两，以麝香一钱和匀。每早晚两次，以牙刷蘸此药，上下齿每处刷五七十下。遇到津液咽之，更不漱口。"沉香延龄散："沉香另研、木香、檀香、香附子、白芷、龙骨、甘松、川芎、生地黄、荜茇、升麻、防风、当归、何首乌、藁本、青盐炒、人参、石膏、白茯苓、白蒺藜、杜蒺藜、海浮石、藿香、熟地黄、细辛各半两，丁香、荆芥穗、槐角子、僵蚕、天麻、桂心、露蜂房炒黑各二钱半，麝香一钱半。共研为细末。每日早晚，先刷净牙，后蘸药刷五七十遍，多为上。"黑髭揩牙散："莲子草、鸡肠草、熟地黄、马齿苋、石榴皮、海盐、青胡桃皮、没食子各一两，丁香半两，升麻半两，麝香一分细研。将前八味药为末，用春大麦面为饼，装入瓶内，密盖口不令透气，烧通赤，候冷，捣细，罗为散，入麝香、丁香、升麻，同研令匀。每日早晨及夜卧时，常用揩齿。"乌髭揩牙方："苦参半两，青黛一两如螺色青者，青盐一两。先以苦参为末，次研青黛，又研青盐，一处拌和匀。早晚作牙药揩牙，徐俟少时漱之。"变白散："大浆石榴一个，用铁钉四十九个札匀，三日取出钉，入丁香并盐少许，以黄土固济令干，用炭火二斤煅，炭尽为度，候冷取出，细辛二两生用，猪牙皂角二两刮去皮，蘸盐水炙寒水石三两煅。研为细末，更入脑麝少许。用之揩牙，候药行，方漱口，临卧揩牙勿漱，取口中涎擦白发。"⑥《杨氏家藏方》记载。乌金散："酸石榴皮、生干地黄、槐白皮、青盐、何首乌、猪牙皂角各一两，升麻半两，细辛半两，麝香四钱另研。先将前六味药锉碎，入瓶内，盐泥固济，留一孔出烟，火煅令赤，候烟尽为度，次人升麻、细辛、麝香，研令匀。每日早晚，常用揩牙盥漱。"⑦《卫生家宝方》记载。乌髭石燕散："香附子半斤，用生姜一升取自然汁，浸三宿，候香附子透，焙干，炒焦，研生地黄二两焙干，石燕子一对淬碾，青盐二两半，石榴皮三两炒干，细辛二两焙干，皂角七条不蛀者，烧存性，麝香少许另研。共研细末，入麝香搅匀。临卧揩齿，不可语话，次早以温汤漱之。"⑧《万病回春》记载。擦牙乌须方："青盐一两，没食子一钱，细辛二钱，破故纸一两炒芳香，地骨皮一两，熟地黄一两，酒浸三日，砂锅焙干为末，槐角子一两，百药煎一钱。上药俱为细末。每早擦牙，将药咽下。"⑨《重刻万方类纂》记载。揩牙乌须方："麻姑八两，盐花三两，生地黄十斤取汁。同入铛中，熬干，以铁盖覆之，盐泥封，煅赤，取出研末。日三次揩牙。"⑩《厚德堂集验方萃编》记载。乌须擦牙方："香附二两，青盐四两，蒲公英一斤。上药按分量多寡平分为二十一处，用韭菜田中蚯蚓泥捣碎，和极调。每药一分，用桑皮纸包数层令圆紫，取泥裹药成团，候干，入火内煅红，取出稍冷，五七日取药。用之擦牙。"

（二）西医治疗

1.服用维生素B族。

2.小麦、花生、香蕉、蛋类等富含维生素B族，可作为治疗性补充。

3.穴位按摩的发型是每天早上起来晚上睡觉前，在头皮上画上小圆，然后扭转头发。从前额的头顶到后枕部，之后从额头到两侧经过大的太阳孔到后枕部的顺序。最好一次1~2min以内每天揉30~40次，然后一次在5~10min以内慢慢增加。按摩时适度用力，使头发均匀，持续不停的话，白发会慢慢减少。

4.从美容的角度出发，通过染发可以快速实现黑发的效果。

三、预防与调摄

重视饮食调整，不能偏食，多服用五谷粗粮、豆制品、树叶蔬菜等水果种类富含维生素膳食，包括铜多哺乳动物肝脏、柿子、西红柿、土豆、菠菜等和高蛋白食品比如花生、鸡蛋等。本症并不是意味着身体没有衰老，因此不能担心。情绪平和、豁达开朗、精神愉悦、疲劳相结合，应减少精神兴奋和精神紧张。积极预防和治疗各种慢性病变，减少黑色素粒子产生的障碍。

在社区环境中，青少年需要学习心理保护和自我调节的方式。也就是说，人不仅可以上班，而且可以学习，还可以玩，可以调整，重视劳动和休息的结合，保证心情愉快，防止心理因素和精神压力过大。为了不让身体早点生白毛，心理健康的平坦性也很重要。调节膳食结构，切勿偏食，多吃豆制品和水果和蔬菜，哺乳类内脏中多含铜，柿子、西红柿、土豆和菠菜等，也含有相当量的铜、铁等微量元素对于人工合成的黑色素来说，都是很重的原材料，如果有条件的话可以多吃。有慢性病（特别是肾虚患者）的话，必须积极接受检查。如果出现白发征兆，可以使用一些补肾的中药或食品，用果茶好好烹饪，对白发也有很好的治疗效果。经常锻炼身体，可以提高身体的血液循环，提高头发上产生身体细胞黑色素的细胞的活力。使用梳子法或按摩法：用梳子梳头发，用手掌或指尖揉头皮，一天1~2分钟，每天梳30~40次。

第三节　老年白发

老年人的人性白发是生理学发展的现状。老年人的白发一般是先两鬓，几年后胡须和鼻毛都白了。胸毛、腋毛等即使老了也不会变白。

一、发病机理

（一）中医病理病机

根据传统中医的理论，毛发和肾脏密切相关，肾脏隐藏着精肝的主血，因此其华在头发上，肾虚缺少精血，毛囊内没有足够的养分，这种情况下人工合成的黑色力量下降，形成白发。另一种情况是毛囊逐渐枯萎，甚至坏死，最后导致脱发。相反因为肝肾强健，所以毛发浓密而漆黑。

中药治疗白发基于中医理论，毛发的生长与肾脏有密切关系，肾脏隐藏了精肝的主血，其华发，肾脏受损则精血不足，毛囊没有足够的养分，这种情况即降低了合成黑色素的能力，出现白发；那么另一个情况就是毛囊收缩甚至坏死，相反，因为肝肾强健，毛囊供血充足，所以毛发浓密而漆黑。

中医主张"会造成血液过剩"，头发的成长主要来自气血的滋润。如果血气旺盛，头发就会正常成长。气血的变化减弱的话，因为荣发线不上升头发变白。原因也无非是以下三个方面：血热旺盛，情志看护烦琐，精血弱。

"热血沸腾"的人容易急躁、易怒、头脑发热。水不含树，肝旺血燥，或血热旺，毛根失养，故早白。舌质红，苔藓少，中脉数。治疗适合冷血乌发。

情志看护性烦的人，兼心神的压制，悲伤和苦闷，肚子膨胀，纳食无聊，或者不进取的饮食，夜眠不安等。或者舌质红，苔藓薄黄腻，脉弦数。如患者有情志看护的未遂、过于烦琐、担心压力等引发的原因。应该在护理上放松解除抑郁，强壮脾脏养心。

（二）西医病理病机

现代医学的研究指出，人的头发乳头内有丰富的毛细血管，为毛乳头、毛球部提供了充足的营养，因此皮肤的黑色粒子能够顺利合成。由于各种不良刺激，供给头发养分的毛细血管出现痉挛现象，毛乳头、毛球部的色细胞受到产生黑色素的机能的阻碍，影响了黑色素粒子的生产和运输功能。黑色素粒子对毛乳头、毛球部的发生机能产生了障碍，或者已经发生了，由于某种原因不被运送到头发上，进而使头发的脑髓质、皮层等部分的黑色素粒子的数量下降，消失的话，就会产生白发，出现少年白发。

二、治疗

（一）中医治疗

1.分型证治。①肝郁脾虚证。症候：食欲不振，拒食，便溏，月经不调或无月经，舌质暗淡，舌苔白腻，脉弦细；烦闷，难入睡或失眠，多疑，注意力不集中，强迫思虑。治法：疏肝解郁，健脾化痰为主。方药：柴胡疏肝散加减。②阴血亏虚证。症候：头目昏眩，自汗，神疲乏力，或低热。舌质淡或舌红无苔，脉细数。治法：滋阴养血为主。方药：四物汤加减

2.中成药。①外用方。《普济方》记载有如下药方：a.备急拔白毛令黑毛生方："拔去白毛后，随即以好白蜜（即蜂蜜）敷拔处，即生黑发。眉中无毛，以针挑伤后敷蜜亦生眉毛。"b.治黑毛不生："以石磨丁香汁。拔百毛，急用手以敷孔中，即生黑毛。如毛发白，取梧桐捣汁涂上，必生黑者。"c.黑润毛发方："柏叶，烧。取汁涂头。"d.变白方："用丁香以生姜汁研。拔去白发，涂汁孔中，即异常也。"e.乌须发方："针砂半两炒红醋三五次，荞面半两，川百药煎一两，用荷叶煎醋水，调为膏子。热擦抹上，用荷叶封裹，又用手帕护之。至天明温水洗之，黑如鸦。"f.绝妙乌髭方："诃子三两，百药煎二两，五倍子二两，没食子二两，针砂八两一钱，荞面。各以为末。针砂以米醋浸五日五度，取出炒略红。用米醋打荞麦面为糊。先将髭慢以皂角水洗去油腻，次将针砂与荞麦面、药末同和为糊敷上，用荷叶包裹，过一夜，明日取出，却用前药，再用荞麦面为糊，敷上即黑。"g.乌髭方："旱莲子、没食子、荷叶、活猪鬃。上药各等分。先将鬃于锅内炒之后，入余药，并焦黑存性为灰，以柳枝自然汁调。拔白，即蘸水入药，擦白者根穴妙。"②

内用方。《外台秘要》记载有如下药方：a.范汪王子乔服菊增年变白方："菊以三月上寅日采，名曰玉英（苗）；六月上寅日采，名曰容成（叶）；九月上寅日采，名曰金精（花），十二月上寅日采，名曰长生者，根茎也。阴干百日，取等分，以戌日合捣千杵，下筛，和以蜜，丸如梧桐子。每日服3次，每次服七丸。百日身体润，一年白发变黑，二年齿落复生，三年八十者变童儿。"b.茯苓术散方治白发、秃发："白术一斤，茯苓、泽泻、猪苓各四两，桂心一斤。上药共捣，研成细末。每日三次，每次眼一刀圭，开水调服。"本方与《伤寒论》五苓散组成相同，但药量配比有别。《普济方》也有记载，并云"服后三十日，发白变黑，容貌改红，筋骨强盛，久眼通神明。"《太平圣惠方》记载有如下药方：a.无名方之一："黄丹三十两，放入瓮瓶中，以泥封固瓶口，四面厚一寸，放干，以马粪大养一百日，取出，细研为末，用枣瓢和丸，如鸡头实大。每夜含一丸，六十日（发）黑矣。"之二："熟干地黄四斤，杏仁一斤汤去浸，去皮尖，双仁，研如膏，诃黎勒皮半斤。以上药捣研为末，入杏仁令匀，炼蜜和调，用杵捣三二百下，做成梧桐子大丸药。每服用温酒送三十粒，食前服，渐加至四十粒为度。忌生葱、萝卜、大蒜。"之三："硫黄一两细研，酸石榴皮一两，天竹黄半两，细研磁石二两，烧醋淬七遍，细研，水飞过。先用和好的面少许裹硫黄，放入石榴皮中，再用面裹石榴，用瓷碗盛，饭甑内蒸两遍，取出晒干，捣罗成末。次入天竹黄、磁石等末，相和后继续研匀，炼蜜和作成绿豆大丸子。每天早晨，用杏仁汤送下二十粒。"本方服用六七日后，感觉头皮发痒，是有效的反应。之四："熟干地黄半斤，牛膝四两，去苗，杏仁半斤，汤浸去皮尖，双仁，微炒研如膏，菟丝子三两，酒浸三日，曝捣，别捣为末。上药捣罗为末，都研细令匀，用炼蜜和，再捣三五百杵，作丸如梧桐子大。每服用温酒送下四十丸，食前服。"b.治肾虚血热白发的二则方之一："地骨皮、生地黄、覆盆子各一斤。上药捣研为末，炼蜜和调后用杵再捣三五百下，作成丸剂如梧桐子大。每次服用四十粒，以温酒送下。食前服。忌生葱、大蒜、萝卜。"之二："莲子草半斤，杏仁一斤汤浸去皮尖，双仁，麸炒微黄，熟干地黄一斤。以上药相和，捣一万杵后呈黑漆色时，做成丸药如梧桐子大。每日服两次，早、晚饭前用温酒送下三十粒。忌生葱、萝卜、大蒜。"c.三倍丸："川椒取仁一斤，牛膝三斤去苗，生地黄三十斤净洗，捣绞取汁。川椒、牛膝捣研成末，用生地黄汁拌湿，晒干后再拌地黄汁，以地黄汁用尽为度。再晒干，捣研成末。将药放入木日内，捣十余种，然后做成梧桐子大丸药。每日空腹及晚饭前，用温酒送服四十粒。忌生葱、萝卜、大蒜。"本方还有补益明目、壮气延年、令人好颜色、变髭发令之功效。d.地仙方用治有心肾不足、失眠健忘、腰脊无力等症白发："远志一升去心，白茯厅，熟千地置一斤，地骨皮一斤，麦门冬一斤去心，焙，巨胜一斤蒸，曝干去皮。以上药捣础成细末，用枣肉和之，再捣千余杵，然后作丸如梧桐子大。每早空腹及晚饭前，用温酒送四十丸。忌生葱、大蒜、萝卜。"e.柏子仁丸治血虚风燥白发：柏子仁三两，酸石榴皮二两，秦椒三两去目及闭口者微炒去汁，何首乌二两，马齿苋二两，莲子草二两，白芷二两，旋覆花二两。上药捣罗为末炼蜜和之，作丸如梧桐子大。每早空腹，用开水送下三十丸，晚饭前再服。忌大蒜、生葱。f.马齿苋还黑散："马齿苋子一升，白茯苓一两，熟干地黄四两，泽泻二两，卷柏二两人参二两去芦头，松脂四两炼成者，桂心一两。上药捣研成细末。每日空腹，用温酒调下二钱，渐加至三钱，晚饭前再服。忌生葱、萝卜、大蒜。"

（二）西医治疗

1.老人长白发是自然的生理现象，所以不需要采取其他措施，但最重要的是维持老人的心理健康。通过护理头发，应用一些药物有助于缓解这些问题的发展趋势。

2.散乱的白发在短时间内不持续增加，或者白发不多，不方便染发的人可以采用拔除白发的方法，也不能增加白发。但是，40岁以后的人原本就有白发增加的倾向，所以拔头发是解决不了问题的。

3.头发大部分变白，或是满头白发，染发是很好的选择。

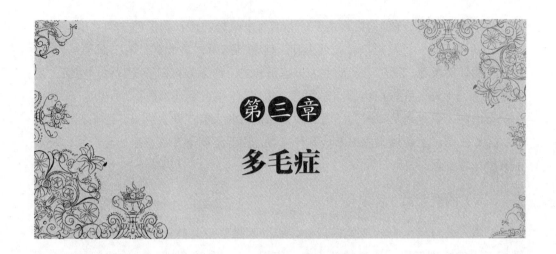

第三章

多毛症

多毛症（hyperTrichosis）是指体表其他部分哺乳动物的毛生长、变粗、变暗、毛密度增加或超过正常限度，以及多毛症也是常见的内分泌症，育龄女性的发生率约为10%，心理危害也不容忽视。一部分的特发性多毛症可能与5α-还原酶活性增加，促进睾酮（T）转化为双氢睾酮（DHT）有关，但是性特征毛的过度生长主要是因为雄性激素水平的生成过多或者对雄性激素水平的生成过于敏感。增加的雄性激素水平可以由卵巢、肾上腺及其肿瘤或外因性药物产生。

第一节　全身性多毛症

一、先天性全身性多毛症

先天性全身性多毛症（hypertrichosis universalis congenital）又名先天性胎毛过多（congenital hypertrichosls lanuqinosa）。在出生时即见婴儿全身范围的毛发变粗、变长、变黑、变密，俗称毛孩。

（一）病理病机

1.中医病理病机。女性多毛症主要是肺胃阴虚内热所致，当属中医妇科"奇病"范畴。多毛症或多毛倾向可发生于妇女多个年龄阶段，其发生多是在女性身体新陈交替或气血阴阳变更之时（发病年龄依次为青春期、青春后期、青春前期、妊娠期和绝经期），与肾、冲任、血室等脏腑经络的功能状态密切相关。在临床患者中，多数病人在发病以前即已有不同程度的肾阴亏虚之象，如咽燥、舌红、苔少、脉细数（弱）等病状，严重者还伴有月经不调等内分泌紊乱症候。

2.西医病理病机。染色体显性基因遗传，以前多被称为归祖现象，但是由于基因突变的可能性很高。

（二）临床表现

症状通常是孩子刚出生身体多毛，皮肤和被毛处的胎毛明显比健康的婴儿多，长度长几厘米以上，通常的症状是脸上的长毛特别明显。体毛的颜色和头发相似，眉毛浓而细长，眉毛很好地连接在一起。前额、侧面、颈部的体毛都很密很长。根据成人的面部毛分布情况，临床上习惯将先天性全身性多毛症分为犬脸型和猴脸型两个类别。

（三）诊断及鉴别诊断

根据临床特征，出生时新生儿的身体上有多毛，面部长毛，特别是牙齿等发育异常的情况比较多。有家庭经历。本症的鉴别比较容易。

1. 遗传性牙纤维瘤症多毛症。本症主要是出生时多毛，伴随着牙齿纤维瘤、颅变形、智商降低等畸形。

2. Delange多毛畸形综合征。从出生开始就全身多毛，伴随着退行性的变化和畸形。

3. 小儿营养不足。多毛是全身性的，是由于孩子的原发性营养不足，或者炎症性病变引起的消化吸收不良，严重的病毒感染后的营养不良。

4. 小儿肢痛症。主要症状是四肢多毛，重症者的脸和躯干都是多毛。

5. 传染性疾病后遗症。全身性多毛是在病毒性脑炎后或流行性腮腺炎等传染性疾病后发生的，也有可能与脑部和垂体的机能障碍有关。

二、遗传性牙龈纤维瘤多毛症

遗传性牙龈纤维瘤多毛症（Inheritance of fibromafosis hypertrichosis），又名先天性家族性纤维瘤病（congenital familial fibromatosis）或特发性龈纤维瘤病（idiopathic fibromatosis），是一种比较罕见的以全口牙龈广泛性、渐进性增生为特征的良性病变，属于经典的孟德尔基因遗传性疾病，也可能与某些罕见的综合征和其他疾病相伴随。

（一）病理病机

本病有明显的遗传倾向，通常为常染色体显性遗传，也可有常染色体隐性遗传，但也有非家族性的病例。称为特发性龈纤维瘤病。有关常染色体显性遗传牙龈纤维瘤病的基因定位与克隆的已有研究报告，有研究者在巴西一个大家系的所有成员中检测到 *SOS1*（son of sevenless1）基因的突变，而对巴西另一个研究则发现连锁性，说明该病存在异质性。

（二）临床表现

多毛也是生下来的，但是14~15年后出现的可能性很高。多毛度不同，以前额头、手背、背都特别饱满，眉毛、胡须也从儿童时期就表现得很浓。多数患者伴随着齿龈纤维瘤、颅变形、智商降低、垂体前叶功能降低等各种先天性畸形。通过检查和鉴定确定诊断患儿的体毛多发，伴随着齿龈纤维瘤、颅变形、智商降低等各种畸形性，应考虑该病。染色体检测和牙龈纤维瘤病变的组织检查也是可能的，有助于诊断。

（三）诊断治疗

发生于儿童萌牙以后，可波及全口牙龈。多见于儿童，但也可见于成人。龈颜色正常，坚实，表面光滑或结节状，点彩明显（结缔组织中充满粗大的胶原纤维束和大量的成纤维细胞）替牙期儿童可有萌牙困难，有家族史。

本病与药物性龈增生、青春期或妊娠期有关的龈增生鉴别。无家族史的龈纤维瘤病需排除上述病变后方可诊断为特发性龈纤维瘤病。增生性龈炎大多发生于前牙部，炎症明显，一般有明显的局部刺激因素，增生程度相对较轻，无长期服药史和家族史。药物性龈增生有长期服药史，主要累及牙间乳头及龈缘，增生程度相对居中。

龈纤维瘤病–多毛综合征的特征除牙龈进行性过长外，伴明显的多毛，患者智力减退，颅变形，偶有男子出现女性型乳房。

治疗方面，主要是控制菌斑，消除炎症。

手术切除肥大牙龈，可采用内斜切口式的翻瓣术兼做牙龈切除，以保留附着龈，并缩短愈合过程。若龈增生过厚过大可先做水平龈切除再采用内斜切口。本病手术后易复发，复发率与口腔卫生状况的好坏有关。口腔卫生保持得好可以不复发或复发很慢。本病为良性增生，复发后仍可再次手术治疗。一部分本病患者在青春期后可缓解，故手术最好在青春期后进行。

三、获得性囊毛增加症

获得性囊毛增加症，被称为后天性胎毛过剩，比先天性胎毛增加症还稀少。

（一）病理病机

许多专家考虑是否是一种激素控制和刺激了毛囊，但对一些病例内分泌研究的结果，除了酮类固醇的减少可能有意义外，均未发现其他肾上腺和脑垂体内分泌的明显异常。不过，有关激素的作用仍然是重点考虑的机理。雄激素有形成恒毛的作用，许多其他激素也能改变毛发的生长和形成紊乱。恶性肿瘤细胞能够返祖性的分泌一些激素，并且非内分泌性肿瘤也能分泌激素样因子。促性腺激素，胰增血糖素，一经色胺，副甲状腺素样激素，胰岛素和抗利尿激素，这些激素与毛发的关系尚无法阐明。也有人指出原始的和分化不良的肿瘤细胞能够分泌体液样多肽，后者可能对胎毛的生长有刺激和调节的作用。恒毛可能因某些生物物理的改变而逆转为胎毛，由恶性肿瘤产生的一些异位性激素和胎儿相关抗原亦已有报告，它们均可抑制或刺激异常毛发的产生。许多专家都提出的出现可能和肿瘤细胞分泌的一种刺激胎毛生长的激素有关。认为发生是由肿瘤细胞产生的一种尚未确定的滋养物质正常仅存在于胎儿引起的。有人推测引起胎毛生长的激素可能是胎儿肠激素。患者的乳酸脱氢酶增高的意义不明，临床作用还不清楚。目前已经发现存于结肠癌、小肠癌、肝癌和胎儿胰腺，也发现在胎儿消化器官中存在，故其临床意义有待研究。有人考虑癌胚抗原可能是本病的病因之一。但癌胚抗原与之间的关系仍未阐明，而血清癌胚抗原增高的患者也不一定出现。总之，AHL的发病机理尚无肯定的结论，一些论点仍属推测。

（二）临床表现

AHL是成人期发生的胎毛性细毛，突然弥漫性大量出现，常先自面部的颊、额和耳部起始，逐渐扩展至颈、肩、躯干和上肢，最后可扩及全身。其分布不具男性型，也不伴有任何男性化表现，但掌趾无毛囊处不发生，原有的正常毛发及分布无改变。这种细毛柔软，白色，没有髓质，抚之呈丝绸感，细毛生长皮肤无可见的异常。

（三）组织病理

胶原组织正常。实验宣发现对患者的实验室检查不很一致，阳性发现多见的是血沉增快例，乳酸脱氢酶增高例，癌胚抗原增高例，尿游离皮质醇增高例，一酮类固醇减少例。其次是一球蛋白增多，碱性磷酸酶升高，白蛋白减少。个别病例发现谷丙转氨酶、雌三醇、血钙、尿酸和滤泡刺激激素增高，睾酮和尿促性腺激素减少。但不少病例对内分泌的各种检查均无异常发现。

（四）鉴别诊断

多毛症是男性型毛发过度生长，属恒毛过多，常伴有男性化和皮脂溢出，与雄性素过多分泌有关。先天性胎毛增多症为常染色体显性遗传，一部分是性联遗传，表现为全身性持久性胎毛增多，多发生在出生时或生后不久，可伴有牙齿和内耳的异常，历史上常称为"毛孩""狗面"。

1.药物引起的全身多毛。这些药物有链霉素，青霉胺，苯妥英，螺内酯和长期系统应用皮质类固醇。

2.疾病引起的多毛。如迟发性皮肤叶琳症，红细胞生成性叶琳症，皮肌炎，营养不良综合征，还有严重休克，脑损伤和脑炎也可引起多毛。

3.局部多毛。由于瘙痒性疾病不断地搔抓，局部长期的摩擦，精神上有缺陷病人对固定部位长期习惯性刺激，均可使局部长期充血增加毛囊营养，其他尚有毛痣和局部长期外用皮质类固醇等。

四、医源性多毛症

某些治疗药物引起的躯干、四肢、偶尔面部等广泛部位的毛发生长，被称为医源性多毛症。

（一）病理病机

引起医源性多毛症的药物主要有以下几种：

1.苯妥英钠。癫痫儿童服药2~3个月后出现多毛症，初起于四肢，以后发展至躯干和面部，停药后可消退，但有时持续不退，分布类型与头部外伤后所引起的多毛症相似。

2.链霉素。儿童结核性脑膜炎用链霉素治疗有发生多毛症者，多毛的式样和发生的时间与苯妥英钠同，停药后亦可消退。

3.可的松。接受大量和长期可的松治疗的患者可发生多毛症，以前额，颞部，面颊两侧最为显著，也可发生于背部及上肢伸面，但较轻，停药后于数个月内消退，皮质激素局部外用亦可引起多毛。

4.青霉胺。可引起躯干和四肢的毳毛增长变粗。

5.补骨脂素。口服补骨脂素和照光治疗可引起色素沉着和多毛。

6.二氮嗪（氯甲苯噻嗪）。直接作用于血管平滑肌，使其松弛，以降低血压，且能抑制胰岛 β 细胞分泌胰岛素，从而升高血糖，常用以治疗高血压危象，也用于幼儿特发性低血糖症，或由于胰岛细胞瘤引起的严重低血糖症，50%以上的儿童可引起多毛症，但在成人中却不常见。

7.米诺地尔。是作用强大的血管扩张剂，用于治疗高血压，每天服10mg以上，连服数个月，可出现多毛症，直接用于皮肤也刺激毛发生长，故认为可能与皮肤血流增多有关。

8.苯露丙芬。可引起多毛和指（趾）甲生长增速。

9.环孢素。大部分肾移植患者接受此免疫抑制剂后发生多毛症，移植物抗宿主病用此药后也发生多毛。

（二）临床表现

给药后产生的多毛通常在给药后6个月至1年内发生，但也有在短时间内可以发生的个别药物，例如苯基妥英钠在使用后2~3个月内可以产生多毛。苯基妥英钠对多毛症的效果较快，在服用2~3个月后出现，引起身体四肢伸侧，然后引起全身的躯干和面部部位的多毛。竖发分布类型与头部严重外伤后产生的多毛相似。停药后，一部分患者的多毛长期不退。此种毛发一般比胎毛粗，比最终毛细成长3cm。医源性多毛通常是暂时的，停止使用后约6个月~1年后会慢慢消失，但苯基妥英钠等药物的多毛也会长期出现。不同药物可以引起不同的多毛表达，长时间使用类固醇皮质激素的话，有可能引起医源性多毛症综合征的变化长时间使用睾酮会引起女性胡子长、体毛增加等男性症状。青霉素、链霉素、青霉胺等有可能会使患者四肢及躯干部位的毳毛的增长变粗。二氮嗪不仅适合预防和治疗急性高血压，还用于儿童特发性低血糖症的诊断。超过一半的孩子会引起多毛症，但是在大人中不太常见。

（三）诊断治疗

患者有长时间的药物使用经历，脸、四肢等身体部位出现多毛现象，药物停止长时间后多毛能缓和的人必须考虑这个病。

医源性多毛症应与医源性妇女多毛症区别开来，两者都是由用药引起的，而后者指出女性用药后，多毛主要出现在雄性激素的依赖部位，呈现男性式毛发分布。前者多指药物引起的多毛症。

停药后，很多患者的多发可以慢慢地退掉，但是个别停药也不退的人，可以用美容方式消除。

第二节　局部多毛症

局部多毛症（hypertrichosis partialis）有先天性和后天性之分。先天性局部性多毛症（localized congenital hypertrichosis）是一种畸形，常常有家族性。临床表现多种多样。青春发育期前腋下、阴部、上唇等部位提早长出硬毛的，称为"异时发生"（heterochronia）；在应该长毳毛的部位长出硬毛的，称为"异位发生"（heterotopia）；女性在男子长硬毛部位如上唇、颏、耳前部、胸、腹及大腿前侧部亦长硬毛的，称为"性征异常"（heterogenia）。

后天性局部多毛症通常是后天得来的，局部细胞受到慢性影响，大多是局部皮肤缓慢发炎引起的。有些遗传性症候群也有局部特征性多毛的症状，例如DeLange症候群有侧面、前部、背面的多毛现象，Hurler症候群有肩胛的多毛现象。

一、痣样多毛症

痣样多毛症是一种罕见的先天性疾病，在正常肤色的皮肤上出现异常生长的终毛。

（一）病理病机

痣样多毛症的病机是先天性界限发育缺陷。

（二）临床表现

出生后会马上发病，或者小时候会发病。经常和痣一起出现，通常在色素痣的表面上会生长硬毛和色素发生变化的毛发。可能会独立出现，但可能会融合其他痣或异常。多毛边界清晰，多毛范围和色素痣区域一致也有不统一的可能性。多毛部位的头发长度、管径、颜色与生长发育不同的部位以及患者的年龄不一致。几种特殊类型的痣状多毛症。

（三）诊断治疗

根据出生时产生的、从小就产生的局部多毛，可以和色素痣一起存在并诊断出来。

本症一般不需要处理，如果美容治疗，可以进行激光、电解法等脱毛。一般可自行恢复。

二、后天性局部多毛症

后天性局部多毛症（locallized acquired hyperichiosis）也被称为低取得度限制多毛症（acquired circumcribed hyperrichosis）。

（一）病理病机

1.局部皮肤常发生于慢性炎症或慢性刺激后，可能与局部血供增加有关。

2.多囊肿性卵巢症候群（Stein Leventhal症候群）等内排功能障碍性病变。

3.长期或大量使用睾酮、类固醇皮质激素制剂的患者。

4.另外，后天性局部多毛症的原因有擦伤、划伤、烧灼、上下臂静脉瘤、长期石膏稳定、咬伤、局部注射药等，也有可能出现在伤疤部。

（二）临床表现

多毛，常见于慢性皮炎和慢性影响的局部。局部的头发变黑，变粗，变长，变密。多毛部皮肤多伴随色素沉着。消除局部影响原因后的多毛现象消失。

（三）诊断治疗

身体的局部受到慢性的影响，或是受到慢性皮炎等的变化，如果变成多毛的话，就应该考虑这个病。这种病和痣样多毛症有区别，后者比刚出生的时候和孩子的时期多发生，本病没有原因。多毛部皮肤多融合色素痣，但没有明显的炎症变化。

不需要特殊处理，去除局部因素后即可好转。

第三节　妇女多毛症

妇女多毛症的特点是妇女在雄激素依赖部位有粗毛。过多生长上唇、颊、耳前部、胸腹及大腿前侧。它可以是男性化综合征的早期表现。而多毛症则是非雄激素依赖的毛发生长增多，原因多不是内分泌性，不应与妇女多毛症相混淆。

一、病理病机

1.女性多毛症的原因很复杂，最直观的原因是雄性荷尔蒙过多。少量的雄性激素过多对于一般女性的阴毛、腋毛、肌肉成长、全身发育是必要的，但是雄性激素过多会增加哺乳类的成长、色素沉着、毛发直径，从而人体雄性激素过剩浓度和皮肤毛囊对雄性激素过剩敏感决定多毛症的严重性和普遍影响程度，受遗传因素、人种因素和患者年龄等的影响。

2.女性体内的雄性激素主要来源于卵巢、肾上腺皮质和非内分泌组织（主要为皮肤及肝脏）对激素前体的周围性转化，卵巢及肾上腺皮质分泌雄性激素受下丘脑-垂体-卵巢（肾上腺）轴的调控，由垂体促激素——黄体生成素和促肾上腺皮质激素（ACTH）促进其分泌。因此，卵巢、肾上腺、垂体的功能障碍或产生肿瘤都可以引起雄激素产生过多，从而引起多毛症。

3.通常有引起女性多毛症状的卵巢、肾上腺、垂体病变、多囊肿性卵巢综合征、单纯生殖腺发育不全、女性卵巢门细胞瘤、男性细胞瘤、黄体瘤等，有先天性肾上腺增生、边缘性肾上腺功能发育不良、肾上腺瘤、肾上腺癌、有脑垂体肢端巨大症等。

4.医源性的影响也是最主要的原因，引起女性多毛症状的药物主要有避孕措施、二甲苯、雄性激素过多以及雄性激素低等级药物、苯基妥英钠、米诺地尔和香樟类固醇等。

5.部分病例原因不明，被称为特发性多毛症，据研究人员推测，其原因可能是雄性激素代谢异常，或者一部分皮肤毛囊细胞对正常的雄性激素刺激过于敏感。但是，一般孕妇在孕期仍能看到不同程度的多毛，这是生理变化，通常在产后6个月内完全消失。

6.少数女性的多毛症患者有家族经历，一个家庭有多个女性患多毛症的可能性。

二、临床表现

生病的女性都是雌激素依存的身体部位长出细长粗糙的尾毛。最常用的毛的部位是上唇，其次是脸颊和下颚等，躯干和四肢很少见，耳朵前部也能看到明显的粗毛。特发性女子多毛症，除了多毛以外没有内分泌功能失调的症状，经常出现在绝经期，但是在妊娠期也会出现，这些患者出生后的粗毛部分消失，再妊娠时也会增加。绝经期前及绝经期后发现者多发，多局限于脸部。

三、组织病理

雄性激素水平过高是女性多毛症最直接的原因，所以任何多毛症患者都要检查雄性激素水平是否过多。新鲜血清测试酮T、硫酸钡脱氢雄酮DHEAS、雄乙烯二酮A。

T细胞和DHEAS的水平在正常人的范围内或轻微上升，被认为是特发性多毛症，或同样伴随着月经周期失调的情况下，进一步检测女性卵巢的一般功能，包括黄体生成素LH、尿促卵泡素FSH和催乳素除去多囊肿女性卵巢症候群。T细胞显著增大，DHEAS正常的话，有可能是卵巢肿瘤。T细胞和DHEAS的值明显上升的情况下，病灶部位有可能在肾上腺，通过阻尼试验可以区分是由于增生还是肾上腺瘤，正常人小剂量皮质激素可抑制类固醇从尿中排泄，大量抑制者为肾上腺增生，肾上腺肿瘤则不能被抑制。

四、诊断治疗

据女性称，过于依赖雄性激素的身体部位长出粗末毛，呈现男性型哺乳动物分布，临床上治疗女性多毛症也不难。但是，因为发病原因复杂，病因学的检查也很麻烦。这需要仔细调查个人的病史，并结合细微的体质检查和必要的实验室检查。

要点包括人种背景及家族史，初次感染时的年龄和症状的发展情况；男性化的特征，月经史。人种背景和家族史的研究可以作为皮肤毛囊感受性的临床应用指标来使用，有些特发性妇女多毛症有遗传性因素，卵巢和肾上腺病变引起的多毛症也是阳性的，体现了家族史。但是，突然发生的多毛症和其他雄性化征的快速进展被怀疑是恶性肿瘤。若多聚团伴有月经血量不佳，或经闭，不被认为是女性卵巢肿瘤及卵巢相关病变。

体格检查要注意多毛症的严重性和广泛性。身体脂肪和肌肉的分布，阴茎的大小和声音的变化等，需要特别关注其他男性化症状。

医源性妇女多毛症应与医源性多毛症区别开来，两者都是药物引起的，前者指出女性在药物后，多毛一般出现在依赖雄性素的部位，呈男性型毛发分布。后者多指药物引起的多毛症。多毛通常不仅出现在雄性激素依赖部位，而且更普遍。

针对妇女多毛症，一般都采用美容治疗，比较简单，但常常不能防止粗毛的再生，需要重复和长时间的护理。

（一）剃毛

剃毛是最简单、最便宜的方法，但反复剃毛会使哺乳动物毛发变粗，不能加速生长发育，医生应向患者说明减少其顾虑。只限于身体四肢的多毛症也适用于本法。

（二）拔毛

拔毛是比较便宜且效果显著的治疗方法，但是因为有疼痛，所以只适合小面积多毛症。拔毛时要重视局部区域的清洗和消炎，防止毛囊炎的发生。

（三）发蜡疗法

发蜡疗法是拔毛的方法，使用发蜡和藤萝制作发蜡膜，通常用于上嘴唇脱毛，最主要的疾病是局部传染。

（四）化学脱毛

化学脱毛是使用脱毛膏涂在身体的多毛部位，几分钟后哺乳类溶解脱离。因为脱发霜的化学脱毛效果很短，所以即使在皮肤的毛干完全脱离后，也会在皮肤内的毛根上长出毛干，所以要定期使用。一般的脱发膏有5%的硫酸盐钙奶油、45%硫化钡糊剂和10%硫化钠糊剂。因为脱发膏具有特定的局部刺激性，所以在适用时溶于哺乳类的情况下，应立即用清液清洗，有可能引起局部过敏反应。

（五）漂白法

漂白法是指通过脱色剂使黑毛变白或变浅黄色，不明显。常见的脱色剂有过氧化氢：氨水 10 ：1 碱性混合液，每天涂抹两次，一般在2~3周内就会见效。

（六）电解法

电解法基本原理是使用直流电直接破坏毛囊基材，产生永久性的脱毛。但是，效果好坏的关键在于控制针刺的深度和通电的时机。浅脱毛后最重要的是深度过深容易产生伤痕，电解面积过大可能会引起淋巴回流功能障碍。也应该注意局部的感染。因此，本法适用于小范围多毛症。

（七）激光脱毛

从1990年代开始，随着激光技术的发展，激光脱毛技术也在临床上得到广泛运用和普及。激光脱毛的医疗效果是由选择性光热效应的基本原理构建的。其目的是选择性地损伤整个皮肤毛囊内部结构，从而实现永久性脱毛。目前国内外普遍使用的是新吉姆掺杂YAG激光技术、南宝石零点五导体无线电激光技术等。激光脱毛方法简单快，但价格昂贵，有些激光技术直接影响了短生长期的头发，因此其治疗方法也不是一次。最典型的疾病是局部区域的颜色变化、瘢痕的发生、伤口感染。

第四节 症状性多毛症

一、症状性全身性多毛症

一部分全身性病变是以多毛或多毛为主要症状，被称为症状性多毛症（symptomatic hypertichosis）。多毛性病变，多是由于内分泌功能障碍性病变。例如Cushing症候群、女性长须糖尿病症候群、肢端肥大症、肾上腺性征突出症、女性卵巢门细菌瘤、卵巢男性细菌瘤、黄体瘤、女性卵巢肾上腺皮质瘤、两侧性多囊肿卵巢症候群、颅内板增生症等。但是，也有极少数的多毛症，只不过是DeLange症候群、Hurler症候群等遗传性症候群的症状。症状性的多毛症无论是整体性还是局部性都可以。对称性和广泛的多毛也是许多病变的结局和表现形式。其机制还不明确，既有与内分泌功能有关的，也有包括毛乳头在内的人体真皮结合组织变异的结果。内分泌功能障碍性病变常出现在全身性多毛上，多伴有性别性变异。遗传性症候群引起的多毛多是局部性状态，其他也有先天性变异。

（一）病理病机

原因很复杂，但是对于各种缺点的结果和表现，发生机制也不清楚。在比较普遍的疾病中，成人主要表现在各种内分泌功能障碍性病变、神经性厌食症等。幼儿主要是在儿童先天性及后发性营养不足、小儿科疼痛症、心皮肌炎、传染性疾病的后遗症、头部外伤后等。

（二）临床表现

通常的症状是，现有的没有硬毛的部位会长出明显的硬毛，现有的硬毛部位哺乳类的数量会异常增加或增加。多毛表示全身性。

儿童营养不良导致的多发是全身性。

神经性厌食症也可以在患者的脸、躯干和上肢有细绒毛状的头发时生长，是由于营养不良造成的。

婴幼儿肢疼痛症的多发一般在四肢上，重症者的脸部和躯干也很宽，多毛。

皮肤肌炎部分的患儿在上臂、小腿和前额出现局部多毛症状，但范围更广。

传染性疾病的后遗症，发生了相对激烈的全身性多毛，被病毒性脑炎后和传播性腮腺炎后的急剧肥胖者发现。可以认为这与人脑和垂体的功能障碍有关。

头部外伤后全身多毛，主要出现在幼儿身上，儿童头部外伤后1~3个月都是前额、脸颊、背部、下肢都是细长的哺乳类动物，但不对称。通常会在几个月后离开，但也有长期不退的。

（三）诊断治疗

先天性全身性多毛症从出生开始就全身多毛，有家庭经历，和其他疾病没有明确的关系。后天性胎毛过多症多见于男性的壮年和老人，身体中充满了胎毛，而且有很多融合或复发的脏器恶性癌变。

手术治疗明确多毛症原因系因各肿瘤引起，应手术切除肿瘤，多毛症即可消失。抑制肾上腺皮质增生时，可用糖皮质激素类药物，如泼尼松或用地塞米松，可有抑制雄激素分泌的作用，但不可过量多服，因为可引起副作用。

应用红宝石、激光或YAG激光照射治疗。主要是通过热损伤毁坏毛囊。副作用局部红肿、红斑、瘀斑、色素沉着。多毛症病因不同，可采用对症治疗，如症状较轻也可无需治疗。

（四）预防与调摄

多毛症的发病与进展有其他加重因素掺杂其间，这些因素，既可加重多毛症状，还能带来诸多并发症，并直接影响多毛症的治疗与痊愈。要注意以下几个注意事项：

心情不舒畅，有长期的愤怒和抑郁、忧虑、焦虑等不良情绪刺激。

饮食结构不合理，有过食油腻、辛辣食物及过量饮酒的不良习惯，且多伴有长期便秘。

生活节奏紊乱，有长期熬夜的历史。

平时对皮肤、毛发护理不当，使用不适合自身条件的化妆品或洗浴用品。

治疗失误，不正确的拔、脱毛方法或过于频繁地拔、脱毛等。

二、先天性红细胞卟啉症

红细胞生成性卟啉病亦称红细胞生成性尿卟啉病、先天性红细胞生成性卟啉病、先天性光敏感性卟啉病，因在1911年由Gunther首先描述，又称Gunther病。

（一）病理病机

这种病也被称为Gunther疾病，是罕见的常染色体群型隐性遗传病。

（二）临床表现

发病早，大多在2~3岁以内有明显的光敏性。严重的损伤性，感光性皮损大疱的出现处和牙齿呈深红色，是该病的主要特征。多毛经常出现在裸露部位的皮肤上，首先出现在前额，然后和脸颊。

（三）组织病理

血象呈不同程度正细胞正色素性贫血但贫血很少需临床输血。外周血可见异形红细胞增多红细胞大小不等，并多见嗜酸性及嗜碱性点彩红细胞和有核红细胞。网织红细胞增多。

骨髓象红系增生，可见类似病态造血表现在紫外线灯照射下骨髓有核红细胞和外周血红细胞因卟啉浓度增高呈现鲜红色荧光。

代谢异常尿液中尿卟啉排出量显著增加，尿卟啉Ⅲ和粪卟啉Ⅰ排出量也增加，尿液中卟啉总排出量可达10万μg/24h（正常＜300）而ALA和卟胆原排出量正常。尿在紫外线灯下呈红色荧光。粪中粪卟啉Ⅰ排泄增加，红细胞及血浆中尿卟啉Ⅰ浓度显著增加。

（四）诊断治疗

轻度敏感性发生在幼儿期，尤其是有肢体缺陷、牙齿红、尿红、贫血、脾肿大等症状。多毛是先天性红细胞形成性绝症的常见症状，但并不特别。这个病的诊断主要依赖于实验室的检查，包括尿、粪便、红细胞的增加。

血球生成性原在实验室检查中，血浆和红细胞内的普罗特波尔菲林明显增加。

营养不良性大疱性表皮缓和症：无光敏感，红牙，尿，粪中铯不增加，根据需要进行表皮活动检查。

贫血严重的情况下，可以进行脾脏切除术或者全身类固醇皮质激素疗法。避免光照，可外用二羟基丙酮–萘醌混合物，对各波段紫外线和可见光有较好防护作用。也可用不透光棉胶布。β胡萝卜素30~180mg/d，口服。可改善皮肤损害和光敏感。贫血严重时，可行脾切除，全身皮质类固醇激素治疗。

（五）预防与调摄

本病进展很缓慢往往患者于幼年时期死亡，死亡原因大多为感染或严重溶血性贫血。成年后皮肤常因溃疡而留有严重瘢痕，面容损坏或使手指脱落导致残疾。

患者应避免暴露于日光下（因普通布料不能阻止波长为400nm左右的光照射），可穿戴特殊材料如含氧化锌或氧化钛材料缝制的衣服、手套和宽边帽预防性应用一些含醌（如指甲花素）和二羟丙酮类的化妆品，把皮肤涂成棕褐色可能有效。

三、迟发性皮肤卟啉症

迟发性皮肤卟啉病（porphyria cutanea tarda，PCT）即是一种遗传性疾病又是一种获得性疾病，1937 年由 Wald Ensnstrom 首次命名。

（一）病理病机

获得性代谢障碍症，药物，各种生物化学产品，特别是酒精是这个病急性发作的主要原因。

（二）临床表现

患者 20~30 岁发病多。脸、脖子、手背等露出部分的皮肤多毛伴随着颜色的深度，严重的情况下会发生皮肤颜色的黑变病和额头区明显的多毛。皮肤的光敏性和脆性变高，是这个病的主要特征。并容易伴随肝肿大和糖尿病。乙醇容易引起本症的急性发作。

（三）诊断治疗

成人在裸体部位经常发生的皮下多毛伴随颜色的深度，进行性的发展，顽固性的光敏性皮炎，以及尿中的尿铯水平的上升和特征性的尿铯色度术是诊断这个病的主要根据。

对光感性皮炎的药物：有明显的用药经历，停止用药后得到缓和，没有多毛现象，尿中的尿铯也不增加。

多性日光疹：没有多毛，是不分散的胶体状粟丘疹，尿中尿铯水平不增加。

对迟发性皮肤型患者可获完全缓解，治疗中应密切观察肝功能（SGPT）情况。对抗利尿激素释放过多者，应限制水分摄入，并加用去甲基金霉素，每次 200~400mg，3 次 / 天，5~10 天为 1 疗程。

（四）预防与调摄

去除各种诱因，避免日晒和外伤，应用遮光剂，戒烟酒等。

四、变异性卟啉症

变异性卟啉病（variegateporphyria）是一种以皮肤起疱和急性神经内脏损害为特

征的遗传性卟啉病。

（一）病理病机

病呈常染色体显性遗传，原卟啉原氧化酶有缺陷，粪卟啉原和原卟啉原增多，急性期尿卟胆原（PBG）增多。

（二）临床表现

长大后会生病，临床表现逐渐多样化。急性发病期和缓和期症状不同。最常见的表现为敏感性轻，皮肤脆性增加。一般出现在手背和脸上。其特征是杜松子酒、额头、脸颊部分覆盖着毛发。伴随着4种色素沉积和Cushing面部。

（三）组织病理

急性期尿卟啉前体测定同AIP。缓解期粪便中原卟啉Ⅲ增加，将等量戊醇、冰醋酸和乙醚混合液加入粪便中，置紫外线灯下检查，有粉红色荧光。肛门指检后的橡皮指套在紫外线灯下亦显荧光。粪便内粪卟啉Ⅲ在急性期和缓解期均增加。

（四）诊断治疗

根据急性发病期的表现和颜色变化的皮损，经过实验室的检查，急性期尿中的巨大量的 δ-氨基酮胺酸和喹啉胆原、粪便检测基诺林水平在急性期和慢性期都会上升，可以进行诊断。

避光和避免使用能诱发或加重本病的药物，主要是对症治疗，与AIP和PCT的治疗相同。葡萄糖负荷和羟高铁血红素的疗效不确切，静脉放血和抗疟药无效。β胡萝卜素和斑蝥黄可能对某些患者有一定疗效。

（五）预防与调摄

注意饮食和休息。

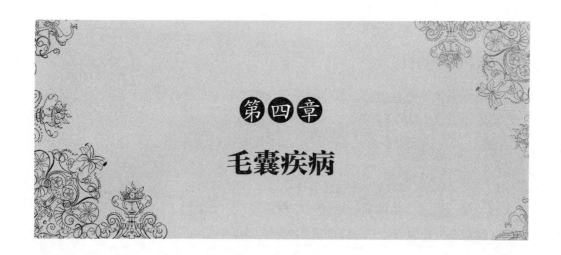

第四章

毛囊疾病

毛囊病变是非常普遍的头发损伤。由于皮脂腺、大汗腺的大部分开放在毛囊中，所以在临床上，毛囊病变和皮脂分泌腺、大汗腺病变经常相互影响、共同出现的情况并不少见。例如，粉刺是典型的例证。毛囊病变主要包括炎症性、角化性、增殖性三大部分。其中增生性的毛囊病变多在恶性肿瘤的范畴内。

第一节　毛囊炎症性疾病

一、毛囊性梅毒疹

梅毒是由苍白螺旋体引起的一种慢性经典的性传播疾病，可以侵犯全身各个器官，产生多种多样的临床表现和体征。属于中医的花柳病范畴。

（一）病理病机

毛囊性梅毒疹（follicular syphilids）是由生石灰螺原体引起的。死灰螺原体通过身体的局部传染部位后，沿着淋巴系统流入血液，传播到全身，产生二期梅毒。

（二）临床表现

属于二期梅毒的早期皮肤症状之一。因此，出疹前7~10周，一般对称性分布在脸、体干、四肢上，阴囊和项部也不少见。

经典皮疹是急性发病的毛囊性小丘疹，颜色是鲜红的，形状呈圆锥形，多分布在周围，特别是多发型的人也成群结队地出现。中间夹着脱屑性的斑点，可以和红斑融合形成小斑点。

在健康检查中，经常能看到全身浅表淋巴结肿大，质量低，没有粘连，没有融合。患者通常没有自觉症状，但会伴随着高烧、头痛、身体不适等表现，但一般来说没有痒感。

（三）组织病理

在真皮内常见的弥散性毛细血管水肿、增生中，毛细血管周边或管壁浸入了巨大的淋巴球和浆液细胞。真皮和表皮的交叉点也有相应的变化。一部分患者还出现了表面上皮状细菌的肉芽瘤和结节病状肉芽瘤等。在红银染色法中，约1/3的患者被认定为螺旋状，大部分在表皮内，在浅层毛细血管中周边发现少数螺旋状物质。

（四）诊断治疗

对于临床皮疹的特征，根据实验室组织检查以及组织的临床病理学的变化，确定诊断不难。这种病必须和各种毛囊炎等进行识别和治疗。

与二期梅毒的诊断标准相同。但是，青霉素仍然是第一选择，10天持续一条路线。如果使用水剂青霉素，每天要注意80万U，每天至少要注入两次腱鞘炎。每天用80万U，每天注入一个腱鞘炎。苯青霉素，240万U，每天1个，也有分成两侧和臀部的腱注入。

对青霉素过敏者使用强效青霉素1次0.1g，1天2次，约15天。使用四环素或血红蛋白，1次0.5g，或1天4次，持续约15d。但是，孕妇一般只使用青霉素和血红蛋白。

诊断后至少跟踪2年，每3个月进行一次血清试验，特别要注意滴度的变化。

二、穿通性毛囊炎

本病是与衣着的某些化学物有关，是由于作用于毛囊的原发性刺激所引起，产生毛囊性角化过度，毛干滞留在毛囊内，卷曲的毛发产生机械性刺激，引起毛囊壁破裂。属于中医的疖范畴。

（一）病理病机

穿通性毛囊炎的病原不明。可能是原材料的化学物质和穿过紧身裤的人发病的主要原因。

（二）临床表现

这种病几乎所有人都在10岁以上时发生，在中年时是最多的。但是，女性比男性多得多。主要是四肢，特别是伸侧，在臀部附近也能看到。慢慢地过去，病史多为几个月或几年。

经典皮疹是红斑性或毛囊性丘疹，管径2~8mm，中心有白色角化栓塞，角栓内有哺乳类。除去角栓的话，经常会发生出血痂。皮疹通常只在皮下毛囊中发生，没有融合现象。患者通常没有自觉症状。

（三）组织病理

皮肤毛囊扩张大物包括使头发卷曲的角栓，具有角栓的好酸性碎片以及嗜酸变性弹性纤维等，通常存在于皮脂腺水平的皮下毛囊泄漏中。毛囊上皮出现贯通区域，同时观察到真皮的炎症细胞浸润和嗜酸变性作用的弹性纤维。

（四）诊断治疗

红疹是毛囊的性质，内侧有卷毛的白色角栓，不完全融合，只分布在四肢、臀部是早期临床检查的重点，结合弹性纤维好酸变性的病理特征，容易确定。

这种病必须和Kyle病区别开来，后者的皮疹可以广泛散布、聚集、出现小斑点等。与头发角化病区别开来，后者皮疹面积小而致密，色泽一般或褐色，表面弹性纤维没有好酸变性现象等。与粉刺最大的区别是，皮疹分布的部位也不同。

1.中医治疗。①以解毒清热，活血软坚之中药为主。常以仙方活命饮、五味消毒饮加减，常用药物有：银花20g、连翘15g、川连10g、皂角刺10g、白芷10g、花粉10g、地丁15g、野菊10g、炮山甲10g、当归10g、甘草6g。水煎服，每日剂，分两次温服。②内服中成药六神丸、梅花点舌丹、六应丸等清热解毒。

2.西医治疗。局部处理：挑开鼻毛上脓疱痂皮，拔出其中鼻毛，涂以红霉素、利福平软膏等。

三、嗜酸性脓疱性毛囊炎

嗜酸性脓疱性毛囊炎是一种病因不明的炎症性疾病。属于中医的疖范畴。

（一）病理病机

1970年，太藤正式将这种病命名为好酸性脓疱性毛囊炎（eosinophilicputularfollculitis）。本症的原因不明。有科学家认为可能是银屑病的非典型症状。

（二）临床表现

大部分是成人，青少年的患病率最大。男人比女人大得多。对面部下部、胸背、上身的伸侧有好感。乳幼儿期发病者多被限制在头皮和身体四肢等远端。病情的经过可能不同，会多次发病。

典型的皮疹是毛囊性红丘疹，前端有小脓疱，周边最大有1~2mm。红疹从最初开始分散，然后逐渐扩大到集体，然后融合合成斑点片，边界变得清楚。皮肤受到损伤后，中央部的丘疹很好地消失，鳞屑和色素残留着，边缘部新的丘疹很好地发生，慢慢地向周围蔓延着。手掌上也会出现类似于手掌脓疱病的红疹。一般的患者都有轻度发痒的自觉，但多是同时出现粉刺和脂肪溢出性皮炎。婴儿的幼儿病是以反复发作性瘙痒性黄褐色或白色脓疱病为主要症状。

一部分患者还合并了哮喘、异位性皮炎等过敏原疾病的家庭经历。

（三）组织病理

感染早期，在外毛根鞘细胞内和细菌的空隙中发现水肿，有好酸性粒子细胞、中性粒子细胞、单核细菌的浸润。在顶峰时期，在毛囊，血管周围和皮下毛囊脓包内发现了上述细菌的浸润。头发通常不会脱落。

（四）诊断治疗

本病好发于青壮年男性，脂溢部位有毛囊性丘疹、脓疱，轻度瘙痒。

血液检查可见外周血白细胞轻度增多，嗜酸性粒细胞升高；脓液细菌培养一般呈阴性；病理活检可见毛囊内形成脓肿，含较多嗜酸性粒细胞。

本病需要与脓疱病、体癣、脓疱性银屑病相鉴别。

口服或外用糖皮质激素治疗有效，部分患者用氨苯砜或磺胺嘧啶治疗有效。少数患者摘除扁桃体、龋齿后或应用抗生素后好转。

第二节　毛囊角化性疾病

一、毛囊角化病

毛囊角化症（Keratosis folicularis）也被称为Darier病（Darier's disease）。应该注意，本症的皮肤损伤不仅在皮下毛囊中可见，而且不是单纯的皮下毛囊角化过剩现象。定义也有可能是错误的意见。

（一）病理病机

属于常染色体显性遗传病。本症也可以是由于表皮张力不足导致的角化功能不足。

（二）临床表现

男女病情相当。多数在儿童期到青年期之间发病。但是，通常成人后，病情会更加严重。病变对脸、头、乳房、肩膀、腹部、四肢、背脊线、头皮等都有好处。早期皮疹从身体暴露部位开始，像针头一样大，逐渐扩大到扁豆大的硬丘疹，表面覆盖着油腻的灰褐色的痂皮。剥掉疮痂的皮，在丘疹的顶部有小凹陷。随着病情的发展，丘疹相互融合成为药片，在病灶里繁殖下降，出现了大量的疣状和乳头状的斑点。脂肪痂也会积累，容易产生恶臭，有可能引起感染和溃疡。头皮肥大的痂一般比较厚，但通常不会引起脱毛。约1/10的患者手掌的角化发生了过剩。小腿的伸侧和脚掌容易产生肥厚的疣状斑。患者有轻微的发痒。发病在夏天很严重，冬天会得到缓和。可能和日照时间有关系。

（三）组织病理

在表皮粒子层和角质层上可以看到小圆体。圆体中央是均质稳定、大而圆的好碱物质，本质上是浓缩了的细胞核和角化等不良物质，周围有轮透亮区。表皮浅部也存在更多的谷粒状角化不全细胞。这种细菌胞质中含有致密的长核嗜碱性化合物。棘层与基底层之间存在明显的空隙，内部也存在释放的自棘层细胞。这种细菌没有细胞间桥，一部分过早角化，形成谷粒状。真皮乳头经常被基质细胞包围，形成绒毛状。淋巴也浸润到真皮层中。

（四）诊断及鉴别诊断

1.诊断。由于肥大性结痂性皮肤角化性小丘疹，伴随着毛囊散布，相互融合，构成肥厚性斑。根据病理特征，诊断容易确定。

2.鉴别诊断。须和以下疾病区别开来：①黑刺皮症红疹颜色暗而细腻，没有角化性丘疹，没有油腻的痂。组织的病理特征是表皮棘层肥厚。②疣状表面发育不良，皮疹是手背、脚掌和侧面平坦有光泽的小丘疹，组织病变是无刺层缓和和皮肤角质化不好等。

3.治疗。无特效疗法。止痒用的尿素等对症处理是一般的方法。服用维生素A，连续使用约15~20万U/d，约2个月，如果有效率的话，减少保存。注意过度的症状。克罗夫奥尔舒森涂膜或软膏剂局部处理后，有一定的疗效。

二、鳞状毛囊角化病

鳞状毛囊角化病原因尚不明了，少数病例可有家族史。皮损特征为褐色圆片形鳞屑性斑疹，鳞屑中央有与毛孔一致的黑色毛囊角栓。多见于朝鲜、日本、中国等，欧洲西方国家少见。

（一）病理病机

本病病理病机不清。少数病人有家族史。此外，本病与物理因素、内分泌失调、对抗生素反应、代谢障碍、维生素A缺乏可能有关。

（二）临床表现

发生在年轻人身上。与毛囊角化病相比，发病在冬季增加，夏季减少。皮疹主要对腹部、腰部和臀部有好处，骶部和股部外侧也不少见。皮肤损伤主要分布在与皮下或毛囊口一致的小黑点上，周围有近球形、薄鳞屑，直径小于1cm，边界明显，边界弯曲，周围多被色素的减退斑包围。鳞屑状可以剥下来，但一般几天后还会长出来。鳞屑状互相融合，形成大的块状。患者存在轻微瘙痒观、燥热感，病情不会影响全身整体状态。皮疹基本消失后，残留有暂时的色素减退斑。

（三）组织病理

灶部的毛囊口和毛囊附近的表面角化过多。毛囊附近的淋巴等浸润着。

（四）诊断治疗

年轻人容易生病，根据发病部位的特征和组织病变，治疗通常不难。该病须与连环糠相鉴别，后者红色皮疹面积大，中央无黑色小斑，多见于下肢及背部。

一般采取对症处理如觉干燥感可用润肤膏等。也可试用维生素 A 15 万 U/d。

三、小棘苔藓

小棘苔藓（lichen spinulosus）也被称为小刺毛青苔（lichenpilarisspinulosus）、小刺角化病。

（一）病理病机

虽然有人提议这种病与维生素 A 缺乏症有关，但维生素 A 的内服作为支持论点具有积极的治疗效果。有些患者虽然有家庭经历，但与遗传缺陷密切相关。

（二）临床表现

大部分都是幼儿发病，成年人很少见。常见于异位性皮炎患者。对称性分布在脖子、臀部、大腿前、背部等处，人体的肢体四远端和面部也很少见。皮损是针尺寸或绿豆大的皮肤毛囊状角化丘疹，顶部有丝状小刺突起，难以触碰。丘疹被集中化为药片，不融合。可以排列成圆形、椭圆形或线状。大多数患儿只有轻度发痒，要么有自觉症状。有些病例在一年内皮疹自动消失。

（三）诊断治疗

由于对称性、集中性或成片性的毛囊性丘疹，顶部有丝状突起的特征，根据发生年龄和部位的不同治疗也不难。

这个病必须和维生素 A 缺乏症区别开来。后者皮肤角化性丘疹的大小不相等，头发稀少容易断掉，常伴有夜盲、眼干等。

服用维生素 A15 万 U/d，有效后慢慢减少。外用的水杨酸乙醇 2%~20% 或 10%~20% 的尿素软膏也有效。

四、秃发性毛囊性角化皮炎

秃发性毛囊性角化皮炎是一种少见的头皮中性粒细胞性炎症性疾病。本病多见于头部脂溢性皮炎患者，因感染金黄色葡萄球菌所致，可累及任何长毛的部位，可引起进行性瘢痕性脱发。本病进展缓慢，可经过数年及数十年，炎症变化的严重程度不定。

（一）病理病机

秃发性毛囊性角化皮炎（keratodermatitis follicularis decalvans）的原因还不清楚。多数是散发病例，但主要是家族性感染的报告。

（二）临床表现

先天性地缠绕全身的头发稀疏，特别是头发、眉毛等。身体的许多毛囊过于角质化，正在快速发展。出现在头皮、眉毛、脸颊、肩膀、上肢伸侧等处。病变治愈后留下瘢痕，头发和眉毛永远缺失。发育不良、手掌角化过度、听不到声音、眼睛和泪腺涩等症状可以合并，有些人身体和智力发育迟钝。

（三）诊断治疗

患者以青壮年为主。病变部位除头发外，尚可发生于胡须部、腋毛和阴毛等处。初起为毛囊性红斑、丘疹，后演变为丘疹性脓疱，愈后遗留有圆形或椭圆形瘢痕，在其四周可发生散在性红斑、脓疱和瘢痕性秃发。自觉瘙痒，病程缓慢，可经过数年或数十年。

病理活检显示有毛囊内脓疱和毛周性浸润，其中可含有无数浆细胞。细菌培养可见葡萄球菌，有助于病因诊断。根据典型症状及辅助检查可以诊断为本病。

本病需与其他因素所致的瘢痕性秃发如黄癣、黏蛋白性秃发等进行鉴别。对黄癣可以寻找黄癣菌；对黏蛋白性秃发，可以通过病理切片来鉴别。

局限性损害可外用抗生素和糖皮质激素软膏治疗。泛发性损害须口服抗生素，极严重病例需糖皮质激素与抗生素合用。

已形成脓疱者，应早日切开引流并使用敏感抗生素治疗，效果较好。

五、维生素C缺乏症

维生素C缺乏症也称为坏血病，所以维生素C称为抗坏血酸，在新鲜蔬菜和水果中，维生素C的含量较多，但是经过储存、加热后很容易被破坏。上一个世纪以前，维生素C未被人们认识，所以在航海人员中经常发生维生素C缺乏症，主要原因就是食物中缺乏新鲜蔬菜水果。这种病多见于婴幼儿，也可见于年长儿或成人。

（一）病理病机

可能没有新鲜水果和蔬菜供应，维生素C不足引起维生素C缺乏症的出现。

（二）临床表现

早期上臂伸侧发生毛囊皮肤角化性丘疹，之后皮肤毛囊口逐渐增大，有大量角质栓，哺乳类毛卷曲强烈。丘疹持续增大，在大腿、前臂、背部、臀部、小腿、腹部等处蔓延。同时毛囊外周血管也增大，容易破裂和出血形成毛囊性点状紫痛。

皮肤受到损伤或压迫时，容易出现皮下出血和血肿。脸和其他部位的皮肤变白。有出血性牙龈炎。儿童有骨膜下的局部血肿、自发性骨折。

（三）诊断治疗

对于四肢伸侧各部位的毛囊皮肤角化性丘疹、毛囊性点状紫斑病等特征，确定诊断并不难。这种病和维生素A缺乏症有区别，后者没有毛囊性紫斑病和牙肉等出血性现象。

轻症口服维生素C，每次10~150mg，每日3次。重症静脉注射每日一次500mg，待症状减轻后改为口服。同时应供给含维生素C丰富的水果或蔬菜，如橘汁、西红柿汁等。有骨骼病变者应固定患肢，本病维生素C疗效明显，治疗后24~48小时，症状会有所改善，一周后症状消失，一年后骨结构恢复正常，治愈后一般不遗留畸形。如合并贫血，可加大维生素C剂量，并视情况补充铁剂或叶酸。

孕妇及乳母应多食富含维生素C的食物，如新鲜水果、蔬菜，提倡母乳喂养，生后2~3个月需添加含维生素C丰富的食物。

六、维生素A缺乏症

夜盲症俗称"雀蒙眼"，是医学术语，指在光线昏暗环境下或夜晚视物不清或完全看不见东西、行动困难的症状。该症状一般都是由于缺乏维生素A。

（一）病理病机

维生素A缺乏症，（Avitaminosis），与身体的某些营养不良的情况有很多共同表现，与消化系统的症状疾病，例如肝病变，慢性腹泻等，对维生素A的吸收率带来坏影响，与维生素A的过量排泄，重症消费性疾病等有关联。

（二）临床表现

皮肤的广泛性干燥的情况下，在上肢和大腿的伸侧最先发生，最突出的是皮肤角质化严重的皮肤毛囊性丘疹是最经典的，有很多像刺状的突起。皮肤角化性丘疹大小不同，有颜色沉淀现象，所以也称为铜皮病（phrynoderma）。

皮肤损伤在肩、背、下面、臀部等部位也有。毛囊附近没有明显的炎症反应。婴幼儿的头发颜色变淡、变脆、容易掉落。

夜盲是个很早的病。另外，结膜干燥，结合膜上有三角形的灰角膜白斑。严重的情况下，也有引起角膜软化的情况。

（三）组织病理

皮肤损伤部表面皮肤角质化严重，毛囊扩张有角质栓，皮肤角质化严重。

（四）诊断治疗

因为皮肤干燥，四肢体伸展侧不发炎性的棘突起和毛囊角化性丘疹、夜盲、眼干等伴随，与其他的病史结合容易判断。

这个病要鉴别以下疾病：头发角化病角化性丘疹的形状、长度基本一致，只在四肢伸侧多见，没有伴生疾病。小刺苔丘疹通常会密集成片状，并一次性出现，形状一致，没有其他伴随表达。毛发红糠疹是硬皮肤角化性丘疹，好发于手指背、颈侧和四肢伸侧。

关于治疗：

1.加入蛋白质、肝、奶油等的食品。外用奶油等。

2.服用肝油及维生素5万U/d的情况下，也可以进行肌肉注射。

七、毛囊和毛囊侧角化过病

毛囊和毛囊侧角化过病（hyperatosis folicularis et parafoollicularis），也被称为真皮贯通性毛囊和毛囊侧角化过症（hyperatosis et parafoollicularis in cutem penetrans）。

（一）病理病机

本症的原因，目前还不清楚。然而曾经有过家庭和同胞接连生病的报道。很多患者同时也有糖尿病，但原因不明。

（二）临床表现

病变主要表现在小腿、前臂、头部、脖子等部位。皮肤损伤多分散着，不过，出现在下肢的人也有交叉融合的情况。

发病早期在毛囊内及毛囊侧发生皮肤颜色的小丘疹，逐渐扩大后，颜色变深为红褐色，周边角化区逐渐突出，中央发现角质栓，逐渐扩大为圆锥形，周边有炎症性红肿。角质栓剥离后形成火口状陷落。皮疹一般经过2个月左右，产生萎缩性瘢痕后。新皮损不断发生。

很多患者同时有糖尿病。部分患者有肝脏、肾脏、心肌等严重或慢性病变。

（三）组织病理

角质塞内同样有完全角化与部分角化不一致的两个部分细菌，如果不能穿太多真皮，则在表皮陷落部可以看到角化不一致细菌。

角质栓穿过真皮后，发现炎症细菌和异物巨细胞的肉芽瘤反应，发现多处嗜碱性碎片。

（四）诊断治疗

毛囊内及毛囊侧皮肤角化过多的小丘疹，其中心有圆锥形角质栓，与组织学的病理结合，暗示角质贯穿太多真皮而产生肉芽肿的反应，可以确定诊断结果。这个病必须和穿通性皮毛囊炎区别开来。后者是皮肤毛囊性丘疹，没有完全的融合现象，角质瓶内有卷曲的头发，真皮内有嗜酸变性作用的弹性纤维。

积极处理糖尿病，有助于恢复本症。一个月以上服用维生素 A 可以减轻临床应用症状。

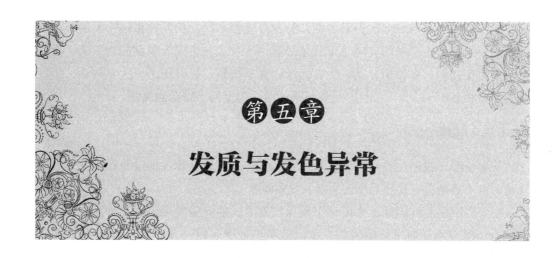

第五章
发质与发色异常

第一节　发质异常

　　这里所说的发质异常是临床上的定义，头发的性质发生异常的变化，引起头发的构造、形状等的变化，与一般的美容学上的发质的定义不同。因为发质异常的人毛的品质很脆弱，容易发生大的短发、永久性的脱毛，甚至有小的鬼剃头。在中国以前，一些皮肤病书籍和健康美容书籍中，多被称为发质异常和发干异常，但正如临床上所看到的那样，这种病不仅会对露出头皮的发干有明显的病变，而且还会波及发根和皮肤毛囊一般人认为称之为发质异常是恰当而正确的。发质异常可以大致分为先天性和获得性两种类型。

一、头发侵蚀

（一）病理病机

　　长时间或多次摩擦、日光、热水喷洒、环境湿气等原因，如池中化学品或海洋盐类等，只要充分接触，就会形成强发腐蚀。

（二）临床表现

　　头发最外侧是毛皮，厚度3~4 μm。头发的近端是毛皮最光滑最完整的。头皮部的毛小皮越远，接触外部的环境越长，就越容易受到不同程度的影响，甚至严重影响，边缘可以轻轻弯曲、断裂，这些情况是侵蚀。自然侵蚀头发一般不受危害。但是，如果这些病长期或多次受害的话，情况可能会不同。长发的末端头发的小皮长期受到较强侵害，毛发的皮层一定程度暴露，所含水分流失，氢键能力下降，头发进一步枯萎变弱，有发梢分叉，失去光泽，完全折断。长时间不剪头发的话，头发要和外界联系6年以上，它的皮毛会不断破损，甚至几乎完全被腐蚀。

（三）诊断治疗

头发枯萎、脆弱、容易折断。头发容易打结，不能整理。通过显微镜发现发梢分叉。电子显微镜容易使毛小皮剥落，皮质裸露。

对于轻度的毛线损伤，平时多采用无护发素，洗完头发后多添加护发素，或采用二合一洗发水。通过修剪发梢，可以避免患处受害进一步扩大。服用维生素C、维生素E、维生素A+维生素D也有助于促进毛皮的修复。

二、发锥形断裂

（一）病理病机

因使用细胞毒制剂而长期脱毛，特别是营养不良者。局部锥形断裂主要见于剃刀和放射线疗法领域的永久脱毛。锥形根断裂（tapered fracture）的形成机制是头发受这些原因的影响，生长时期的发根中的核酸和蛋白质成分受到控制，逐渐变细。

（二）临床表现

头发脱光变薄。显微镜下的毛根渐渐变细，看起来像铅笔尖。

（三）诊断治疗

本症的临床表现不是典型的，用显微镜检测毛根容易诊断。

确定病因，避免接触。需要使用无洗护发素，或者在洗发后多添加护发素，或者使用二合一洗发水。服用维生素C、维生素E、维生素A+维生素D等对促进毛小皮的修复也有一定的帮助。

三、毛发低硫营养不良

毛发低硫营养不良（trichothiodystrophy）是2002年发布的医学名词。

（一）病理病机

属于常染色体隐性遗传疾病。这种病的出现可能与发根中硫含量过高的蛋白质合成低下有关。

（二）临床表现

这种疾病是非常罕见的。由于头发中硫含量的降低，经常出现相关变化。一部分患者的脸是头部小脸长的特征。常见的头发短、稀少、扁平脆弱。对睫毛和眉毛有很大的损伤。单纯的哺乳类不足，是A型；若有严重的营养不良，则为B型；B型加上新生儿期的全身发育迟缓为C型。偏振光学显微镜下在毛干上发现黑白相间的带环，但如果没有这种现象，这种病就无法消除。在一般的干燥中，可见的双折射现象在规则的周期性中逐渐消失。镜片下一般会出现干燥的横向裂纹。扫描电子显微镜显示毛小皮的破损或破损，毛小皮和皮质之间的侧面有可能断裂。发病的地方经常是扁平形。

四、羽状脆发症

羽状脆发症（trichoptilosis）又称毛发纵裂病，是2002年经全国科学技术名词审定委员会审定发布的医学名词。

（一）病理病机

本症发生的主要原因可能是物理损害，也可能是化学损害。例如，不合适的染发、烫发、吹风机、日晒过多、强碱式清洁剂等。在头皮被搔抓后、拔毛癖或其他发干脆弱疾病中等亦可见到类似表现。

（二）临床表现

主要见于青少年女性，尤其是长发者。病发一般干燥，由毛的末端纵贯成细丝，外表呈羽毛状。

（三）诊断治疗

对于女性早期患者，发病的特征是根据放大镜和显微镜下看到的毛发末端纵裂现象，本症容易诊断。

减少可能的物理或化学损伤。垂直截取与头发端部的纵向开裂部分或分支部相隔约2cm的外观正常的毛发，使破裂的头发端部进一步腐蚀，不影响剩余的干燥。

多用无洗护发素，洗发后多用护发素，或采用二合一洗发水。

五、套叠性脆发症

套叠性脆发症（trichorrhexis invaginata）又称竹节状毛发（bamboo hair）

（一）病理病机

本病是一种少见的毛发外胚层疾病，属于常染色体隐性遗传。

（二）临床表现

仅见于女婴。毛干质变软，呈结节状，其内实为套叠。结节由球形部分和凹陷畸形组成，一般凹陷在近端，球形部分在远端，即近端部毛干塞入远端部毛干而形成球形膨大。多个结节，使毛干呈竹节状。头发稀疏、干燥、脆弱、无光泽，长度多数不超过4cm。眉毛、睫毛可稀疏或缺如。患儿出生后不久，皮肤就多数出现弥漫性潮红、脱屑，躯干、四肢可有地图状角质增厚，可伴有鱼鳞病、鱼鳞病样红皮病和各种变态反应性皮肤病或哮喘，又称鱼鳞病–遗传过敏–发干异常综合征。

（三）诊断治疗

可通过临床及显微镜观察进行诊断。本病与伴随异位性皮炎的皮肤干燥或鱼鳞病有所区别，后者的头发基本上健康，头发质量没有变化。

对头发病变没有特效的治疗方法。皮肤疾病通过预防和治疗鱼鳞病来处理，给予滋润保护剂。有些患者到了青春期，头发状况会有所改善或好转。

六、结节性脆发症

结节性脆发症又称脆发症、结节性脆发病，是毛干受物理性或化学性损伤引起的结节性肿胀，毛干可在该处折断。本病可发生于任何年龄，以女性多见，与某些激发因素，如烫发、染发或不适当的梳理有关。

（一）病理病机

1.物理或化学因素：如烫发、漂白、过度梳洗、某些化学物质、长期受紫外线照射、头发过度或反复受热或摩擦、马尾发过度夹紧等。

2.遗传因素：可以是常染色体隐性遗传疾病，如Menkes卷发综合征。

3.疾病因素：某些精神性疾病、瘙痒性皮肤病、精氨酸琥珀酸尿症等所致的头发可有类似的表现。

（二）临床表现

一般可见发干上有一、两个灰白色或黄色的污点样的结节，较少有多个结节。通常位于近头发的末端处。结节处发质干燥、脆弱，而且易断裂，造成参差不齐的断发或片状甚至弥漫性脱发。患者常有头发长到一定长度就不再生长的感觉。如果头发散在受累，患者自己不易察觉。可伴有指甲异常。继发于瘙痒性皮肤病的患者，病发可见于阴毛或其他部位。继发于精氨酸琥珀酸尿症者，儿童患者多见，而且常有神经发育迟缓和癫痫。

（三）诊断治疗

根据临床和显微镜所见，诊断一般不难。头发轻拉度试验可呈假阳性，即看到的是断发而非脱发。

1.念珠状发：毛发呈梭形肿胀，但不破裂，在结节间萎缩处折断而不在结节处折断。

2.头癣：有典型的片状损害，Wood灯检查、显微镜下直接菌检和真菌培养可鉴别。

3.斑秃：斑秃区毛发全部脱落，但在其边缘可有断发，有的在显微镜下呈结节性脆发病表现。

先天性的结节性脆发症，应早期诊断和治疗，避免高氨酸血症的发生，及时补充精氨酸和限制蛋白质摄入。获得性的结节性脆发症治疗应去除原因，避免物理性和化学性损伤。日常梳头使用稀齿、圆头的梳子。远端型的可将远端修剪，仔细护理，可很快改善。

七、分叉发

分叉发（pili bifurcati）由 Weary 等在 1973 年首先报道。

（一）病理病机

暂未发现有生长或代谢紊乱的证据。长期或反复烫发、摩擦、热吹风等因素，使头发不断被侵蚀，可能是本病的部分病因。

（二）临床表现

有较多断发，严重时肉眼也能看到头发末端分叉。可同时存在结节性脆发症。显微镜下可见发干有间歇性分叉，出现有两平行的分支，一段后又融合成一。看的毛发在分叉处呈沟状，接着分叉。各病发的分叉不一定同时出现。毛发的分叉可以是暂时性的。

（三）诊断治疗

通过临床头发的症状和显微镜观察，诊断结果已确定。

有些患者的病发可以自行消失。多使用免洗护发素，或洗发后多加护发素可能有帮助。

八、扭发

（一）病理病机

扭发（pili torti）家族性发病为常染色体显性遗传，也有不少病例是散发的。属先天性毛发疾病者，可能是一种头发发育缺损的表现。瓜氨酸血症和 Bazex 综合征患者的头发常见外扭发。

（二）临床表现

较少见。患儿以女孩较多。出生时毛发多为正常，到2~3岁毛发异常才渐进性明显，部分病人到青春期或成人才开始发病。表现为毛发沿发干长轴旋转扭曲，旋转度在90°~360°之间，扭曲处发干扁平，并呈节段性粗细相间，其原因主要是由于毛囊弯曲所致。病发干燥不光滑，失去光泽，但扭发在光线折射下有闪光。质脆易折断，常在距头皮4~5cm处折断，可呈广泛性残株状或不规则斑片状秃发，或外观基本正常的头发中夹杂少量病发。也可受轻度损伤后呈纵行性破裂，如婴儿在枕头摩擦后引起枕部损伤性秃发。本病主要累及头发。有时眉毛、睫毛、腋毛、阴毛甚至毳毛亦可受累。可同时伴有牙齿不规则排列，间隙增宽，釉质发育不全和甲营养不良。也可伴随智力低钝。少部分病人有感觉神经性耳聋，称叫扭发综合征（Bjornstad综合征），属常染色体显性遗传。该病的扭发、脆发和秃发的严重程度与耳聋的情况呈正相关。Crandll综合征则是扭发、耳聋和性功能减退三联征，可能为性连锁隐性遗传。螺旋形发的扭曲发中具有双螺旋的粗黑发，有报告并发先天性脱发、手足并指趾及齿裂宽。

（三）诊断治疗

根据病发在光线折射下有特殊闪光可初步诊断本病，用头发做显微镜检查可确立本病。并应与念珠状发相鉴别。注意部分患者可同时有其他毛发病如念珠状发、结节性脆发症、套叠性脆发症等。

无有效疗法。部分患者可在青春期后自行恢复正常。患者理发时注意避免物理性和化学性损伤。

九、神经病性扭曲发

（一）病理病机

神经病性扭曲发（plicae neuropathica）是神经状态异常所致。

（二）临床表现

受累的毛发只局限于头皮部。头发表现为卷曲，可成环状、或相互纠缠，呈蓬乱状或地毯状。常伴有精神症状。

（三）诊断治疗

根据神经精神表现，结合头发的情况可做出诊断。
针对神经系统的疾病作处理后，头发的表现可随之好转。

十、卷发综合征（Menkes）

卷发综合征（Menkes kinky hair syndrome）由门克斯（Menkes）于1962年首先报道。

（一）病理病机

基本缺陷为细胞内和经细胞膜的铜转运障碍、铜蓝蛋白减少、小肠铜吸收障碍、血铜低。某些组织，包括成纤维细胞与铜过量结合。上述改变可能是神经系统异常和多种组织弹力纤维断裂的原因。有人提出可能与线粒体或微粒体氧化功能障碍有关。头发的改变可能是由于角蛋白内形成双硫键；而与铜有关的氧化酶缺陷则是维生素C缺乏病样改变的原因。患者大脑广泛退行性变、皮层神经元丧失，受损严重区域代之以胶质和囊肿。血管内膜和弹力层断裂、动脉梗阻或狭窄。属于性伴隐性遗传性疾病。发病与铜代谢异常有关。在婴儿5周至5个月大时，由于肠道铜输送不完全受阻，导致体内缺乏铜，因而血清铜和血浆铜蓝蛋白水平低下。铜缺乏则需铜酶就减少，不能促使氨基酸中 -SH 基氧化成 -S-S- 键，从而形成稳固的角蛋白，影响角蛋白成熟；也影响色素形成，引起的毛发形成不良、皮肤和毛发色素减退。

（二）临床表现

男性发病，约半数早产。出生时多正常。新生儿期过后逐渐出现嗜睡、喂食困难、体温偏低，可有实力缺陷。至3个月时出现锥体束征，表现为惊厥。可发生瘫痪和顽固性癫痫发作。患者体格和智力发育显著落后。头发色素减退且无光泽，可见捻转毛、患珠毛，易脆断，留下短而硬的残根。头发在显微镜下呈粗细不均、扭曲状。眉毛稀少。患儿颊部饱满，鼻阔短，上颌小，出牙迟。常有脂溢性皮炎。可有维生素C缺乏病样表现。骨质疏松变薄，易发生病理性骨折。

血清和组织铜、血浆铜蓝蛋白水平均低下，可能与吸收障碍有关。

（三）诊断治疗

头发显微镜查见卷发、串珠形发、结节性脆发。X线长骨摄片骨骺部向外伸展、头颅顶骨部多缝间骨。脑动脉造影显示动脉扭曲，外周动脉也有相同改变。结合血清和尿铜值低，血清铜蓝蛋白低或测不出可明确诊断。

未经过治疗的患者存活多数不到两年。补充铜对延缓生命可能有帮助。由于铜不能穿过胃肠道的细胞膜，因此应静脉给予，血清铜和血浆铜蓝蛋白可恢复到接近正常。但临床症状仍不能完全缓解，其原因是铜不能穿过终末器官的细胞膜。所以除了血管以外，其他组织如皮肤中的铜含量仍达不到要求，大多数患儿的病情不能受到控制，通常在5岁前死亡。

十一、羊毛状发痣

羊毛状发痣（wolly hair naevus）又称卷发痣。

（一）病理病机

本病病因不清楚。属于先天性疾病。一般没有遗传性家族史，但多有明显的发育不良特征。

（二）临床表现

本病罕见。婴幼儿发病，男女均会患病，无家族史。只有部分头皮有边界清楚的斑状损害，其上的头发为细小羊毛状。患处头发颜色变淡、稀薄而卷曲。扫描电镜可见头发扭曲表面有纵沟。毛小皮数目减少，头发横断呈椭圆形。一般在发病的头2~3年内，范围会慢慢扩大，以后静止而持续存在。约有50%的病例在同侧颈部、上臂或躯干发生色痣、表皮痣或线状痣，指趾甲和牙齿无异常。

（三）诊断治疗

根据头皮损害和羊毛状头发很易做出诊断。

局部头皮可用外科手术切除，然后用相似的假发填充。有些病例长大后，病发有所改善。

有人建议用X线拨发，是基于认为新长的头发性质与原来的病发不同。

十二、获得性缠结发

（一）病理病机

获得性缠结发（hair acquired kinking）属于继发性毛发疾病。可能是头发受到物理或化学性损伤，最外层的毛小皮变得粗糙、翘起或断裂，增加了头发的摩擦系数。加上不科学洗擦头发、吹风过多过猛、染发和烫发。有些人洗发时将头发托至头顶部揉洗，易使毛小皮向相反方向接触，令已有损伤的头发互相缠结，进一步可再令小的发结互相缠绕在一起形成一大团，很难甚至无法松开。带阳离子的洗发香波会令毛小皮表面粗糙感更强，是引起头皮缠结的其中一个诱因。拔毛癖患者部分喜欢抚弄头发者，也可令头发互相缠结。

（二）临床表现

一般无家族史。缠结发多在青春期后发病，留长发的女性或头发纤细者更易见到。男性患者也不少见。发病较突然，头发缠结通常是在发受损后不正确地揉洗，头发互相缠结、交织成团所致。病变部位较为局限，大多数发生在头发密度较高的枕部或顶部。发生缠结后，头发极难梳理，甚至不能解开，这种情况又称鸟窝状发。病发多数色泽降低，弹性变小，粗细不均，并有程度不同的卷曲、变形，常伴有头发末端侵蚀、断裂和分叉，以及发干纵裂。但病发一般不易脱落。电镜下可见毛小皮明显受损，表面有较多的碎屑，并有不少的外来微粒黏附。部分头发互相粘连。发干纵向分裂明显，发梢受侵蚀甚至断裂。

（三）诊断治疗

没有遗传因素，青春期后发病，病灶较局限。结合临床所见，诊断易确立，必要时用放大镜、显微镜、扫描电镜等了解头发受损情况，很有帮助。

去除令头发受损的病因，注意合理清洗头发。平常多使用免洗护发素，或洗发后多加护发素以促进受损伤的头发恢复。一旦出现鸟窝状发，应将成团的头发整个剪去。

十三、结毛症

（一）病理病机

卷曲的头发受外伤后易出现结毛症（trichonodosis）。有虱病时因常搔抓，易出现本病。

也有先天性的结毛症，有人推测是由于怀孕期间服用了某些药物所致。

（二）临床表现

在原有头发卷曲的基础上，受伤的头发常打结，有时候还是双结。一般仅少数头发受累，因此需要仔细检查。常伴有头发侵蚀、分叉。本病虽发生于头部，然而也可累及耻骨等其他部位的体毛。先天性异常发干上多数只有单个结节，额部和顶部毛发较短，可有脱发区，常合并毛发硫营养不良或羽状脆发症或结节性脆发症。光镜下所见打结多在近发梢处，可有发梢分叉。毛干粗细不均，呈圆形或椭圆形，可有扭曲和裂开。电镜下可见毛小皮和毛皮质受损，还有纵行裂缝，甚至断裂。

（三）诊断治疗

梳发或理发时常发现头发出现较大角度的方向改变，出现这种情况应考虑本病。取病发用显微镜检查容易确诊。

积极处理原发病，减少毛发损伤。剪掉已打结的头发，以免已损伤的头发受到进一步侵蚀。

十四、蓬松发

1973年由斯特劳德（Stroud）等首先报道蓬松发（uncombable hair），曾命名为玻璃丝发（spun glass hair），并称之为蓬发综合征。

（一）病理病机

属于常染色体显性遗传性疾病。有特征性的毛干发育不良表现，即沟状发。有些病人还有外胚叶发育不良。

（二）临床表现

婴幼儿发病。头发弥漫性稀疏，异常干燥，发干扭曲，脆弱易断，呈淡黄色，在日光照射下呈半透明玻璃丝状。头发生长方向紊乱，很不容易梳理。活检时可发现，内毛根鞘只有一侧与毛根紧密粘连，造成头发生长呈偏侧方向，呈方向不一致。

发中含硫量和血清中含铜量均正常。午氏灯和普通光学显微镜下均无异常发现。电镜下可见发干有一二条纵行的槽，有些由两条纵行槽构成的头发断面呈三角形、扁平形、肾形或不规则形。

（三）诊断治疗

根据临床的头发特点和扫描电镜所见可确诊。本病应与羊肠小道状发鉴别。

不少患儿到了儿童期体征有改善。维生素E治疗可能有效。用含吡啶锌的洗发香波有助于使干燥现象得到改善。

十五、环纹发

（一）病理病机

环纹发（pili annulati）属于常染色体显性遗传性疾病，家族发病明显，是一种罕见的毛干发育异常。亦有少数散发病例。

（二）临床表现

可在出生时就有病发，也有在次年才发病的病例。可以全部头发均累及，仅有少数头发受影响也不少见。毛发生长速度减慢，但脆性不增加，而且外观正常。个别例子的头发长至15~20cm时易折断，或有腋毛受累。毛干有正常颜色与淡色段交替呈环纹状，间隔1~2mm，在反射光下可清楚看到有特殊光泽的环纹。毛发可查到其胱氨酸含量降低。光学显微镜下两种色段交替外，并无其他异常发现。电镜下，淡色段毛干可见毛皮质、毛髓质内有较多气泡或空腔，毛髓质扩张，甚至有毛髓质断裂的现象。身体的其他系统一般不受影响。

（三）诊断治疗

根据临床的头发特点可做出诊断。本病应与外界因素引起的假性环纹发鉴别。

无有效治疗方法。对某些头发易折断的患者应尽量减少物理性和化学性的损伤。平常多使用免洗护发素可能有效。

十六、泡沫状发

（一）病理病机

通过烫发钳、热吹风、热卷发器等对头发的直接加热处理，温度往往达120~180℃，令头发内含水量降低，角蛋白变软，发干因而干燥脆弱，并易断裂。头发湿润时突然令头发时热则毛皮质内的水分汽化，在已变软的角蛋白中形成细小的气泡，造成泡沫状发（bubb hair），最终令头发断裂。

（二）临床表现

头发突然脱落，或有局限性脆裂区而形成短发。头发变直而硬，明显干燥，可为丛状烧焦样。显微镜下可见脱落的发干中有成排的气泡，气泡大小不等令毛发形状呈不规则。多数没有明显的毛小皮异常。电镜检查发干内有大腔状缺损，显示毛髓质扩张。实验室检查发现头发硫含量约为4.0%，稍低于正常值的4.45%~5.15%。毛发氨基酸分析结果正常。

（三）诊断治疗

根据断落的头发呈干燥脆弱，局部有毛干折断后的短发。显微镜下可见脱落的发干中有成排的气泡，而没有明显的毛小皮异常，可做诊断。

停止有关的外源性损害。剪去已发泡的头发，以免断裂的发端受到进一步侵蚀而影响其余发干。

十七、念珠状发

念珠状发是指一种先天性毛干角化异常，发干粗细不均，有许多结节，呈念珠状，结节间易于折断，可累及整个头部甚至全身的疾病。临床上可用维A酸霜治疗。

（一）病理病机

为常染色体显性遗传性疾病，外现率高，但表现度不一。间有隐性遗传的病例。本病是发干的发育缺陷或角化异常，造成 α 角蛋白形成不良而致毛髓质收缩。有人认为这是表达发干皮质角蛋白的 hHbs 和 hHTb，基因发生突发所致。患者尿中精氨酸琥珀酸排泄增加，故有人认为本病与氨基酸代谢紊乱有关。

（二）临床表现

念珠状发临床表现为发干干燥无光泽，粗细不均，呈串念珠状。粗大部分为菱状结节，其间毛干萎缩变细，此处容易折断。病发可累计全头或一部分，眉毛、睫毛、阴毛及身体毳毛也可受侵犯。颈部常伴有毛囊角化性丘疹。

（三）组织病理

1.光镜下所见：毛发呈结节状，结节处毛发宽度正常。同一患者的毛发，结节可呈规则的梭形和不规则形等多种排列。结节间狭窄而无髓质，长度不一，毛干薄而内毛根鞘增厚。

2.电镜下显示：结节间毛小皮多消失，呈平行的纵行峰，嵴间有沟.部分沟中有洞。结节部有正常的、呈叠瓦状毛小皮，或见毛小皮消失。

（四）诊断治疗

根据毛囊角化过度，毛发折断、脱落并存，毛发稀少，并以枕部毛发受累最为明显，结合组织病理所见，可以做出诊断。本病应与扭发、结毛症、结节性脆发症以及其他先天性秃发相鉴别。

成年妇女可试用避孕药如雌激素和黄体酮复合片。2.0.05%维A酸霜外用有效。如阿维A酯15mg/d或1mg/（kg·d）口服，每天3次，连续1个月以上，可能有效，且可治疗毛囊角化过度。但也有人认为对结节状发和毛发的脆性并无帮助。亦可选用维胺酯75mg/d。有些病人在青春期或妊娠期后，症状逐渐改善、缓解甚至自愈。夏季、妊娠期不少病人皮损减轻。

十八、假性念珠状发

（一）病理病机

假性念珠状发（pseudomonilethrix）为常染色体显性遗传性疾病，外现率高。本病也属于毛发发育异常所致。秃发的程度与梳头的频度有关。

（二）临床表现

本病最常见于8岁到14岁的青少年。最早见于欧洲或南美的印第安人。个别断发者可兼有假性念珠状发和扭发。作25°~200°不规则扭曲，但部分受累头发的毛干不扁平。有不规则分布的结节性肿胀，长0.75~1mm。电镜下显示，结节处实为凹陷，只是其边缘突出，超过毛干的正常直径。毛发折断呈刷子状，显微镜检查显示毛干正常。大多数病人有秃发，且秃发的程度与梳头有关，因本病发质过脆，梳头易使毛干折断，所以应注意梳头的次数和强度。

（三）诊断治疗

本病诊断不难，显微镜下可将本病的扭曲发与典型的扭发相鉴别，后者扭曲规则，毛干扁平，毛囊无角化过度。

无有效治疗方法。减少对毛发的物理性和化学性损伤可以减轻秃发。

十九、间隙性毛囊发育不良

（一）病理病机

间隙性毛囊发育不良（intermittent hair follicle dyetrophy）病因不清楚。

（二）临床表现

头发、眉毛和睫毛均稀少，毛干断裂。透视电镜下观察可见外毛根鞘细胞间水肿。扫描电镜下：见到毛干上的毛小皮不规则脱落，并有横或纵向的爆裂，或见纵嵴；毛皮质异常角化；毛球上部毛髓质很明显。

（三）诊断治疗

本病确诊需要有电镜的证实。

可以使用免洗护发素，或洗发后多加护发素，或用二合一洗发香波。口服维生素 C、维生素 E、维生素 A+维生素 D 等对促进毛小皮修复有一定的帮助。

二十、管型毛发

管型毛发是一种毛发异常现象，可见头发上有白色附着物，无其他方面异常。

（一）病理病机

头发长期被牵拉或者感染极易引发管型毛发（haircast）。病发上的管型按成分又分为毛周角蛋白管型和毛周非角蛋白管型。毛周角蛋白管型：病因较清楚，分别是真菌性、细菌性和人工性发膏、染发剂、洁发剂等附着造成。毛周非角蛋白管型：病因多数是头发长期受牵扯有关，有人认为牵引力可能作用于毛发漏斗部下方，引起毛囊血液循环障碍，造成毛发营养不良。其他部分外毛根鞘管型见于银屑病、脂溢性皮炎、石棉状糠疹等；鳞屑性管型可见于角化不全性皮肤病患者的毛发中。

（二）临床表现

可见头发上有白色附着物，无其他方面异常。皮肤科情况：头发分布正常，有光泽，部分发干上可见环状白色半透明附着物，2~3mm长，距发根距离远近不等，与发干结合较紧密，但可自由移动，部分发干可见数个，脱落后见其质地比较致密，不易碎。

用1%DACA（4-二甲氨基肉桂醛）溶于0.5mol/L盐酸中，DACA与内毛根鞘中胱氨酸的蛋白质发生化学反应，产生一条狭长特殊的深红色或鲜红色带，长度为0.1~0.3mm。毛干和外毛根鞘则无此反应。午氏灯检查，毛周角蛋白管型因含有角蛋白，故能发荧光，一般为白色或黄色，有时候带有蓝色。在同一患者头上可以有不同的荧光特征的头发管型。显微镜下发干周围有灰白色管状套，常规染色多呈红色。外毛根鞘管型形态较特殊，呈正方形或矩形，其长度和直径均较内毛根鞘管型或复合手根鞘管型更长。质较脆而不致密，与复合毛根鞘管型相比更易破碎。特殊染色显示外毛根鞘细胞内糖原含量减少或消失。受牵扯力影响的患者头发的内外毛根鞘细胞有向外倾斜的表现。

（三）诊断治疗

根据病史、临床特点，结合实验室检查或显微镜检查，不难做出诊断。本病需与虱病、头癣、结毛症、结节性脆发症、须部毛孢子菌病和人为的毛发异常鉴别。

找出病因作针对性处理较为理想，用0.025%维A酸洗剂对本病的恢复有帮助。改变发型不扎辫，对由于受牵扯引起本病者非常有效。勤洗发对于由发膏、染发剂、洁发剂或银屑病、脂溢性皮炎、石棉状糠疹等造成的管型，也有一定帮助。

二十一、毛结节病

毛结节病（piedra）又分黑毛结节病（black piedra）和白毛结节病（white piedra）两种。

（一）病理病机

本病属于毛干的真菌感染性疾病。黑毛结节病的病原菌为何德毛结节菌，又称黑毛结节菌。白毛结节病的病原菌为白吉利丝孢酵母菌，又称白毛结节菌。

（二）临床表现

于管型毛发的一种特殊类型在毛干上可见黑色、棕色、绿色或白色的质较硬的砂粒样结节，白毛结节菌引起的相对稍软。梳头时可听到梳子与结节摩擦的声音。用手捏住结节可将其沿毛干取下。有时结节相互融合成块，包绕在毛干上。黑毛结节病主要侵犯头发，白毛结节病主要侵犯胡须、阴毛和腋毛。受累毛发质地变脆弱、干燥，并容易断裂、脱落。

（三）诊断治疗

1.直接镜检。取下结节涂片，用10%的KOH液溶解角质蛋白。何德毛结节菌是棕黑色分枝的、互相紧密缠绕的菌丝，直径4~8 μm，有密集分隔，类似关节孢子。菌丝被压碎后可见子囊，内含2~8个梭状子囊孢子。白吉利丝孢酵母菌则是无色的围绕毛发的或断裂成圆形、卵圆形、长方形的菌丝直径2~8 μm，无子囊，可有芽孢，常同时有细菌如微小棒状杆菌感染存在。

2.培养。先用无菌生理盐水冲洗结节，然后压碎接种于沙氏琼脂培养基上，在室温下培养。何德毛结节菌的菌落为黑色，镜检有厚壁孢子和粗壮的暗黑色菌丝，菌丝厚壁分隔可有子囊；白吉利丝孢酵母菌的菌落则是白色乳酪样，镜检有无色细长分隔菌丝，菌丝可断裂为能出芽的关节孢子。

根据毛发上结节的特点，结合实验室检查，本病即可确诊。本病应与头虱、念珠状发、结节性脆发症、套叠性脆发症、腋毛癣等鉴别。

治疗时直接剃除病发。外用药局部用5%硫黄霜或软膏涂抹，也可用2%~3%甲醛溶液代替。

第二节　头发颜色异常

一、异色发的发病机制

（一）头发色素的生成

1.头发的颜色主要由受毛皮质所含黑素颗粒的种类、数量、大小和分布，以及所存在的色素性质决定。另外，也受有否空气泡及毛表皮构造等因素所造成的各种光学效应的影响，同时也和头发组织中所含金属元素量有一定的关系。

2.人类毛囊黑素细胞有两个亚型，HFM-Ⅰ位于毛囊外根鞘中下部，HFM-Ⅱ存在于毛球和漏斗部。在胚胎6个月后，用DOPA染色，就可以发现黑素细胞主要位于毛囊漏斗部外根鞘周边、毛球下部和毛母质区，但不能合成黑色素。

3.出生后，毛囊黑素细胞仅在毛发生长期合成黑素，在退行期及休止期则自动停止，这种周期性功能特征的发生机制还不清楚，但提示毛囊黑素细胞与表皮服素细胞可能为不同的细胞亚群。毛球中的黑色素在毛发周期中呈周期性改变。

（1）生长期时黑素细胞增大，产生黑素颗粒，并出现有树突。后期黑素细胞通过树枝状突起传递黑素颗粒到毛发的上皮细胞，即未来的毛皮质细胞中去。毛发生长停止前片刻黑素细胞失去树枝状突起。

（2）休止期时黑素细胞皱缩而无树突。没有树枝状突起的黑素细胞也可以传递色素颗粒，其机制尚未完全弄清。

（二）人类毛囊黑素细胞

1.HFM-Ⅰ是一种胞浆透亮及胞核深蓝色的黑素细胞，属于人类毛囊黑素细胞两个亚型中的一个，可能与维持毛囊黑素细胞的正常数量有关，在正常情况下并不合成黑素，处于休眠状态。但在受到某些刺激后可被激活、增殖、游走，并产生黑色素。这种细胞用DOPA染色呈阴性，但用DOPA染色和Dopa-甲苯胺蓝复合染色证实有前黑素体抗原，而不表达黑素体抗原及黑素体相关糖蛋白酪氨酸酶、酪氨酸相关蛋白TRP-1和TRP-2。

2.HFM-Ⅱ则是正常情况下，分泌黑素颗粒，维持头发固有色素状态的黑素细胞。毛皮质中的黑素颗粒大多数是头发在生长期时由毛球中的黑素细胞产生，并带入毛皮质内。黑素主要是在前黑素小体的基质纤维上合成，纤维间隙中也有小部分黑素生成，并影响着外观的颜色。

（三）头发色素的差异

1.毛乳头顶面邻接毛球之处有许多大细胞，是随毛胚由表皮来的树枝状黑素细胞，其树枝状突起分散伸出到毛皮质、髓质的未分化细胞，又称为角质形成细胞之间。毛发生长时，黑素细胞通过树状突起传递黑素小体到毛囊上皮细胞，使毛皮质、髓质都有了色素。

2.黑素小体被上皮细胞水解，失去限界膜，黑素颗粒直接游离于上皮细胞的胞质中。人类毛发的主体是毛皮质，因此黑素颗粒主要位于毛皮质中，大小均匀。黑素颗粒沿着角蛋白的氨基酸链而排列，电镜下，黑素颗粒大多数分布在毛皮质的外缘，像一串珍珠。

3.黑素颗粒有两种，即真黑素和褐黑素：

（1）真黑素颗粒卵圆形，形态一致，边缘清楚，呈黑棕色，化学性质稳定，不溶于绝大部分的溶剂。多见于黑发和白种人的浅黑色发中；

（2）褐黑素颗粒小，为一种红和黄的含硫的黑素，它可溶于稀碱，是真黑素合成的中间产物，酪氨酸形成多巴醌后，再由多巴醌和半胱氨酸演化而来，位于球形黑素小体中。部分呈卵圆形，部分呈棒形，多见于红发及黄发中。

（四）影响头发色素的细胞生长因子

1.在胚胎发生过程中干细胞生长因子SCF可诱导黑素细胞的前体细胞从神经嵴移向表皮，并在出生后在毛发周期的不同阶段激活黑素细胞。Grichnik等报道毛囊中、下部的无色素黑素细胞有SCF受体。

2.多种细胞因子、生长因子和炎症介质尤其是SCF、碱性成纤维细胞生长因子bFGF、内皮素-1、白三烯C、神经生长因子等在诱导HFMI向白斑表皮的移居中起着重要作用，而这些分子主要是由角朊细胞、血管内皮细胞、真皮成纤维细胞和肥大细胞等产生。

头发颜色异常可分成遗传性和继发性两大类。

第三节　黄白发的处理

一、现代医学的观点

（一）黄白发

黄白发是一个特殊的临床概念，现代医学认为其产生的原因有以下几种情况。

1.过多的日晒如从事农务等一些行业的人员和过于频繁的干燥吹风包括电吹风。

2.长期在气候干燥或多风沙的环境生活和工作。

3.经常在含氯过多的游泳池或海水中游泳。

上述几种因素长时间存在，会引起头发出现侵蚀、干枯、发黄、无光泽等慢性损害，加速了其老化的进程。

（二）防治和一般处理

1.预防性保护工作：露天工作时戴太阳帽；尽量少用热吹风；游泳前戴游泳帽等。

2.使用护发素黄白发的患者头发多为干枯、受侵蚀、无光泽等，可按干性头发应用护发素，特别是免洗护发素。

3.增加营养。①蛋白质、各种维生素有助于受损的头发恢复。②碘是甲状腺激素中四碘甲状腺原氨酸和三碘甲腺原氨酸的主要成分，其生理作用是甲状腺素实现。通过增加含碘丰富食物，如海带、紫菜、淡菜、海参、海盐等，能增强甲状腺的分泌作用。甲状腺素能促进生物氧化和调节细胞的正常代谢，对头发的色彩、光泽有较大帮助。

二、中医理论

中医对黄白发有较深入的研究，从其病因、发病机制，到具体处理，均有非常丰富文献论述，值得皮肤学界和美容同道好好从中吸取有益经验。

1.血气虚。《诸病源候论》记载："足少阴之精血外养于发，血气盛则润黑，虚竭者不能荣发，故令发变黄。"可见血气虚不但可致头发干燥，还会令头发变黄。《普济方》亦有类似看法："足少阴血气盛，则须润泽而黑，足太阳血气盛，则发润泽而黑。认为足少阴肾经和足太阳膀胱经的血气衰，直接使头发发黄。"二经血气虚乏，则须发变为黄白，然则还其润泽，复其绀黑，虽有传染之法，曾不如益血补气为常服剂，盖血气调适则滋润外彰，其视传染之功远矣。"补血益气"是常用的治疗方法，但需时较长，见效较慢。短期内可考虑用染发或外涂乌发的药物。

2.血气虚少，复受风邪。《普济方》曰："夫足少阴之血气，其华在发。足少阳血气盛，眉美；足阳明之血气盛，须美。诸经血气盛，则眉髭鬓发俱美泽。若血气虚少枯竭，则变黄白而不生。若风邪乘其经络，血气改变，则异色恶发必生。宜以药覆之，人生好发也。"可见血气虚少，复受风邪，易出现异色恶发。

3.其他。中医对黄发、黄白发的产生还有很多不同的见解，其中有人认为进食过多的糖和脂肪，机体会产生大量的乳酸、丙酮酸等酸性物质，中医称之为酸性毒素，会使头发枯黄和分叉。

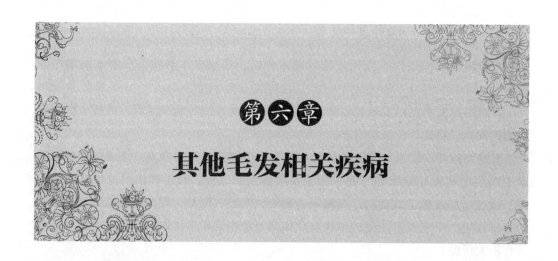

第六章
其他毛发相关疾病

本章主要探讨与腋毛、阴毛、眉毛、睫毛、胡须及毫毛有关的疾病，以及伴发有毛发异常的临床综合征。

第一节　其他毛发病

一、腋毛癣

腋毛癣是纤细棒状杆菌引起的腋毛和阴毛的浅表感染。多发生于腋下和外阴，临床表现为在腋毛或阴毛的毛干上出现黄色、黑色或红色的结节颗粒。本病多发生在气候温热的季节，不受种族和性别的限制。

（一）病理病机

本病的病原菌是纤细棒状杆菌，属于棒状杆菌属，是类白喉杆菌的一种，革兰染色阳性。这些细菌生长在毛表皮的细胞内和细胞间，可侵及皮质，不侵及毛根和皮肤。

（二）临床表现

多汗者易患此病。本病仅感染腋毛和阴毛，主要累及腋毛，其他部位毛发不易受侵犯。临床表现在腋毛或阴毛的毛干上出现黄色、黑色或红色的结节颗粒，以黄色最为常见。这些颗粒几乎都是密实的细菌。这些结节物或坚硬，或柔软，呈鞘状包被毛干，粘连较紧，使毛干失去光泽并变脆，易于折断。患处皮肤外观正常，常多汗。通常无自觉症状。由于结节颜色的不同，汗液可呈黄色、黑色或红色。本病多发生在温热季节。

（三）诊断治疗

诊断主要根据临床表现和病原菌检查。在腋下和外阴，腋毛或阴毛毛干上看到黄色、黑色或红色的结节颗粒，首先要想到本病的可能。将结节压碎，加10%的氢氧化钾溶液，高倍镜检查，可以见到较短而纤细的杆菌，菌丝包埋在黏性物质中，革兰染色阳性。本病需要与阴虱、毛结节菌病鉴别。

注意局部卫生，保持清洁干燥。剃去患部腋毛和阴毛。局部外用5%硫黄乳膏，或红霉素乳膏；如果局部多汗，可以给予1%的福尔马林溶液。

二、小棘状毛壅病

小棘状毛壅病（trichosfasis spinulosa）又名毛囊毳毛角栓病、毛根黑点病、毳毛黑头粉刺。Nob于1915年首先报告，曾认为是一种少见疾病，现在被认为是一种常见的疾病。

（一）病理病机

尚未清楚。有人认为是先天性毛乳头发育异常所致，也有主张系由毛囊的漏斗角化过度导致毛囊口被堵塞造成生长期毛发的生长停滞或脱落。

（二）临床表现

多见于青年及中年，50岁以上及女性少见。皮损的特点是在扩大的毛囊口中央有黑头样黑点，黑点周围有一圈色素沉着，用放大镜看可见有成束的细毛，在同一毛囊角栓中可见多至数十根短毛，易于拔去。损害往往很多，不引起炎症反应，一般无明显自觉症状。分布弥漫而对称，以背部最多见，肩部、上臂外侧、臀部外侧、胸部、上腹部等亦为好发部位。

（三）诊断治疗

根据本病好发于青年男性及其多发部位、皮损特点，必要时配合显微镜检查，一般较易诊断。一般需与毛周角化病相鉴别。毛周角化病：一般多发于四肢，尤其是上臂及大腿伸侧，两性均可发生，为毛囊性疾病，毛囊口周无一圈色素沉着。显微镜检查也可以鉴别。

可内服维A酸类药物外用水杨酸或维A酸类角质溶解剂。

三、虱病

（一）病理病机

寄生于人体的人虱由于寄生部位的不同及形态、习性的差异，分为头虱、体虱和阴虱，分别寄生在人的头发、内衣和阴毛上。这三种人虱均以刺器刺入皮肤吸吮血液维持生活，多见于个人卫生不良者。虱对温度和湿度均很敏感，当人体发热或出汗时，虱即会离开而另寻新宿主。在人群中通过直接接触或通过头巾、帽子、衣服、被褥间接传播。阴虱主要通过性接触传播。虱除叮咬引起虱病外，还可传播斑疹伤寒、回归热、战壕热等。

（二）临床表现

虱叮咬后引起的症状因人而异，一般均有轻重不等的瘙痒和皮疹。

1.头虱：长2~3mm，寄生于头发部位，尤其是耳后发际和头后部，藏于发中或附于发干上。常能见到针头大白色的虱卵，雌虱产卵时分泌一种凝胶，虱卵附着于发干上，5~9天后孵化为幼虫。少数可以寄生在睫毛、胡须上，多见于卫生条件差的儿童和妇女。由于虱的叮咬，可出现皮疹、皮下出血，常因搔抓，出现头皮抓痕、渗液、血痂或继发感染。严重的头屑、血痂、渗液、尘埃与头发黏在一起，有腥臭味，日久使头发失去光泽，形成瘢痕。

2.体虱：较头虱大，长2.7~4mm，通常隐蔽于贴身的内衣上，多见于裤裆、被褥缝和皱褶处。在肩胛、腰部、臀部等处有体虱叮咬引起的红斑、丘疹及风团，中央有一出血点。常因搔抓在皮肤上出现线状抓痕、血痂或继发感染。日久皮肤苔藓化或留有色素沉着斑，见多见于冬季。

3.阴虱：体小，约1mm，寄生于外阴和肛周的体毛上，偶可侵犯眉毛或睫毛。阴虱由于活动范围小，紧伏于皮面或牢牢附着于阴毛上，叮咬皮肤引起巨痒，出现红斑或丘疹，经搔抓可出现表皮剥脱、抓痕、血痂或毛囊炎及继发损害。有的患者可出现青斑，常持续存在数月。阴虱主要通过性接触传播，夫妻常同患此病。

（三）诊断治疗

治疗虱病以灭虱及灭卵为主。剃除毛发，使虱无处附着。虱的抗热性差，可煮烫消毒衣服，杀死残存虱及卵。头虱可以外用50%百部酊或5%苯甲酸苄乳脂等灭虱。对家庭或宿舍内有其他成员患有虱病，要同时治疗。如果有皮损，可以给予糖皮质激素或止痒剂外用，继发感染者，用抗生素治疗。

第二节　伴毛发异常的综合征

本节论述的综合征表现出来的临床症状，伴有或可能伴有毛发的异常。伴毛发异常的综合征涉及面甚广，在临床上并不少见，随着医学科学的发展，伴毛发异常的综合征在书刊上不断有新的报道。

伴毛发异常的综合征往往是临床医师对一些认识还不清楚的疾病症状的概括。由于症状复杂，牵涉面广，因此往往不能被早期诊断。综合征的病因常不清楚，其中有相当部分是由于先天性缺陷所造成，或与遗传有关。它们的防治多数还比较困难，多数不能达到令人满意的效果。

关于编排顺序，我们为方便论述，分为影响局部毛发和影响全身毛发两部分，各部分里以各综合征的首位外文字母为序编排。为避免重复，凡在本书其他章节中包括的毛发相关综合征，在此从略。

一、肥胖性生殖器综合征

肥胖性生殖无能综合征以幼儿、学龄期男孩多见，肥胖性器官发育不良、尿崩等为其特征。大多数由下丘脑垂体或其邻近部位肿瘤、脑炎、脑外伤等多种病因引起，下丘脑病变为引起本综合征的重要原因。

（一）病理病机

垂体肿瘤、颅咽管瘤压迫下丘脑为常见原因之一，以下丘脑部位肿瘤或炎症为最常见原因，脑炎、脑膜炎、颅内结核、颅脑外伤也可引起。有的患者虽经多种检查甚至病理解剖亦未能发现有器质性病变，可能是原发性下丘脑-垂体功能紊乱。

（二）临床表现

以男性多见。患者常有头痛，多尿，烦渴。生长及性发育迟缓，第二性征及阴毛、腋毛出现延迟。皮肤细腻而色素加深，甲生长不良。智力迟钝，视力障碍。

胸、腹、股、髋部青春前期肥胖。

（三）诊断治疗

本综合征的诊断主要根据原发病、肥胖、性发育三个特点，无原发病者诊断稍困难，如有下半身的肥胖，应考虑本病。

肿瘤经手术切除或放射治疗后可用脑垂体浸膏治疗。

肿瘤病例应予手术摘除或放射线深部照射治疗。无原发病可寻者，可试用性激素制剂或甲状腺粉（片）。对幼小儿尽量不做性腺内分泌治疗，以防扰乱其可能具有的内分泌功能。半数病人可望至成人后开始性发育。对年长儿有高度性征发育不全时，可用绒促性素（绒毛膜促性腺激素）以促进性腺成长，配合丙酸睾酮（丙酸睾丸素）以促进第二性征的发育，剂量和疗程视病情而定。

二、基底细胞痣综合征

基底细胞痣综合征（basal cell nevus syndrome）又称下颌囊肿–基底细胞瘤–骨畸形综合征、多发性囊性肿瘤病、Ward综合征、Gorlin-Goltz综合征、Hermans-Horzberg综合征、遗传性皮肤下颌多肿瘤病、基底细胞母斑综合征、多发性基底细胞痣综合征（Multiple basal cell nevus syndrome）、痣样基底细胞癌综合征（Nevoid basal cell carcinoma syndrome）、痣样基底细胞瘤综合征（Nevoid basalioma syndrome）等，本综合征为常染色体显性遗传性疾病，累及多种器官。

（一）病理病机

病因未明。属于常染色体显性遗传，为具多种不同缺陷的一种高遗传特征的基因所决定。染色体检查并无一致的异常，提示可能存在的异常是镶嵌式的。

（二）临床表现

表现可多种多样，常见的有皮肤肿瘤、掌跖皮损、颌骨囊肿、骨缺损以及一些较少见的异常。皮肤肿瘤为基底细胞瘤，在出生时或以后任何时期均可发生，两性同样累及。虽可发生身体任何部位，但好发面部中央，尤以眼睑、鼻部、口周、上唇与颊部为多见，头皮、肢端通常不受累，其数目由几个到几百个不等。可表现为结节、色素沉着、斑块、溃疡等。掌跖皮疹为凹陷性红斑。其他的皮肤表现有多发性上皮样囊肿、粟丘疹、纤维瘤、神经纤维瘤等。颌骨囊肿表现为颌骨痛和压痛、咬合困难、肿胀、发热等。囊肿为单房或多房性。颌骨囊肿是本综合征仅次于皮肤肿瘤的最有特征性的表现之一。头颅骨、脊柱、肋骨等的发育不良、畸形是本病第三个主要特征。中枢神经系统症状常见的有智力发育不全、不同程度的精神衰退及先天性脑积水等。其他的异常有先天性失明、眦移位，眼距过宽；生殖系统可见盆腔钙化，双角子宫，子宫纤维瘤，卵巢囊肿、男性性功能不全，隐睾；可伴有先天性秃发；有些病例还可以有假性甲状腺甚至甲状旁腺功能低下的表现。

（三）诊断治疗

良性至侵袭性溃疡性基底细胞癌的皮肤肿瘤征象。

本综合征的特点为儿童期至成人期均可发生的多发基底细胞癌，见于包括不暴露于阳光的皮肤，家中数代人均有相似皮肤肿瘤患者。本病发生率虽未确定，但在基底细胞癌病人中约占0.5%。在一般群体的家庭中，当只有一人患病或仅患有皮肤囊肿或颌骨囊肿时，往往对本病的诊断有所忽视。再则大多数病例在幼年或青少年期已发病，大多在9岁即有某些临床表现，而至几十年后才诊为本病。这不仅基底细胞瘤已恶变，而且留下了带有遗传病的后代。因此，必须开展遗传咨询，作为儿科医生更应尽量在儿童期予以早期诊断，采取相应措施。

高频电疗与刮除术常可较满意的治疗皮肤病变，必要时可行手术痣切除。

由于本病征大多有一缓慢的良性过程，常不需要根治治疗。高频电疗与刮除术常可较满意的治疗皮肤病变，必要时可行手术痣切除。由于对辐射诱发癌变特别敏感，故放疗仅偶然进行。液氮冷冻治疗，对早期病损效果尤佳。全身及局部化疗效果如何，以及是否必要，尚无定论。

（四）预防与调摄

本病征预后比较乐观，痣性损害，外科手术及放疗、液氮疗法等，可有90%的5年治愈率。必须开展遗传咨询，更应尽量在儿童期予以早期诊断，采取相应措施。预防措施应从孕前贯穿至产前，婚前体检在预防出生缺陷中起到积极的作用，作用大小取决于检查项目和内容，主要包括血清学检查（如乙肝病毒、梅毒螺旋体、艾滋病病毒）、生殖系统检查（如筛查宫颈炎症）、普通体检（如血压、心电图）以及询问疾病家族史、个人既往病史等，做好遗传病咨询工作。孕妇尽可能避免危害因素，包括远离烟雾、酒精、药物、辐射、农药、噪声、挥发性有害气体、有毒有害重金属等。在妊娠期产前保健的过程中需要进行系统的出生缺陷筛查，包括定期的超声检查、血清学筛查等，必要时还要进行染色体检查。一旦出现异常结果，需要明确是否要终止妊娠，胎儿在宫内的安危，出生后是否存在后遗症，是否可治疗，预后如何等。采取切实可行的诊治措施。

三、颅外胚叶发育不全综合征

外胚叶发育不良是在胚胎发育中有一个或多个皮肤附属器或牙齿、眼睛，抑或有中枢神经系统的发育异常，缺如、不完善或者延迟发育而导致的一组遗传性的疾病。一般临床分为无汗或少汗性外胚叶发育不良、有汗性外胚叶发育不良两型。

（一）病理病机

1.有汗性外胚叶发育不良：常染色体显性遗传，亦有常染色体隐性遗传的病例。对患者的毛发进行理化特性研究显示，本病是一个合成基质多肽的结构基因发生突变所致，使基质多肽分子间不能形成双硫键，故基质蛋白的分子变小。

2.无汗或少汗性外胚叶发育不良：本病的病因是遗传性疾病，其遗传方式可能是X染色体性联隐性遗传，女性为隐性致病基因携带者，故90%患者为男性。

（二）临床表现

1.有汗性外胚叶发育不良。①患者一般发育正常，稍矮小，性发育和寿命正常，少数有癫痫发作或智力不全。其面容尚正常，无马鞍鼻，但可有无汗性外胚叶发育不良的其他异常。②指甲发育不良，生长缓慢，增厚变脆，有条形嵴，无光泽，易发生甲沟感染而使甲基质崩解。牙齿也发育不良，偶可合并神经性耳聋、多指和并指。③有角化障碍，掌跖呈弥漫性角化过度，可延及侧面和背面，常有明显皲裂及疼痛。④头发、眉毛、睫毛稀少、纤细、易断，体毛缺如或稀少。然而小汗腺并不缺乏，数量不减少，功能尚活跃。

2.无汗或少汗性外胚叶发育不良。无汗或少汗性外胚叶发育不良为性连锁隐性遗传病，主要见于男性。典型的三联征包括：毛发稀少、少汗或无汗，少毛，部分或完全无牙。典型患者的面容额轮突出，颧骨高且宽，马鞍鼻，鼻尖小且上翘。眉毛稀少或缺如，口周、眼周有放射状沟，颊部毛细血管扩张并可见小丘疹。嘴唇厚，上唇尤为突出。乳齿和恒齿可完全缺如或仅部分缺失，牙龈萎缩，由于唾液腺发育不良而有口干。角膜及晶体可混浊。各种腺体发育不良，骨骼发育不全，部分患者智力发育差。

（三）诊断治疗

根据临床表现不难诊断。有汗腺、牙齿、毛发、甲板异常及特殊面容者可诊断，锥尖牙齿颇有诊断价值。

有汗性外胚叶发育不良无特殊治疗方法，无汗性外胚叶发育不良者应尽量避免高温环境工作、生活。冬季注意调节室内的温度及湿度，外出时戴口罩。饮食以流质或半流质为主，或配装假牙。

四、杜博维茨综合征

（一）病理病机

杜博维茨综合征（Dubowitz）为常染色体隐性遗传。

（二）临床表现

1.主征：出生前后生长发育迟缓（出生时平均体重2.3kg，身长44cm，头围30cm）。身材矮小，轻度智力低下，说话晚，伴行为异常（胆小、固执、注意力不集中、多动症）。特征性面容（轻度小头、脸小、额斜、眉弓发育不良，眉毛稀疏、眼距宽、内眦赘皮、上睑下垂，鼻根低平、鼻尖宽，小下颌）。骨骼成熟迟缓，肌张力低下。腭弓高尖或腭裂，湿疹，扁平足。婴儿期易感染、慢性腹泻。男性隐睾、尿道下裂，女性阴唇发育不良等。

2.其他：婴儿期面部、四肢屈侧有湿疹样皮损和脱屑，萌牙迟。

3.AR：染色体断裂频率高，恶性肿瘤发生率增高。

（三）诊断治疗

本病诊断不难，当与异位性湿疹样皮炎相鉴别。前者毛发稀少、头畸形、智力障碍等表现不难鉴别。面容特征与胎儿酒精中毒综合征相似，应注意鉴别。

对症处理皮肤病变，目前无有效治疗。

（四）预防与调摄

预后不良，应加强婚、育的优生指导。

五、缺指趾 – 外胚叶发育不良 – 唇腭裂综合征

本病简称EEC综合征。主要临床特征为少汗或无汗、少毛、缺指（趾）、唇腭裂等。

（一）病理病机

本病为常染色体显性遗传。

（二）临床表现

少汗或无汗。头发稀疏、细，但全秃者少见；眉毛可稀疏或完全脱落，尤其是其外2/3可全脱；睫毛可稀疏。缺指（趾）畸形常累及四肢，为对称性，伴唇腭裂。常见牙齿畸形，并较早出现龋齿。部分患者指甲缺损或脆、变薄或呈嵴状。有些患者舌背可有一深沟，有口干、唇炎、唇肉芽肿性损害和传染性口角炎。可有多发性色素痣。或伴严重角膜炎。有报告称伴有粉刺状痣，但有人认为其损害更像毛周角化症。白种人患此病时皮肤和毛发色素减退，而黑种人则否。

（三）诊断治疗

根据临床表现不难鉴别。
本病无特殊治疗。

六、进行性半侧颜面萎缩综合征

进行性半侧颜面萎缩综合征（Parry–Romberg），为自主神经系统的中枢性或周围性损害，引起单侧面部组织的营养障碍，单侧面部组织全部萎缩，其中皮下脂肪组织和结缔组织萎缩较明显。15%伴有大脑半球萎缩，可能是同侧、对侧或双侧性的。

（一）病理病机

病因未明。可能为遗传疾病。

（二）临床表现

女性约占3/5，20岁前发病者占3/4，起病隐袭。左侧较多见，面部萎缩多从一部分开始，进展速度不定，一般2~10年发展成面偏侧全部萎缩。5%的病例累及两侧面部，除面部萎缩外，常可涉及软腭、舌和口腔黏膜，偶见同侧颈、胸以至躯干和四肢萎缩（约占10%）。患侧面部凹陷呈老人貌，与健侧呈鲜明对照，头发、眉毛、睫毛常脱落，有白斑、皮肤痣等。可有面痛或偏头痛，感觉障碍少见，除患侧汗腺和泪腺调节障碍外，可见Horner综合征，少数患者有癫痫发作，约半数脑电图有阵发性活动。伴有大脑萎缩者可有偏瘫、偏身感觉障碍、偏盲、失语等。

（三）诊断治疗

根据临床表现不难诊断。
1.进行性系统性硬化症（progressive systemic sclerosis）为一种风湿性疾病，一型局限于皮肤，另一型兼及内脏。常为20~50岁间的育龄妇女，男女之比约为1∶2~3。常先有雷诺氏现象（90%）或对称性手指肿胀可僵硬，皮肤病变一般先见于手指和双手或颜面，呈肿胀浮肿，无压痕（肿胀期），继之皮肤增厚变硬如皮革，无光泽（硬化期），最后皮肤萎缩（萎缩期），皮肤病变逐渐向臂、颈、胸腹部蔓延。面部正常皮纹消失，面容刻板，张口困难，硬化部位色素沉着，间以脱色斑。

2.面-肩-肱型肌营养不良症（facioscapulohumeral mucular dystrophy）发生于青少年的缓慢进行的面肌萎缩，特殊的"肌病面容"，为上睑稍下垂，额纹和鼻唇沟消失，表情运动微弱或消失，因口轮匝肌的硬性肥大嘴唇显得增厚而微翘（猫脸）。伴闭眼不紧，吹气鼓腮不能，肱、肩、面肌肉萎缩，上臂抬举无力，上肢平举时肩胛骨呈现翼样突破。血清激酸磷酸激酶（CPK）、丙酮酸激酶（PK）等活性增高。

3.进行性脂肪营养不良（lipodystrophy）女性多见，多于5-10岁前后起病，常对称性分布，进展缓慢。特征为进行性的皮下脂肪消失或消瘦，起病于面部，面颊及颞颥部凹入，皮肤松弛，失去正常弹性，眼眶深陷，继之影响颈、肩、臂及躯干。部分病例病变仅局限于面部或半侧面部、半侧躯体，可能与Parry-Rombery综合征混淆，但前者活组织检查仅皮下脂肪组织消失。

病程通常为进行性，持续多年，但在任何阶段都可停止以至终身不再发展。

七、缺铁性吞咽困难综合征

缺铁性吞咽困难综合征（Plummer-Vinson）即缺铁性吞咽困难。缺铁性吞咽困难是由于食管腔内的一层薄的隔膜所致，根据其在食管的部位不同分为：上食管蹼、中食管蹼、下食管蹼。主要症状为间歇性吞咽困难。多数是在吃硬食时出现。病人感到有食物停留在上胸部。常有消瘦、苍白，时有发红，舌质红而光滑，舌乳头消失，多数缺齿或完全无牙、口角皲裂、匙状指甲、脾大甚至巨脾。

（一）病理病机

有关本病的病因，目前尚不清楚。多数人认为，缺铁是本病最基本的因素。这是因为铁的不足引起上皮层的改变，导致吞咽困难。临床治疗采用铁剂而不必扩张食管即可使吞咽困难消失。至于妇女发病率高的原因可能是由于吞咽困难减少了含铁饮食的摄入，加上妇女月经期铁的丢失所致。婴儿偶发该病，很可能是先天性的原因，也可能与缺铁贫血有关。

（二）临床表现

任何年龄均可发病，发病缓慢，不少患儿因其他疾病就诊时才被发现患有本病。

1.一般表现。皮肤、黏膜逐渐苍白或苍黄,以口唇、口腔黏膜及甲床最为明显。易感疲乏无力,易烦躁哭闹或精神不振,不爱活动,食欲减退。年长儿可诉头晕、眼前发黑,耳鸣等。

2.造血器官表现。由于骨髓外造血反应,肝、脾、淋巴结常轻度肿大。年龄愈小,病程愈久、贫血愈重,则肝脾肿大愈明显,但肿大程度罕有超过中等度者,淋巴结肿大程度较轻,质韧不硬。

3.其他症状和体征。由于上皮损害可出现反甲,口腔黏膜及肛门发炎,舌乳头萎缩等。消化系统症状常有食欲低下,异食癖,时有呕吐或腹泻。呼吸,脉率加快,心前区往往可听到收缩期杂音。贫血严重者可有心脏扩大,甚至并发心功能不全。

(三)诊断治疗

根据临床表现结合发病年龄、喂养史及血象特点一般可做出诊断。血红蛋白量比红细胞数降低明显及红细胞的形态改变对诊断意义较大。诊断本病一般不需做骨髓检查。如临床表现不典型时可试用铁剂治疗,如有治疗反应,则有助于诊断。必要时可做骨髓检查,以及血清铁含量,血清铁结合力等项检查。诊断明确后还应进一步找出发病原因,以便对因治疗。

某些少见的贫血如血红蛋白C病、地中海贫血、维生素B族缺乏所致的贫血、遗传性小细胞性贫血等,可根据各病的特点加以鉴别。铁粒幼红细胞性贫血也呈低色素性,须与缺铁性贫血鉴别。前者血清铁正常或增高,骨髓中可见较多铁粒幼红细胞,其铁颗粒多而粗大,且绕核成环状,可资鉴别。

中西医结合诊治思路为首先应治疗贫血,多数经补铁治疗可逆转贫血、脾大及食管上皮变化,吞咽困难亦迅速改善。少数大而厚的食管蹼单纯补铁吞咽困难不能消失,可用内镜电灼治疗或用内镜扩碎或扩张器扩张。由于膈膜坚韧而需外科手术者罕见。补铁、生血加营养三效合一,能更好地预防和改善贫血,增强人体免疫力。

(四)预防与调摄

本病经以上处理大多预后良好,一旦症状复发须注意并发口腔、咽或食管癌,有作者认为大约70%口腔癌病人有长期Plummer-Vinson综合征的历史。

八、中性粒细胞减少伴胰腺功能不全综合征

中性粒细胞减少伴胰腺功能不全综合征(Shwachman),又称中性粒细胞减少伴胰腺功能不全、舒-戴综合征、舒瓦克曼综合征、Burke综合征,是以儿童胰腺外分泌功能不全、白细胞计数减少和干骺端发育障碍为特征的遗传病。2~10个月龄的婴

幼儿发病居多。

（一）病理病机

此病属常染色体隐性遗传，绝大多数患儿有舒-戴综合征蛋白基因突变，已发现的突变类型约有30种，74%分布在7q11第2、3号外显子上。最常见的突变为SBDS基因，与多种遗传性疾病相关，其与核仁的组装和核内转位有关。

（二）临床表现

多于2~10个月龄发病，也可成年发病。儿童期可能无症状，也可能有下述1~2个特征：

1.胰腺多种酶类减少，可表现为上腹部饱胀不适、吸收障碍、脂肪泻。

2.经常发生各种感染，如复发性呼吸道感染、中耳炎和反复皮肤感染，严重者可因败血症致死。

3.骨骼发育异常，表现为骨骺增宽，骨骺发育不良或软骨发育不良，以髂骨、股骨为主，胸廓局部发育不良可致窒息。患儿生长发育迟缓，身材矮小。

4.其他：肝大、转氨酶水平升高；心肌变性、坏死；皮肤鱼鳞病样或湿疹样改变；出血倾向。

（三）诊断治疗

根据患儿脂肪泻、反复发热等临床表现，胰腺外分泌酶活性减低或缺如及胰腺病理活检可明确诊断。

应与Tay综合征、Diamon-Blackfan贫血、X-连锁先天性角化不良、软骨-毛发发育不良综合征等鉴别。

中西医结合的诊治思路主要为以下两种：

1.替代治疗：补充各种胰酶制剂、必需的各种维生素和蛋白质，以促进消化吸收。

2.对症治疗：给予输血治疗，中性粒细胞明显减少者可用粒细胞刺激因子。进行性骨髓衰竭可使用骨髓移植治疗，但是并发症高于一般人。

（四）预防与调摄

预后与骨髓有无异常改变有关。随着患儿年龄的增加胰腺功能可有所改善，平均生存年龄35岁。有骨髓改变者预后差，主要死于反复肺部感染。少数患者合并白血病。

九、副肿瘤性肢端角化症

（一）病理病机

副肿瘤性肢端角化症（Bazex综合征），为常染色体显性遗传或性连锁显性遗传。

（二）临床表现

本病多发生于男性，为恶性肿瘤伴发四肢红斑鳞屑性皮损。肿瘤均为恶性内脏肿瘤，以上呼吸道及上消化道癌为特征。以咽喉区多见，如梨状隐窝、扁桃体区、会厌软骨等处。皮损通常发生在肿瘤引起的局部或全身症状出现之前，多在幼年期发病。手、足趾、鼻和两耳的皮损为银屑病样角化过渡性斑块，往往对称。面部损害可似脂溢性湿疹或红斑狼疮样。有时皮损可扩展至四肢近端及躯干。患区内毛囊口形成直径1~2mm和虫蚀状点状凹陷，毳毛长出，在毛囊口之间皮肤正常。患者毛发一般较细而稀少；在头皮可以出现大小不一、颜色微红或苍白的萎缩斑，斑内毛囊口闭合。掌跖呈弥漫性角化过度。指甲常有改变，包括营养不良伴甲下角化过度和指甲分离直至甲板完全毁损。此外，尚可有面部不出汗或全身性少汗等表现。皮损在切除原发癌和转移癌后可消退或好转，若癌症复发可再发。

（三）组织病理

皮损显示层板状角层增厚，灶性表皮萎缩，表皮突变平，真皮内血管周围有轻度类症浸润。原发的体内肿瘤大多呈鳞状上皮癌，偶见未分化癌、腺癌或肺上皮样癌。

（四）诊断治疗

根据本病好发于男性及典型皮损，并均伴有恶性肿瘤，诊断一般不难。

需与连续性肢端皮炎和银屑病相鉴别。

1. 连续性肢端皮炎的皮损也从指趾端开始，甲板也可受累及，但发展至全身者罕见，且口腔黏膜可受累及，舌部可见环状白斑或沟状舌。在表皮内kogoi海缩状形成是其主要鉴别的根据。

2. Bazex综合征的皮损有时类似银屑病，但皮损色泽较紫，鳞屑呈糠疹样而非银白色。病理象显示无明显角化不全，亦无Munro微脓肿。

肿瘤可用手术切除，皮损可对症处理。

十、侏儒－面部毛细血管扩张综合征

（一）病理病机

本病征为常染色体隐性遗传。研究发现本病的染色体有脆弱易断裂倾向，可能是染色体内脱氧核糖核酸（DNA）分子缺乏修复系统所致，从而导致染色体发生畸变。

（二）临床表现

男性多见，男∶女=4∶1，多见于犹太人。幼年发病，在面部及手部表现为毛细血管扩张性蝶形红斑，皮损上可附有少许鳞屑，类似红斑狼疮，日晒后和夏季加剧。在口唇部可有水疱、出血和结痂。可伴有多毛症，鱼鳞症，深棕色色素斑，黑棘病，并指趾，齿列不整，两耳凸出，尿道下裂，隐睾症。重体性侏儒为本病的另一重要特征。侏儒表现在出生后第一年，成长迟缓，身材矮小，但在成长过程中，可以恢复正常。性发育及智力正常。

（三）诊断治疗

本症与先天性皮肤异色症相似，但存在以下不同点：无网状色素沉着或色素减少。

无生殖器官发育不全及白内障。IgM及IgA降低。非特异性染色体断裂的机会很多。间发生急性白血病。此外，本病征应与科凯恩综合征（Cockayne综合征）、先天性皮肤异色症、共济失调毛细血管扩张症、红斑狼疮、先天性卟啉及其他光敏性皮肤病相鉴别。

无特殊治疗。避免日光暴晒，可外搽防光剂，如5%二氧化钛软膏等。

十一、胰高血糖素瘤

胰岛α细胞瘤，分泌过量的胰高血糖素，主要表现为皮肤游走性、坏死溶解性红斑、糖尿病、贫血、舌炎及口角炎、外阴阴道炎、低氨基酸血症等，又称为高血糖皮肤病综合征。多恶性，常早期转移。肿瘤直径一般为1.5~3cm，有时整个胰腺均为肿瘤。早期手术切除肿瘤后，皮肤损害和糖尿病可迅速消失。本病多见于40~70岁中老年人，女性较男性多见，绝大多数为绝经期的女性。多数病程达1年以上，有的超过12年。

（一）病理病机

胰高血糖素瘤多为单发，其中60%为恶性，偶尔可由胰岛 α 细胞增生引起。本病肿瘤分布以胰尾最多，其次为胰体，胰头部最少。

（二）临床表现

本病突出的症状为皮疹和糖尿病。皮疹的表现具有一定特点，临床称为表皮坏死性游走性红斑，开始主要为区域性红斑，也可为脱屑性红色丘疹及斑疹，常呈环形或弧形，可为大疱、糜烂、结痂，由于易被细菌及酵母菌所感染，出现坏死溶解性大疱状斑疹。最初病变部位开始愈合时，愈合处留有色素沉着，病变可从一个部位移向另一个部位。其红斑可发生于全身各部位，但以躯干、下腹、腹股沟、臀部、会阴、下肢及面部的中1/3等部位较多见。病变自出现至愈合需1~2周。95%以上的病人都有糖尿病症状，症状多较轻，往往经饮食控制或口服药物即可得到控制；偶尔病情较重，需要大剂量胰岛素才能控制。

（三）诊断治疗

根据临床表现，典型的特异性皮肤损害，在所有病例中均与糖尿病极为相似的体重减轻，舌炎及口角炎，腹泻等，并结合实验室及其他辅助检查可以诊断。

胰高血糖素瘤有皮肤损害和血浆胰高血糖素水平增高，故凡具有皮肤损害及胰高血糖素水平增高的病例均应予以鉴别：

1.皮肤损害的疾病。①胰高血糖素瘤病人的皮肤损害是呈坏死溶解移行性红斑改变：应与良性家族性天疱疮、落叶性天疱疮、弥漫性脓疱性牛皮癣、中毒性表皮坏死溶解等病相鉴别。②皮肤损害与肿瘤同时存在的病人，应与皮肌炎、黑色棘皮症、获得性鱼鳞癣等病鉴别。

2.血浆胰高血糖素增高的疾病。大幅度增高者只见于胰岛 α 细胞瘤，但轻度增高者见于下列情况和疾病：食入蛋白质、饥饿、停用胰岛素、酸中毒、尿毒症、感染、剧烈运动、糖尿病、肝硬化、库欣综合征、肢端肥大症、嗜铬细胞瘤、急性胰腺炎及接受肾上腺皮质激素治疗等应与之鉴别。

关于此病症的治疗，分如下步骤：

1.皮肤损害的治疗。对本病早期尚未表现出特异性皮肤病害，或尚未弄清诊断之前，可口服肾上腺皮质激素、土霉素、双碘喹啉或硫唑嘌呤等药物缓解皮肤病变；近年来使用锌剂及外用肾上腺皮质激素也能缓解皮肤病变，但对其他症状无效。

2.手术切除肿瘤。确定诊断后，应及时采用手术治疗，有怀疑者亦应手术探查。肿瘤切除后症状可迅速改善，皮肤病变常于术后第2天显著好转，2周后可全面消失。较重的皮肤病变，融合性大疱也于术后3周可恢复正常。病人糖尿病经胰岛素治疗数天后即可愈，糖耐量恢复较晚，有报道3个月才恢复正常。

3. 化学疗法。对已有转移的病例无法切除者或已切除原发病灶者，术后可用化学疗法

十二、低血糖综合征

低血糖综合征，指血糖过低导致的症候群。血糖浓度常低于3.36mmol/L，严重而长期的低血糖可发生广泛的神经系统损害与并发症，故早期发现及治疗本病甚为重要，延误诊断与治疗会造成永久性的神经病变而不可逆转，严重者可因脑水肿而死亡。

（一）病理病机

常见病因有胰岛素瘤、应用降糖药物、胰腺外肿瘤、早期糖尿病以及胃肠手术后等使血糖过度利用；皮质醇等激素不足，糖原沉积症等酶缺乏病；肝硬化、肝癌，重度营养不良、妊娠后期等均可导致营养不良引起低血糖；乙醇、普萘洛尔、水杨酸等其他因素使血糖生成不足，也可导致低血糖。此外，神经体液对胰岛素分泌及/或糖代谢调节不稳定，或因迷走神经紧张性增高，使胃排空加速可引起功能性低血糖。

（二）临床表现

1. 交感神经系统兴奋。低血糖发生后刺激肾上腺素分泌增多，可发生低血糖综合征，患者表现为面色苍白、心悸、肢冷、冷汗、手颤、腿软、肢体乏力、头昏、眼花、饥饿感、恐慌与焦虑等，进食后缓解。

2. 意识障碍。大脑皮质受抑制，意识不清，定向力、识别力减退，嗜睡、多汗、震颤、记忆力受损、头痛、淡漠、抑郁、梦样状态，严重时痴呆，少数患者可有怪诞行为等。

3. 癫痫症状。低血糖发展至中脑受累时，肌张力增强，阵发性抽搐，发生癫痫或癫痫样发作，其发作多为大发作，或癫痫持续状态。当延髓受累后，患者可进入昏迷，去大脑僵直状态，心动过缓，体温不升，各种反射消失。

4. 锥体束及锥体外系受累。皮质下中枢受抑制时，意识不清、躁动不安、痛觉过敏、阵挛性舞蹈动作、瞳孔散大，甚至出现强直性抽搐。锥体外系与锥体束征阳性，可表现有偏瘫、轻瘫、失语及单瘫等。

5. 小脑受累。低血糖可损害小脑，有共济失调、运动不协调、辨别距离不准、肌张力低及步态异常等表现，尤其是低血糖晚期常出现共济失调及痴呆表现。

6.脑神经损害。低血糖时可有脑神经损害，表现为视力及视野异常、复视、眩晕、面神经麻痹、吞咽困难及声音嘶哑等。

（三）诊断治疗

1.低血糖发作。静脉注射50%葡萄糖可迅速缓解低血糖症状，严重予以葡萄糖静脉滴注至患者能进食为止。症状轻者可进食糖水、糖果及巧克力等甜食以缓解症状。

2.脑水肿。长时间严重低血糖，患者可出现运动神经麻痹等局灶性脑症状及神经症状，提示低血糖引起脑水肿，需积极进行脱水治疗，可予以20%甘露醇静脉注射，以消除脑水肿。

3.病因治疗。积极寻找原发病并进行根治。低血糖综合征治疗关键在于原发病的治疗及病因的消除，若不能彻底治疗原发病及去除病因，低血糖症状会反复发作。

十三、先天性曲细精管发育不全综合征

先天性曲细精管发育不全综合征又称为克兰费尔特综合征（Klinefelter综合征）是一种较常见的一种性染色体畸变的遗传病。本病特点为患者有类无睾身材、男性乳房发育、小睾丸、无精子及尿中促性腺激素增高等。本病患者性染色体为47，XXY，即比正常男性多了1条X染色体，因此本病又称为47，XXY综合征。

（一）病理病机

先天性睾丸发育不全的形成可能是卵细胞在成熟分裂过程中，性染色体不分离，形成含有两个X的卵子，这种卵子若与Y精子相结合即形成47，XXY受精卵。如果生精细胞在成熟过程中第1次成熟分裂XY不分离，则形成XY精子，这种精子与X卵相结合也可形成47，XXY的受精卵。一般认为大多数47，XXY的形成系卵子在成熟分裂过程中性染色体不分离所引起。

（二）临床表现

先天性睾丸发育不全患者在儿童期无异常，常于青春期或成年期时方出现异常。患者体型较高，下肢细长，皮肤细白，阴毛及胡须稀少，腋毛常常没有。呈类阉体型。约半数患者两侧乳房肥大。外生殖器常呈正常男性样，但阴茎较正常男性短小，两侧睾丸显著缩小，小于3cm，质地坚硬，性功能较差，精液中无精子，患者常因不育或性功能低下求治。智力发育正常或略低。

（三）诊断治疗

一般在发育期前难于做出诊断，不育或性功能障碍是患者就诊的主要原因，体型较高，双侧睾丸较小，两侧乳房肥大是典型病状。X小体阳性，染色体组型为47，XXY则可肯定诊断。

长期补充男性激素以改善第二性征，但疗效并不理想。一般采用丙酸睾酮（丙酸睾丸酮）或甲睾酮（甲基睾丸酮）片舌下含服。较方便的是给以长效睾酮如庚酸睾酮或环戊丙酸睾酮。也可考虑同时给予绒毛膜促性腺激素。药物仅对男性化有一定帮助，但并不能改变女性型乳房，故对乳房肥大者，可将乳房内乳腺及脂肪组织切除。

十四、POEMS综合征

POEMS综合征是一种与浆细胞病有关的多系统病变，临床上以多发性周围神经病（polyneuropathy）、脏器肿大（organomegaly）、内分泌障碍（endocrinopathy）、M蛋白（monoclonalprotein）血症和皮肤病变（skinchanges）为特征，取各种病变术语英文字首组合命名为POEMS综合征。

（一）病理病机

POEMS综合征的病因、发病机制尚不清楚，目前认为可能与血管内皮生长因子（VEGF）、前炎症性细胞因子（piernflammation cytokine，IPC）、基质金属蛋白酶（MMP）以及HHV-8感染有关。

（二）临床表现

本病少见，中位发病年龄51岁，男性多于女性，2：1~3：1。起病隐匿，随着疾病进展，临床表现逐渐增多，可累及多个系统。

1.多发性周围神经病变。见于所有患者，多为首发症状，特点是慢性、对称性、进行性感觉和运动神经功能障碍，从足端开始，逐渐表现为四肢针刺样或手套、袜套样感觉异常，伴肌无力。

2.自主神经功能障碍。部分患者可出现自主神经功能障碍，表现为多汗、低血压、阳痿、腹泻或便秘等。

3.有脏器肿大。主要表现为肝、脾大及淋巴结肿大。其中肝大占24%~78%，脾大占22%~52%，淋巴结肿大占11%~24%。

4.内分泌改变。内分泌系统异常是POEMS综合征特征性表现，糖尿病、甲状腺功能减退、男性阳痿和女性闭经较为常见。

5.皮肤改变。50%~90%的患者有皮肤改变，其中以局灶性或全身性皮肤色素沉着最常见，其他表现有水肿、多毛（通常局限于四肢、胸部及面部）、多汗、杵状指、雷诺现象、血管瘤及白甲等。

（三）诊断治疗

由于本病少见，目前尚无统一的诊断标准，以下是国内提出的标准可作为参考：多发性周围神经病变；有脏器肿大（肝脾大多见）；有内分泌病；有M蛋白或浆细胞瘤；有皮肤病变；有骨硬化病变。上述几项中，M蛋白和周围神经病两项是主要诊断标准，其余为次要标准。有研究报告提出骨硬化病变、Castleman病和视盘水肿也属于次要诊断标准。典型病例具有上述五项病变。诊断POEMS综合征必须具有两项主要诊断标准及至少一项次要标准。

本病尚无标准的治疗方法。

1.支持对症治疗。患者要注意休息。糖尿病患者要注意饮食，若有水肿要低盐饮食。对那些呼吸肌无力或者肺动脉高压的患者，持续给氧或者持续正压通气是有必要的。若激素缺乏则进行激素替代治疗，对周围神经病变患者可予理疗及营养神经治疗。

2.放射治疗。若在一个局限的区域发现单独的或多发的骨硬化病变应行放射治疗，若是全身性的骨硬化病变就需要综合治疗。

3.免疫抑制剂。环磷酰胺：环磷酰胺单独或者联合泼尼松治疗可以使40%的患者获得临床缓解。对于那些病情较严重不能立即接受干细胞移植的患者，或者在等待外周血干细胞移植过程中病情迅速变化的患者可以静脉注射环磷酰胺（联合泼尼松或单独应用）。左旋美法仑：是治疗浆细胞疾病中最有效的药物之一，和皮质激素对40%的POEMS综合征患者有效，但在采集干细胞前要避免使用。长春新碱、硫唑嘌呤、环孢菌素和甲氨蝶呤也可以使用。

4.糖皮质激素。一般患者可使用泼尼松。对重症患者可用甲泼尼松龙冲击疗法，好转后改用泼尼松口服。没有前瞻性的研究支持皮质激素对POEMS综合征有效。但有个案报告和个人经验认为糖皮质激素是有效的，至少15%的患者单独使用皮质激素后临床症状得到改善，另外有7%的患者疾病得到控制。因此用皮质激素治疗可以认为是一种姑息疗法。

5.三苯氧胺。有报道使用泼尼松、环磷酰胺无效的患者改用他莫昔芬后，临床症状发生戏剧性变化，肌力明显改善，生活能自理，其具体作用机制不详，目前认为可能与其抗肿瘤作用相关。

6.化疗方案。MP、CP、COP、或MOP方案，可使临床症状不同程度缓解。

7.新药。有报道POEMS综合征患者的血浆VEGF水平（血管内皮生长因子）与正常人相比有显著升高，很可能与浆细胞瘤分泌有关，人们期望VEGF的抗体可以起到一定的作用。Badros等报道了一例采用贝伐单抗治疗的POEMS综合征患者，结果患者的神经病变和水肿明显改善，但由于应用经验尚少，需要进一步观察。

8.大剂量化疗联合造血干细胞移植（ASCT）。

9.血浆置换。配合免疫抑制剂治疗，可不同程度缓解临床症状。

10.丙种球蛋白。

（四）预防与调摄

POEMS综合征是一种慢性进行性病程，其预后取决于伴发疾病的性质和状况，目前的研究认为自首发症状起，患者的中位生存期为5~7年，孤立性溶骨性骨损害者预后较好，POEMS综合征临床症状的多少对生存没有影响，骨髓有浆细胞病变者预后较差。神经病变的不断恶化是POEMS综合征的常见结局和死因，而继发于疾病进展和化疗后的骨髓衰竭是多发性骨髓瘤的常见死因，患者主要死于疾病进展，肺炎，脓毒血症，卒中和多发性骨髓瘤。但是近年来随着对细胞因子及其结抗剂的生物学及应用研究的深入，同时辅助中药，中西医结合治疗，有望大大改善POEMS综合征的预后。

第三节　影响头发美观的头皮疾病

一、头皮糠疹

本病又称干性皮脂溢出，是皮脂腺分泌功能亢进所致的皮脂分泌过多，主要表现为头皮和头发多脂、油腻，鳞屑增多。头部弥漫性、灰白色、油腻性、糠秕状鳞屑，常伴有瘙痒。头皮通常无明显炎症。在中医中属于"面游风""白屑风"范畴。

（一）病理病机

中医学观点来说，头皮屑增多因体虚而兼有内热，又因风邪外袭，风热郁久化燥，耗伤阴血，血虚则毛发肌肤失于濡养而致头皮瘙痒，搔之白屑随手而落[1]；或因

---

① 潘祥龙. 去头屑的有效方药［N］. 上海中医药报，2002-02-23（003）.

体内蕴湿热，又过食肥甘厚腻、辛辣燥热的食物，脾胃运化失常，蕴湿生热，湿热上行熏蒸，外犯肌肤，以致头皮脱屑[①]。概括来说，中医学认为，头屑过多为四种原因：肺胃热盛、湿热内蕴、血虚风燥、血热风燥[②]。

西医确切病理病机尚不完全明了，可能是多因素的影响所致。雄性激素水平增高可能是皮脂分泌增多的主要原因，也与年龄、性别有关。临床上可见家族性分布的特点，有一定的遗传倾向。某些神经系统疾患，如Parkinson病的疾病进展期，皮脂分泌水平可高于正常2倍。Down综合征、动脉硬化、肾上腺肿瘤、癫痫、糖尿病及某些乳腺癌患者的皮脂分泌可明显增加。

（二）临床表现

表现为头部弥漫性、灰白色、油腻性、糠秕状鳞屑，常伴有瘙痒。头皮通常无明显炎症。呈慢性病程，逐渐加重，久之头发脱落、稀疏。部分患者头部皮屑可检测到卵圆形糠秕孢子菌。

（三）诊断治疗

本病好发于青壮年人，症状典型，易于诊断。

1.中医治疗。对于头皮糠疹问题，艾叶、苦参、蛇床子、白鲜皮、防风、桑叶、侧柏叶成为常用选择，使用的剂型以洗剂为主。付蓉等选用土槿皮、苦参、侧柏叶、丁香制成的槿柏洗剂使患者头皮鳞屑程度降低，且有效率高于2%酮康唑洗剂[③]；陆燕洪等制作的中药去屑洗剂选用黄芪、熟地等药材，起效速度治疗效果优于二硫化硒洗剂[④]；康乐医院研制的以金银花、黄檗、薄荷、金银花等为主的中药搽剂和以蜜桑白皮、白花蛇舌草为主的清肝利胆汤能基本治愈患者的头皮糠疹[⑤]；高坤平选用苦参、侧柏叶、地肤子、黄檗、麻黄根、桑白皮等去头屑，发现其去屑效果强于采乐洗剂[⑥]；王薇等选用赤芍、苍耳子和艾叶三味药提取其有效成分制作简易洗发

①高坤平.复方皂矾功能洗发香波对马拉色菌体外抑菌活性的实验研究［D］.泸州：西南医科大学，2016.

②李尤佳.头屑多，中药方洗头[J].安全与健康，2018（1）：51.

③付蓉，李元文，周志强，等.自制槿柏洗剂治疗头皮脂溢性皮炎的研究[J].现代中西医结合杂志，2015，24（30）：3328-3330.

④陆燕洪，冯健清，庄丽华.祛屑洗剂熏洗治疗头皮糠疹疗效观察[J].现代中西医结合杂志，2016，25（12）：1261-1263，1343.

⑤何婧，李宏霞.中药搽剂与清肝利胆汤联用治疗头皮糠疹1例[J].中国社区医师，2016，32（17）：151，153.

⑥高坤平.复方皂矾功能洗发香波对马拉色菌体外抑菌活性的实验研究［D］.泸州：西南医科大学，2016.

香波，发现其去屑效果强于去屑洗发水中常见化学成分的提取液[1]。郭惠仪等证实了中药复方二仙丸（当归+侧柏叶）对马拉色菌有强抑制作用[2]；刘涛峰证实其用于花斑癣的常用方包括苦参、土槿皮等药材可明显抑制马拉色菌的生长[3]；朱丽平等选择了艾叶去屑方（蛇床子、北艾叶、侧柏叶、人参）制备含5%提取液的香波和护发素，发现其对头屑及马拉色菌均有明显抑制作用[4]。

2.西医治疗。①一般治疗。限制过多摄入动物类脂肪、糖类及刺激性食物。使用碱性较强的洗发剂会刺激皮脂腺分泌，宜使用中性或酸性洗发剂。含有硫黄的洗发剂有助于洗脱皮脂，保持头发的适当干燥和疏松。减少洗头次数可使已溢出的皮脂堆积，形成反压力而有利于减少皮脂分泌。②2.5%二硫化硒香波、2%酮康唑香波。具有杀灭细菌和真菌的作用，用其洗发有助于去除鳞屑和止痒。症状较轻者可适当口服维生素 B_2、维生素 B_6 及复合维生素 B。

3.中西医结合诊治思路。目前西药市场上常见的治疗头皮糠疹的产品主要分为三大类，第一类属于角质层剥脱剂，将受损的角质层表皮细胞剥脱下来[5]，从而减少头屑产生，如硫黄、水杨酸、煤焦油，副作用大，主要应用于早期的洗发产品。第二类为抗生素类，通过抑制或杀死与头屑有关的真菌和细菌达到治疗效果，如酮康唑和吡罗克酮乙醇胺盐（OCT）。酮康唑有效率极高，外用几乎不会被皮肤所吸收，安全性能高，适合长期使用，而酮康唑口服制剂有一定肝毒性，现已被禁止销售使用。在同类产品中，OCT去屑止痒作用最强，所有毒性指标最低，但由于成本较高，使用有一定限制[6]。此外，己脒定二羟乙基磺酸盐、吡啶硫酮锌（ZPT）、氯咪巴唑（甘宝素）等也属于此类药物。第三类为头皮细胞生长抑制剂，通过对细胞复制的抑制作用，使细胞恢复正常再生循环周期长度[7]，从而改善头屑问题，常见的药物为

---

①王薇，亚红波，辛兴，等.中药洗发香波的研制及去屑功效研究[J].科技风，2016（14）：175.

②郭惠仪，周欣欣，江丹.4种中草药及其复方抗马拉色菌体的外药敏实验[J].中国真菌学杂志，2013，8（4）：210-213.

③刘涛峰，刘小平，张虹亚，等.中药水煎剂对马拉色菌分离株的体外抑菌实验[J].中国皮肤性病学杂志，2011，25（1）：62-63.

④朱丽平，孙常磊，李成亮，等.艾叶去屑方去头屑临床功效评价[J].中国美容医学，2014，23（6）：472-474，506.

⑤宋杰，赵文忠，洪盛杰，等.常用去屑剂的安全研究进展[J].日用化学品科学，2012，35（7）：20-23.

⑥宋杰，赵文忠，洪盛杰，等.常用去屑剂的安全研究进展[J].日用化学品科学，2012，35（7）：20-23.

⑦宋杰，赵文忠，洪盛杰，等.常用去屑剂的安全研究进展[J].日用化学品科学，2012，35（7）：20-23.

二硫化硒，其临床应用广泛，但实验证明相比于酮康唑去屑作用较低[1]，且存有异味等有一定美容问题[2]。

二、鱼鳞病

鱼鳞病是一组遗传性角化障碍性皮肤疾病，主要表现为皮肤干燥。伴有鱼鳞状脱屑。本病多在儿童时发病，主要表现为四肢伸侧或躯干部皮肤干燥、粗糙，伴有菱形或多角形鳞屑，外观如鱼鳞状或蛇皮状。中医称"蛇身"，出自《诸病源候论》。该书论："谓人皮肤上，如蛇皮而有鳞甲，此谓之蛇身也。"又名蛇体、蛇皮癣、蛇胎、鱼鳞病、蛇鳞等。《金匮要略》书中提到"肌肤甲错""肌若鱼鳞"等症状的描述，但并非本病，只是类似鱼鳞病的损害。赵炳南称本病为"藜藿之亏症"，表明多种营养不良，肌肤失养所致肌表粗糙，状如蛇鳞。类似西医学的寻常型鱼鳞病。

（一）病理病机

1.中医病理病机。本病多因先天禀赋不足，而致血虚风燥，或瘀血阻滞，肌肤失养而成。①禀赋不足。大凡先天禀赋不足，肾精衰少者，肌肤失于精血濡养而致燥揭甲错。精血不荣，化燥生风，或精血不足而外受风邪，致成本病。②瘀血阻络。禀赋虚弱，气血淤滞经脉，新血不得以生，乃至肌肤失养，而成鳞甲之状。

2.西医病理病机。①寻常型鱼鳞病：为具有不全外显率的常染色体显性遗传病。目前认为是mRNA的不稳定，转录后控制机制缺陷所致。②性联隐性鱼鳞病：为X染色体连锁隐性遗传。类固醇硫酸酯酶基因（STS）缺失或突变，造成硫酸胆固醇积聚，角质层细胞结合紧密不能正常脱落，形成鳞屑。③板层状鱼鳞病：系常染色体隐性遗传。基因定位多个位点，包括2q33-35、19p12-q12、定位于14q11*TGM1*基因发生突变、缺失或插入，至细胞粘连和细胞被膜蛋白交联缺陷。④表皮松解性角化过度鱼鳞病：为常染色体显性遗传病。致病基因与角蛋白1（K1）和角蛋白10（K10）基因突变有关，导致角蛋白的合成或降解缺陷，影响基底层角质形成细胞内张力微丝的正常排列与功能，进而造成角化异常及表皮松解。⑤先天性非大疱性鱼鳞病样红皮病：为常染色体隐性遗传，由多个基因如脂氧合酶12（R）（*ALOX12B*）

---

①周泽琳，顾宇翔，翟宗德.去屑洗发产品调查分析[J].日用化学品科学，2010，33（12）：40-43.

②周泽琳，顾宇翔，翟宗德.去屑洗发产品调查分析[J].日用化学品科学，2010，33（12）：40-43.

基因、油脂氧化酶3（*ALOXE3*）基因的突变引起。⑥迂回性线状鱼鳞病：为常染色体隐性遗传病，是由染色体5p32上的丝氨酸蛋白酶抑制剂Kazal5型（*SPINK5*）基因突变造成。

（二）临床表现

1.常染色体显性遗传性寻常鱼鳞病。本型为常见的轻型鱼鳞病，亲代一方或双方患病则家中常有患者，但无性别差异。常自幼年发病，成年后症状减轻或消失。皮损表现轻重不一，轻者仅冬季皮肤干燥，无明显鳞屑，搔抓后有粉状落屑。常见者除皮肤干燥外，尚可见灰褐色或深褐色菱形或多角形状鳞屑，中央固着，边缘游离。本病多对称分布于四肢伸侧及躯干，尤以肘膝伸侧为著。屈侧亦可出现，手背常有毛囊性角质损害，伴有掌跖过度角化。一般颜面、头皮、肘窝、腋下、腘窝、外阴及臀裂常不被侵犯。冬季加重，夏季减轻。患者常有异位性体质，如花粉症及哮喘等。

2.性联遗传寻常鱼鳞病。较少见。由于本病的基因在X染色体上，故几乎全部是男性，多于出生后3个月发病。皮损与上型略异，鳞屑大而显著，呈黄褐色或污黑色大片鱼鳞状，皮肤干燥粗糙，皮损可局限或泛发，颈前部，四肢伸侧，躯干常受累，如面部受累，则仅限于耳前及颜面侧面。幼儿期腋窝、肘窝等部亦可受累，成人期腘窝可受累，颈部受累最重，躯干部腹部较背部严重。一般不发生毛囊角化。掌跖皮肤正常。夏季减轻。皮损不随年龄增长而减轻，有时反而增剧。角膜后壁及后弹性层膜上可有小浑浊点状，不影响视力。可有隐睾症，骨骼异常等。

3.表皮松解性角化过度鱼鳞病。又称大疱性鱼鳞病样红皮病，临床少见。生时或生后几小时，出现泛发性红斑鳞屑，鳞屑脱落后全身红皮，广泛分布的大疱，水疱愈合后无瘢痕。随年龄增长，水疱和红皮逐渐减轻消退，表现为疣状角化过度，特别是肘窝、腘窝、腋窝、腹股沟等屈侧和间擦部位。

4.板层状鱼鳞病。系常染色体隐性遗传，非常少见。出生后全身即为一层广泛的火棉胶状的膜紧紧地包裹，2~3周后该膜脱落，皮肤呈广泛弥漫性潮红，上有灰棕色四边形或菱形大片鳞屑，中央固着，边缘游离。往往对称性发于全身躯干四肢，包括皱褶部。掌跖过度角化，病程经过迟缓，可终生存在，至成年期红皮症可减轻，但鳞屑仍存在。1/3患者有严重的睑外翻，唇外翻。

5.迂回性线状鱼鳞病。躯干和四肢近端泛发性多环状匐形性皮疹，外围有增厚、变化缓慢的角质边缘，腘窝和肘窝的屈面苔藓形成或角化过度。一些病例可发生松弛型角层下水疱，掌跖多汗。大多数病例可见竹节发。本病常同时存在特应性皮炎。随年龄加大，皮肤和毛发逐渐好转，但皮肤仍干燥，脱细屑。

6.先天性非大疱性鱼鳞病样红皮病。出生时即婴儿被包裹在羊皮纸样或火棉胶样的膜内，活动受限，伴睑外翻。24小时内出现裂纹和剥脱，10~14天后，出现大片角质板剥离，同时快速好转。随着膜的剥脱，见其下红斑和鳞屑，通常为全身性，可累及面部，掌跖部和屈侧部：鳞屑较大，在腿部呈板状，躯干部、面部和头皮则较细小。瘢痕性脱发，甲营养不良和睑外翻常见，并常伴有色素性视网膜炎。此外本病有发展成皮肤癌的可能，包括基底细胞癌和鳞状细胞癌。

（三）诊断治疗

本病好发于四肢两侧，重者可波及全身。自幼发病，有家族史，冬重夏轻。皮损轻者表面有较薄的鳞屑，呈网状排列，干燥粗糙；重者鳞屑较厚，呈鱼鳞状，易发生皲裂。一般无自觉症状。本病临床要与先天性鱼鳞病样红皮病鉴别，后者的皮损特点为红斑，对称分布，融合成片，逐渐扩大变厚，斑上有鱼鳞状鳞屑；毛发稀少，掌趾发红角化肥厚。

1.中医治疗。①内治。a.气虚血瘀证。证候：面色淡白或晦滞，身倦乏力，气少懒言，疼痛如刺，常见于胸胁，痛处不移，拒按，舌淡暗或有紫斑，脉沉涩。治法：益气活血，宣肺润肤。方药：鱼鳞汤加减。b.营血不足证。证候：头昏眼花，视物疲劳，睛珠隐痛，面色苍白，健忘少寐，心悸烦躁，唇舌色淡，若兼见气短乏力自汗。治法：养血活血。方药：养血润肤汤加减。②外治。血润燥止痒软膏、鱼鳞病软膏、鱼鳞病酊外涂。

2.西医治疗。主要为对症治疗，外用保湿剂保持皮肤滋润。部分病人可口服维生素A或维A酸类药物。外用糖皮质激素软膏或维A酸软膏。

（四）预防与调摄

有条件者可以做温泉浴、中药盐浴等。避免风寒，注意保暖。忌食辛辣刺激食物，多吃水果蔬菜等。本病通过治疗可缓解或减轻症状，提高患者生活质量。

三、头皮银屑病

头皮银屑病一般指头皮型银屑病，头皮型银屑病顾名思义就是头部是银屑病非常好发的部位，在发迹间可见斑驳的皮损症状，也可累及躯干和四肢等处，但一般不会引起头发的大量脱落。头皮型银屑病皮损边界清，主要症状表现为覆有厚鳞屑的红斑，有时融合呈片，甚至布满整个头皮。银屑病是一种由遗传因素、环境因素、免疫因素等多因素相互作用诱发的常见慢性、复发性、炎症性、系统性疾病[1]，从属中医学"松皮癣""干癣""蛇虱""白壳疮"范畴，也称白疕。

---

[1]张学军，郑捷.皮肤性病学[M].第9版.北京：人民卫生出版社，2018：133.

（一）病理病机

中医认为本病的发生多因血分热毒炽盛，营血亏耗，生风生燥，肌肤失养而成，强调"从血论治"[1]，通过中医药内调外治达到养血祛邪之功效。

西医认为精神创伤、免疫功能异常和遗传因素等都可能诱发，如许多人在精神压力大、脑力劳动重或是由于保暖效果差使头皮受明显风寒而最终患上了头皮部银屑病。但其中最重要的原因是患者本身存在银屑病的"易感基因"，在其他外部诱因的刺激下才最终发病。

头皮银屑病与头癣相鉴别，尤其是黄癣。后者主要发生于儿童，由癣菌引起，头皮银屑病症状为大小不等斑片、脱屑，起病部位头上银屑病。

（二）临床表现

为边界清楚地、覆盖厚鳞屑的斑块，常常沿着发际分布，又因鳞屑与头皮的皮脂相互交杂，呈现灰白色。由于厚层鳞屑紧缩，头发可以成束状犹如毛笔，但一般不引起脱发。

（三）诊断治疗

1.中医治疗。谢红等[2]利用中药制剂鱼腥草注射液清除体内湿热毒、抗炎及抑制多种肌表病原微生物繁殖，联合采乐洗剂外洗抑杀头皮部真菌及抗炎，内外双清研究治疗68例患者，8周疗程治疗组有效率达85.30%，同单用采乐洗剂外洗相比无不良反应病例发生，充分展现了联合疗法的有效性和安全性，也证实了改善头皮微环境在头皮银屑病治疗过程中的重要性。李兆研等[3]以背部膀胱经为施术部位，通过中医走罐疗法排出体内湿热瘀毒，激发肌表经络气血，辅助卡泊三醇外搽促进表皮角质层修复联合治疗银屑病头部皮损病患30例，试验显示联合疗法起效迅速，4周疗程总有效率达到90.00%。燕林霞等[4]则联合中药内服外洗、维D3衍生物制剂外搽研究治疗血热证头皮银屑病患者62例，28天周期内多次综合评比试验两组，结论示洗方1号结合半枝莲方及卡泊三醇搽剂治疗血热证头皮银屑病时起效迅速，在改善皮损症状及瘙痒不适感等方面效果显著。

---

① 李斌，陈达灿.中西医结合皮肤性病学[M].北京：国中医药出版社，2017：206.

② 谢红，付建.鱼腥草注射剂治疗头皮银屑病疗效观察[J].工现代医药卫生，2009，25（19）：2904-2905.

③ 李兆研，林浩，孙跃，等.背部膀胱经走罐法联合卡泊三醇外用治疗银屑病头部皮损的疗效观察[J].中国医药指南，2018，16（24）：165-166.

④ 燕林霞，孙丹，张彤，等.洗方1号结合半枝莲方及卡泊三醇搽剂治疗血热证头皮银屑病的临床观察[J].中医药导报，2019，25（11）：110-113.

2.西医治疗。①头部牛皮癣患者服用"葡萄糖酸钙""葡萄糖酸锌""维生素C"叶酸"等药可以稳定细胞膜,抑制过敏反应物质、慢反应物质等的释放,达到牛皮癣止痒的目的。②头部牛皮癣患者把芦荟制成面膜,涂抹到全身各处,有助于皮肤的恢复。因为芦荟可促进体内代谢产物的排出,减少毒素在体内的停留时间,改善机体内环境和皮肤代谢,能够使肌肤青春焕发。③牛皮癣患者按摩头皮有促进头皮血液循环、疏通经络等功效,可起到开窍宁神、清心明目、益气醒脑的作用。此外,牛皮癣患者经常按摩,还能调节中枢神经,改善脑血管的舒张收缩状态,有利于疏通大脑深层血脉,增强脑细胞的营养供给,延缓衰老。

3.中西医结合诊治思路。银屑病本身就是一个慢性顽固的皮肤病,治疗存在一定的困难头皮因其部位的特殊性,其治疗相对复杂而且具有挑战性。首先,头皮银屑病给约50%的病人带来社交障碍,其中瘙痒和头皮鳞屑为最常见的造成障碍的症状[1],因此满足患者的社交需要是治疗时不得不重视的问题。头皮银屑病患者想要快速持久以及简便的治疗方式然而,就目前的技术来说很难同时满足这三个方面的需求。其次,目前头皮银屑病的治疗以局部外用制剂为主,头皮的皮脂腺密集而活跃,这些外用制剂尤其是亲脂性制剂的生物利用度会受到皮脂腺和毛囊的影响,而且这些制剂使用时可能难以清洗,或者影响到头发的外观如油腻干燥变色,有时还合并有难闻的气味,很难被患者接受再次,头皮银屑病顽固且易于复发。通常当身体上其他部位的皮损治愈后,头皮还会残留有少许的皮损,停止治疗后很容易复发,使患者易于沮丧而影响治疗的依从性。

(四)预防与调摄

头部银屑病要求我们不仅要有个好的生活习惯,更要更好地去面对疾病。头部银屑病的治疗要从预防和要有积极的心态去面对头部银屑病,从而更好地去治疗头部银屑病,得到健康的人生。

1.药物疗法。梳顺头发:在洗发前先将头发完全梳顺,这样有助于防止清洗时头发打结断落而引起银屑病脱发现象。

2.使用温水。用温水浸湿头发,水温最好在40℃左右,避免过高水温对头部银屑病的刺激,防止皮损面积的扩大以及皮屑的增多。不可用力抓,用双手将适量洗发水搓出泡沫后涂抹在头发上,然后用手指的指腹轻柔按摩头皮,这样能够促进头皮的血液循环,清除皮屑与油污,头皮才会洗得干净。切忌不要用指甲抓挠头皮,以免抓破头皮引起头部感染,致使银屑病的恶化。

---

①VandeKerkhof P C, deHoop D, deKorte J, et al. ScaIppsoriasis, ciin ic aipresentations and the rapeutic management[J]. DermatoIogy, 1998, 197(4): 326-334.

3.正确使用护发素。用温水将头发充分清洗干净，之后可适量使用一些护发素。头部银屑病患者一定要按照产品说明来进行一定时间的按摩，不要让护发素在头发上停留时间过长，以免造成对头发的损伤，尤其注意减少对皮损部位的刺激。一般一两分钟后就可以用温水把护发素清洗掉。

4.正确吹干。清洗过后使用纯棉毛巾把头发吸干，千万要避免过于用力。同时提醒头部银屑病患者注意在使用吹风机，一定不要让高温直吹头发，减少对银屑病的刺激，最好保持10~15cm的距离。并且不要持续时间过长，一般吹干头皮就可以了，然后让头发自然干透。

5.正确梳发。梳头发对头部银屑病患者也很重要，在刚洗完头梳理头发时，最好使用宽齿扁梳，不要用过于尖利的梳子，以免刮伤头皮引起头部感染，从而致使皮损面积的扩大，不利于银屑病的康复。

四、石棉样糠疹

本病曾称为石棉状癣，因头部鳞屑堆积成的厚痂酷似石棉状，又非真菌感染，故宜使用石棉状糠疹之名。属于祖国医学"白屑风"范畴。本病或因湿热互结，循经上行于头而发，证见糠状鳞屑堆积难除；或因素禀血热体质，加之喜食肥甘辛辣，火助燥热，郁于皮肤，证见鳞屑纯白，酷似石棉结晶。

（一）病理病机

中医认为本病或因湿热互结，循经上行于头而发，证见糠状鳞屑堆积难除；或因素禀血热体质，加之喜食肥甘辛辣，火助燥热，郁于皮肤，证见鳞屑纯白，酷似石棉结晶。其损害为头皮上发生的类似石棉状厚积的鳞屑性损害。

西医认为，石棉状糠疹病因尚不明确，真菌检查阴性，组织学可发现皮脂腺萎缩。通常认为本病为皮脂溢出的干性型而退行性改变。亦有学者认为系毛囊角化所致，临床可见毛囊口角质增殖，增殖的角质随头发向上移行即成为发鞘，脱落后形成糠秕状鳞屑。

（二）临床表现

本病的主要症状为毛发鞘、糠状鳞屑和毛囊口棘状隆起。

1.毛发鞘。其特征为头发近端有酷似石棉结晶的纯白色鞘状物包绕，以头发的毛干为中轴，可上下移动。鞘状物随时间推移或因污物附着而变为灰白色或灰黄色，逐渐失去石棉样色泽。

2.糠状鳞屑。白色糠状鳞屑堆积、黏着在头发根部和头皮而成大片厚痂，用力剥离可见层层小片鳞屑脱落。白色厚痂处的头发及头皮无异常改变。

3.毛囊口棘状隆起。成石棉状，纯白色，紧紧包绕头发根部。

（三）诊断治疗

根据其皮损特点，好发部位不难诊断。

亦可出现散在白色鳞屑性斑片，但无白色发鞘且局部鳞屑往往将头发缩紧呈束状，又称毛笔状发。白色鳞屑与头皮结合紧密，强行剥离鳞屑，可发现点状出血，身体其他部位常有同样的损害。

对于年轻的患者一般采用保守疗法，但由于经常会呈现被限制的疲劳区域，所以像焦油皮质类固醇和角质剥离药等预后良好的外用疗法也能得到中等程度的缓和。对于儿童，即使外服卡波托托鲁也能解决问题。有报告称，短期内服用维生素A酸类药物治愈了幼儿型PRP，严格的泛发性幼儿型PRP可用于局部治愈失败的病例。

1.中医治疗。

（1）内治。①血燥型。证候：皮疹表现为干性，瘙痒明显。舌质红，苔少，脉细弱或细数。治法：养血祛风润燥。方药：祛风换肌丸加减。②湿热型。证候：皮疹表现为湿性，自觉瘙痒；常伴有胸闷，食欲不振，便结或便溏，小便短赤。舌质红，苔黄腻，脉濡数或弦数。治法：清热利湿。方药：茵陈蒿汤加减。

（2）外治。①用颠倒散洗剂外搽，或用5%硫黄霜外搽。痂皮多者，外搽5%硫黄软膏。头皮鳞屑多而痒者或头皮油腻者，用颠倒散冲水（宜用温水）洗头，或用茶仔饼煎水洗头。②火针疗法具有针和灸的双重作用，既有针的刺激又有温热刺激，它能促进气血运行，鼓舞正气，正气充盛，则能排除脓毒；且有引气和发散之功，可使火热毒邪外散，从而达到活血行气、祛邪解毒的目的。因此，广泛运用于皮肤科多种疾病。近年来的临床实践证明，火针治疗对甲皱微循环有一定的影响，它可使血色变红，血流速度加快，血流态势好转。研究报道以火针直接刺病位及反射点，能迅速消除或改善局部组织水肿、充血、渗出、粘连、钙化、挛缩、缺血等病理变化，从而加快循环，旺盛代谢，使受损组织重新恢复。由此可以证明，火针能够改善气血运行，具有行气活血、温通经络的作用[1]。

2.西医治疗。①在发病初期病情较轻时，可选择具有脱脂、去头皮屑作用的洗发剂洗头，如2%酮康唑洗发香波、2.5%二硫化硒香波等。可口服维生素 B_6 作为预防和辅助治疗。②头部痂皮较厚者可选择局部外用角层剥离剂，如5%-10%硫黄软膏、5%水杨酸软膏、0.1%维A酸软膏等。

---

①郑文豪，黄莺，樊玉，等.火针疗法在皮肤病临床中的应用[J].云南中医中药杂志，2009，30（4）：68.

（四）预防与调摄

本病经过缓慢，常持续多年预后良好。

五、头癣

头癣是头皮和头发的浅部真菌感染，根据病原菌和临床表现的不同可分为黄癣、白癣、黑癣及脓癣。头癣是真菌感染头皮毛发所致的疾病。癣多见于儿童，包括黄癣、白癣，中医统称为"秃疮"。黄癣中医称之为"赤秃""肥黏疮""癞痢头"；白癣中医称之为"白秃""蛇发癣"。

（一）病理病机

头癣的病原菌主要是多种皮肤癣菌。通过直接接触或间接接触患者以及患病的动物而传染。理发是传染途径之一，在家庭及托幼园中密切接触共用梳子、枕头、帽子、毛巾可引起相互传染；接触患癣病的宠物也可感染发病。

中医认为头癣是因小儿皮肤腠理失于固密，虫毒挟风热、湿热之邪侵入上攻头皮而生疮；侵蚀发根，气血不潮，发失所养而秃落。

西医认为，在我国常见的病原菌主要是许兰毛癣菌、铁锈色小孢子菌、犬小孢子菌、紫色毛癣菌及断发毛癣菌等。头癣主要是由直接或间接接触患者或患病的动物而传染，特别是当头皮因剃头等外伤时更易被感染，故理发是传染途径之一。但是，真菌感染后不一定都引起头癣，这与机体对真菌的抵抗力密切相关。大多数成人对真菌抵抗力较强，而儿童较弱，所以头癣多见于儿童。

（二）临床表现

主要表现为炎性肿块或脓肿，表面有多个呈筛孔状与毛囊一致的脓头及少许断发或脱发。肿块上覆较多污秽性脓痂，去掉脓痂轻压肿块见脓液沿毛囊孔溢出。少数溃烂成溃疡直径2~4cm不等。

（三）诊断治疗

1.诊断。头癣的诊断主要根据临床表现、真菌直接镜检及滤过紫外线检查等。①真菌镜检75%乙醇溶液。消毒患处后用镊子拔取断发或病发残根，或者用钝刀刮取头皮鳞屑。对于白癣或黄癣，可以借助滤过紫外灯或者皮肤镜确定取材病发。将断发或鳞屑置于载玻片上，滴加一滴10% ~20%氢氧化钾溶液，覆上盖玻片，放置数分钟后显微镜下观察；也可滴加一滴真菌荧光染液，覆上盖玻片，放置数分钟后在荧光显微镜下观察，真菌成分（孢子或菌丝）呈现蓝色或绿色荧光，更为清晰。显微镜下白癣多为发外镶嵌性小孢子，发根及头皮鳞屑内可见菌丝；黑点癣为发内链状大孢子，头皮鳞屑可见菌丝；黄癣为沿头发长轴排列的发内菌丝，关节孢子，黄癣痂内可见粗细不等的鹿角样菌丝及大小不等的孢子。脓癣的病发可见发内或发外孢子以及菌丝。②真菌培养和鉴定。将断发或头皮鳞屑接种于含抗生素（如氯霉素）的沙堡弱葡萄糖琼脂培养基，25~28℃，培养 2 ~ 4 周。也可以在培养基中添加放线菌酮，可以抑制非皮肤癣菌生长，有利于分离到皮肤癣菌。培养出真菌根据菌落形态和镜下结构鉴定菌种。对于形态难以鉴定的菌株可用DNA测序法（常用片段为ITS区）或基质辅助激光解析电离飞行时间质谱（MALDI-TOFMS）法明确菌种。③滤过紫外灯（Wood灯）检查。滤过紫外灯照射头皮区，黄癣病发呈暗绿色荧光；白癣病发呈亮绿色荧光；黑点癣无荧光。滤过紫外线灯可用以辅助诊断及疗效观察。④皮肤镜检查皮肤镜。可辅助诊断及疗效观察：白癣可见摩斯电码样断发或者发外菌套；黑点癣可见头皮黑点（毛发折断于毛囊口）或螺旋形发，部分表现为逗号样或问号样；治疗后长出的新发远端（原病发残端）呈现烟灰状。典型临床表现、皮肤镜表现结合滤过紫外线灯检查。真菌学检查阳性，包括真菌镜检阳性和（或）真菌培养分离到皮肤癣菌，推荐在镜检同时进行真菌培养。排除头皮脂溢性皮炎、银屑病、斑秃、红斑狼疮、毛发扁平苔藓、拔毛癣、头皮化脓性穿掘性毛囊周围炎、梅毒性脱发等疾病。病原学检查有助于诊断。皮损多在头顶部，呈圆形白色鳞屑斑如硬币或豆大，境界清楚。病灶中毛发无光泽，距头皮2~5mm处折断，病后不留瘢痕。自觉瘙痒。好发于学龄儿童，男多于女，常在集体单位流行。有与同患者或与病猫、犬密切接触史。

2.治疗。

（1）中医治疗。①湿热蕴积证。证候：病发干近头皮处，外围白套，或患处皮肤红肿、脓疱、厚痂，伴口渴、便干、溲赤，舌红，苔黄腻，脉滑数。治法：清热化湿，解毒杀虫。方药：黄连解毒汤合三妙丸加减。②血虚风燥证。证候：病程较久，皮疹多呈斑片状，颜色淡红，鳞屑减少，干燥皲裂，自觉瘙痒；伴口咽干燥；舌质淡红，苔少，脉沉细。治法：养血滋阴，润肤熄风。方药：当归饮子加减。以外治拨发疗法为主。方法是：剃去病发以0.5%明矾水或肥皂水洗头，然后在病灶处厚敷癣药膏如5% ~10%硫黄软膏、朱仁康秃疮膏（紫草60g、百部125g、麻油370mL、朴硝50g、硫黄末15g、樟脑6g、黄蜡60g）等，用薄膜盖上包扎或戴帽固定，每日1次。连续治疗1周后，病发已松动用镊子拔除病灶处所有病发。重复以上治疗连续2~3周。复查真菌，若未转阴继续治疗。

（2）西医治疗。①人工手拨发治疗。对面积在5分硬币范围以内、损害不超过3块以上者，可考虑该法。即用平头镊子将病损区及周围3cm宽范围内的头发连根拔出，局部涂以2%碘酊，每天一次，连续3-4次。并经常洗头，每周涂5%硫黄软膏一次。如化脓严重，停用碘酊，改涂0.5%呋喃西林软膏。②X线脱发治疗。即利用X线照射后，使头发毛囊暂时缺血而易于拔除。目前已少用。③灰黄霉素综合治疗。包括内服灰黄霉素，每天洗头，外用5%硫黄软膏或2%碘酊，每1~2周剪发一次。此方法适用于无禁忌证的各型头癣。④其他抗真菌药物治疗。可选择使用特比奈芬、伊曲康唑、氟康唑等药物。

（四）预防与调摄

对患者污染的衣、帽、枕、被等应采取晒、烫、煮、熏等预防措施。污染的理发工具应采取刷、洗、泡等措施，对带菌的毛发、鳞屑及痂皮等应进行焚毁。

争取兽医协同对病畜进行防治，以防传播。

理发员应做好理发工具的隔离消毒工作，尽量在理发时不损伤头皮。

学校定期给儿童上卫生知识课，经常检查儿童头部，发现新患者应立即治疗，以防传播蔓延。

六、黄癣

黄癣一般指肥疮，肥疮是多发生在头部的一种癣，以结黄痂、发秃落为特征，可见于现代医学中的黄癣。黄癣是一种微菌性皮肤病，中医称为赤秃、黄癣痢、肥疮、俗称癞痢头。

当今的"肥疮"系指一种头部癣类病，其症状表现为：初起头皮毛发根部有小丘疹或小脓疱，形如粟米，破出黄水，逐渐形成硫黄色碟形黄痂，中央凹陷，有毛发贯穿，黄痂落后可见糜烂面，有鼠尿样特殊臭气，自觉瘙痒，黄痂日久氧化可变为灰黄或白色，由于毛囊破坏，愈后留有疤痕，呈永久性脱发。如今的"肥疮"是一种头部癣类疾病，相当于西医的"黄癣"，也是国家标准病名[①]。

（一）病理病机

中医认为，肥疮多因脾胃湿热蕴蒸，上攻头皮所致；或因污手摸头、枕头和理发工具不清洁等传染毒邪而成。初起为红色丘疹，或有脓疱，干后结痂，颜色蜡黄，形如黄豆，外观如碟状，边缘稍隆起，中央微凹陷，毛发从中央部贯穿，称为黄癣痂，是此病传染的根源。黄癣痂不易剥去，刮去后可见潮红的湿润面，此痂逐渐扩大、增多或相互融合，结成大片的黄色厚痂，往往散发类似鼠粪的臭味，是此

---

①朱文锋，王永炎，唐由之，等. GB/T16751.1-1997. 中医临床诊疗术语·疾病部分. 北京：中国标准出版社，1997.

病的重要特征。病程很长，多由儿童期开始，持续到成人，甚至带病终身。

西医认为，本病发生于头皮部，起初皮损为丘疹或脓疱，以后干燥结痂，颜色淡黄，形成黄色、棕色或灰色痂皮。典型的黄癣痂表现为散在的圆形硫黄色痂，呈碟形，边缘翘起，中心微凹，痂的中心常有两三根头发贯穿，痂可蔓延扩大增厚，大小如黄豆或更大。此时该痂外观与碟形相似，周边稍稍隆起，中央略呈凹陷，其间有毛发贯穿，此则所谓黄癣痂，系由黄癣菌集团、皮脂、鳞屑以及尘埃等组成。乃黄癣之重要特征，对诊断有帮助。同时也提示该病此时具有较强传染性，往往需要隔离治疗。该痂质如豆渣，容易粉碎，嗅之有鼠臭味，这也是本病另一特点。相邻的痂，可互为融合，形成大片灰黄色厚痂，若刮去结痂，其下可呈潮红湿润面或浅在性溃疡，长期患黄癣能导致永久性弥漫性脱发斑片。尽管发已感染，但断发不明显，头发仍能生长到正常长度。

（二）临床表现

好发于儿童，成人也可感染。典型皮损为盘状黄豆大小的黄癣痂，中心有毛发贯穿，除去黄痂，其下为鲜红湿润糜烂面或浅溃疡。预后形成萎缩性瘢痕，遗留永久性秃发。黄痂较厚处，常易发生细菌继发感染，有特殊臭味，自觉剧痒。病发常呈干、枯、弯曲状。黄癣菌可侵犯头皮外其他组织，引起甲黄癣、体黄癣等。

（三）诊断治疗

头皮见蝶形污黄厚痂，有鼠尿臭味，中心黏着且有毛发穿过，发变枯黄弯曲，易拔出但无折断。初为分币大小，久可泛及广大头皮，最后形成萎缩性瘢痕，遗留永久性秃发，仅沿发际有1厘米左右的一圈毛发残留。自觉瘙痒，常继发感染，可形成脓肿。病程缓慢，可迁延数十年。多在儿童期发病，有与同患者密切接触史。

1.中医治疗。

（1）分型证治。①风湿毒聚证。证候：皮损泛发，蔓延浸淫，或大部分头皮毛发受累，黄痂堆积，毛发脱而光秃；或手如鹅掌，皮肤粗糙，或皮下水疱；或脚丫糜烂、浸渍剧痒；苔薄白，脉濡。治法：祛风除湿，杀虫止痒。方药：消风散加地肤子、白鲜皮、威灵仙，或苦参汤加白鲜皮、威灵仙。②湿热毒聚证。证候：右胁疼痛，甚至痛引肩背，右胁部结块，身黄目黄，口干口苦，心烦易怒，食少厌油，腹胀满，便干溲赤，舌质红，苔黄腻，脉弦滑或滑数。治法：清热利胆，泻火解毒。方药：茵陈蒿汤加减。

（2）中成药。治疗宜杀虫清热解毒利湿。药用茵陈、蒲公英、蛇床子、苦参、白藓皮等。外治，搽一扫光或雄黄膏，同时把病发连根拔去，每日洗头，两日剃发一次，剃刀应用沸水煮透消毒。南宋王璆《是斋百一选方·治小儿头疮》记载："以猪筒子骨髓调轻粉，涂疮上立效。早涂至晚即干而愈，神妙不可具述。肥疮、痱疮皆可用。"[1]后世医家亦用猪骨髓、猪肉汤、猪胆汁、猪肉、猪脂、猪肚、猪脬、猪蹄甲、猪屎来治疗黄癣，所以此处"肥疮"亦可认为即是黄癣。明代万全《幼科发挥·心所生病》记载："肥疮脓血堆积久不愈。用熟皮、灶上烟胶、松香共研。清油调搽。如虫多不绝。用水银铅制入钟内，指揉唾调搽上，虫尽毙矣。"[2]后世亦常用松香及水银制品治疗黄癣，比如李梴《医学入门》、龚廷贤《寿世保元》、清代罗浮山人《菉竹堂集验方》、程云鹏《慈幼新书》、孙伟《良朋汇集经验神方》、王孟英《鸡鸣录》均有记载。其后吴谦《外科心法要诀·秃疮》记载："此证头生白痂，小者如豆，大者如钱，俗名钱癣，又名肥疮，多生小儿头上，骚痒难堪，却不疼痛。日久延漫成片，发焦脱落，即成秃疮，又名癞头疮，由胃经积热生风而成。"[3]吴谦认为"秃疮"即是"肥疮"，其观点为后世医家所接受，比如赵学敏《本草纲目拾遗》、郑玉坛《彤园医书》、易凤翥《外科备要》。

2.西医治疗。

（1）局部治疗。①应在去除病灶、清洁头皮的基础上进行。②5%硫黄软膏：外擦整个头皮，每日2次，连续5~7周。③2%~5%碘酊：外擦整个头皮，每日2次，连续5~7周。④有细菌感染且糜烂明显时，可先用1：8000的高锰酸钾溶液清洗后涂金霉素软青或包龙胆紫糊剂，每日2次，感染控制后再用5%硫黄软膏涂擦整个头皮。

（2）全身治疗。①酮康唑：成人每日口服0.2~0.4g，儿童每日按每千克体重服用3~5mg，分2次口服。②伊曲康唑（斯皮仁诺）：每日0.2g，每日口服2次，连用1周。③灰黄霉素：为治疗头癣的首选药物，成人每天用药0.6g，分2次饭后口服。儿童按每千克体重用10~15mg，分2次饭后口服。

（四）预防与调摄

早期发现，早期治疗，以减少传染来源；不可使用患者的梳子、帽子、枕套等用具；理发用具应每日分别用水煮沸15分钟；患者应彻底治愈后，才能参加集体活动。

七、白癣

白癣一般指白秃疮，白秃疮是多发生在头部的一种癣，以脱白屑，久则毛发折

---

[1] 南宋·王璆.是斋百一选方.上海：上海科学技术出版社，2003：361.

[2] 明·万全.幼科发挥.北京：人民卫生出版社，1959：44.

[3] 清·吴谦.医宗金鉴.第4分册.外科心法要诀.北京：人民卫生出版社，1973：110.

断脱落成秃疮为特征的皮肤癣菌感染性疾病。临床表现可见于现代医学中的白癣。因头生白屑发落而秃中医称为"白秃疮"。

（一）病理病机

本病记载首见于隋代《诸病源候论》。明代《外科正宗》中已有明确指出其致病因素和传染途径。以后诸家均认为是接触传染所致。白秃疮多由相互直接接触传染而致；或因脾胃湿热内蕴，湿盛则瘙痒流汁，热盛则生风生燥，肌肤失养，以致皮生白屑、头发焦枯脱落而成。

头顶、枕部多见发缘处一般不被累及。皮损为圆形灰白色鳞屑斑，境界清楚病灶区毛发，无光泽距头皮2~4mm处折断病发及断发根部，有灰白色鳞屑形成的菌鞘包绕。自觉瘙痒。预后不留瘢，痕新发能再生。青春期后皮脂腺分泌，增加皮脂中脂肪酸含量增高，可抑制皮肤癣菌生长，使白癣自愈。

（二）临床表现

多为儿童期起病，青春期后可自愈；初起为白色鳞屑性局限斑片，其上头发变为灰暗，稍有痒感。渐扩大后，周围可以出现卫星样小鳞屑斑片，可融合成片，但界限清楚；病发根部有一白套样菌鞘，病发长出头皮0.5cm左右就容易折断；好发于头顶中间，但也可在额顶部或枕部。此病原菌可侵犯光滑皮肤，引起疱疹样、湿疹样或糠疹样损害。

（三）诊断治疗

皮损多在头顶部，呈圆形白色鳞屑斑如硬币或豆大，境界清楚。病灶中毛发无光泽，距头皮2~5mm处折断，病后不留瘢痕，自觉瘙痒。

治疗以外用杀虫解毒药为主。外涂一扫光或雄黄膏，或5%硫黄膏并配合拔发。

1.治疗前先在头部寻找病区及可疑病区，然后在该区周围1cm处的头发剃光或剪平，以便敷药。

2.每日用明矾水或热水洗头后，即在病区敷药，用油纸盖上，并嘱咐患者包扎或戴帽子固定，每日换药一次，涂药必须厚些。

3.用药一周，头发比较松动，即可用镊子拔出病发，并争取3天内全部拔完。如果未松动，更需多上些药膏，不能间断，一直到病变处头发拔光为止。

4.病区头发拔光后，继续涂原用药膏，此时涂药不宜过厚，每日一次，连续2~4周，如果病区内发现有残余的头发或断发时，应及时彻底拔除。

与其他浅部皮肤真菌病不同，单用外用药物难以治愈白癣，常常需要口服抗真菌药物治疗，灰黄霉素曾经在白癣的治疗中起到了重要作用。然而，近年来新型口服抗真菌药不断面世，疗效较灰黄霉素高而疗程短，不良反应发生率低，已证明伊曲康唑治疗儿童疗效高、疗程短、不良反应轻。

第四节　因皮肤引起的毛发病

一、脂溢性皮肤炎

脂溢性皮肤炎是一种慢性炎症性皮肤病，是在皮脂溢出或中断的基础上产生的慢性红斑鳞屑性炎症，皮肤损伤多分布在皮脂腺的很多部位。好发于皮脂分泌旺盛的部位如：头、脸、前胸、腋窝等处。中医对脂溢性皮炎认识由来已久。《外科正宗》曰："白屑风多生于头面、耳项、发中，初期微痒，久则渐生白屑，叠叠飞起，脱而又生。此皆起于热体当风，风热所化。"《医宗金鉴·外科心法要诀》言"平素血燥，过食辛辣厚味，以致阳明胃经湿热，受风而成"，明确指出了白屑风的病理病机及临床表现。此病隶属于中医"白屑风""面游风"等范畴[1]。

（一）病理病机

1.中医病理病机。脂溢性皮炎临床以皮肤油腻，瘙痒潮红，叠起白屑为主症。病因为内有湿热之邪，外感风邪而致。病机分析：当风热外邪袭击人体，郁久则易致阴血耗散，又因内部湿热日久伤阴，阴伤血燥，肌肤失去濡养而发病；或患者平素体质偏阴虚血燥，当感外部风热之邪，导致血燥生风，风燥热邪闭阻肌肤，肌肤失去濡养而发病；或因患者过食辛辣油腻之物，导致肠胃运化失调，湿热内生，湿热由内外犯肌肤而成；本病的发病与阳明胃经湿热受风关系密切。治法内以祛风清热，养血润燥，健脾除湿，滋阴止痒，疏肝解郁，补肾固精为主，外以清热燥湿、杀虫止痒为主。

2.西医病理病机。①饮食太过肥甘油腻，食糖、脂肪过多、饮酒、过食辛辣油腻的食物，内分泌功能失调、消化功能失常。②痤疮：青春期寻常痤疮或成人痘（毒性痤疮）没及时根治、或治疗不当，都会造成脂溢性皮炎。③护理不当、滥用护肤品伤害了皮肤本身的水油均衡机能，皮肤水油代谢紊乱了。健康皮肤表面的PH为5.2~5.5，不利于细菌生长。因为化学物质的侵袭（化妆品、护肤品、烫染剂）、皮脂分泌增加和化学成分的改变，因而抑制细菌效果降低，使存在于皮肤表面的正

---

① 徐宜厚，王保方，张赛英.皮肤病中医诊疗学［M］.北京：人民卫生出版社，2007.

常菌群如葡萄球菌，马拉色糠疹菌及链球菌等，大量繁殖，侵犯皮肤而致病。④治疗及用药不当因素：好多的治疗和用药不当是造成脂溢性皮炎的又一病因，在不知道自己病情的情况下，没有在医生的指导下用药或者使用一些不对症的药物，往往会使得其反，脂溢性皮炎的治疗是多方面的，由于每个人的症状不一样，所以治疗的方法也有所不同，不过针对这方面的皮肤病应该是大同小异。常用药物如皮炎平等激素类药物不易长时间使用。注意掌握量，长期使用激素会造成赖药性，经常使用一些对皮肤刺激较大的化妆品等也是在治疗手段中需应注意的。⑤代谢障碍、遗传因素、维生素B族缺乏以及物理、化学刺激，很是经常搔抓或用碱性洗涤用品等均可加重脂溢性皮炎的发作。⑥精神紧张，过度劳累，细菌感染。在皮脂溢出过多的基础上，脂溢性皮炎可继发真菌（卵圆形糠秕孢子菌）和细菌（痤疮丙酸菌）感染，并发痤疮症状；还可继发对真菌、细菌的过敏反应，自身的免疫反应还可继发湿疹样病变与播散性脂溢性皮炎的发生。⑦与性腺分泌紊乱有关，为雄激素分泌亢进所致。除此以外，如女性经期综合征等。有的以为有可能与免疫、遗传、激素、神经和环境因素有关。

（二）临床表现

皮损初起为毛囊性丘疹，渐扩大融合成暗红或黄红色斑，表面覆有油腻鳞屑或痂，可出现渗出、结痂和糜烂并呈湿疹样表现，重者可泛发全身，伴有不同程度瘙痒，本病慢性经过，可反复发作。

典型皮损为边缘清楚的暗黄红色斑、斑片或斑丘疹，表面被覆油腻性鳞屑或痂皮。由于病变发生的部位不同，临床表现略有差别。皮疹好发于头皮、眉部、眼睑、鼻及两旁、耳后、颈、前胸及上背部肩胛间区、腋窝、腹股沟、脐窝等皮脂腺分布较丰富部位。自觉症状为不同程度的瘙痒。婴儿脂溢性皮炎常发生在生后第1个月，皮损多在头皮、额部、眉间及双颊部，为溢出性红色斑片，上有黄痂。成人脂溢性皮炎表现：油性、干性、混合性、瘙痒、脱屑等皮肤表面症状，红斑较明显。

（三）诊断治疗

典型皮损为边缘清楚的暗黄红色斑、斑片或斑丘疹，表面被覆油腻性鳞屑或痂皮。由于病变发生的部位不同，临床表现略有差别。

皮疹好发于头皮、眉部、眼睑、鼻及两旁、耳后、颈、前胸及上背部肩胛间区、腋窝、腹股沟、脐窝等皮脂腺分布较丰富部位。

1.中医治疗。

（1）分型证治。①血燥型。证候：皮疹表现为干性，瘙痒明显。舌质红，苔少，脉细弱或细数。治法：养血祛风润燥。方药：祛风换肌丸（陈实功《外科正宗》）

加减。②湿热型。证候：皮疹表现为湿性，自觉瘙痒；常伴有胸闷，食欲不振，便结或便溏，小便短赤。舌质红，苔黄腻，脉濡数或弦数。治则：清热利湿。方药：茵陈蒿汤加减。常用龙胆泻肝丸、防风通圣丸、龙胆泻肝颗粒等。

（2）中成药：胆泻肝丸；防风通圣丸、龙胆泻肝颗粒。

（四）西医治疗

1.脂溢性皮炎禁饮酒：因脂溢性皮炎的发生与消化功能失常，食糖、脂肪过多，及食刺激性食物有关，所以脂溢性皮炎患者一定不要吃辛辣刺激性的食物。

2.脂溢性皮炎内服药：维生素B族类制剂，如维生素B_6、B_2、B_1；有人主张服酮康唑或四环素。

3.脂溢性皮炎中医治疗：潮红、渗液、结痂时可以清热、解毒、利尿为治则，用龙胆泻肝汤加减。仅有痒而无渗出时，以养血、润燥、祛风、清热为治则。用祛风换肌散加减。

二、头皮脓疱糜烂性皮病

头皮脓疱糜烂性皮病是一种罕见病，特征为头皮脓疱、糜烂和痂皮伴进行性瘢痕性脱发。

（一）病理病机

该病病因不明。脓液培养未发现致病菌，抗生素治疗无效，故为非感染所致。渡边等报道有合并桥本甲状腺炎和自身免疫性肝炎的病例，且有免疫球蛋白增高、丙种球蛋白增高，并测出各种自身抗体等异常，提示该病与自身免疫性疾病可能具有共同的发病因素。

（二）临床表现

皮损为局限于头皮的脓疱、糜烂、结痂和瘢痕性秃发性斑片，多为1~2处，直径可达数厘米到十几厘米，呈圆形或不规则形，境界清楚。以头顶部为最常见，其次为侧头部或前头部。脓疱为浅表性、多发性，疱壁松弛，约半粒米大，可散在，亦可融合，反复出现。糜烂面上盖有黄褐色至暗褐色痂。病变处头发脱落。皮损进展缓慢，病期短的为数个月，长的可达5年或更久。

（三）诊断治疗

皮质激素局部外用有效，但也有个别无效或停药后复发的报道。

三、头部脓肿性穿掘性毛囊周围炎

头部脓肿性穿掘性毛囊周围炎是一种少见的头部慢性化脓性皮肤病，多发生于成年男性[1]，以结节、脓肿、瘘孔、皮下组织侵蚀破坏、相互沟通为特点，呈慢性经过，缠绵难愈，愈后留有瘢痕。在中医范畴中称之为"蝼蛄疖""蟮拱头"。清朝医家吴谦等认为本病发于小儿为胎中受毒，成人发病多因暑热成毒，给出三品一条枪、生肌散、玉红膏、绀珠膏、万应膏等外治药物，并强调"拔尽脓毒，将所串之空皮剪通，使无藏脓之所"。

（一）病理病机

赵炳南等[2]现代医家认为多素体虚弱，复感风湿热邪，蕴结肌肤，郁久成脓而成此病。部分医家发现本病常在劳累、精神紧张情况下发病或加重，因此不仅仅只是外感邪毒，自身体内蕴有痰湿、火毒，亦是重要的病因。临床观察发现本病初起多因疖肿治疗不当，疮口太小，以致脓流不畅，引起脓毒潴留，或因搔抓碰伤，脓毒旁窜，相互蔓延，肌肉腐蚀，以致窜空头皮而成。

西医早期认为本病为金黄色葡萄球菌或表皮葡萄球菌等细菌感染而成，现在认为本病是否为原发性细菌感染性疾病，尚有怀疑，更大可能是由于抗原抗体反应而造成的组织破坏[3]。

（二）临床表现

本症在18~40岁的男性中常见。头部有慢性化脓性皮肤病。皮肤的损伤通常只限于头皮，发生在脖子、背、臀部、阴囊中。头部背面经常会出现以皮下毛囊为中心的多个脓包，之后逐渐扩大，聚类性变硬，产生有疼痛的甲状腺结节，而且毛发会逐渐脱落。病情进一步发展，甲状腺结节逐渐软化，形成脓肿，下面有相互连接的小隧道，表层溃疡。病情持续数年，甚至数十年，并产生肥厚的伤痕。患部形成了伤痕性脱毛。有些慢性患者可以在头皮皱纹处看到红褐色的甲状腺结节和瘢痕性损伤，如红肠或铅笔等硬缘反复出现。患者有局部疼痛，但不痛。局部损伤严重，甚至脓肿被排出，淋巴结没有明显的肿大，也没有全身症状。

（三）诊断治疗

发生于头部，尤以顶、枕部多见。损害初起为毛囊和毛囊周围炎，逐渐增大形

---

[1]潘祥龙. 去头屑的有效方药［N］. 上海中医药报，2002-02-23（003）.

[2]赵炳南，张志礼. 简明中医皮肤病学[M]. 北京：中国中医药出版社，2014：102.

[3]赵辨. 中国临床皮肤病学[M]. 南京：江苏科学技术出版社，2009：448-449.

成半球形结节，结节软化后形成脓肿，破溃后成为多数瘘孔，有脓液流出。脓肿间相互沟通，呈"筛状溢脓"。常一处痊愈结疤，它处又出现新皮损。瘢痕间可有互相连接的窦道。病损处毛发脱落，呈不可逆性。

头部慢性化脓性皮肤病导致抗菌疗法无效，没有全身反应，但根据病理诊断也不容易。

本症需要鉴别脓疱、项部瘢痕疙瘩和性毛囊炎等。

1.中医治疗。

（1）分型证治。①热毒蕴结证。证候：轻者疖肿只有1~2个，也可散发全身，或簇集一处，或此愈彼起，或伴发热，溲赤，便秘；舌红，苔黄，脉数。治法：清热解毒。代表方：五味消毒饮加减。②阴虚内热证。症状：疖肿散发于全身各处，此愈彼起，不断发生，疖肿较大，易转变成有头疽，疖肿颜色暗红，脓水稀少；常伴低热，烦躁口渴，或乏力肢软；舌质红，苔薄黄，脉细数。治法：扶正解毒。代表方：四妙汤加减。

（2）中成药。①中药内服加中药外敷。刘玉兰[1]认为本病乃湿热内蕴化为火毒所致，采用内服加外用中药治疗，对于早中期患者，采用清火解毒，方用清热解毒汤（金银花18g，七叶一枝花6~9g，赤芍、黄芩、黄连、丹皮各10g，山栀、生甘草各6g，大便干燥者，再加生大黄6~9g，大青叶15~30g）。对于病久体虚患者，以清热解毒、托毒活血为法，方用仙方活命饮减穿山甲、皂角刺，加黄芪。石丽莉[2]认为本病属本虚标实之证，其本在于气血虚，蕴湿不化，兼感毒邪，而标在于湿毒郁久化热。故采取扶正清热解毒法，自拟方（金银花、连翘、白芷、皂角刺、赤芍各15g，蒲公英、车前草各20g，薏苡仁、黄芪各30g，当归、陈皮、甘草各10g），以清热除湿解毒、益气养血，外用化毒散膏（由黄连、黄檗、贝母、冰片等组成）。②单纯中药外治。田增署等[3]采用中药外敷治疗头颈部穿掘性毛囊周围炎，临床观察取得较好疗效。药物：鸡子黄4枚，冰片6g，蟾酥2g，孩儿茶5g，炉甘石6g。将鸡子黄熬取蛋黄油，与药物混合成糊状外敷患处。③中药内服结合切开引流。陈淦清[4]认为本病是素体虚弱，复感毒热之邪，蕴结头皮，酿久化脓所致，且由于脓液不断，反复发作，导致正气更虚。治法以清热解毒、活血化瘀、补益气血为主，以托里消毒散加减。早期以清热解毒为主，重用金银花、苦地丁、蒲公英、野菊花，

---

① 刘玉兰. 内外合治头部穿掘性毛囊炎106例[J]. 中医药信息，1997，（4）：38.

② 石丽莉. 扶正清热解毒法治疗头部脓肿性穿掘性毛囊周围炎28例[J]. 中国中西医结合皮肤性病学杂志[J]. 2006，5（3）：160.

③ 田增署，郜春英，柴秀荣，等. 中药外敷治疗头颈部穿掘性毛囊周围炎27例[J]. 河北中医，2000，22（4）：275.

④ 陈淦清. 托里消毒散加减治疗脓肿性穿掘性头部毛囊周围炎四例[J]. 广西中医药，1986，9（4）：22-24.

中期以活血化瘀为主，重用皂角刺、穿山甲、红花、丹参，晚期以补益气血为主，重用黄芪、党参、白术、当归、熟地。配合外科切开引流，临床治疗4例，均治愈，局部遗留瘢痕性脱发。④中药内服、中药外洗结合切开引流。刘华昌等[1]认为白花蛇舌草既有清热解毒、杀菌利湿之功效，又有显著的免疫调节作用，临床采用白花蛇舌草内服加外洗（白花蛇舌草30g水煎，第一煎内服，第二煎外洗），联合外科手术切开引流。

2.西医治疗。①开凿引流、整形缝合。②细胞培养脓，根据结果给病人服用抗生素。③局部注射或内服糖皮质激素。④根据需要浅部X线诊断。

第五节　可致头发异常的全身性疾病

一、恶性营养不良

恶性营养不良（malignantmalnutrition）又称Kwashiorkor 综合征（kwashiorkor syn-drome），是一种由于蛋白质总量及必需蛋白质长期严重缺乏，但其他提供能量的物质供应却尚可维持最低水平的极度营养不良症。

（一）病理病机

膳食中供给的蛋白质总量和优质蛋白质均长期不能满足需要，而能量供应却能保持低水平。

1.婴儿母乳量长期不足，又未添加牛乳类乳品，或人工喂养采用米糊类谷物为主，使婴儿蛋白质摄入长期不足。

2.仓促断乳，小儿不习惯于母乳以外的食物，或断乳后以谷类食物为主，造成长期缺乏蛋白质。故本病常在断乳后数周至数月内发生，常见于2~3岁小儿，断乳早者，发生时间可提前。

3.疾病诱发感染性疾病，尤其是肠道和呼吸道感染，常使轻、中度营养不良者发展为恶性营养不良。反复感染如腹泻、肺炎，常与恶性营养不良互为因果，形成恶性循环，加重病情。影响营养食物摄入、消化吸收代谢的先天性疾病如唇、腭

---

① 刘华昌，周春蕾，刘翠杰，等. 白花蛇舌草煎剂联合手术治疗脓肿性穿掘性毛囊周围炎临床疗效观察[J]. 中国麻风皮肤病杂志，2003，19（4）：397-398.

裂，先天性肥厚性幽门狭窄，贲门失弛缓症等，以及慢性迁延性消化道疾病如慢性肠炎、菌痢、严重肠寄生虫病、肠吸收不良综合征、婴儿肝炎综合征等和慢性消耗性疾病如结核病、恶性肿瘤等都是引起营养不良的原因。

（二）临床表现

初起病时常表现为精神差、呆木，不爱活动，食欲减退，体重不增或减轻，若此时发生感染或腹泻，则迅速出现恶性营养不良症状。

1.凹陷性水肿，此系本病重要表现，轻者仅见于下肢踝部，呈凹陷性，不红痛。病情进展可延至躯干腹壁、面部、眼睑水肿甚至两眼不能睁开。严重患者可发生腹水、胸腔积液，此为恶性营养不良特征性表现。

2.一般表现全身消瘦，但比营养不良性消瘦患者为轻，有时由于全身水肿，而体重不减，肌肉变薄萎缩，肌张力低下，但尚存留一些皮下脂肪。体温常低于正常，甚至体温不升，四肢冰冷而发绀。神情呆板，反应淡漠，不喜活动或与人交往，哭声低弱单调呈呻吟状，有时也烦躁不安，胸部狭小而腹部膨胀，多因腹部气胀，腹肌无力松弛或伴有腹水所致，肝脏亦常增大。患病时间短者对生长发育影响尚不大，而持续时间长者则使生长发育受阻而落后。

3.皮肤病变常见于重症患者，但非本病所必有，如出现皮肤改变，则具有特征性。皮肤干燥，失去光泽，过度角化变硬，失去弹性。并出现色素沉着，可先有小块分散的皮肤红斑，继而融合成片或开始即呈大片红斑，逐渐颜色加深，由紫红色转为棕红色，伴鳞状脱皮。多见于面部和四肢，尤以下肢、会阴、受压及水肿部位为甚，此与糙皮病相异，后者多见于日晒暴露部位。皮肤病变可扩大至全身，易合并继发感染，而发生溃疡，加重病情。重症可见瘀点、瘀斑。

4.毛发指甲改变毛发干枯、脆细、失去光泽，易折断脱落变得稀疏，卷发者变直。深色头发颜色逐渐变浅，呈枯黄浅红，甚至变白。头发随营养好坏而变，常深浅分段明显，趾指甲生长缓慢，脆薄易断。

5.消化吸收功能改变食欲越来越差，甚至完全拒食，经常发生腹泻呕吐，迁延不愈，使营养不良越加重，对食物耐受性较差，尤对脂肪不能耐受，蛋白质消化吸收尚可，对乳糖，甚至蔗糖都发生不耐受，十分严重者连单糖都不能接受，血糖低，易发生低血糖而引起休克。肝功能尚属正常。

6.心、肾功能改变及神经系统症状心音低钝、心率缓慢，血压偏低，心电图各联电压全面降低，有时出现T波低平或倒置。肺部感染或输液过快增加心脏负担可出现心力衰竭。肾脏血流量及肾小球滤过率均减少，肾脏浓缩功能差，尿量增多，出现低渗尿。恶性营养不良对早期发育迅速的脑组织危害颇大，患儿头围小于正常，智力发展滞迟，认知、运动、语言、思维、社交均较正常同龄儿差，补充营养后脑发育可迅速改善，有时可留下智力滞迟后遗症。

（三）诊断治疗

1.诊断。根据喂养饮食史和营养调查及上述恶性营养不良典型症状体征诊断并不困难。但营养不良是一个逐步发展的过程，必须及早发现婴幼儿营养不足情况，及时予以处理，才能防止其发展到恶性营养不良，故早期诊断营养缺乏十分重要。结合临床上发现体重不增、消瘦，精神不佳等症状外，对不同时期的蛋白质能量营养不良尚可采用各种评价营养状况的方法，当摄食减少后，体内发生一系列代谢适应过程，首先可影响小儿全身生长发育状况，各器官、组织、细胞和细胞器的功能改变，以及各种酶活力及代谢异常等，对生长发育中的小儿定期系统进行体格测量，有助于早期发现营养不良。可引发并发症。①水和电解质紊乱。本症患者常有低蛋白血症，全身总液量增多，使细胞外液呈低渗性，当出现呕吐、腹泻，易引起低渗性脱水及电介质严重紊乱，产生低血钾、低血钠、低血钙和低血镁，引起相应症状。②其他营养素缺乏症。尤多见维生素A缺乏症，可出现眼角膜干燥软化，甚至穿孔。也常伴维生素B族缺乏引起的口角炎。因生长发育滞缓，故少见佝偻症，常伴发营养性贫血。③并发各种急慢性感染和传染病。特别多见肠道和呼吸道感染，易传染麻疹、结核等传染病和寄生虫病，消化道或全身霉菌感染也不少见。一旦发生感染常迁延不愈。得革兰阴性杆菌肠炎，败血症或泌尿道感染常不易治愈。

2.治疗。应综合治疗恶性营养不良，而以调整饮食、补充足够的能量和优质蛋白质最为重要。尽力促进消化代谢功能，与精心护理，去除病因，以及积极防治并发症都不应忽视。①调整饮食。调整饮食补充能量和优质蛋白质，婴儿应继续母乳喂养，如已断乳，可给予挤出人乳、牛乳或其他乳制品如配方乳、脱脂乳或乳粉等，视患儿病情轻重，食欲好坏，消化代谢强弱而定。一般患儿消化吸收能力较差，故任何食品都应从少量开始喂食，无不良反应，可逐渐加量。为增加能量可在乳制品基础上再增加一定量植物油和蔗糖。供给的总能量可从每天每kg体重0.21MJ（50kcal）开始，逐渐增至0.63MJ~0.84MJ（150~200kcal）。蛋白质每天每kg体重3~5g，电介质每天每kg体重约需钾4~6mmol，镁2~6mmol，钠则应少于2mmol。2~3岁以上患儿除主食米、面等谷物外，应给予大量易消化富于优质蛋白质的食物如乳类、蛋类、鱼、肉、肝、血及大豆制品。从少量半流质开始，逐渐过渡到正常饮食。供给总能量每天每kg体重最高时可达0.50~0.63MJ（120kcal~150kcal），蛋白每天每kg体重达2~4g。重症患儿胃纳极差，拒绝进食时可暂时采用鼻饲或口饲管喂养。除乳、蛋类食物制成流质供外，必要时可给予水解蛋白10-20g滴于新鲜果汁中喂饲，每天2~4次，以补充蛋白质。重危患儿需要先给予静脉多次少量输血或血浆，每天不超过10mL/kg，必要时可静脉点滴5%水解蛋白或再加用10%脂肪乳剂或等渗氨基酸溶液。目前常采用全静脉营养液，内含1%~4%综合氨基酸；葡萄糖10%~25%，以及各种维生素和微量元素。还应补充足量的各种维生素，有维生素A缺乏引起的角膜混浊、穿孔时应紧急肌注维生素A制剂，防止病情进展引起失明。有营养性贫血症状时宜给予铁剂和叶酸、维生素B_{12}等。②纠正失水和电解质紊乱。纠正失水和电解质紊乱应及时处理伴有水和电解质紊乱者。对水肿患儿，失水程度常估计不足，而极度消瘦者则易估计过高。补液过多或过快可引起营养不良，患儿因心力衰竭而死亡，故计算补液量宜偏低。一般每天按50~80mL/kg计量，以平均速度较缓慢的输入，钠盐量也不宜过多。营养不良患儿补液和纠正酸中毒后常出现低血钾，故应给予氯化钾及氯化钙；出现酸中毒症状应给予5%碳酸氢钠加以纠正。改善低血糖可促进肠道功能恢复。③加强消化代谢功能。促进消化代谢功能可给予各类消化酶如胃蛋白酶、胰酶、多酶片等，也可采用中医中药、推拿捏脊疗法等促进消化吸收。食欲严重减退者可短期试用泼尼松，每天0.5~1mg/kg改善胃口。苯丙酸诺龙每周肌注10mg，有促进体内蛋白质合成效果。④精心护理。精心护理居室应阳光充足，空气新鲜，清洁卫生。重症患儿应卧床休息，按医嘱耐心喂养，防止呕吐、呛咳，食欲差时不可强迫进食。长期卧床者应勤翻身，以防发生褥疮。体温低、肢端冷时要注意保暖，但防止烫伤。治疗期中应每周测体重，每月量身高、头围，监测恢复情况。⑤积极治疗。积极治疗并发症合并感染时应积极采取抗感染治疗，控制肺炎、腹泻、泌尿道炎症等继续发展，伴有肠寄生虫病者待病情稳定即可及早驱虫，有先天畸形如唇裂、腭裂、幽门肥大也应尽早加以矫治，去除营养不良的病因。

（四）预防与调摄

营养不良绝大多数是能预防的，但营养不良与社会经济、文化、战争等情况密切相关，故非单纯医学卫生问题。要大力宣传营养与健康密切相关，尤其对正处于生长发育迅速的婴幼儿时期，充足的营养更是健康的基础。把合理喂养小儿的知识交给广大群众，重视供给足够的热能和优质蛋白质，提倡母乳喂养，适时添加辅助食品，为断乳做好充分准备，都是预防营养不良的重要措施。加强环境卫生、全程完成计划免疫，防止传染病和感染性疾病也很重要。系统生长发育监测，定时到儿保部门健康检查，能及早发现营养不良的征象，随时予以营养指导、调整饮食，是防止营养不良继续发展，发生恶性营养不良的重要措施。

二、铁缺乏症

铁缺乏症是全球性的营养缺乏性疾病，全球共有20多亿人口缺铁。在经济发达的美国，6个月至2岁婴儿的患病率（包括缺铁性贫血及缺铁但尚未贫血者）为

68%。1998年，北京医科大学最新的一项调查发现，以7岁儿童为例，全国男童和女童的患病率分别达42%和44%。因此，充分认识、积极研究防治铁缺乏症，是提高中华民族身体素质的大事，是全社会的重要职责。在中医中属于萎黄、黄肿、虚损的范畴。

（一）病理病机

中医认为铁缺乏由虫积引起者，为虚中夹实症。除有贫血症状外，尚有腹胀或嗜食生米、茶叶、泥土等，善食易肌，恶心呕吐，大便干结或溏薄有奇臭，神疲肢软及其他虫积见证，苔淡薄，脉虚弱。为脾虚虫积之证，虫积日久，损害脾胃，以致神疲肢软，嗜食生米、茶叶、泥土等异物，善食易肌，脾虚气滞，故腹胀，肠中积热故大便干结有奇臭。脾虚则大便溏薄。

1.慢性失血是本病最常见病因之一。正常人每天排出铁量约1mg，主要是随脱落的胃肠道、泌尿道及皮肤上皮细胞排出，从胆汁及汗液排出的铁甚少。每天铁吸收量大概也是1mg，基本保持平衡。因此正常成年男子和绝经后的妇女一般不会发生缺铁。如按每毫升血含铁0.5mg计算，慢性长期失血即使每天失血少至3~4mL，也足以引起缺铁。①胃肠道出血，包括痔出血、食管裂孔疝、消化性溃疡出血、消化道憩室和息肉、阿司匹林引起胃肠道出血、食管或胃底曲张静脉破裂出血等，是成年男性引起缺铁最常见原因，女性亦仅次于月经量过多，排在第二位。②缺铁性贫血常是胃肠道肿瘤首发表现。在农村，钩虫感染是引起慢性消化道失血重要原因。值得注意的是，即使大便隐血试验多次阴性，也不能排除潜在的消化道出血。③妇女出现缺铁性贫血最常见原因是月经量过多，包括子宫肌瘤、月经失调、宫内置节育环等原因所致。④咯血和肺泡出血也是慢性失血的常见原因，包括儿童期的反复鼻衄。⑤其他：多次发作的血红蛋白尿，见于阵发性睡眠性血红蛋白尿、心脏人工瓣膜和行军性血红蛋白尿，也可致慢性失铁。其他尚有反复献血以及慢性肾功能衰竭患者接受血液透析治疗者等，都可致缺铁。

2.饮食不当。因饮食中缺乏足够量的铁，或食物结构不合理导致铁吸收和利用减低也是铁缺乏的重要原因。我国食物结构一般以谷物和蔬菜为主，肉类较少，因此血红素铁含量较西方饮食为低，饮食中供铁量以非血红素铁为主，并且含有大量抑制非血红素铁吸收的物质。据调查，我国普通人膳食中提供的铁量并不少，甚至可超过标准供给量的1倍以上，但供铁的食物构成不合理，仅20%铁来源于动物食品。当生理性铁需要量增加时，如婴幼儿、青少年、月经期妇女、孕妇和哺乳期妇女，就容易发生营养性缺铁性贫血。婴幼儿，尤为早产儿和孪生儿，如给牛乳喂养又不及时添加辅食品，则体内极易发生缺铁。妇女一次月经平均失血量40~60mL，相当于20~30mg铁，因此需铁量比男性多1mg/d，为2mg/d；妊娠期为供应胎儿所需及分娩时失血所丢失的铁，估计一次正常妊娠要额外增加960mg铁，妊娠中、后期需铁量达4~6mg/d，单纯从饮食中是难以获得的。

3.吸收障碍。也是铁缺乏的重要原因之一。人在每日普通饮食中得到的铁量为15~20mg，其中5%~10%被吸收，吸收量约1mg/d。铁的吸收量取决于体内贮铁量及红细胞的生成速度，主要吸收部位在十二指肠和空肠上段，其他肠段吸收很少。①胃全切除和胃次全切除后数年常发生缺铁，其原因是术后食物进入空肠过速，特别是毕氏Ⅱ式食物绕道十二指肠直接进入空肠，以及胃酸过低都可影响铁的吸收。②慢性腹泻或小肠吸收不良综合征，特别是累及十二指肠和近端空肠的小肠疾病，不仅引起铁吸收不良，并且随着大量肠上皮细胞脱落而丢失铁。一般来说，铁的吸收形式有二种，其一是血红素铁。来自血红蛋白、肌红蛋白及动物食物的其他血红素蛋白，经过胃酸和蛋白酶消化，游离出血红素，直接被肠黏膜细胞摄取，在细胞内经血红素加氧酶分解为原卟啉和铁而被吸收。血红素铁的吸收一般不受食物成分影响，吸收率高。另一种形式统称非血红素铁，来自铁盐、铁蛋白、含铁血黄素及植物性食物中的高铁化合物等。非血红素铁的吸收取决于铁原子的价数、可溶性及食物中整合剂的存在。非血红素铁的吸收须依赖肠黏膜受体主动的过程。进入黏膜细胞的二价铁，氧化为三价铁，部分与脱铁蛋白结合形成铁蛋白贮存，另一部分未结合者直接被送到黏膜下层，穿过细胞进入血流。肠黏膜细胞在调节铁吸收中起重要作用，它通过黏膜受体数目、胞浆内运铁蛋白浓度及脱铁蛋白的合成来调节铁的吸收。

（二）临床表现

长期铁不足首先令红细胞内缺铁，进而影响血红素的合成，红细胞的携氧能力下降，引起组织器官缺氧。

毛囊对缺氧十分敏感，在铁缺乏症时，头发干枯、脱落已很明显，可有弥漫性秃发，甚至有些患者已到了缺铁性贫血期，脱发仍是唯一的症状。缺铁性贫血时间长，秃发可以和男性型脱发类似，表现为主要是头顶部的毛发稀疏。动物试验显示，缺乏铁时鼠无毛。

对于人类，还常见因血红素的合成减少，面色显得苍白；红细胞的携氧能力下降，脑部缺氧而致头晕；由于细胞色素C及线粒体中α-甘油磷酸氧化酶活力降低，肌红蛋白量减少，影响骨骼肌氧代谢，临床出现乏力易倦；缺铁使T，水平降低，抗寒能力减低。严重缺铁性贫血可致黏膜组织变化和外胚叶营养障碍，出现口炎、舌炎、胃酸缺乏，皮肤干燥、指甲扁平、脆薄易裂和反甲，甚至出现吞咽困难及异食癖。

铁缺乏症除可导致贫血等一般性表现外，还有因组织缺铁导致的各种临床表现，因为许多影响细胞氧化还原过程的酶含有铁或为铁依赖酶，包括血红素蛋白类的过氧化氢酶、过氧化物酶、细胞色素C、细胞色素C氧化酶等，以及血铁黄素蛋白类的琥珀酸脱氢酶、NADHI脱氢酶、黄嘌呤氧化酶、细胞色素C还原酶等。

（三）诊断治疗

1.检查。本病早期血清铁蛋白低于20μg/L表示贮铁减少，低于12μg/L为贮铁耗尽；红细胞碱性铁蛋白低于每个细胞6.5mg作为缺铁指标。1μg/L的血清铁蛋白相当于8~21mg的贮铁。血清铁蛋白测定系反映缺铁的较敏感的指标，可用于早期诊断和人群铁缺乏症的筛检。但血清铁蛋白易受感染、炎症、肿瘤、肝脏疾病和结缔组织病的影响而升高，而红细胞碱性铁蛋白则较少受上述因素的影响，更能正确反映贮铁状态。缺铁性红细胞生成期的指标之一是运铁蛋白饱和度<0.15。运铁蛋白饱和度=血清铁/总铁结合力×100%。红细胞游离原卟啉FEP>1.78μmol/L全血，或FEP/b>4.5μg/gHb也是缺铁性红细胞生成的指标。FEP正常参考值<0.9μmol/L全血，升高尚可见于慢性感染、炎症、恶性肿瘤和铁粒幼细胞贫血等。骨髓铁染色显示骨髓小粒可染铁消失，是诊断缺铁的最可靠标准；同时可见铁粒幼红细胞低于15%。幼红细胞轻度或中度增生，中幼红细胞比例增多。贫血严重患者，幼红细胞体积偏小，核染色质致密，胞质减少染色偏蓝，边缘不整齐，有血红蛋白形成不良表现。

2.诊断。本病早期无贫血象，轻度贫血时呈正常红细胞性，严重时呈典型的低色素、小细胞型贫血，红细胞平均体积<80μm³，红细胞平均血红蛋白量<27pg，红细胞平均血红蛋白浓度<30%。成熟红细胞大小不一，中心淡染区扩大。红细胞分布宽度RDW>0.14，网织红细胞计数大多正常，亦可减低或轻度升高。白细胞计数正常，如近期内有大量出血，中性粒细胞和血小板可增多，钩虫病患者嗜酸粒细胞轻度增多，贫血严重的小儿患者，血小板可减少。严重缺铁性贫血时，红细胞寿命缩短，可能于红细胞内铁依赖酶活力降低导致细胞膜异常有关。血清铁并非是缺铁的灵敏指标，且有昼夜变化，早晨高而夜间低，标本易被铁污染，恶性肿瘤、炎症性疾病和结缔组织病都可使血清铁降低，肝细胞坏死可使血清铁升高。缺铁性贫血时，血清铁低于8.95μmol/L，总铁结合力>64.44μmol/L。用间接法测定运铁蛋白血浆浓度就是总铁结合力正常为2.84~3.41μmol/L，即血浆中能与铁结合的β；球蛋白的总量。临床所见，一般只有该总量的1/3左右与铁结合，这部分称血清铁，余下的2/3未与铁结合的运铁蛋白称为未饱和的运铁蛋白。血浆铁内转换率正常或加速，红细胞铁利用率正常或增加。铁缺乏症早期，头发干枯、脱落已很明显，可有弥漫性秃发。但证实常需实验室检查，血清铁蛋白<12~20μg/L为贮铁缺乏，如加运铁蛋白饱和度<0.15、FEP>1.78μmol/L全血，或FEP/Hb>4.5μg/gHb的其中二项，可确诊为缺铁性红细胞生成。是否引起的贫血和明确引起缺铁的病因，可根据病史、典型的低色素贫血形态学改变以及各项缺铁指标，典型的缺铁性贫血诊断不难。若诊断不明确，用铁剂试验性治疗，也是确定本病方法之一。服用铁剂后先有网织红细胞升高，然后血红蛋白才上升。

3.治疗。分中医治疗和西医治疗。

（1）中医治疗。①肺气虚证。症状：短气自汗，声音低怯，时寒时热，平素易于感冒，面白，舌质淡，脉弱。治法：补益肺气。方药：补肺汤。②心气虚证。症状：心悸，气短，劳则尤甚，神疲体倦，自汗，舌质淡，脉弱。治法：益气养心。方药：七福饮。③脾气虚证。症状：饮食减少，食后胃脘不舒，倦怠乏力，大便溏薄，面色萎黄，舌淡苔薄，脉弱。治法：健脾益气。方药：加味四君子汤。④肾气虚证。症状：神疲乏力，腰膝酸软，小便频数而清，白带清稀，舌质淡，脉弱。治法：益气补肾。方药：大补元煎。

（2）西医治疗。铁缺乏症治疗的主要原则是解除病因，并补给铁剂。①找出病因，并尽快予以消除，是本病根治的唯一途径。但为了迅速改善临床病情，补充足够的铁直到恢复正常铁贮存量，是及时治疗的关键。②通过食物补充铁是最简单而有效的方法，但要注意铁的吸收率因食物种类而异。植物性食物为20%~25%，植物性食物吸收率小于5%，人乳铁吸收率50%，牛乳仅10%，蛋只是3%，大豆为7%。这是因为动物蛋白质分解后的多肽或某些氨基酸都可与铁形成易于溶解的螯合物而利于吸收。③柠檬酸盐等也能增加无机铁的可溶性。④植物性食物中的磷酸盐、植酸盐，茶叶中的鞣酸及咖啡中的一些多酚类化合物等都可与铁形成难以溶解的盐类而抑制非血红素铁的吸收。⑤蛋黄中的磷蛋白和卵黄高磷蛋白和铁结合后可溶性差而不易吸收。⑥食物中的铁必须成为可溶性二价铁才易被吸收，胃酸可增加非血红素铁的溶解度。⑦维生素C作为还原剂和螯合剂可促进铁的吸收。

提倡母乳喂养，及时添加含铁量及铁吸收率高的辅食品。在高危人群如对早产儿、孪生儿、胃切除者、妊娠期妇女及反复献血者，也可推行近年国外采用的依地酸二钠铁（NaFe111EDTA）铁强化食品。若病情已进入了缺铁性贫血期，口服铁剂是首选的疗法。成人治疗剂量以每天180~200mg元素铁为宜，预防剂量每天10~20mg。用亚铁盐治疗时，维生素C合并应用一般认为并非必要。①硫酸亚铁：每片0.3g，含元素铁60mg。至今仍认为硫酸亚铁是口服铁剂中的标准制剂，但它是无机铁剂、故胃肠反应大，主要和含有的游离铁离子有关。为了减少硫酸亚铁胃部刺激反应，可从小剂量开始服用；改用缓释片和餐后服用也有帮助，但在一定程度上会影响铁剂的吸收。硫酸亚铁缓释片令铁在1~2h内释放，在离开上段空肠前完全释放。②富马酸亚铁：每片0.2g，含元素铁66mg。葡萄糖酸亚铁：每片0.3g，含元素铁34.5mg。③枸橼酸铁铵：每毫升含元素铁20mg。疗效和硫酸亚铁相仿。④右旋糖苷铁：每片含铁25mg。属于有机铁剂，胃肠反应小。疗效和硫酸亚铁相仿。⑤多糖铁复合物：每一胶囊含铁150mg。属于有机铁剂，胃肠反应小。疗效和硫酸亚铁相仿。⑥琥珀酸亚铁：每片0.1g。属于有机铁剂，胃肠反应小。吸收好，生物利用度高。疗效和硫酸亚铁相仿。

口服铁剂有效者网织红细胞在治疗后3~4d即开始上升，第十天达到高峰，随后血红蛋白上升，一般需要治疗2个月左右，血红蛋白才能恢复正常。贫血纠正后至少需要继续治疗6个月以补足贮存铁，否则容易复发。血清铁蛋白可用以监测贮铁恢复情况。口服铁剂的不良反应有恶心、上腹痛、便秘或腹泻。如治疗3周无反应，应检查诊断是否准确，是否按医嘱服药，有无活动性出血，有否铁吸收障碍，有否存在干扰铁吸收或利用的因素等。

三、垂体功能减退综合征

垂体功能减退症，一种人体疾病，其症状和体征取决于其基本的病因以及所缺少的某些专一性的垂体激素。垂体前叶功能减退症（或称西蒙氏病，Simmonds disease）是一种罕见的内分泌障碍窒息，其临床征候以月经闭止，极度消瘦，毛发脱落，低血糖为特点。中医诊断为"二阳病"，根据"劳者温之，揖者征之""形不足者，温之以气""精不足者，补之以味"之治疗原则，而用益气、荣养、建中、培土法治之，拟补中益气汤，小建中汤复方进行治疗。

（一）病理病机

垂体功能减退症以元气亏虚、命门火衰为主要病机。常始于脾气亏虚，在此基础上脾失运化，肾失温煦，水湿内停，泛溢三焦。临床见症虽多，然始终以"虚"为本。水湿、痰饮、瘀血为标，脾肾二脏为病变核心。脾为后天之，主运化、升清。脾虚则运化失司，致水湿内停，泛溢肌肤。若脾虚不能升清，水谷精微失于输化，则气血乏源。肾为先天之本，为生命活动之根。藏精、主水、司二便。肾阳虚，不能主水，肾气化功能失常，则二便失摄。肾阴虚，阴精不能上充于脑则健忘。

（二）临床表现

如果所有激素分泌都减少（全垂体功能减退症），那么所有靶腺的功能便会下降。妇女如LH和FSH不足，则会产生经闭，第二性征退化以及不育，但在切除卵巢者和绝经妇女，几乎不会出现任何症状。男子缺乏促性腺激素会导致阳痿，睾丸萎缩，第二性征退化以及精子生成减少，随即出现不育症。成人的GH不足往往不能从临床上发现。TSH不足可导致甲状腺功能减退，而ACTH不足则导致肾上腺功能减退，并有接踵而至的疲劳，低血压以及对应激和感染缺乏耐受力。

（三）诊断治疗

全垂体功能减迟症还必须和一系列其他疾病相鉴别，其中有：神经性厌食、慢性肝病以及营养不良性肌强直。神经性厌食（一般见之于女性）的临床征象往往具有诊断意义。这些征象包括恶病质、对食物和身体形象具有异常的意念以及虽然经闭但仍保持其第二性征。一般说来，患有神经性厌食的病人的GH和皮质醇的基础水平也易增高的。因为下丘脑病损能够扰乱控制食欲的中枢，所以对疑诊病人中进行蝶鞍X线检查也不是毫无道理的。（另见"神经性厌食"）。患有酒精性肝病或血色素沉着症的男子，只要其睾丸萎缩伴有全身无力，便往往被怀疑为垂体功能减退症。但是在绝大多数场合，利用实验室试验是可以识别其基础性的原发疾病，也能够排除垂体功能减退症。这些疾病的病人死后做尸体解剖时很少能够见到其有过广泛的垂体功能失调的形态学证据。营养不良性肌强直患者的主诉是进行性肌无力，过早的秃顶和白内障以及足以说明早衰的脸部征象：男子可能出现睾丸萎缩。内分泌检验可以排除垂体功能减退症。

这里主要从中医治疗的内治来进行阐述，分型证治如下：

1.脾阳（气）不足证。证候：少气懒言，肢体困倦，反应迟钝，食欲缺乏，腹胀，面色萎黄或㿠白。水肿，舌淡苔白，脉缓弱，为脾气虚兼见四肢不温，肢体困重，或白带量多清稀，舌淡胖，苔白滑，脉沉迟无力者为脾阳虚。治法：温补脾阳。方药：附子理中汤加味。

2.脾肾阳虚证。证候：面色㿠白，畏寒肢冷，腰膝冷痛，表情淡漠，神疲困顿，面浮肢肿，男子阳痿，女子闭经，舌淡胖，苔白滑，脉沉迟无力。治法：脾肾双补。方药：济生肾气丸加减。

3.阴阳两虚证。证候：除脾肾两虚见症外，尚有五心烦热，大便燥结，口舌干燥，皮肤粗糙，视物昏花，失眠多梦，闭经舌质红少津，脉细数。治法：温肾益气，填补精血。方药：龟鹿二仙胶加减。

四、甲状腺功能减退症

甲状腺的作用低下，生成的甲状腺激素过少，就会导致"甲状腺功能减退"。患有甲状腺功能减退的人，能量消耗的慢，代谢速度也变慢。相反，甲状腺的作用旺盛，就会释放过多的甲状腺激素入血，引起"甲状腺功能亢进"，加速身体的代谢过程。以上两种情况统称为甲状腺功能异常。

甲状腺功能减退症（hypothyroidism）简称甲减，是当前内分泌科的常见病、多发病，各种年龄均可发生。中医无甲状腺功能减退症的专门病名，多数医家主张将甲减归属于"虚劳""虚损""瘿瘤"等范畴。

（一）病理病机

中医认为甲减的基本病因一般是素体阳虚兼情志内伤所致；其病机是肾阳虚衰，命火不足，或兼脾阳不足，或兼心阳不足；病位主要涉及肝、心、脾、肾四脏。

西医则认为病因较复杂，以原发性者多见，其次为继发性，其他均属少见。

（二）临床表现

面色苍白，眼睑和颊部虚肿，表情淡漠，全身皮肤干燥、增厚、粗糙多脱屑，非凹陷性水肿，毛发脱落，手脚掌呈萎黄色，体重增加，少数病人指甲厚而脆裂。

1.神经精神系统。记忆力减退，智力低下，嗜睡，反应迟钝，多虑，头晕，头痛，耳鸣，耳聋，眼球震颤，共济失调，腱反射迟钝，跟腱反射松弛期时间延长，重者可出现痴呆，木僵，甚至昏睡。

2.心血管系统。心动过缓，心排血量减少，血压低，心音低钝，心脏扩大，可并发冠心病，但一般不发生心绞痛与心衰，有时可伴有心包积液和胸腔积液。重症者发生黏液性水肿性心肌病。

3.消化系统。厌食、腹胀、便秘。重者可出现麻痹性肠梗阻。胆囊收缩减弱而胀大，半数病人有胃酸缺乏，导致恶性贫血与缺铁性贫血。

4.运动系统。肌肉软弱无力、疼痛、强直，可伴有关节病变如慢性关节炎。

5.内分泌系统。女性月经过多，久病闭经，不孕；男性阳痿，性欲减退。少数病人出现泌乳，继发性垂体增大。

甲减病情严重时，由于受寒冷、感染、手术、麻醉或镇静剂应用不当等应激可诱发黏液性水肿昏迷或称"甲减危象"。表现为低体温（T<35℃），呼吸减慢，心动过缓，血压下降，四肢肌力松弛，反射减弱或消失，甚至发生昏迷，休克，心肾功能衰竭。

表现为呆小病时，表情呆滞，发音低哑，颜面苍白，眶周浮肿，两眼距增宽，鼻梁扁塌，唇厚流涎，舌大外伸四肢粗短、鸭步。

表现为幼年型甲减时，身材矮小，智慧低下，性发育迟延。

（三）诊断治疗

1.检查。①甲状腺功能检查：血清TT4、TT3、FT4、FT3低于正常值。②血清TSH值：原发性甲减症如TSH明显升高同时伴游离T4下降，亚临床型甲减症血清TT4、TT3值可正常，而血清TSH轻度升高，血清TSH水平在TRH兴奋剂试验后，反应比正常人高；垂体性甲减症如血清TSH水平低或正常或高于正常，对TRH兴奋试验无反应，应用TSH后，血清TT4水平升高；下丘脑性甲减症如血清TSH水平低或正常，对TRH兴奋试验反应良好；周围性甲减（甲状腺激素抵抗综合征）如中枢性抵抗者TSH升高，周围组织抵抗者TSH低下，全身抵抗者TSH有不同表现。③X线检查：心脏扩大，心搏减慢，心包积液、颅骨平片示蝶鞍可增大。④心电图检查：血脂、肌酸磷酸激酶活性增高，葡萄糖耐量曲线低平。

2.诊断。根据病因、临床表现甲状腺功能检查等即可做出诊断。应与肾性水肿、贫血、充血性心力衰竭等相鉴别。根据患者的原发病表现，与低T3综合征鉴别，甲低症状和溢乳症状应与泌乳素瘤鉴别。

3.治疗。①甲状腺制剂终身替代治疗：早期轻型病例以口服甲状腺片或左甲状腺素为主。检测甲状腺功能，维持TSH在正常值范围。②对症治疗：中、晚期重型病例除口服甲状腺片或左甲状腺素外，需对症治疗如给氧、输液、控制感染、控制心力衰竭等。对于甲亢病人治疗要防止过度造成甲减。

五、甲状腺功能亢进症

甲状腺功能亢进症（hyperthyroidism）简称"甲亢"，是由于甲状腺合成释放过多的甲状腺激素，造成机体代谢亢进和交感神经兴奋，引起心悸、出汗、进食和便次增多和体重减少的病症。多数患者还常常同时有突眼、眼睑水肿、视力减退等症状。中医多认为甲亢病名应属于"瘿气"范畴。

（一）病理病机

1.中医病理病机。关于甲亢的病理病机，虽各地医家各有偏重，但基本认可其病因与先天禀赋、情志内伤、饮食体质、水土环境等有关，病后失养、外感也可成为其发病因素。甲亢的病机多以"气""痰""火""瘀"为主，与"阴虚"关系密切。在脏腑病机方面，多位医家认为肝气郁结为甲亢的主要病机，肝郁进一步造成其他脏器失调，以心、肝、脾尤甚[1][2][3]。由于"气郁"与肝的密切关系，许多学者都以肝为切入点研究本病。林兰[4]认为甲亢基本病机属阴虚阳亢，但肝失疏泄在本病发展中起到推动作用。

---

[1] 李升联. 甲状腺机能亢进症中医辨治之文献研究［D］. 广州：广州中医药大学，2015.
[2] 温俊茂，许纪超，孔祥瑞，等. 名老中医黄仰模教授辨治甲亢经验之探讨[J]. 时珍国医国药，2016，27（10）：2521-2523.
[3] 陈茂盛. 方水林治疗甲状腺功能亢进症经验[J]. 浙江中医杂志，2009，44（11）：781-782.
[4] 王秋虹，王师菡，易泳鑫，等. 林兰教授治疗甲状腺功能亢进症伴月经病经验[J]. 长春中医药大学学报，2016，32（2）：307-309.

2.西医病理病机。甲亢病因包括弥漫性毒性甲状腺肿（也称Graves病），炎性甲亢（亚急性甲状腺炎、无痛性甲状腺炎、产后甲状腺炎和桥本甲亢）、药物致甲亢（左甲状腺素钠和碘致甲亢）、相关性甲亢（妊娠呕吐性暂时性甲亢）、和垂体TSH瘤甲亢。临床上80%以上甲亢是Graves病引起的，Graves病是甲状腺自身免疫病，患者的淋巴细胞产生了刺激甲状腺的免疫球蛋白，临床上我们测定的TSI为促甲状腺素受体抗体。Graves病的病因目前并不清楚，可能和发热、睡眠不足、精神压力大等因素有关，但临床上绝大多数患者并不能找到发病的病因。Graves病常常合并其他自身免疫病，如白癜风、脱发、Ⅰ型糖尿病等。

（二）临床表现

甲状腺激素是促进新陈代谢，促进机体氧化还原反应，代谢亢进需要机体增加进食；胃肠活动增强，出现便次增多；虽然进食增多，但氧化反应增强，机体能量消耗增多，患者表现体重减少；产热增多表现怕热出汗，个别患者出现低热；甲状腺激素增多刺激交感神经兴奋，临床表现心悸、心动过速，失眠，情绪易激动、甚至焦虑。

甲亢患者长期没有得到合适治疗，可引起甲亢性心脏病。

（三）诊断治疗

1.检查。体格检查发现患者的甲状腺肿大（轻度到重度肿大），老年患者甲状腺肿大常常不明显，甲状腺质地软或中等，重症患者用听诊器可以听到全期的血管杂音，严重甲亢甚至用手触摸有震颤。甲亢患者的心率多数增快，安静时心率常常超过90次/分，老年患者可以表现快速房颤。甲亢患者皮肤潮热，手细颤，不少患者还表现眼睑水肿、睑裂增宽，双眼少瞬目，球结膜充血水肿。严重患者可以表现突眼、眼球活动受限，甚至眼睑闭合不全。一些较严重的甲亢患者表现下肢胫（胫骨）前黏液性水肿，胫骨前皮肤增粗、变厚、粗糙，呈橘皮状，汗毛增粗，类似象皮腿，治疗颇为困难。

2.诊断。甲亢诊断并不困难，只要考虑到甲亢，进行甲状腺功能检查即可诊断。甲状腺分泌的T3、T4、FT3、FT4明显升高，由于甲状腺和垂体轴的反馈作用，TSH常常降低。如果一个患者的T3、T4、FT3、FT4升高，同时伴TSH下降，即甲状腺功能亢进。由于甲亢多数是Graves病，是甲状腺自身免疫病，所以常常伴随甲状腺自身抗体升高，甲状腺球蛋白抗体和甲状腺过氧化物酶抗体升高，Graves病患者是由于滤胞细胞产生了一种刺激甲状腺功能的免疫球蛋白-TSI，所以临床检验促甲状腺素（TSH）受体抗体-TRAb阳性。有些甲亢患者可以只表现T3和FT3升高，T4和FT4正常，但TSH下降，我们称其为"T3甲亢"。"T3甲亢"多见于老年甲亢患者或毒性功能自主热结节患者。临床上还有一些炎性甲亢（或称破坏性甲亢），是由于甲状腺炎性反应导致甲状腺滤泡细胞膜通透性发生改变，滤胞细胞中大量甲状腺激素释放入血，引起血液中甲状腺激素明显升高和TSH下降，临床表现和生化检查酷似甲亢。炎性甲亢包括亚急性甲状腺炎甲亢期、无痛性甲状腺炎的甲亢期、产后甲状腺炎的甲亢期和碘致甲亢2型。鉴别Graves病和炎性甲亢十分重要，因为前者需要积极治疗，后者不需治疗。

3.治疗。分中医治疗和西医治疗。

（1）中医治疗。①气郁痰阻证。证候：颈前喉结两旁结块肿大，质软不痛，颈部觉胀，胸闷，喜太息，或兼胸胁窜痛，病情常随情志波动。苔薄白，脉弦。治法：理气舒郁，化痰消瘿。方药：四海舒郁丸加减。②痰结血瘀证。证候：颈前喉结两旁结块肿大，按之较硬或有结节，肿块经久未消，胸闷，食欲缺乏，舌质暗或紫，苔薄白或白腻，脉弦或涩。治法：理气活血，化痰消瘿。方药：海藻玉壶汤加减。③肝火旺盛证。证候：颈前喉结两旁轻度或中度肿大，一般柔软、光滑，烦热，容易出汗，性情急躁易怒，眼球突出，手指颤抖，面部烘热，口苦，舌质红，苔薄黄，脉弦数。治法：清肝泻火，消瘿散结。方药：栀子清肝汤合消瘰丸加减。④心肝阴虚证。证候：颈前喉结两旁结块或大或小、质软，病起较缓，心悸不宁，心烦少寐，易出汗，手指颤动，眼干，目眩，倦怠乏力，舌质红，苔少或无苔，舌体颤动，脉弦细数。治法：滋阴降火，宁心柔肝。方药：天王补心丹或一贯煎加减。

甲亢病程长、病机复杂、证候表现多样，各医家常根据其病情轻重及发展规律进行分期治疗。由于甲亢的发病与"肝"关系密切，因此，多数医家都主张本病初期应疏肝解郁、理气化痰，后期宜益气养阴、宁心安神。李赛美[1]将甲亢治疗分为三期，初期肝郁气滞、胃热炽盛，治以疏肝解郁、清热泻火；中期肝郁气滞、痰瘀互结，治以疏肝理气、化痰散结、活血化瘀；后期脾肾两虚治以健脾益气、补肾养阴。另外，程益春[2]在分期辨证中侧重从虚实论治，认为甲亢初期多实，以肝气郁结、肝脾郁结、肝胃火盛、心肝火旺型多见，治疗应重疏肝解郁、清泄肝胃，兼以化痰活血；中期虚实并见，以痰凝血瘀型多见，治以行气化痰、活血散结，兼以益气养阴；后期虚中夹实，以阴虚火旺、气阴两虚型多见，治疗以益气养阴为主、活血化瘀散结为辅。

（2）西医治疗。甲亢治疗有三种方法，抗甲状腺药物治疗，放射碘治疗和手术治疗。抗甲状腺药物有两种——咪唑类和硫氧嘧啶类，代表药物分别为甲巯咪唑

---

[1]简小兵.李赛美治疗甲状腺功能亢进症经验[J].四川中医，2006，24（11）：1-2.

[2]王洪泉，徐灿坤，王蕾.程益春教授治疗甲亢临证经验选粹[J].实用中医内科杂志，2003，17（3）：162.

（又称"他巴唑"）和丙硫氧嘧啶（又称"丙嘧"）。药物治疗适合甲亢孕妇、儿童、甲状腺轻度肿大的患者，治疗一般需要1~2年，治疗中需要根据甲状腺功能情况增减药物剂量。药物治疗有一些副作用，包括粒细胞减少、药物过敏、肝功能受损、关节疼痛和血管炎，药物治疗初期需要严密监测药物的副作用，尤其是粒细胞缺乏，需要告诫患者一旦出现发热和咽痛，需要立即检查粒细胞以便明确是否出现粒细胞缺乏，一旦出现。立即停药急诊。药物治疗另一个缺点是停药后复发率高。放射碘治疗和手术治疗都属于破坏性治疗，甲亢不容易复发。放射碘适合甲状腺中度肿大或甲亢复发的患者，医生根据患者甲状腺对放射碘的摄取率计算每个患者需要的放射剂量。放射碘对孕妇和哺乳妇女是绝对禁忌证。由于放射碘的作用有一个延迟作用，随着时间随诊，甲减发生率每年3%~5%。放射碘治疗不适合有甲状腺眼病的甲亢患者，因为治疗后眼病可能会加剧。手术治疗适合那些甲状腺肿大显著，或高度怀疑甲状腺恶性肿瘤的，或甲状腺肿大有压迫气管引起呼吸困难者。手术前需要用药物将甲状腺功能控制在正常范围，术前还需要口服复方碘溶液做术前准备。

六、狼疮性脱发

狼疮性脱发是指系统性红斑狼疮（SLE）患者在疾病活动期表现的广泛脱发，头发稀疏、干枯、无光泽、易折断等表现。经系统治疗病情控制后，毛发可以再生，有新发长出。系统性红斑狼疮患者头发的消长变化可作为判断疗效及病情是否好转的参考指标。尤其值得注意的是，红斑狼疮患者再次脱发可能是疾病复发的第一症状，应引起足够的注意。

（一）病理病机

1.中医病理病机。本病起于先天禀赋不足，肝肾阴亏，精血不足，加之情志内伤，劳倦过度，六淫侵袭，阳光曝晒，瘀血阻络。血脉不通，皮肤受损，渐及关节、筋骨、脏腑而成本病。初病在表，四肢脉络痹阻，先表后里，由表入里，由四肢脉络入内而损及脏腑脉络。在内先在上焦，由上而下，渐至中焦，再及下焦。由轻渐重，由浅渐深。在表在上较为轻浅，在里在下较为深重。若表里上下多脏同病，当为重证；如再由下而上弥漫三焦，五脏六腑俱损，上入清窍则最为危重。

本病基本病机是素体虚弱，真阴不足，热毒内盛，痹阻脉络，内侵脏腑。在经络、血脉，与心、脾、肾密切相关，可累及于肝、肺、脑、皮肤、肌肉、关节等多个脏器。

2.西医病理病机。狼疮性脱发的发生原因主要是由于皮肤下的小血管炎，皮损波及头皮，导致皮肤附属器官破坏消失，导致对发囊的营养供应障碍，使得毛发的生长受影响而致。

（二）临床表现

红斑狼疮的脱发比较常见。许多红斑狼疮患者往往在发病之初仅表现为严重的脱发，作为红斑狼疮的一种临床表现而存在，这种脱发以散播性脱发为主，亦可表现为斑点性脱发，在斑秃中心可有红斑出现。除由于皮疹部位的炎症引起脱发外，其他部位也会脱发，不仅仅是头发，而且睫毛、眉毛、体毛亦会脱落。

脱发有两种形式：一种为弥漫性脱发，残留的头发稀疏，失去光泽或枯黄，毛发干细，且容易折断，形成稀发或斑秃；另一种脱发集中在前额部，即我们平时所说的"流海"处，头发稀疏、枯黄，容易折断，头发呈长短参差不齐，形成"狼疮发"。

（三）诊断治疗

1.检查。①一般检查。系统性红斑狼疮患者常存在多系统受累，如血液系统异常和肾脏损伤等，血常规检查可有贫血、白细胞计数减少、血小板降低；肾脏受累时，尿液分析可显示蛋白尿、血尿、细胞和颗粒管型；红细胞沉降率（血沉）在系统性红斑狼疮活动期增快，而缓解期可降至正常。②免疫学检查。50%的患者伴有低蛋白血症，30%的系统性红斑狼疮患者伴有高球蛋白血症，尤其是 γ 球蛋白升高，血清IgG水平在疾病活动时升高。疾病处于活动期时，水平常减低，原因是免疫复合物的形成消耗补体和肝脏合成补体能力的下降，单个补体成分C3、C4和总补体活性（CH50）在疾病活动期均可降低。③生物化学检查。系统性红斑狼疮患者肝功能检查多为轻中度异常，较多是在病程活动时出现，伴有谷丙转氨酶（ALT）和天门冬氨酸转氨酶（AST）等升高。人血白蛋白异常多提示肾脏功能失代偿。肾脏功能检查中尿液微量白蛋白定量检测，有助于判断和监测肾脏损害的程度及预后。发生狼疮性肾炎时，血清尿素氮（Bun）及血清肌酐（Cr）有助于判断临床分期和观察治疗效果。部分系统性红斑狼疮患者存在严重血脂代谢紊乱，炎性指标升高，同时具有高同型半胱氨酸（Hcy）血症。血清脂质水平、超敏C反应蛋白（hs-CRP）和同型半胱氨酸血症是结缔组织病（CTD）相关动脉粥样硬化性心血管疾病（ASCVD）有效的预测指标，定期检测，可降低心血管事件的危险性。④自身抗体检测。常规检测项目主要有抗核抗体（ANA）、抗双链脱氧核糖核酸抗体、抗可溶性抗原抗体（抗ENA抗体）（包括抗Sm、抗U1RNP、抗SSA/Ro、抗SSB/La、抗rRNP、抗Scl-70和抗Jo-1等）、抗核小体抗体和抗磷脂抗体等。对于临床疑诊系统性红斑狼疮的患者应行免疫学自身抗体检测。⑤组织病理学检查。皮肤活检和肾活检对于诊断系统性红斑狼疮也有很大的帮助，皮肤狼疮带试验阳性和"满堂亮"的肾小球表现均有较高的特异性。

2.诊断。狼疮性脱发的诊断主要依靠系统性红斑狼疮（系统性红斑狼疮）的临床表现、实验室检查、组织病理学和影像学检查。血液学异常、免疫学异常和自身抗体阳性等实验室检查异常是诊断必备条件。红斑狼疮引起的脱发与"脂溢性脱发"病理基础不同。盘状红斑处的脱发不能再生。

3.治疗。分中医治疗和西医治疗。

（1）中医治疗。①气营热盛证。证候：高热，不恶寒，满面红赤，皮肤红斑鲜红，咽干，口渴喜冷饮，尿赤而少，关节疼痛，舌红绛苔黄，脉滑数或洪数。治法：清热解毒，凉血化斑。方药：清瘟败毒饮加减。②阴虚内热证。证候：长期低热，手足心热，面色潮红而有暗紫斑片，口干咽痛，渴喜冷饮，目赤齿衄，关节肿痛，烦躁不寐，舌质红少苔，或苔薄黄，脉细数。治法：养阴清热。方药：玉女煎合增液汤加减。③热郁积饮证。证候：胸闷胸痛，心悸怔忡，时有微热，咽干口渴，烦热不安，红斑皮疹，舌红苔厚腻，脉滑数、濡数，偶有结代。治法：清热蠲饮。方药：葶苈大枣泻肺汤合泻白散加减。④瘀热痹阻证。证候：手足瘀点累累，斑疹斑块暗红，两手白紫相继，两腿青斑如网，脱发、口糜、口疮、鼻衄、肌衄，关节肿痛疼痛，月经愆期，小便短赤，有蛋白血尿，低热或自觉烘热，烦躁多怒，苔薄舌红，舌光红刺或边有瘀斑，脉细弦或涩数。治法：清热凉血，活血散瘀。方药：犀角地黄汤加减。⑤脾肾两虚证。证候：面色不华，但时有潮红，两手指甲亦无华色，神疲乏力，畏寒肢冷，时而午后烘热，口干，小便短少，两腿浮肿如泥，进而腰股俱肿，腹大如鼓，舌胖，舌偏淡红，苔薄白或薄腻，脉弦细或细弱。治法：滋肾填精，健脾利水。方药：济生肾气丸加减。⑥气血两亏证。证候：心悸怔忡，健忘失眠，多梦，面色不华，肢体麻木，舌质淡，苔薄白，脉细缓。治法：益气养血。方药：八珍汤加减。⑦脑虚瘀热证。证候：病情危笃，身灼热，肢厥，神昏谵语，或昏愦不语，或痰壅气粗，舌謇，舌色鲜绛，脉细数。治法：清心开窍。方药：清宫汤送服或鼻饲安宫牛黄丸或至宝丹。⑧瘀热伤肝证。证候：低热绵绵，纳呆，两胁胀痛，月经提前，经血暗紫带块，烦躁易怒，或黄疸，肝脾肿大，皮肤红斑、瘀斑，舌质紫暗或有瘀斑，脉弦。治法：疏肝清热，凉斑活血。方药：茵陈蒿汤合柴胡疏肝散加减。

（2）西医治疗。①一般治疗。适用于所有系统性红斑狼疮患者。包括心理及精神支持、避免日晒或紫外线照射、预防和治疗感染或其他并发症，依据病情选用适当的锻炼方式。②药物治疗。非甾体消炎药：适用于有低热、关节症状、皮疹和心包及胸膜炎的患者，有血液系统病变者慎用。由于非甾体消炎药有抑制前列腺素的作用，容易引起肾功能减退，因此狼疮肾病患者需慎用，同样其对消化系统也可以造成不良反应，表现为恶心呕吐、食欲减退，甚至消化性溃疡、出血、穿孔，需慎用。抗疟药：氯喹或羟基氯喹对皮疹、低热、关节炎、轻度胸膜炎和心包炎、轻度贫血和血白细胞计数减少及合并干燥综合征有效，眼炎患者慎用，长期应用可减少激素剂量，有助维持缓解病情。其主要不良反应是角膜沉积、视网膜病变，可导致视觉异常和失明，应定期做眼科检查；糖皮质激素：据病情选用不同的剂量和剂型。免疫抑制剂：环磷酰胺（CTX）对肾炎、肺出血、中枢神经系统血管炎和自身免疫性溶血性贫血有效；硫唑嘌呤对自身免疫性肝炎、肾炎、皮肤病变和关节炎有助；甲氨蝶呤（MTX）对关节炎、浆膜炎和发热有效，肾损害者减量；环孢素A（CSA）主要用于其他药物治疗无效的患者；长春新碱对血小板减少有效；雷公藤总甙为中药制剂，对关节痛、肌炎、狼疮肾炎有一定作用。③其他治疗。大剂量免疫球蛋白冲击，血浆置换，适用于重症、常规治疗不能控制或不能耐受，或有禁忌证的患者。

七、艾滋病

艾滋病是一种危害性极大的传染病，由感染艾滋病病毒（HIV）引起。HIV是一种能攻击人体免疫系统的病毒。它把人体免疫系统中最重要的淋巴细胞作为主要攻击目标，大量破坏该细胞，使人体丧失免疫功能。因此，人体易于感染各种疾病，并可发生恶性肿瘤，病死率较高。HIV在人体内的潜伏期平均为8-9年，在艾滋病病毒潜伏期内，可以没有任何症状地生活和工作多年。

（一）病理病机

1.中医病理病机。①感染艾毒、艾邪艾毒、艾邪是直接附会西医的称谓，仅仅是艾滋病病毒的简称，只有"新味"，不含"原汁"，对中医理、法、方、药的具体应用没有实际的理论和临床意义。②感染疫毒、毒邪、伏邪、疠气等疫毒、毒邪、伏邪、疠气等是中医温病学对"皆相染易"性质病因的总称、泛称，虽有中医特色，是"原汁"不纯，"新味"不含，无论从中医诊断学或者从治疗学上，都没有实际的指导意义。③气虚、血虚、阴虚、阳虚、肾虚、精虚等这是外邪入侵后导致的结果，不是原因，可以称为继发性原因，或称为第二原因，严格来说只能叫"证因"，不能称之为病因。艾滋病的传染性也得不到体现，是有"原汁"无"新味"。④感染湿毒HIV致病，起病隐匿，病程迁延，缠绵难愈，表现复杂，首犯脾土，病位广泛，符合中医湿邪致病特点，几乎是专家学者的一致观点。称谓"湿毒"也符合现在语言习惯，但不严谨，经不起分析。"毒"作为中医学特殊的病因学概念，有其特定的含义。

2.西医病理病机。系由人免疫缺陷病毒（HIV）引起的慢性传染病。HIV为单链RNA病毒，属于反转录病毒科，慢病毒属中的人类慢病毒组。HIV为直径100~120nm的球形颗粒，由核心和包膜两部分组成，核心包括两条正链RNA（与核心蛋白P7结合在一起），病毒复制所需的酶类，主要有反转录酶（RT，P51/P66），整合酶（INT，P32）和蛋白酶（PI，P10），RNA酶H，互补DNA（cDNA）、病毒蛋白R。核心蛋白P24、蛋白P6及P9等将上述成分包裹其中，膜与核心之间的基质由基质蛋白P17组成。病毒的最外层为类脂包膜，其中嵌有gp120(外膜糖蛋白)和gp41(跨膜糖蛋白)，还包含多种宿主蛋白，其中MHCⅡ类抗原和跨膜蛋白gp41与HIV感染进入宿主细胞密切相关。HIV既嗜淋巴细胞，又嗜神经细胞，主要感染CD4+T细胞以及单核–吞噬细胞、B淋巴细胞（B细胞）、小神经胶质细胞和骨髓干细胞等。

（二）临床表现

发病以青壮年较多，发病年龄80%在18~45岁，即性生活较活跃的年龄段。在感染艾滋病后往往患有一些罕见的疾病如肺孢子虫肺炎、弓形体病、非典型性分枝杆菌与真菌感染等。

HIV感染后，最开始的数年至10余年可无任何临床表现。一旦发展为艾滋病，病人就会出现各种临床表现。一般初期的症状如同普通感冒、流感样，可有全身疲劳无力、食欲减退、发热等，随着病情的加重，症状日见增多，如皮肤、黏膜出现白念球菌感染，出现单纯疱疹、带状疱疹、紫斑、血疱、淤血斑等；以后渐渐侵犯内脏器官，出现原因不明的持续性发热，可长达3~4个月；还可出现咳嗽、气促、呼吸困难、持续性腹泻、便血、肝脾肿大、并发恶性肿瘤等。临床症状复杂多变，但每个患者并非上述所有症状全都出现。侵犯肺部时常出现呼吸困难、胸痛、咳嗽等；侵犯胃肠可引起持续性腹泻、腹痛、消瘦无力等；还可侵犯神经系统和心血管系统。

1.一般症状：持续发烧、虚弱、盗汗，持续广泛性全身淋巴结肿大。特别是颈部、腋窝和腹股沟淋巴结肿大更明显。淋巴结直径在1厘米以上，质地坚实，可活动，无疼痛。体重下降在3个月之内可达10%以上，最多可降低40%，病人消瘦特别明显。

2.呼吸道症状：长期咳嗽、胸痛、呼吸困难、严重时痰中带血。

3.消化道症状：食欲下降、厌食、恶心、呕吐、腹泻、严重时可便血。通常用于治疗消化道感染的药物对这种腹泻无效。

4.神经系统症状：头晕、头痛、反应迟钝、智力减退、精神异常、抽搐、偏瘫、痴呆等。

5.皮肤和黏膜损害：单纯疱疹、带状疱疹、口腔和咽部黏膜炎症及溃烂。

6.肿瘤：可出现多种恶性肿瘤，位于体表的卡波济肉瘤可见红色或紫红色的斑疹、丘疹和浸润性肿块。

（三）诊断治疗

1.诊断。

（1）急性期。诊断标准：病人近期内有流行病学史和临床表现，结合实验室

HIV抗体由阴性转为阳性即可诊断，或仅实验室检查HIV抗体由阴性转为阳性即可诊断。80%左右HIV感染者感染后6周初筛试验可检出抗体，几乎100%感染者12周后可检出抗体，只有极少数患者在感染后3个月内或6个月后才检出。

（2）无症状期。诊断标准：有流行病学史，结合HIV抗体阳性即可诊断，或仅实验室检查HIV抗体阳性即可诊断。

（3）艾滋病期。①原因不明的持续不规则发热38℃以上，>1个月。②慢性腹泻次数多于3次/日，>1个月。③6个月之内体重下降10%以上。④反复发作的口腔白念珠菌感染。⑤反复发作的单纯疱疹病毒感染或带状疱疹病毒感染。⑥肺孢子虫肺炎（PCP）。⑦反复发生的细菌性肺炎。⑧活动性结核或非结核分枝杆菌病。⑨深部真菌感染。⑩中枢神经系统占位性病变。⑪中青年人出现痴呆。⑫活动性巨细胞病毒感染。⑬弓形虫脑病。⑭青霉菌感染。⑮反复发生的败血症。⑯皮肤黏膜或内脏的卡波济肉瘤、淋巴瘤。

2.治疗。分中医治疗和西医治疗。

（1）中医治疗。①气虚风寒证。证候：恶寒重，发热，头痛无汗，乏力身困，舌淡苔薄白，脉浮。治法：益气解表。方药：败毒散加减。②阴虚风热证。证候：发热、微恶寒，头痛，鼻塞干咳、舌红少苔、脉细数。治法：滋阴解表。方药：加减葳蕤汤。

（2）西医治疗。①整体对策。目前在全世界范围内仍缺乏根治HIV感染的有效药物。现阶段的治疗目标是：最大限度和持久的降低病毒载量；获得免疫功能重建和维持免疫功能；提高生活质量；降低HIV相关的发病率和死亡率。本病的治疗强调综合治疗，包括：一般治疗、抗病毒治疗、恢复或改善免疫功能的治疗及机会性感染和恶性肿瘤的治疗。②一般治疗。对HIV感染者或获得性免疫缺陷综合征患者均无须隔离治疗。对无症状HIV感染者，仍可保持正常的工作和生活。应根据具体病情进行抗病毒治疗，并密切监测病情的变化。对艾滋病前期或已发展为艾滋病的患者，应根据病情注意休息，给予高热量、多维生素饮食。不能进食者，应静脉输液补充营养。加强支持疗法，包括输血及营养支持疗法，维持水及电解质平衡。③抗病毒治疗。抗病毒治疗是艾滋病治疗的关键。随着采用高效抗反转录病毒联合疗法的应用，大大提高了抗HIV的疗效，显著改善了患者的生活质量和预后。

（四）预防与调摄

目前尚无预防艾滋病的有效疫苗，因此最重要的是采取预防措施。其方法是：

1.坚持洁身自爱，不卖淫、嫖娼，避免高危性行为。

2.严禁吸毒，不与他人共用注射器。

3.不要擅自输血和使用血制品，要在医生的指导下使用。

4.不要借用或共用牙刷、剃须刀、刮脸刀等个人用品。

5.使用安全套是性生活中最有效的预防性病和艾滋病的措施之一。

6.要避免直接与艾滋病患者的血液、精液、乳汁接触，切断其传播途径。

八、毛囊性黏蛋白病

毛囊性黏蛋白病（follicularmucinosis）是由于黏蛋白沉积和随后的毛囊变性所致的斑片状秃发综合征。

（一）发病机理

病因还不清楚。绝大多数病例，特别是40岁以下者，病因不明，也不产生严重后果。40岁以上者多与皮肤T细胞淋巴瘤有关。

（二）诊断治疗

1.检查。组织病理：主要为外毛根鞘和皮脂腺的黏蛋白沉积。外毛根鞘的角质形成细胞被黏蛋白隔开呈星形。黏蛋白主要为透明质酸，可用胶体铁染色显示。真皮上部血管和毛囊周围有淋巴细胞、嗜酸性细胞和浆细胞浸润。还可见到一定程度的淋巴细胞亲毛囊性。恶性型还可见到明显的淋巴细胞亲表皮性及微脓肿（Pautrier微肿）。

2.诊断。对于40岁以上的患者，应注意伴发淋巴瘤的诊断。

3.治疗。无特效疗法，良性型可自发消退，预后良好。恶性型应给予相应治疗。可使用浅部X线治疗和皮质激素疗法。

（三）预防与调摄

局限性皮损见于头面部，一般1年内消退。泛发性皮损所需时间稍长。一般不会产生永久性脱发；极少数患者可伴发Hodgkin病。继发型（恶性型）40岁以上的患者。患者常死于淋巴瘤或其他并发症。

九、梅毒性脱发

梅毒性脱发（alopeciasyphilitica）是2002年经全国科学技术名词审定委员会审定发布的医学名词。中医学认为脱发的病因主要在肾，若肝肾两虚气血不足，全身的血液循环就疲软，无力将营养物质输送到人体直立的最高处"头顶"，头上毛囊得不到滋养，渐渐萎缩，就会引起脱发。"肾藏精，主生殖，其华在发""发为血之余"，认为肾为先天之本，头发为血液的产物。肾藏精，肝藏血，精血同源相互转化，两者缺一不可。

（一）病理病机

1.中医病理病机。中医认为淫秽疫毒可与湿热、风邪杂合致病。传播方式主要是精化传染（直接传染），间有气化传染（间接传染）和胎中染毒。邪之初染，疫毒结于阴器及肛门等处，发为疳疮；流于经脉，则生横痃；后疫毒内侵，伤及骨髓、关窍、脏腑，变化多端，证候复杂。

2.西医病理病机。①梅毒病原体为苍白螺旋体，其传染多由于不洁性交，侵入阴部皮肤黏膜，非性交的间接接触传染及胎传梅毒少见。②感染后至发病，平均为3个月，螺旋体在局部繁殖，发生炎性浸润，病原体先进入淋巴管，再进入血液，而传播全身。③皮肤附属器亦可受害。在螺旋体侵袭部或栖息处均能发生组织反应，血管壁内皮细胞增殖，使内腔狭窄或堵塞，产生代偿性血管，血管周围发生浸润，初为淋巴细胞，其后有浆细胞、组织细胞与纤维细胞浸润，是一种慢性炎症过程。

（二）临床表现

脱发一般出现在梅毒二期，主要见于毛发。梅毒性脱发（syphiliticalopecia）在感染后一年左右发生，主要侵犯后头部，为指甲大圆形或椭圆形秃发。脱发区头发长短不一，不均匀，不对称，呈网眼状，或虫蛀状，境界不清楚。头发颜色一般变化不大，个别可以变淡。不经治疗可以再生新发。患处头皮不见潮红脱屑，无自觉症状。早期先天梅毒婴儿的毛发呈弥漫性或成片脱落。皮肤可有紫红色斑丘疹或浸润斑。甲可发生甲床炎或甲沟炎，并失去正常光泽，脆弱易脱落。梅毒性甲床炎、甲沟炎、梅毒病变侵及甲床时，病甲失去光泽，肥厚，变形易脱落。甲沟部梅毒疹发赤肿胀，可续发成为化脓性甲沟炎，或形成溃疡，指甲脱落。

（三）诊断治疗

1.检查。秃发患者疑有梅毒者应做病理组织检查或梅毒血清试验。甲苯胺红不需加热血清试验TPUST、快速血浆反应素试验RPR及血清不加热反应素试验USR均为非梅毒螺旋体抗原血清试验，敏感性高而特异性低，易发生假阳性，用于观察疗效，复发及再感染。梅毒螺旋体血凝试验TPHA为梅毒螺旋体抗原试验，敏感性及特异性均高，一般用作证实试验。

2.诊断。皮肤附属器梅毒单凭局部症状难确诊，必须根据详细的病史，全面的体检，准确的实验室检查，综合分析判断，不致误诊。病史包括不洁性交史及其他性病史，阴部生疮，婚姻及配偶状况，先天梅毒，应包括父母、兄弟等患病情况。一般有不洁性交史，或性伴侣有梅毒病史。

（1）一期梅毒：主要表现为痄疮（硬下疳），发生于不洁性交后约2~4周，常发生在外生殖器部位，少数发生在唇、咽、宫颈等处，男性多发生在阴茎的包皮、冠状沟、系带或龟头上，同性恋男性常见于肛门部或直肠；女性多在大、小阴唇或子宫颈上。硬下疳常为单个，偶为多个，初为丘疹或浸润性红斑，继之轻度糜烂或成浅表性溃疡，其上有少量黏液性分泌物或覆盖灰色薄痂，边缘隆起，边缘及基底部呈软骨样硬度，无痛无痒，直径1~2cm，圆形，呈牛肉色，局部淋巴结肿大。痄疮不经治疗，可在3~8周内自然消失，而淋巴结肿大持续较久。

（2）二期梅毒：主要表现为杨梅疮，一般发生在感染后7~10周或硬下疳出现后6~8周。早期症状有流感样综合征，表现为头痛、恶寒、低热、食欲差、乏力、肌肉及骨关节疼痛、全身淋巴结肿大，继而出现皮肤黏膜损害、骨损害、眼梅毒、神经梅毒等。二期梅毒皮肤黏膜损害：其特点是分布广泛，对称，自觉症状轻微，破坏性小，传染性强。主要表现有下列几种：①皮损：可有斑疹（玫瑰疹）、斑丘疹、丘疹鳞屑性梅毒疹、毛囊疹、脓疱疹、蛎壳状疹、溃疡疹等，这些损害可以单独或合并出现。②扁平湿疣：好发于肛门周围、外生殖器等皮肤互相摩擦和潮湿的部位。稍高出皮面，界限清楚，表面湿烂，其颗粒密聚如菜花，覆有灰白色薄膜，内含大量的梅毒螺旋体。③梅毒性白斑：好发于妇女的颈部、躯干、四肢、外阴及肛周。为局限性色素脱失斑，可持续数月。④梅毒性脱发：脱发呈虫蚀状。

3.治疗。

（1）中医治疗。①肝经湿热证。证候：带下量多，色黄或呈脓性，质黏稠，有臭气，或带下色白质黏，呈豆渣样，外阴瘙痒；小腹作痛，口苦口腻，胸闷纳呆，小便短赤，大便干结；舌红，苔黄或黄腻，脉滑数。治法：清热利湿，佐以解毒杀虫。方药：止带方。②肝肾亏损证。证候：起病缓慢，渐见肢体萎软无力，尤以下肢明显，腰膝酸软，不能久立甚至步履全废，或伴有眩晕耳鸣，舌咽干燥，遗精或遗尿，或妇女月经不调。舌红少苔，脉细数。治法：补益肝肾，滋阴清热。方药：虎潜丸加减。③心肾亏虚证。证候：痫病频发，神思恍惚，心悸，健忘失眠，头晕目眩，两目干涩，面色晦暗，耳轮焦枯不泽，腰膝酸软，大便干燥，舌质淡红，脉沉细而数。治法：补益心肾，潜阳安神。方药：左归丸合天王补心丹加减。

（2）西医治疗。①本病的治疗除局部损害作对症处置外，全身治疗与梅毒治疗相同，力争做到及时正规、充分。②青霉素是治疗梅毒的首选药物，证实青霉素血清浓度在0.03U/mL以上，疗程不少于2周有效，一、二期梅毒90%可治愈，由于水剂青霉素半衰期仅为半小时，不能维持血清中有效浓度，所以建议用长效青霉素，肌注后数天内缓慢释放保持有效浓度对繁殖周期长达30~33h的梅毒螺旋体起到抑杀作用。

③苄星青霉素240万U肌注，每周1次，共用3周。④青霉素过敏者可选用头孢曲松1.0mL肌注，每日1次，共15日。⑤四环素、红霉素等对梅毒均有较好治疗作用。

十、麻风性毛发病

麻风是由麻风杆菌引起的一种慢性传染病，主要病变在皮肤和周围神经。临床表现为麻木性皮肤损害，神经粗大，严重者甚至肢端残废。在中医范畴中麻风又称大风、疠风，是因感受风邪疠毒而致肌肤麻木不仁的慢性传染病。以主要侵犯皮肤黏膜与周围神经、病程较长、症状变化多、临床表现呈多种类型为临床特征。

（一）病理病机

1.中医病理病机。体虚感受山风瘴疠之风邪，或经常接触患者及其污染之厕所、床、被、衣服、用具等，感染疠气，袭人血脉，客于经络，留而不去，与血气相干，致营卫不和，淫邪散溢而发。

2.西医病理病机。病原菌是麻风杆菌。离体后的麻风杆菌，在夏季日光照射2~3小时即丧失其繁殖力，在60℃处理一小时或紫外线照射两小时，可丧失其活力。一般应用煮沸、高压蒸气、紫外线照射等处理即可杀死。麻风病人是麻风杆菌的天然宿主。麻风杆菌在病人体内分布比较广泛，主要见于皮肤、黏膜、周围神经、淋巴结、肝脾等网状内皮系统某些细胞内。在皮肤主要分布于神经末梢、巨噬细胞、平滑肌、毛带及血管壁等处。在黏膜甚为常见。此外骨髓、睾丸、肾上腺、眼前半部等处也是麻风杆菌容易侵犯和存在的部位，周围血液及横纹肌中也能发现少量的麻风杆菌。麻风杆菌主要通过破溃的皮肤和黏膜排出体外，其他在乳汁、泪液、精液及阴道分泌物中，也有麻风杆菌，但菌量很少。麻风病的传染源是未经治疗的麻风病人，其中多菌型患者皮肤黏膜含有大量麻风杆菌，是最重要的传染源。传染方式主要是直接接触传染，其次是间接接触传染。①直接接触传染。通过含有麻风杆菌的皮肤或黏膜损害与有破损的健康人皮肤或黏膜的接触所致，接触的密切程度与感染发病有关，这是传统认为麻风传播的重要方式。目前认为带菌者咳嗽和喷嚏时的飞沫和悬滴通过健康人的上呼吸道黏膜进入人体，是麻风杆菌传播的主要途径。②间接接触传染。这种方式是健康者与传染性麻风患者经过一定的传播媒介而受到传染。例如接触传染患者用过的衣物、被褥、手巾、食具等。间接接触传染的可能性很小。必须指出，机体的抵抗力无疑是在传染过程中起主导作用的因素。麻风杆菌进入人体后是否发病以及发病后的过程和表现，主要取决于被感染者的抵抗力、也就是机体的免疫状态。近年来不少人认为，麻风病也和其他许多传染病一样，存在有亚临床感染，绝大多数接触者在感染后建立了对麻风菌特异性免疫力，以亚临床感染的方式而终止感染。

（二）临床表现

麻风杆菌侵入机体后，一般认为潜伏期平均为2~5年，短者数月，长者超过十年。在典型症状开始之前，有的往往有全身不适，肌肉和关节酸痛，四肢感觉异常等全身前驱症状。免疫力较强者，向结核样型麻风一端发展，免疫力低下或缺陷者，向瘤型一端发展。现根据五级分类法，对各型麻风症状特点分述：

1.结核样型麻风。本型病人的免疫力较强，麻风杆菌被局限于皮肤和神经。皮肤损害有斑疹和斑块，数目常一、二块，边缘整齐、清楚、有浅感觉障碍，分布不对称，损害处毳毛脱落，为很重要的特征。斑疹颜色有浅色和淡红色，表面常无鳞屑。斑块的颜色常为暗红色，轮廓清楚，损害的附近可摸到粗大的皮神经。有时损害附近的淋巴结肿大。头发、眉毛一般不脱落，好发于四肢、面部、臀部，除头皮，腹股沟，腋窝外，其他部位均可出现。本型的周围神经受累后，神经杆变粗大呈梭状、结节状或串珠状，质硬有触痛，多为单侧性，严重时因发生迟发型超敏反应可形成脓疡或瘘管。部分病人中人神经症状而无皮肤损害，称为纯神经炎。临床上表现神经粗大，相应部位的皮肤感觉障碍和肌无力。神经受累严重时，神经营养、运动等功能发生障碍，则出现大小鱼际肌和骨间肌萎缩，形成"爪手""猿手""垂腕""溃疡""兔眼""指（趾）骨吸收"等多种表现。畸形发生比较早。本型查菌一般为阴性。麻风菌素实验晚期反应为阳性。

2.界线类偏结核样型麻风。本型发生与结核样型相似，为斑疹和斑块，颜色淡红、紫红或褐黄，部分边界整齐清楚，有的斑块中央出现"空白区"或"打洞区"，形成内外边缘都清楚的环状损害，洞区以内的皮肤似乎正常。损害表面大多光滑，有的上附少许鳞屑。损害数目多发，大小不一，有的散在，以躯干、四肢、面部为多，分布较广泛，但不对称。除面部外，一般皮损浅感觉障碍明显，但较TT轻而稍迟。除非局部有皮损，头发、眉睫一般不脱落。神经受累粗大而不对称，不如TT粗硬而不规则。黏膜、淋巴结、睾丸、眼及内脏受累较少而轻。本型查菌一般为阳性，麻风菌素试验晚期反应为弱阳性、可疑。细胞免疫功能试验较正常人低下。预后一般较好。"升级反应"可变TT，"降级反应"可变为BB。麻风反应后易致畸形和残废。

3.中间界线类麻风。本型皮损的特点为多形性和多色性。疹型有斑疹、斑块、浸润等。颜色有葡萄酒色、枯黄色、棕黄色、红色、棕褐色等。有时在一块皮损上呈现两种颜色。边缘部分清楚，部分不清楚。损害的形态有带状、蛇行状或不规则形，若为条片状，则一侧清楚，一侧浸润不清。若为斑块，中央有"打洞区"，其内环清楚高起，渐向外体面斜，外缘浸润而不清，呈倒糊状外观。有的损害呈红白的环状或多环状，形似靶子或徽章，称为"靶形斑""徽章样斑"。有的病人面部皮损呈展翅的蝙蝠状，颜色灰褐，称为"蝙蝠状面孔"。常见一个病人不同部位的皮肤上存在似瘤型和结核样型的损害。有时可见到"卫星状"损害。有的病人在肘、膝的伸面和髋部可见由结节组成的厚垫状块片。损害表面滑、触之较软。损害数目较多，大小不一，分布广泛，多不对称。神经受损后，轻度麻木，比结核样型轻，比瘤型重，中度粗大，质较软，较均匀。眉睫稀疏脱落，常不对称。黏膜、淋巴结、眼、睾丸及内脏可以受累。本型查菌为阳性，麻风菌素试验晚期反应阴性。细胞免疫功能试验界于两极型之间。

4.界线类偏瘤型麻风。本型皮肤损害有斑疹、丘疹、结节、斑块和弥漫性浸润等。损害大多似瘤型损害，数目较多，形态较小，边界不清，表面光亮，颜色为红或橘红色。分布较广泛，有对称的倾向。损害内的感觉障碍较轻，出现较迟。有的损害较大，中央呈"打洞区"，内缘清楚，外界浸润模糊。眉、睫、发可以脱落，常不对称。在晚期，面部的深在性弥漫性浸润也可形成"狮面"。中晚期病人黏膜充血、浸润、肿胀、淋巴结和睾丸肿大有触痛。神经受累倾向多发双侧性，较均匀一致，触之较软，畸形出现较晚且不完全对称。本型查菌强阳性，麻风菌素晚期反应阴性，细胞免疫功能试验显示有缺陷。

5.瘤型麻风。本型病人对麻风杆菌缺乏免疫力，麻风杆菌经淋巴、血液散布全身。因此组织器官受侵的范围比较广泛。皮肤损害的特点是数目多，分布广泛而对称，边缘模糊不清，倾向融合，表面油腻光滑。皮肤的颜色除浅色斑外，大多由红色向红黄色、棕黄色发展。感觉障碍很轻。在较早期就有眉睫毛稀落的表现，先由眉的外侧开始脱落，以后睫毛也稀落，这是瘤型麻风的一个临床特点。麻风杆菌检查强阳性，皮肤损害有斑疹、浸润、结节及弥漫性损害等。早期斑状损害分布于全身各状，以面部、胸部、背部多见，颜色淡红色或浅色，边界不清，须在良好的光线下仔细检视，方可辨认。稍晚，除斑损继续增多外，陆续形成浅在性、弥漫性润和结节。在面部由于浸润弥漫增厚，外观轻度肿胀，眉睫常有脱落。四肢伸侧、肩、背、臀部、阴囊等处有多数大小不等的结节。神经干虽然受累，但感觉障碍较轻，表现较晚。神经干轻度粗大，对称而软，到晚期也可出现肌肉萎缩、畸形和残废。鼻黏膜损害出现较早，先充血肿胀，以后随着病情加重，发生结节、浸润和溃疡。严重者可有鼻中隔穿孔，当鼻梁塌陷即见鞍鼻。淋巴结在早期即已受累，轻度肿大，往往不为人们所注意，到中晚期则肿大明显，并有触痛。睾丸受累，先肿大后萎缩，并有触痛，出现乳房肿大等。眼部受累，可发生结膜炎、角膜炎、虹膜睫状体炎等。内脏组织器官也同时受累，如肝脾肿大等。本型查菌强阳性，5-6+。麻风菌素试验晚期反应阴性。细胞免疫功能试验显示有明显缺陷。早期治疗，预后良好，畸形较少，晚期可致残废。本型比较稳定，只有极少数在一定条件下可向BL转变。

6.未定类麻风。本类为麻风的早期表现，是原发的，未列入五级分类中，性质不稳定，可自行消退或向其他类型转变，可自愈。皮损单纯，上有淡红斑或浅色斑，表面平无浸润，不萎缩。毳毛可脱落。皮损为圆形、椭圆形或不规则形。边缘清楚或部分不清楚，分布不对称，皮损可有轻度感觉障碍。一般无神经损害。毛发一般不脱落。一般不累及内脏。查菌多为阴性。麻风菌素试验可为阳性也可为阴性。细胞免疫功能试验有的正常或接近正常，有的明显缺陷。麻风菌素试验阳性，细胞免疫功能试验正常者预后良好。其发展有的可以自愈，有的向其他类型演变。

（三）诊断治疗

1.检查。

（1）体格检查：要系统全面，在自然光线下检查全身皮肤、神经和淋巴结等。

（2）检查神经：既要注意周围神经干的变化，又要注意感觉和运动功能的变化。周围神经干检查：一般注意耳大神经、尺神经和腓神经，其他如眶上神经、颈前神经、锁骨上神经、中神经、桡神经、腓浅神经、胫后神经和皮损周围及其下面的皮神经。检查时应注意其硬度、粗细、结节、有无脓疡以及压痛等。神经功能检查，是测定神经末梢受累的情况，分为主观检查和客观检查法。①检查法。肤感觉障碍的顺序，一般先失温觉（冷热觉），次失痛觉，最后失触觉。检查时应先将检查方法告诉病人，进行示教性检查，然后依次检查：冷热觉检查，可用两个大小相同试管，分装冷水和热水（50℃）。分别先在健康皮肤上试验，然后在皮损处两管交替，无一定顺序接触皮肤，让病人回答冷热是否正确。痛觉检查可用大头针或缝衣针先在健康皮肤上扎刺，然后再刺皮损，测试镇痛或迟钝程度；触觉检查可用毛或棉签的棉毛轻轻划触皮肤，让病人立即用手指出划触的部位，测试触觉丧失或迟钝程度。②测验方法。组胺试验 用1/1000的磷酸组胺水溶液0.1mL，分别注入健康皮肤和皮损处皮内，经过20s左右，正常是局部先出现一个直径10mm的红斑，再经40s，又在原红斑的周围出现一个直径30~40mm的红斑，红斑的边缘弥漫不整，称为继发性红斑，最后在红斑的中央形成一个风团，如不出现继发性红斑即为异常，此法用于浅色斑和白色斑的检查；毛果芸香碱试验（出汗试验）选择正常皮肤和皮损，分别涂上碘酒，待干后，在两处皮内注射1/1000毛果芸香碱液0.1mL，立即在上面撒上薄层淀粉，经3~5min后，正常皮肤出汗，淀粉立即变为蓝紫色，如不出汗，淀粉不变色；立毛肌功能试验 用1∶100000的苦味酸菸碱液0.1mL，分别注射于皮损及健康皮肤的皮内，如神经末梢正常，则立毛肌收缩出现鸡皮现象，否则，不出现鸡皮现象。

（3）运动功能障碍检查。检查时让病人抬额、皱眉、鼓腮、吹哨、露齿等动作，观察面部神经是否麻痹。让病人做屈伸手腕、内外展指、对指、握掌等动作，观察上肢的神经功能。让病人做足的背伸、跖屈、内翻、外翻等动作。观察腓神经是否麻痹。

（4）麻风杆菌检查。主要从皮肤和黏膜上取材，必要时可作淋巴结穿刺查菌。

皮肤查菌取材：选择有活动性，皮肤损害，消毒皮肤。检查时戴消毒手套，用左手拇、食两指将患者皮肤捏紧提起，使局部皮肤变白，然后右手持脱刀切开一个5mL长，3mL深的切口，以刀刃刮取组织液，涂在载物片上，固定抗酸染色、镜检。切口棉球贴压，取材部位的多少视需要而定。

（5）组织病理检查。对麻风的诊断、分型和疗效判定都有重要意义。取材应选择活动性损害，宜深达脂肪层，如损害不同，取材时需要同时切取两处送检，这对界线类麻风诊断是有价值的。（6）麻风菌素试验。是一种简易的测定机体对麻风杆菌抵抗力的方法，它可部分地反映机体对麻风杆菌细胞免疫反应的强弱和有无。麻风菌素的种类有粗制麻风菌素、纯杆菌麻风菌素和纯蛋白麻风菌素，目前通用者为粗制麻风菌素。试验方法和结果判断：在前臂屈侧皮内注射粗制麻风菌素0.1mL，形成一个直径6~8mm的白色隆起，以后观察反应结果。早期反应：注射后48h观察判断结果，注射处有浸润性红斑直径大于20mm者为强阳性，15~20mm者为中等阳性，10~15mm者为弱阳性，5~10mm者为可疑，5mm以下或无反应者为阴性；晚期反应：注射21d观察判断结果，注射处发生红色浸润性结节并有破溃者为强阳性，结节浸润直径大于5mm者为中等阳性，结节浸润直径3~5mm者为弱阳性，轻度结节浸润或在3mm以下者为可疑，局部无反应者为阴性。

2.诊断。诊断时必须掌握麻风病的皮损特点，皮损常伴有感觉障碍，周围神经干常呈粗大，瘤型麻风的损害中常检查出麻风菌。①需要鉴别的皮肤病。瘤型麻风应与皮肤黑热病、神经纤维瘤、斑秃、结节性黄色瘤、鱼鳞病、酒渣鼻、脂溢性皮炎、结节性红斑、皮肌炎等鉴别；结核样型麻风应与肉样瘤、环状红斑、持久隆起性红斑、皮肤黑热病浅色斑型、环状肉芽肿、寻常性狼疮、体癣、远心性红斑等鉴别；未定类麻风应与白癜风、贫血痣、皮肤黑热病浅色斑型浅色斑型和花斑癣等鉴别；界线类麻风应与红斑性狼疮、皮肤黑热病、蕈样肉芽肿（浸润期）等鉴别。②需要鉴别的神经病。如脊髓空洞症，其他原因引起的多发性神经炎、外伤性周围神经损伤、进行性脊髓性肌萎缩、进行性增殖性间质性神经炎、进行性肌营养不良、股外侧皮神经炎、面神经麻痹等。

3.治疗。需隔离、早期、及时、足量、足程、规则治疗，可使健康恢复较快，减少畸形残废及出现复发。为了减少耐药性的产生，现在主张数种有效的抗麻风化学药物联合治疗。

（1）化学药物：①氨苯砜（DDS）为首选药物。副作用有贫血、药疹、粒细胞减少及肝肾功能障碍等。近年来，由于耐氨苯砜麻风菌株的出现，多主张采用联合疗法。②氯法齐明（B633）不但可抑制麻风杆菌，且可抗Ⅱ型麻风反应。长期服用可出现皮肤红染及色素沉着。③利福平（RFP）对麻风杆菌有快速杀灭作用。

（2）免疫疗法：正在研究的活卡介苗加死麻风菌的特异免疫治疗可与联合化疗

同时进行。其他如转移因子、左旋咪唑等可作为辅助治疗。

（3）麻风反应的治疗：酌情选用反应停（酞咪哌酮）、类固醇皮质激素、氯法齐明、雷公藤、静脉封闭及抗组胺类药物等。

（4）并发症的处理：足底慢性溃疡者，注意局部清洁，防止感染，适当休息，必要时须扩创或植皮。畸形者，加强锻炼、理疗、针灸，必要时作矫形手术。

（四）预防与调摄

完成联合化疗的患者应监测至活动性症状完全消失，且皮肤涂片查菌阳性者待阴转后3个月查菌一次，连续2次阴性者，皮肤涂片查菌阴性者待活动性症状完全消失皮肤涂片查菌仍为阴性者，才为临床治愈。

1.及早发现病人。

2.用联合化疗治疗病人。

3.化学预防。

4.卡介苗接种。

5.麻风防治与综合性卫生机构相结合。

第六节　化妆品毛发病

化妆品毛发病（trichonosisinducedbycosmetics）是一类很常见的毛发问题，并且日益受到人们的重视。1997年12月15日，中华人民共和国卫计委和国家技术监督局联合发布了《化妆品毛发损害诊断标准及处理原则》，属于我国的国家标准GB17149.4—1997，在临床上有指导意义。

一、临床表现

（一）头发损伤

染发剂使用时间长，头发会逐渐腐蚀、分叉、起泡、羽状脆病、结节性脆病，使头发变得粗糙，失去光泽，甚至有染发现象。合成有机染料染发剂具有很强的渗透性。当染发剂中的无色碱性染发剂分子从头发的外层到达内层时，它们会用过氧化氢气化，从而改变头发的质量。金属粉末染发剂，尤其是铜盐染发剂，一般使用

1~2次，不能频繁使用，否则头发会变得粗糙、僵硬、易碎，失去光泽。

烫发剂烫发时，通过加湿或碱性溶液分离小发皮的鳞片。烫发剂通过小发皮到达发皮层，化学反应使头发膨胀。尽管烫发过程中的氧化剂重组了大部分二硫键，但仍有相当一部分二硫键断裂，从而降低了头发的弹性和抗拉强度。烫发会直接损伤头发皮肤，使头发表面粗糙甚至裸露。有些病例发生在烫发后。如果头发过度氧化或减少，角蛋白会逐渐分解，头发会过早断裂；反复烫发会使小发皮的鳞片不再靠近毛巾，或者小发皮有更多的毛孔，因此水很容易从发皮层流失或进入发皮层。头发的特点是反复干燥、发梢裂开或异常肿胀，逐渐变得脆弱，容易折断。

头发漂白剂本品是一些能将头发中的黑素氧化分解，从而使头发脱色的发用化妆品。主要含过氧化氢。黑素颗粒是在头发的毛皮质中。头发漂白剂首先要穿过毛小皮，到达毛皮质，在pH9~10的条件下，黑素颗粒在黑素细胞分解前先被分解。过氧化氢作为氧化剂，可以使双硫键发生氧化反应而断开，从而降低头发的张力。因此，被漂白过的头发表面不同程度受到损伤。反复多次漂白头发，会引起角蛋白纤维断裂、光泽度低，头发易于侵蚀。

（二）脱发症

头发清洁剂会在不同程度上损坏头发。年轻人皮脂分泌旺盛，对头发有一定的修复作用；头发清洁剂对中老年人头发的损伤往往是明显的，甚至可以看到头皮被累及，加速皮肤老化，脱发和断发现象普遍存在。此外，洗完头发后，即使用水彻底冲洗，也不可避免地会有一些清洁剂残留在你的头上。这些残留物不断刺激头皮，导致脱发。

染发剂会导致头发断裂。原因是染料氧化聚合过程耗时较长，或温度过高，或染发剂浓度过大，导致头发腐蚀，甚至因头发失水而分叉、羽化脆弱的头发。有些染发剂含有金属粉末。使用时，通过表皮层到达头发内层后与色素结合，改变色素的结构，在头发表面形成一层薄膜，从而改变头发的颜色。如果含有银，头发会变绿；如果含有铅，头发会变紫；如果它含有铜，头发将是红色的。这些重金属在头发的生长过程中导致脱发。

烫发剂冷烫剂中的巯基乙酸盐，在碱性过高，即pH大于9.5时，而又没有挥发性碱作调节，对头发会造成很大损害，导致出现脱发。另外，含巯基乙酸铵的冷烫剂中可有尿素存在，而尿素可加速头发膨胀，也会对头发造成损害导致脱落。

（三）头皮炎症

染发剂最常用的成分是对苯二胺，使用中被氧化成苯醌二甲胺，这种棕黑色不溶性物质有较强的致敏性。但是对大多数人来说，在允许的浓度下，使用含对苯二胺的染发剂无明显的致敏、致癌和致畸作用，特别是后二者，1985年美国毒理学会认为是很安全的。然而，染发剂引起过敏，往往不是在第一次使用时发生，多数情况下是经过多次反复使用后才致敏，也有发生在第二次染发时。如果在第一次使用染发剂，局部就出现红斑、丘疹、肿胀、起水疱，并有痒感或刺痛，这时应当考虑为接触性皮炎。

烫发剂主要化学成分是硫甘醇。这个物质刺激性很强，可以直接引起头皮、耳郭、额部的接触性皮炎表现，慢性刺激性，会使头皮屑增多，皮肤变粗糙。烫发剂对头发的影响在本节开始已有详细说明。烫发总会对头发和头皮有不同程度的损伤，应特别予以重视。

二、诊断治疗

（一）诊断

首先必须有毛发化妆品接触史，如洁发剂、护发素、烫发剂、染发剂、生发水、发乳、发胶等。另外，眉胶、描眉笔、睫毛油等化妆品引起的毛发及其局部的损害也属于本病的范畴。

上述化妆品对头发造成的损伤可通过放大镜和显微镜进行检查，主要包括头发变形、脆化、分叉、断裂、脱落或管状头发、头发脱色或失去光泽等，可以分析和检查导致疾病的化妆品和受损头发，找出原因。一般来说，头发损伤的根本原因是化妆品中的成分，如色素或染料、表面活性剂、化学烫发剂、洗涤剂等。毛发病需排除斑秃、头癣、男性型秃发，以及遗传性原因如念珠状发、假性念珠状发、套叠性脆发症、毛发硫营养不良等引起的毛发损害后，才能做出明确的诊断。

（二）治疗

立即停用可疑的发用化妆品。清洁患者的毛发，去除残留的化妆品。大多数患者停止使用美发化妆品后，头发受损部分可以逐渐恢复正常。对受损毛发可做适当的修剪等护理程序。若局部头皮也受到影响，一般可按急性的过敏性皮炎或接触性皮炎处理。

下篇

美发养发

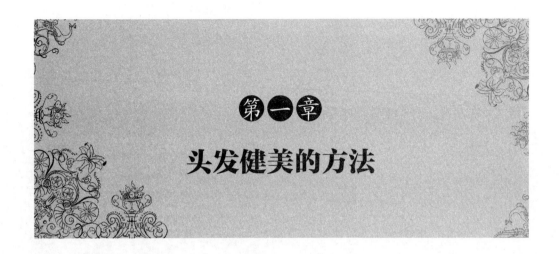

第一章
头发健美的方法

头发的外形与结构受伤风感冒、传染病、慢性病、激素、妊娠、更年期、绝经等有关病理和生理性变化等因素的影响，使其失去光泽、生长不良或脱落；紧张的脑力劳动、失眠、神经冲动等也是脱发的重要原因。

一、头发每天都在新陈代谢

头发不断新陈代谢，头发的成长期和休止期合起来称为毛周期。成长期就是头发生长的时期，平均每天长 0.2~0.3mm。成长期过后就进入休止期，进入休止期以后，头发停止生长。头发的生长期一般为 2~7 年；休止期为 5~6 个月。到了休止期的头发只要遇到轻微的机械刺激，如梳头、洗发、搔抓等，就会自行脱落。这叫作生理性脱发，是自然规律，旧发脱掉以后，新发就会从发根的毛球部萌发以新代旧。头发的这种更新换代在年轻时期是掉多少长多少，所以尽管每天都有头发脱落，但是头发的总数并不减少。中年以后毛乳头开始萎缩、头发退化掉的渐多，长的渐少，所以头发也就越来越稀疏。

二、头发需要哪些营养

有人头发乌黑闪亮润泽美观，有人头发枯干稀疏毫无生气。除了年龄与某些疾病及平时养护之外，还有一个很重要的原因就是营养。

（一）脂肪

脂肪内所含主要成分是脂肪酸。脂肪酸有饱和脂肪酸和不饱和脂肪酸之别。主要存在植物油里的不饱和脂肪酸是毛发和皮肤不可缺少的营养成分，平时多吃些植物油有利于头发的健康。成年人每日摄入植物油30~40g即可满足身体需要。

（二）维生素A

坚持多吃一些含维生素A的食物，头发会保持柔软光泽。因为头发是皮肤的附属物，两者的健康是密切相关的。有了足够的维生素A，皮肤下层的细胞不容易坏死脱落，也就不会堵塞皮脂腺及毛孔，从而使皮脂腺分泌的油脂能到达皮肤表面起到滋润皮肤和毛发。[1]

建议多吃一些含维生素A丰富的食物，如胡萝卜、青椒、菠菜、韭菜、油菜、橘子、柿子以及杏等蔬菜、水果。此外，动物的肝脏、蛋黄、鱼类，尤其是鱼肝油是含有大量的维生素A。上述食品可经常调剂食用以达到身体对维生素A的需要。

（三）蛋白质

头发干重的98%是蛋白质，所以供给人体充足的蛋白质对头发的健康是必不可少的。[2]临床资料观察那种失去了光泽和弹性，容易脱落以致无法烫染的头发，经过数月补充富含蛋白质的食品与自身养护，多半可以转变为健康的头发，恢复它原来的性状。适当食用核桃、芝麻、桂圆、黑木耳、大枣等滋补食品，也有助于头发的健美。

三、头发清洗方法

（一）定期清洗

头皮的清洁卫生非常重要。头发相互摩擦会产生静电使毛鳞片打开，灰尘等污染物就会损伤发质；头皮被头发覆盖，头皮细胞每天都会新陈代谢，产生的油会吸附灰尘等。不定期有效清洗头发，就会堵塞毛囊口，引起头发脱落或折损，严重时还会造成毛囊感染发炎、甚至化脓。因此，洗头是头发健美的第一步。

（二）频率有规律

科学健康的洗头频率要根据不同的发质和季节而定。老年人频繁洗头，容易造成油脂分泌紊乱。油性发质的人春秋季每2~3天洗一次，夏季1~2天洗一次，冬季

---

[1][2]龙继林.人的头发长出后是否继续需要供给营养[J].生物学教学，2001，26（3）:1.

每周洗1~2次。干性头发的人，不分季节，以2~3天洗一次为宜。发质正常的人春夏每周洗两次，秋冬可每周洗一次。①

（三）时间宜选好

一些老年人习惯清早起床后洗头，然后去锻炼身体。有的人喜欢睡前洗头，带着湿漉漉的头发入睡。这些习惯都不好。早晨温度较低，湿发干得慢，容易头痛。带着湿发和倦意入睡，会让人第二天起床后昏昏沉沉，头痛乏力。人在睡眠状态中，头部血液供应缓慢，湿发会让头部热量被水分带走。洗头最好选在白天温度稳定的时间，或是晚饭后的休息时间，距离入睡时间不要太短。洗头后用毛巾包头的做法同样会导致湿气散不出去。洗头后应迅速擦干头发，或者用吹风机吹干。②

（四）水温应适宜

一般老年人头皮对温度的刺激比较敏感，过冷过热都会刺激人体血管，造成血管收缩异常。有糖尿病、高血压、动脉粥样硬化的老年人尤其要注意洗头水的温度。长期用冷水洗头，会使脑部的神经受刺激，进而产生头痛、头晕的现象。水温太烫，则易损伤头发，导致烫伤。洗头的水的温度以40℃左右为宜。这个温度可以起到清洁头皮与头发、改善头皮血液循环、消除疲劳等作用。③

四、头发油腻的原因和解决方法

最常见的头发问题莫过于头发油腻和头发干燥。造成头发油腻最常见的原因及解决方法：

（一）压力大

压力是导致头皮出油的最普遍因素。压力过大刺激神经末梢，导致皮脂腺过度分泌油脂。主动减少生活压力；保持乐观向上的积极心态，不过分紧张、焦虑、恐慌；以免造成过大的心理压力。多参加户外运动，放松自己。

（二）频繁使用吹风机

过度使用吹风机也是导致头皮油腻的原因之一。毛囊对温度特别敏感，热风会伤害到毛囊，让头皮严重失水，在水油不平衡的情况下，头皮的皮脂腺会过度分泌

①②③本刊综合. 你真的会洗头吗[J]. 老友，2018（12）：1.

油脂来保护皮表。

使用吹风机的时候一定要控制好温度，避免热风伤害头发。为了让头发更蓬松，吹干的过程也十分重要。吹干时，应将头发全部向下，逆着梳头的方向吹，也会让头发更"挺拔"。

（三）长时间被紫外线照射

皮肤里面的胶原蛋白会因紫外线的照射而流失，太阳下的暴晒还会让你头部的汗液加速分泌。外出活动时，遮阳伞、遮阳帽都是不错的选择。避免烈日长时间照射头皮。

（四）日常饮食不合理

日常生活中糖分和油脂摄取过高，会导致皮肤油腻加重。油脂堵塞毛囊，毛乳头缺氧窒息，整根头发脱落，分泌油脂，头皮的环境变差。吸附大量的灰尘污垢，头发暗淡无光，油腻打结。刺激性食品也会导致油脂大量分泌，刺激性食品包括胡椒、花椒、辣椒、芥末、烟、酒、咖啡等。少吃油腻，辛辣，油炸食品，并控制饮食。

（五）生活作息不合理

生活作息无规律，经常性熬夜，生物钟颠倒，造成内分泌紊乱。奶茶+咖啡、烤串+火锅、熬夜打游戏、加班到凌晨……诸多不良生活习惯都会影响人体神经系统和内分泌系统，导致头发很油。[①]

（六）洗护不当

频繁洗头，皮脂腺会进一步分泌油脂，导致头发越来越油。许多人习惯刚洗完头就开始吹头发，而过度使用吹风机容易使头皮油脂分泌旺盛，让头发变得更容易出油。[②]

（七）洁发剂选择

清洁洗头时要根据自己头皮和头发的性质来选择洁发剂。

1.中性发质宜选用pH7左右的洁发剂，避免使用碱性洗发精。

2.干性发质选取用pH4.5~5.5呈弱酸性的洗发精较为合适。

3.油性发质最适合的是pH>7左右的弱碱性洗发剂，它可以适度地洗去头发上过多的油腻性污垢，并保留毛发中应有的油脂。

---

①②李燕华. 头发油得快，是哪里出了问题[J]. 农村新技术，2021（8）：2.

4.烫发、染发这种受损发质宜使用中性或pH4.5~5.5的弱酸性洗发剂，借以中和碱性药水对头发的破坏作用，以保护头发的弹性和韧度。

5.敏感皮肤、发质较差、易脱发的人，以选择温和型的洗发剂较适合。

五、合理选用护发素

用洗发剂便于洗去污垢。用护发素便于在头发上行成保护层。根据自己的发质选择护发剂。按使用方式可把护发素分成淋洗护发素和免洗护发素两大类。在我国，前者的品种较多，人们使用亦较多。

（一）护发素分类特点

1.淋洗护发素淋洗护发素按护发效果的强弱又分为普通发质用的"一般护理型"和损伤发质用的"强化护理型"两种。后者有时以焗油护发素的形式出现。

淋洗护发素多为白色乳状黏稠液体，与香波比较，黏度较高，其中焗油护发素的黏度最高。一般是用香波将头发洗净，冲掉香波泡沫后，再将护发素涂抹于头发上。人们较欢迎淋洗护发素和洗发香波成套出售或制成二合一产品，并在洗发过程中与香波结合使用。

2.免洗护发素常见的有护发水、护发胶、护发乳、护发雾等。免洗护发素与淋洗护发素作用原理基本上是一致的。只是使用上免洗护发素与洁发剂无关，既可用于干发上，又可用于刚洗过的湿发上。免洗护发素涂抹于头发后，不需再用水冲洗，简单方便，并常有不同程度的定型效果。发乳作为头发定型剂主要含羊毛脂、单硬脂酸甘油酯、凡士林、蜂蜡、香精等，油润性好而不油腻，可增加头发的光泽，适用于各种性质的头发。

挑选护发素产品，需根据自己头发（主要是毛小皮）不同的受损程度挑选。以下将头发受损程度分为3级：①轻度受损。头发开始有一点点黯淡少光泽，变黄。选择一些胶状的，适合低受损发质的产品。另外也可以通过观察全成分表，选用不含硅油的和矿油的产品。②中度受损。头发开始感觉脆弱，缺乏韧性，头发感觉有些干枯，缺乏水分。中度受损发质。选用的产品比较多，市场上常见的滋润、保湿类产品都可以选用。③重度受损。头发明显感觉到很粗糙，小毛发很多，洗头时感觉特别干枯，纠结严重，发尾开始分叉。建议使用一些修护，宣称高护理性的产品。可以选用一些管状的精华护发素，使用时注意避开头皮，冲洗干净。

（二）使用要求

护发素的使用频率，一般来说与用香波洗发的频率相当。干性头发应多用免洗护发素，以保持头发的湿润、光泽，甚至可以每天都用，护发效果更佳。免洗护发素也可以用在湿发上，使用的关键是将适量的护发素均匀涂抹，可借助梳子的作用达到这种效果。留在头发上的成分一般都可在下一次洗发时被洗去。

1.一般护发对于较短、未烫过、未染过的头发，若洗头后每次梳发均顺利，则只需一般护发。可选用二合一香波，或先用香波再加淋洗护发素或免洗护发素。

2.加强护发对于中等长度的披肩或染过的头发，若发现发梢有分叉，而且在梳理湿发时有疼痛感，则需要加强护发。可选用强化护理型护发素和香波的系列产品。

3.综合护发对于过肩的长发或曾烫过的头发，需要综合护发。可选用香波加焗油护发素，或二合一香波加淋洗或免洗护发素。

六、美发食品

健康的头发是个人健康或活力的标志之一。要想从根本上拥有健康的秀发，可以借助一些食物帮助我们达到修复头的目的。头发主要是由蛋白质构成，含有氢、氧、磷、碘等多种物质和钙、铁、锌、铜、钴等微量元素，以及各种维生素。

氨基酸的蛋白质食品（头发的原料）：竹荚鱼、青花鱼、沙丁鱼、大豆等。

维生素类食品（帮助促进蛋白质吸收）：胡萝卜、南瓜、鳗鱼、芝麻、玄米、坚果类、水果类等。

铜、锌等矿物质食品（改善促进头发变黑）：柿子、肝脏、大豆制品、虾、蟹等。

（一）粥类

1.桑葚粥：桑葚20~30g，可用鲜品代替，但量加倍；糯米100g，冰糖或蜂蜜若干调味。先将桑葚用水浸泡片刻，洗净后置于砂锅中，加入干净糯米文火同煮成粥，再用冰糖或蜂蜜调味。有滋补肝肾、养阴益血的作用，常用于白发或头发干枯；可经常服用。腹泻者忌用。

2.菟丝子粥：菟丝子15g、茯苓15g、石莲肉10g、黑芝麻15g、紫珠米100g。将上述药清洗干净，与紫珠米文火同煮成粥，用盐调味。黑芝麻补血，菟丝子补阳，全方能滋补肝肾，益血润燥，常用于鬓发黄白和脱发。日吃1~2次，每10~15d为一疗程。

3.黄芪粥：黄芪20g、粳米50g。黄芪洗净后置于砂锅中最好用布袋盛之，与粳米用文火同煮成粥，然后按个人口味调味。有补气益肺、养血生发的作用，常用于各种脱发症。日吃1次，每15~30d为一疗程。

4.桂圆莲子粥：桂圆肉10g、莲子15g、大枣10枚、粳米50g。将上述药物清洗干净，用文火同煮成粥。能气血双补、乌发养颜，常用于各种白发症。日吃2次，每10~15d为一疗程。

（二）汤类

1.温补汤：杜仲30g、沙苑子15g、猪腰肾1对、核桃肉30g。清洗干净后，用文火同炖。杜仲、沙苑子均能补阳，兼可固精生血，猪腰以脏补脏，核桃肉滋润，常用于头发干枯或白发。日吃1次，每7~10d为一疗程。

2.黑豆雪梨汤：黑豆30g、雪梨1~2个。黑豆清洗干净后，加入雪梨片用文火同炖。黑豆有活血祛风、补肾利水，常用于黄发、白发。日吃2次，每15~30d为一疗程。

3.首乌汤：何首乌20g、枸杞子15g、大枣5枚、鸡蛋1枚。将上述药物清洗干净后，与鸡蛋用文火同煮。能滋肾养血、延年益寿，常用于肾虚所致的须发早白等各种白发症。日吃1次，每10~15d为一疗程。

七、科学按摩头皮

按摩头皮可以起到活血化瘀作用，可以促进头皮血液循环。中医认为，头部是"诸阳之首"，身体的十二经脉和奇经八脉都会集于此。常按摩头皮可以加快头皮血液循环，长期坚持可以起到生发的效果。

简单而常用的方法有两种。

（一）手指按摩

1.用指尖沿直线将头发从前向后梳理。同时按压头皮，特别注意头皮上鼓起和凹陷的地方。按压时适当用力，力道太大会引起疼痛或不适。

2.按摩之前，不要扎马尾或盘发髻。按摩时，手指快速穿过头发，避免头发缠在手上。

3.指尖打圈，由脑后向前梳理头发。下手依然要轻，不过可以逐渐加大力道。变换方向，从脑后向前按摩，沿直线和打圈各一次。从后发际线开始一直按到头顶。

4.按同样的方法按摩两侧的头皮。从左侧的前边头皮开始，沿直线从前到后按摩，再进行一次打圈按摩，按到颈部为止。右侧头皮重复上述过程即可。

5.双手按在头皮上，来回移动胳膊。手指分开，手掌呈C字形，双手分别按住两侧的头皮。大拇指应该刚好贴在耳朵上方，胳膊前后移动，同时保持手指的位置不动。

6.头发够长，可以扎一个马尾，轻轻地拽它。用手把头发梳成马尾，但是不要绑住，手指分开，轻轻地拉扯马尾。

7.头发较短，也可以抓一部分头发，轻轻扭成一股，然后轻轻拉扯。在头皮的不同区域重复此步骤。

8.以按摩耳朵来收尾。手放到耳后，大拇指和指尖在耳朵周围轻轻打圈，着重按摩耳垂，以此结束头皮按摩。

（二）精油按摩

选择合适的精油有助于放松身心。如果有特殊的护发需求，可以选择一种精油。

1.薰衣草精油可以滋润干燥的头皮。

2.迷迭香精油有助于减少头发油脂。

3.洋甘菊精油可以舒缓头皮，减轻头皮瘙痒。

4.茶树精油是减轻头屑的最佳选择，柠檬精油也有同样的功效。

5.薄荷精油清透冰爽，刺激头发生长。

八、古方润发

用中医中药滋润头发，自古有之，以下介绍一些著名方剂。

（一）用于头发垢腻不润

有香自蓝散，"香白芷、王不留行各二两，上药共为细末。每用若干掺头发内，微用力擦，去垢腻，后用篦子刮入药末"。（《医方类聚》）

（二）治头发不润

1.倒流油方："鸡头皮、柿子皮、胡桃皮、石榴皮、百药煎、五倍子，以上药味等份为末，于瓷器内盛之，马粪埋四十九日，入金丝矾少许。以猪胆裹指，沾捻须发。"（《医方类聚》）

2.搽头竹油方："香油一斤，枣枝一根锉碎，新竹片一根，截作小片，荷叶四两。同入香油内煎至一半，去滓，加以药煎四两再熬，入香物一二味。搽发。"（《医方类聚》）

3.干洗头药方："香白芷、零陵香、甘松、滑石各等份，共研为细末，但不能见火。等分为末，掺发上梳篦。"（《医方类聚》）

4.梳头药方："芷、零陵香、防风、荆芥穗、地骨皮、滑石、王不留行各等分，上药为末。每用一大钱，掺在头上再梳。"（《普济方》）

5.冷油涂头方用于发不润泽："两，蔓荆子、细辛、藁本、柏子仁、川芎、白芷、甘松香、零陵香、白檀香各一两，胡桃二十颗去皮，铁一斤捣碎。上药都锉，并铧铁，以绵裹，用清油五斤，于瓷器中浸半月，纺成。常用涂头，一月后勘验。"（《太平圣惠方》）

九、科学梳头

（一）养成勤梳头的习惯

每天早晚梳头是一种良好的生活习惯，中医认为，人体内外上下，脏腑器官的互相联系，气血调和输养，要靠人体中的十二经脉、奇经八脉等经络起传导作用。经络遍布全身，气血也通达全身，发挥其生理效应，营养组织器官，抗御外邪，保卫机体。这些经络或直接汇集头部，或间接作用于头部，人头顶"百会穴"就由此得名。通过梳头，可以疏通气血，起到滋养和坚固头发、健脑聪耳、散风明目、防治头痛作用。早在隋朝，名医巢元方就明确指出，梳头有通畅血脉，祛风散湿，使发不白的作用。

头是五官和中枢神经所在，经常梳头能加强对头面的摩擦，疏通血脉，改善头部血液循环，使头发得到滋养，乌黑光润，牢固发根，防止脱发；能聪耳明目，缓解头痛，预防感冒；可促进大脑和脑神经的血液供应，有助于降低血压，预防脑出血等疾病的发生；能健脑提神，解除疲劳，防止大脑老化，延缓脑衰老。

（二）正确的梳头方式

1.选择正确的梳子：要使梳头具有保健效果时，必须选择正确的梳子。如果为梳头使用低质量的塑料梳子，不仅不能达到健康的效果，而且还容易产生静电。另外，梳子的牙齿必须是圆的并且不能太锋利，以免伤害头皮。最好使用角梳，也可考虑木梳。

2.梳头的强度应适当：如果要按摩头部的穴位，则必须掌握梳头的强度。如果强度太小，按摩将无效；如果太大，则很容易伤到头皮。

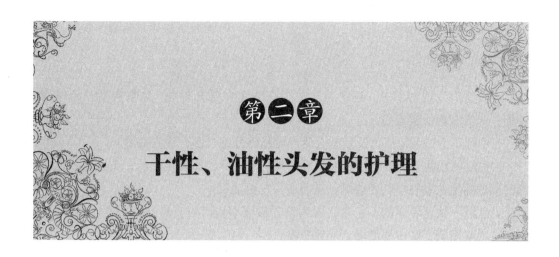

第二章
干性、油性头发的护理

一、干性头发

头发出现干燥无光、容易打结、卷曲，发梢分叉、僵硬，弹性低，手感粗糙，那么可参考为干性头发。

（一）起因

干性头发一般是由后天的护理失误或病理因素造成的。

1.长期使用吹风机高温快速烘干头发，造成头皮、头发水分丢失。

2.长期在气候干燥或多风沙的环境生活和工作，头发受损又缺乏护理所致。

3.在含氯过多的游泳池或海水中游泳使头发长期而缓慢受侵蚀，渐渐形成干性头发。

4.干性头发减少洗发次数，期待自然分泌的头油集结起来滋润头发，结果产生大量头垢，甚至堵塞毛囊中的皮脂腺，造成头发更加干燥。

（二）临床表现

1.头发皮脂分泌少，无油。

2.头发粗糙、僵硬、无弹性、暗淡无光、因发干而卷曲，发梢或缠结成团。

3.易断裂、分叉和折断。

二、油性头发

油性头发也称"油发"，是皮脂分泌旺盛所致。这种头发具有较强的抗侵蚀能力，但弹性不够。由于头油多，不利于毛发生长，时间久了易导致脂溢性脱发。

（一）起因

1.清洗头发观念不对，误认为常洗头会造成头皮出油快。如果头发开始出油，即使一天清洗两次也无妨。

2.心理压力过大，压力及焦虑会使得皮脂腺分泌过多，头发变油。

3.过度使用化学美发产品，使用发胶与定型喷雾使头发定型前，头发已经过油，长时间的隔绝头发与空气的接触，反而使头皮更油腻。

4.生活、饮食习惯的不正常，因为营养摄取不均衡很容易导致偏食，使得发质脆弱，毛囊阻塞，头皮屑增多，导致脱发。

（二）临床表现

1.头发油光发亮，紧贴头皮，手感黏腻有油光。

2.发干直径细小而脆弱。

三、干性头发的调理和护理

干燥的头发和头皮是由于衰老、皮脂分泌减少、遗传、内分泌等内在因素和烫发、染发、长期风吹日晒和使用脱脂性强的洗发剂等外在因素所造成。长时间患病，服用某种药品，或是偏食导致营养失调，也会使头发变得干枯而无光泽。甚至人体内缺乏维生素A，导致头皮细胞的死亡及污物阻塞皮肤表面的毛孔组织，影响油脂分泌，无法润泽头发呈现干性发质。总之，干性发质不是一夜之间变为干性的，也不会在一夜之间恢复到良好的状态。

（一）饮食调理

1.一般干性头发的人皮肤也容易呈干性，因此，多食富含油脂，尤其是含植物油的食物可以改善这种状况。

2.要多吃蔬菜和水果，补充必需维生素和矿物质。

3.限制食盐的摄入，以免头皮水分过多而增加头垢。

4.多吃富含碘的海藻类食物，能增加甲状腺素的分泌，对头发的光泽的恢复很有成效。

5.富含维生素E的食物，有利于促进体内能量的代谢，增强体质活力，润泽头发。

（二）适时梳洗

1.干性头发一周清洗一次为宜，并坚持每次洗发后使用合适的、优质的护发素。平时可经常加用免洗护发素。

2.干性头发缠结时，就应及时洗发。洗发时，不可用双手在整个头发上摩搓，而要舒缓地洗，一任水流将之冲洗干净，然后用较多的护发素将头发彻底渗透，保留5~10min，以便令护发素浸润头发缠结的中心，再耐心地慢慢梳理头发。

3.梳的时候要多用些力，切记应从发梢梳起，逐步梳向发根，否则会拉断头发，甚至连根拔出。梳顺之后，再用轻缓的水流将头发梳洗干净，最后将头发彻底梳通，让头发自然风干。

（三）预防为主

1.干性头发缺乏弹性，做发型以简单为好，以免人为地损伤头发。如果没有特别的原因，尽量不使用电吹风，而使湿发自然干燥。

2.如发梢已分叉，最好的方法是将分叉的部分剪掉，其次是选用弱酸性的头发保养用品。

3.每天用木梳或角梳将头发梳理整齐，帮助油脂均匀地分布于整根头发。

4.外出时，可戴帽子或使用防晒发膏，以防止太阳对头发的伤害。涂抹防晒发膏是从头发中线开始，取若干防晒发膏放在手心，双手对搓后，再把发膏涂抹在头发上，必要时可将头发夹在手掌中揉擦，逐步向四周扩展，直到所有头发都抹上发膏为止，最后用梳子轻轻理顺头发，使发膏分布更均匀，并有助于解开可能的缠结。

（四）家庭护理

1.对于头发轻度干燥的人，也可在家里进行特别护理，即干发油浴。

2.方法是选用优质的植物油或橄榄油，加热至微温后倒于手心，搽到头发分缝处并沿整个头发往下擦，使油均匀分布，然后再分头发，每次分缝间隔开2~5cm，依次进行，直到所有的头发都被温油浸染。此时，用手指搓揉头发5min，将油按摩进去。按摩后，用毛巾把头包起来罩上浴帽，至少要让油在头发上停留半小时以上。

3.最好在睡前做油浴，然后戴上帽套睡觉，让油整夜发挥作用，保证头发含水量较长时间保持不变，油润发干和减轻外皮粗糙，并使发干尽可能地吸收油液。油浴视头发干燥的程度每周做1~2次。

4.早晨起来用温和的洗发剂如婴儿洗发液将油洗掉并施以护发剂。

四、油性头发调理和护理

油性头发的养护关键在于使用适宜的洗发剂和正确的洗发，以及合理的饮食。

过分梳头会刺激头皮上的皮脂腺，油性发质的人应该少梳头。油性发质的人一般头皮的皮脂腺分泌比较旺盛，分泌物是油脂和含脂肪的物质，并迅速遍布到头发的根部，常表现为发丝油腻，刚刚洗过头发很快就会出现油垢，头皮屑较多，感觉头痒，而且易出现掉发等。研究表明，皮脂腺在一定时间内分泌的油脂量是一定的，也就是说分泌到某种程度就不会再分泌了。而油性发质如果每天梳头次数较多，不但会刺激皮脂腺分泌，使头发更油，而且质地较硬的梳子还易损伤头皮。

油性头发通常与内分泌紊乱、压力大、过度梳理、经常进食高脂食物等因素有关。油性头发如果护理不当，还容易造成脂溢性脱发。所以日常护理时，根据自身情况，最好1~2天洗一次头，选用对头皮和头发无刺激的中性或弱酸性洗发剂；如果使用护发乳，只需在发梢涂上少许护发乳即可。洗发和烫发不宜过勤，烫发每半年1次为宜。

（一）饮食调理

1.同干性皮肤的调理一样，宜清淡，多饮白开水，多吃一些新鲜绿色蔬菜，荤菜以低脂蛋白质为宜，如河鱼、鸡肉去皮等。

2.饭后喝些温热的薄荷茶。

3.坚持每天吃两个新鲜水果，并服少量维生素E和酵母片。

4.应忌食黄油和干酪、奶油食品、牛奶、肥肉、含防腐剂的肉制品、香蕉、葡萄、多脂鱼、鱼子酱、冰淇淋、油炸或腌制食品。

5.食用鸡蛋每周也不超过4~5个，尤其是蛋黄富含油脂，应少吃。

6.饮酒和吃辛辣的刺激性食物会使头皮的毛细血管扩张，从而增加皮脂分泌和头皮屑的产生，宜少食用。

（二）合理洗发

1.尽可能做到每周洗发2次或以上，特别应少用热水加肥皂洗头，以免过多地刺激、损伤头皮，反而使皮脂分泌更加旺盛。

2.用质地温和的洁发剂，可以选用专门用于油性头发洗发香波。

3.高度油性指有些人的头发特别油腻，并有一些很难清除的头皮屑。使用香皂时注意必须完全清洗，以免头发上遗留沉淀物。

4.合并头皮炎症患者合并有头皮糠疹、脂溢性皮炎时。可选用含有抑制卵圆形糠秕孢子菌繁殖的成分洗发香波，加强治疗效果。市面上常见的这类专用洁发剂，所含的成分主要有二硫化硒、酮康唑和吡啶硫酮锌等。

（三）洗发护理

1.冲1min再用洗发水，让头发充分湿润。涂洗发水后，泡沫至少要在头发上停留超过28s。

2.洗发水揉搓20次，洗头发时可采用画圆圈的方式，以指腹轻轻按揉头皮，揉搓超过20次。

3.护发素3min后洗掉，涂抹护发素后，可将热水浸泡过的毛巾拧干，并让其冷却几秒，再将头发包裹起来，3min后冲洗干净即可。

4.涂护发素离头皮1~2cm远，沿耳朵附近往发尖方向涂抹至发梢即可。

5.清水冲洗至少30s，残留的护发素容易堵塞毛孔，令头皮发炎。清水冲洗头发至少30s，且需要冲洗两次，确保从发根到发尖没有残留的洗发水。

（四）使用头发定型剂

1.细而油腻的头发常常不能做成发型或保持所做的发型，从而使人们的审美的要求与头发保健的需求发生矛盾。为了能较妥善地解决这个难题，可以考虑使用头发定型剂。

2.一般来说，应在充分洗发去除过多油脂的基础上，采用定型效果较强的头发定型剂如发胶、果冻膏同，或加强型摩丝，也可采用较经济实惠的发蜡，但必须是水溶性发蜡。

（五）其他

1.缓冲精神压力，保持精神愉快，并尽量使头皮部避免各种机械性刺激，也是减少皮脂分泌和头皮屑产生的有效措施。

2.油性头发一般不必再行上油。但随着年岁的增长，油性头发也可能趋于干燥。这时可每周做1次上油，且以植物型蛋白含量较高的、略具收敛效果的头油为好。

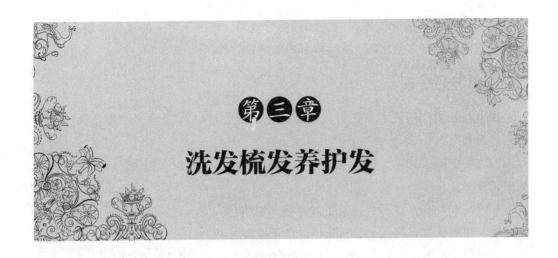

第三章
洗发梳发养护发

洗发是美发的基础，不但可以清除头皮屑及头发中的污垢、致病微生物，保持头发的柔软、弹性，而且由于洗头时的揉搓、按摩，可以促进头皮的血液循环和皮脂腺的正常分泌，有助于头发、头皮乃至人体的健康。洗发方法不当，可能损伤头发、头皮，甚至影响美容与健康。

第一节　洗发中的化学

现代人们常用香波洗发，香波中主要成分为表面活性剂。表面活性剂种类很多，配方各异，其主要功能是去除污垢、柔顺头发、消除静电、杀菌止痒，促进头发良好发育，改善血液循环，促进头发再生，使头发保持中性或近中性的生长环境。常用的成人洗发香波中的表面活性剂如阴离子型十二烷基磺酸钠在洗发时，其疏水基部分易与头发中的有机污垢互溶。而亲水基部分则易与水互溶，洗涤过程中，洗涤液首先润湿头发和污垢，疏水基并向污垢内渗透，使污垢很容易在揉搓中从头发上脱离与表面活性剂疏水基结合，经冲洗除去。此外，配方中常有季铵盐型阳离子表面活性剂，起杀菌、抗静电作用，使头发柔顺，易于梳理。配方中营养成分如羊毛脂及其衍生物，给头发补充油脂，使头发富有光泽和弹性。还有香精、增稠剂、光泽剂、颜料等辅助成分。儿童洗发用香波应使用两性离子型表面活性剂，因其对皮肤和黏膜刺激性小，对皮肤较温和为"不流泪"香波。

第二节　护发中的化学

日常生活中，头发会受到阳光、环境、染发、烫发、吹风及洗发的伤害，为了使头发保持柔顺光泽，应使用保护头发的化妆品。常见的有发油、发蜡、发乳、焗油膏。发油、发蜡中主要含油分，如羊毛脂及其衍生物、异丙醇、蜡质、凡士林等，使头发上有良好光泽。发乳是油和水的乳化体系，为轻油护发产品在滋润头发、赋予头发光泽的同时，配方中的保湿剂、营养成分还能够促进头发的生长。焗油膏是一种高级护发产品，可给头发迅速补充油脂、蛋白、水分，修补受损头发。主要成分是动植物油脂，如貂油、霍霍巴油、有机硅油、阴离子表面活性剂、丝肤和水解胶原蛋白等。

第三节　美发中的化学

一、定型头发中的化学

定型头发的专用化妆品啫喱、喷发胶和摩丝。啫喱是英文凝胶的音译，是水溶性高分子体系中加入头发定型成分而得到的凝胶状透明制品。配方中高分子成膜剂涂抹在头发上以后，会形成一层透明的胶膜，不仅能固定发型，且能使头发更加富有光泽和弹性滋养成分能帮助秀发保持湿润，能发挥其最佳造型效果，特别适合创造前卫发型。其配方中一般不含酒精，尤其适合干性、染、烫受损发质使用。喷发胶为气溶胶型化妆品，采用喷雾法将定型物质均匀地喷洒于做好的发型上，在头发表面形成一层薄膜，利用头发之间的相互黏合保持发型。其成膜剂多为合成高分子化合物如脂肪酸脂，高级醇，羊毛脂及其衍生物等，喷射剂利用氟利昂及其替代品。"摩丝"源于法语，是泡沫的意思。在欧美问世以来风靡全球，其种类很多，不仅有固定发型作用，还有护发调理等作用。如防晒摩丝、油护发摩丝、护发造型摩丝等，其配方中有高分子、成膜剂、营养成分、溶剂、喷射剂外还有发泡剂。

二、染发中的化学

染发通常在碱性条件下进行，这时头发角蛋白质变得膨胀，低分子量的显色剂邻位和对位苯二胺、氨基酚及其衍生物渗入到头发纤维中，与氧化剂发生反应，生成斑德罗斯基中间体，然后在偶合剂间苯二胺、氨基酚、多元酚类的作用下，发生偶合反应，并进一步缩合成有颜色的大分子留滞在头发内部，达到满意的染发效果。染发过程中碱、氧化剂对发质有损伤，对头发也有一定的刺激作用，显色剂和调和剂对皮肤也有一定刺激作用，有的人染发后，头皮红肿、眼睛红肿等。

在定型剂原料中，主要成分有：氧化剂、调节剂及调理剂等。其中氧化剂是定型的主要成分，常用的有过氧化氢、澳酸钠及硼酸钠等，他们的作用是重排和键合被还原剂切断的二硫键。烫发时，头发中的双硫酸键不可能恢复，头发的皮质、髓质都会受到损伤。染发、烫发后，发质受到损伤很难自然恢复，应采用焗油迅速补充养分。掌握了头发的洗、护、美发知识，并正确运用这些知识就会使自己拥有健康的发质和礼仪的发型。

第四节　洗发的程序

一、清水洗发

用微温的清水洗发也可以带来洗发的效果，尤其是头皮屑较多的人或者头垢较多时。在清水洗发以前，可以先将头浸入清水中，使头皮屑和头垢浮出来，然后再洗发，这样可以获得较好的效果。这时应该注意不要损伤皮肤。在使用洗发香波之前，用温水先将头发完全湿透。

二、香波洗发

将洗发香波均匀地涂抹在头发上，以头发为中心轻柔地进行搓洗，使之产生泡沫，然后用水将泡沫冲洗掉。一般需要分两次才能充分地洗去头皮上的污垢。洗头时注意不要损伤头皮，并可同时进行头部按摩，时间大约3min。冲洗完毕后，先用热毛巾把头发上、脸上、脖子上的水揩去，再另取热毛巾一块揩脸。然后可考虑在头上倒上一些奎宁水，轻轻揉擦，使奎宁水渗透到头皮上。

三、加淋洗护发素

头发先用香波洗干净，然后将护发素置于手掌上，用双手摩擦数下，再均匀地将其涂到头发上。较长的头发可沿发根到发梢的方向涂抹。涂抹时应有一种滑溜的感觉。若这种手感中途消失了，则说明用量不够，要追加一些护发素。因此，熟练洗头工可以凭手感来调节淋洗护发素的用量，达到用量最少效果最佳的目的。护发素涂均匀后，留置在头发上1~2min，再用水冲洗干净。

四、干发

如果洗发后让头发自然地阴干，所需要的时间较长，空气中的尘埃就容易黏附上去，结成污垢，使头发发出异味。因而，应该用毛巾吸干头发中的水分，然后再让头发自然风干。用吹风器把头发吹干，对于急需办事的人，也是一种选择。但有可能的话，应尽量少用吹风器，以免热气引起头发过度失水。自己使用吹风器也有一定的技巧，特别是头发的后半部分，方法不当，容易令手和肘关节感到疲乏发软，但又头发不贴服。

第五节　洗发的要领

直接将洗发香波涂在干发上或头皮上是不提倡的，因为有效成分不能充分发挥作用。不要用力搔抓，以免损伤头皮，应顺着发根向发梢逐渐揉洗，然后用水冲干净。

洗头的频率正常的头发一般每周洗1次即可，切忌次数过多；干性发质，需加用护发素或使用二合一洗发香波，可每周2次。也可以经常使用免洗护发素，减少洗头次数；油性发质，头脂垢多者可两天1次，甚至每天洗头1次。

洗头用水用软水洗头较好。水温以37~38℃为宜。因为水过冷，洗不干净皮脂污垢；水过热，又会破坏头发的蛋白质，使头发失去弹性和光泽。

洗发后护理头发干燥者洗发后，可多用免洗护发素；或者等头发干了，涂上蓖麻油、杏仁油等油脂。但这些油脂也不宜长期使用，因为油脂分解产物可刺激皮肤。最好想办法寻找出病因，从根本上解决头发干燥的问题。

头发过度油腻普通洗发香波不能解决问题，可用肥皂、乙醇或在洗头水中加入适量洗头粉。后者由硼砂10g、碳酸氢钠30g组成，用这个方法洗后注意反复冲洗头发，务使头发干净。

洗发注意事项：应尽量将香波泡沫冲洗干净，否则残余会影响头发的光洁度；避免长时间用手接触洗发香波，以免对手造成损伤；防止洗发香波直接进入眼睛，不然的话，强烈的刺激能影响眼睛；要将头发托至头顶部揉洗，尤其是头发已受损伤，毛小皮翘起或断裂使头发的摩擦系数增大。毛小皮相互向相反方向接触，令小的发节再互相缠绕在一起形成一大团，很难甚至无法松开，这种情况称鸟窝状发。一旦出现应将成团的头发整个剪去；不要用指甲抓头皮，洗头过程中不要用指甲抓头皮，虽然这样很爽，但是可能会对头皮造成伤害，正确的做法是用指腹轻柔按压头皮；不要直接把洗发水倒在头上，洗发水必须先倒在手心里，揉搓均匀之后再清洗头发。如果直接把洗发水倒在头皮上很容易造成化学残留，而且清洁效果也不理想（不利于起泡沫）。

第六节　梳发的作用

对于梳发，古代有"欲发不脱，梳头千遍"的说法。为了头发的健康，每天都应当认真保养头发。明朝学者在其著作《焦氏类林》中写道："冬至夜子时，梳头一千二百次，以赞阳气，经岁五脏流通。名为'神仙洗头法'。"青春期由于内分泌作用，毛发生长旺盛，表面富有皮脂，更应注意清洁，常加梳洗。

一、梳头的宜与忌

（一）宜

1.全头梳：从额头的发际开始，往后面的发际慢慢移动梳子，保证每一处头皮都被梳到。

2.力度适中：力小不能按摩头皮，力大会刮伤头皮，所用力度大小以让自己感觉舒适为准。

3.时间恰当：最好早晚都梳头，每次持续5min为宜。吃饱后不要立即梳头，否则容易影响脾胃消化。

4.节奏找准：由慢到快，这样能更好地刺激头部穴位。①

5.常清理梳子：长期使用的梳子会积累头发、灰尘、油脂、污垢以及造型产品，尤其是鬃毛梳、气垫按摩梳和卷梳。使用时，这些污垢又会转移到干净的头发上。清理时，塑料梳子可以用水泡一下，再用牙刷、肥皂刷洗。木质、牛角等做成的梳子不宜水洗，可以用线进行清理。多排齿的梳子较难清理。

6.常梳头皮：头部汇聚了人体十二经脉和奇经八脉，有近50个穴位，因此梳头皮能起到按摩作用，可使头部经络气血通畅，加强头皮经络系统与全身各脏器间的沟通。梳头皮还能去除浮皮、皮脂上的汗腺分泌物、微生物，对于保持头部清洁以及促进皮脂分泌有很好的作用。

7.头发干了再梳：洗头时，发丝膨胀，变大变软，平时附着在毛鳞片上起润滑保护作用的油脂也都被洗去了。这个时候梳头，发丝间摩擦增大，毛鳞片就容易张开、翘起，继而受损。因此，一定要在彻底晾干后再梳头。

（一）忌

1.不要一梳到底。有些女性头发比较长，通常都是从上到下一梳到底。这种方式很容易导致头发被拉扯断或者掉发。正确做法是先用手握住一截头发，然后从头发的中间部位慢慢梳向发尾，梳顺以后再从发根开始梳，依此慢慢进行。

2.头发没干就梳。头发洗好后，在还没干透的情况下梳理，会伤到头发尚未闭合的角质层。建议在洗头发前梳通头发，洗后用电吹风吹干或待其自然干后再梳。②

3.少用塑料梳子。塑料梳子摩擦力大，易起静电，刺激头皮，不适合长期梳头。木质梳子也要慎选，劣质的摩擦力很大。角质梳子是最理想的选择，比如牛角梳、羊角梳，对人体刺激很小，角质本身也比较光滑，不会让发质变差。③

4.怕脱发而不梳。长期不梳头，头皮和毛囊会因缺乏良性刺激而变得不健康，导致脱发。④

---

①②④袁乐乐.梳头的宜与忌[J].少儿科技，2019（12）：1.

③董晓秋.梳头，你梳对了吗[J].人才资源开发，2019（17）：1.

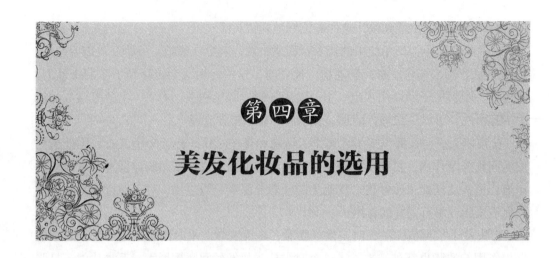

第四章
美发化妆品的选用

第一节　护发梳妆品的类型

护发梳妆品按油脂成分的含量可分为非油性、轻油性和重油性三种类型。

一、非油性护发梳妆品

如护发水、喷雾发胶等。护发水的品种很多，主要有定发型的护发水，防止脱发的营养护发水，止痒的奎宁护发水等。喷雾发胶的作用是将梳理后的头发定型，使之不易被风吹散。

二、轻油性护发梳妆品

如油/水型发乳、爽发膏等。油/水型发乳，部分水分被头发吸收后，油脂覆盖于发干，减缓了头发水分的挥发，延长定型时间，避免头发枯燥和断裂。爽发膏定发型作用类同，能使头发保持自然光泽，适用于中性及干性头发。

三、重油性护发梳妆品

如发油、发蜡、水/油型发乳。主要作用是保持头发光亮。发油能润滑头发，发蜡较油腻有较好黏性，能将头发梳理成型。水/油型发乳定发型效果较油/水型发乳差，它们适用于中性及干性头发。

第二节　护发水

护发水的主要原料是乙醇，太浓的乙醇有脱水作用，会吸收头发的水分，以及溶解皮脂，使头皮干燥；如果降低乙醇含量，则脱水作用就会按此例下降，所以应控制适当的乙醇含量，以占50%为宜，这样即不会使头皮脱脂、干燥，又有刺激头皮增加血液循环和一定的杀菌作角。适用去除头屑、止痒和防脱发的药物，一般对头皮起滋润、刺激、收敛和抑菌等作用。最早用于护发用品的药物有卜萘酚、樟脑、煤焦油、水合氯醛、间苯二酚、盐酸奎宁、硫黄、水杨酸、升汞、百里香酚等。较新的药物有乙酰胆碱泛酸盐、胆固醇、半胱氨酸及其衍生物、二醋酸甘油醋、雌性激素、绒促性素、维生素A酸衍生物、谷氨酸、氢化可的松、泛醇、胎盘浸出物、雏鸡鸡毛浸出液、维生素B族等。

第三节　发油

早期头发光亮剂的主要原料是动植物油脂，为掩盖油脂气味，加一些香精。动植物油脂和人体皮脂有类似之处，可以被皮肤吸收，但是容易酸败（植物油中存在的天然抗氧剂也往往在精炼、漂白过程中被除去），因此要加入抗氧剂。植物油一般采用不干性油和半干性油，如橄榄油、蓖麻油、花生油及杏仁油等；目前大部分已被矿物油所代替。精炼的白油无色、无味且不易酸败，润滑性能也好。但白油不能被皮肤吸收，许多芳香油，尤其是浸膏，在白油中溶解度低，可能产生沉淀。由于要求发油完全透明清晰，所以需加试对阳光的稳定性，40℃为稳定的存储条件。加入少量植物油或某些非离子型表面活性剂，如聚氧乙烯月桂醇醚，还可增加香精溶解度而使发油透明。护发梳妆品所用白油应含有较多的异构烷烃和环烷烃，其优点如下。①有良好的透气性，能使皮肤正常呼吸，排泄汗液等。②在不同温度情况下黏度变化较小。③无刺激性、过敏性，在皮肤上容易展开。④纯度高，长期储存不会酸败变质。如果白油以正构烷烃为主，则会使头皮产生不易透气的障碍性薄膜，影响头皮正常呼吸。

第四节　发蜡

发蜡是一种半固体的油、脂、蜡的混合物，它的效用是使头发保持定型和光亮，适于扭结不顺和硬发者梳理头发之用。发蜡的润滑性较差，有油腻感觉。用凡士林制成的发蜡在冷天容易收缩，形成离瓶脱壳变硬。而热天发蜡表面又往往有发汗（出现油珠）现象，可加入一些地蜡加以弥补，但更易收缩，所以需用广口浅瓶包装，减少浇蜡后中间凹入现象。在发蜡中还可加入一些植物油。松脂也用于制造发蜡，松脂在常温下虽是固体，但和凡士林溶解后不凝结，能增加光泽和固定发型。

商品凡士林是矿脂和部分白油的混合物，二者适当比可调节至需要的熔点或滴点。矿脂是一种含有油分的微晶蜡，Meyer认为矿脂是无定形结晶，含极少量石蜡或不含石蜡，所含油分是成胶状地分散着，而且被无定形结晶所吸收，形成黏稠的胶状半固态物。

第五节　护发素

护发素（conditioner）顾名思义是用来保护头发，并使之免受外界损伤的物质。在古代，很早就有人懂得用蛋清等天然物质来护发。随着人们对头发受损的认识水平提高，催生了现代护发素随着品种的不断增多，并且迅速普及，反过来，又对护发素的作用要求越来越多，从而促进了护发素产品质量的不断改善。

一、护发素的作用和原理

（一）护发素的作用

头发损伤的表现主要为表层鳞片的脱落、缺损，发开叉或出现毛刺等。头发无光泽，易打结，不易梳理，缺少弹性。摸上去粗糙、脆弱。护发素的作用有以下方面：

1.直接修复头发上已出现的损伤表面。

2.增加头发自然的光泽。

3.防止头发间静电的作用。

4.能使头发变得柔软、顺滑，易于梳理。

5.有效地预防头发将要发生的损伤。

（二）护发素的作用原理

几乎所有的护发素都含有阳离子型表面活性剂，这种有效成分主要是季铵盐或其他各种胺盐。由于头发、皮肤和细菌均带有负电荷，季铵盐牢固地被吸附在其上。阳离子型表面活性剂还有十分肯定的杀菌效果，并常用作杀菌剂。

在水溶液中，季铵盐一般都以溶解和离解状态存在。由于季铵盐形成胶束状的没有单个分子受到的吸附力大，因此处于溶解或离解状态的阳离子容易趋向头发受损处，表面活性剂的烷基链多层次地互相交联，形成膜状结合，将包括因洗发引起的表层缺损或翘起的鳞片填补、抚平。于是，降低了与头发摩擦产生静电的机会，头发的柔顺性增加。

如果同时使用脂肪醇，头发表面还会产生层状液晶相，从而使头发表层变回光滑，进一步减少头发之间或头发与梳子之间的摩擦力。于是头发又处于易于梳理的状态，头发的损伤机会减少，形成良性循环。

护发素加入非离子表面活性剂，使季铵盐与非离子表面活性剂配合，能对头发的角蛋白有中度以上的清洁作用。季铵盐尤其是低分子者还有明显的杀细菌和真菌作用，对于防治病原菌对头发和头皮的损害很有帮助。经修补的头发表层变得光滑，能增强对光线的反射作用，使头发的外观更有光泽。

二、合理使用护发素

东方人的头发一般又厚又硬，尤其是在冬天，气候干燥，干燥的头发容易产生静电。护发素能使头发柔软、光滑、易于梳理，并防止头发间静电的影响。因此，对护发素的需求更大。在日本，超过一半的人全年每天使用护发素。在中国，随着生活水平的逐步提高，人们对美发和护发的需求将越来越多，护发素因其使用方便而越来越受欢迎。

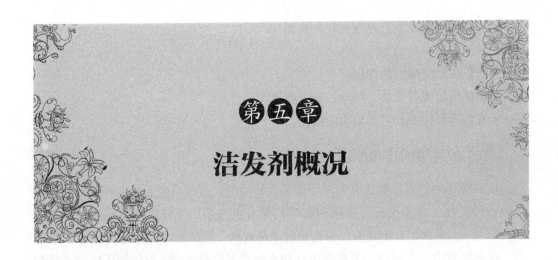

第五章
洁发剂概况

头发清洁剂的主要功能是清洁头发和头皮,为头发梳理和造型做准备。在早期,洗发剂的作用仅仅是去除头发和头皮上的污垢。近30年来,人们已经认识到头发作为人类皮肤上的一个重要器官,在美容方面起着不可替代的作用。因此,对一种理想的头发清洁剂的评价,已经超出了清洁功能的范围,更加注重如何保持头发的健康和美丽。

第一节   洁发剂的种类

一、传统洁发剂

肥皂仍然是中国大部分地区,特别是经济落后地区最常用的清洁剂。根据碱的用量,肥皂可分为硬皂、软皂和脂肪皂。碱含量较高的称为硬皂,如洗衣皂;含碱量在0.25%以上的称为软皂,如各种香皂;不含碱的称为过脂皂,如婴儿浴皂、硼酸浴皇。

肥皂是用牛油、椰子油、棕榈油等为主的油脂,与碱水溶液混合,经加热后皂化而成。肥皂的性质与它的脂肪酸部分的烃基的组成有关,脂肪酸的碳链越长越饱和,凝固点越高,制成的肥皂越硬。因此,硬脂酸皂最硬,油酸皂最软,月桂酸皂居中。另外,钠皂比钾皂硬,两者的发泡力和去污力很强,但碱性很高,pH达10左右;胺皂最柔软但容易变色,PH也有8左右。

二、普通洁发剂

随着科学技术的进步，人们发现脱脂皂和酸性液体剂也可以清洁和除垢头发，并开发和生产了许多新的头发清洁剂。香波就是其中的一种，洗发香波的主要原料是清洁剂。最常用的是月桂基硫酸铵和月桂乙氧基硫酸铵等由烷基或烷基醚取代的硫酸钠或硫酸盐。为了防止洗发后头发变干，人们常在洗发水中加入一些油性物质。

1.从酸碱度比例上分，有碱性、酸性和中性三种。

2.从外观上分，有液体、胶体、膏体、乳状、粉状五种。

3.从应用对象分，有中性发用、干性发用、油性发用、男用、女用、儿童用、烫发用、染发用、营养用、去头屑用等多种。

第二节　洁发剂的作用原理

一、肥皂

用肥皂洗头实际上是一个比较复杂的物理和化学反应过程。肥皂中的油脂与头垢中的油脂有亲和性；肥皂中的碱可提高头垢的酸碱度，加速水对头垢的分解、稀释，从而使头垢脱离头皮和发干，溶解于皂液之中。总之，只有在皂脂溶液中碱、脂酸等的合力作用下，才能将头垢溶解、冲洗下来。

正常人的头皮呈弱酸性pH4.5~5.5，使用碱性肥皂可使头皮严重脱脂，头皮酸碱平衡失调，表皮受损或头发结构发生改变，并为致病微生物的生长、繁殖创造了条件；与此同时，碱性肥皂可刺激头皮的上皮细胞，使其角化，并引起头皮增多、头皮干燥、发油，缩短头发的正常寿命，加快头发的枯黄或脱落。因此，一般情况下洗发宜使用软皂和过脂皂。头发干燥更应使用后者。

应用皂类产品还有一个缺点，头发上常留下一层沉淀物，使头发失去光泽。这是由于皂类产品是油/水型乳化剂，在硬水中易形成不溶性的钙、镁皂所致。

二、洗发香波

在下一章会有详细论述。根据头皮的酸碱度情况，洗发香波的pH值在5左右为好。为使洁发剂具有一定的杀菌、除屑和止痒作用，人们在洁发剂中加入了硫黄、水杨酸等，制成各种药物香波或称洗剂：为了迎合人们的心理和感官需要，不少泽发香波中还添加了香精、染料、乳脂、蛋白质以及增泡剂、增粗剂等各种添加剂。一些含蛋白质的洗发剂中有20余种氨基酸或肽，可以渗入到皮质层，补充头发所需的营养，从而起到美发的作用。

第三节　合理选用洁发剂

一、根据发质选

（一）干性发质

干性发质的头皮一般油脂分泌较少，很容易因为过于干燥导致头皮屑过多。毛鳞片会随温度、湿度开关，含水量低于10%时毛鳞片打开就会干枯暗哑。干性发质往往锁水能力不强，头发干枯易分叉，缺少光泽和韧性。所以说干性头皮和干性发质，养护的重点都在于补水和锁水，在选择洗发水时可以选择锁水保湿类产品。

比如保水性更好的氨基酸洗发水，有滋润效果的谷氨酸、甘氨酸、季胺酸成分等。还可以配合椰子油、霍霍巴油、山茶籽油成分，护发油同时滋润头皮和头发。选取用pH4.5~5.5呈弱酸性的洗发精较为合适，绝不能用pH>8的碱性洗发精，否则会加速毛发的老化，终至脱落。

（二）中性发质

中性发质既不干燥，油脂分泌也不过多，一般处于水油平衡状态。pH值在5~5.6之间是健康的理想状态，所以根本不用过多的保养。既不容易干燥起头皮屑，也不容易过于油腻。中性发质就代表头发不油也不干，柔软光滑、富于光泽的发质，头皮屑也很少，头部也很少会有瘙痒感，不需要可以挑选功能型洗发水，在选择洗发水方面可以选择保湿滋养类型就行了。拥有中性发质的人宜选用pH值7左右的洁发剂，避免使用碱性洗发精。

（三）油性发质

油性发质头发经常泛着油光，并且处于一缕一缕的状态，让人感觉过于油腻邋遏不够整洁。一般出油过于旺盛的话，头皮就会水油失衡，造成缺水，引发头屑。油性发质可以选择含有活性锌、水杨酸、甘氨酸这类具有控油去屑功效的洗发水，也可以选择比较温和类pH在7左右的洗发水，这类洗发水可以适度去除油污，还能保持滋润和水油平衡。对于油性头发的清洁，最适合的是pH>7的中性洗发剂，它可以适度地洗去头发上过多的油腻性污垢，并保留毛发中有益的皮脂成分。

二、根据问题选

（一）头皮屑

头皮屑是人体头部表皮细胞新陈代谢的产物，表皮干燥死亡的细胞呈鳞状或薄片状而自动脱落，这就是头皮屑。头皮屑是正常的新陈代谢产物，一般来说小于0.02毫米，肉眼几乎看不到，也不会影响人们的正常生活，这些都是正常的，如果头皮屑过多、块大，那就是非正常的。

一般导致头皮屑过多有三个原因。头皮油脂分泌过于旺盛，很容易导致头皮、头发上寄生细菌，沾染空气中的污垢。特别是寄生的细菌会因为过度繁殖而导致头皮屑越来越多。干性肌肤或者秋冬季节气候较为干燥，头皮太干燥缺水引起头皮脱落出现头皮屑。过度对头发进行清洁很容易导致头皮缺水干燥，导致头皮屑多。

对于油脂分泌旺盛产生的头皮屑，我们可以使用控油洗发水来减少油脂分泌，温和去屑。干性肌肤或者秋冬季节我们可以使用滋润款洗发水，比如含有椰子油、氨基酸类保湿滋润产品来减少头皮屑的产生。头发的过度清洁产生的头皮屑最好办，减少洗头次数就好。夏天1周3~4次，冬天1周2次。

（二）瘙痒

头皮瘙痒可能就是真菌感染、螨虫或毛囊受到伤害造成的。真菌感染一般指的是马拉色菌。马拉色菌在头皮上大量繁殖会引起头皮屑过多以及瘙痒。头螨，也就是生长在头部的螨虫，头螨是喜欢吃油脂的螨虫，还会分泌一种解脂酵素，这种酵素会进一步地分解和侵蚀头皮内的皮脂腺、引发瘙痒甚至脱发。烫发、染发，或者洗头发过于用力的情况，会导致头皮损伤引发瘙痒，这种头皮痒可能导致脱发。

对于这种真菌引发的瘙痒，要选择抑制马拉色菌成分的洗发水，通常采用含有吡啶硫酸酮锌、吡罗克酮乙醇胺（ZPT）成分的洗发产品。螨虫瘙痒不要选择添加了矿物油或者硅油的，因为螨虫本身就是以这类油脂为食，用这类洗发水洗头螨虫会越繁殖越多，家族越来越庞大。对于烫发染发造成的头皮头发损伤瘙痒，只能使用温和滋养、修护类产品慢慢地缓解瘙痒症状。

（三）头发干枯

头发干枯基本是两种情况造成的，一种是自身原因，另一种是外力原因。本身的发质不好，营养不良造成的头发枯黄干燥脆弱，属于自身原因。长期染烫或者使用含硅量超标的洗发水造成的发质受损，这个属于外力原因。

自身因素头发干枯可以多补充营养，适当多吃油脂含量高的食物，在选择洗发水方面可以选择含有椰子油、油橄榄、甜扁桃等成分的滋养类洗发水。外力原因导致头发干枯除了要停止染烫外，还要多使用含有氨基酸、摩洛哥油等成分的修护型洗发水，来缓解头发的干枯症状。

（四）烫发、染发

由于烫发、整发、染发时所用的药水都属高碱性溶液剂，头发乃至毛囊都有会受损伤，因此，这种受损发质最好使用中性或pH4.5~5.5的弱酸性洗发剂，借以中和碱性药水对头发的破坏作用，以保护头发的弹性和韧度。

（五）敏感皮肤

对皮肤易过敏、发质较差、易脱发的人，以选择温和型的洗发剂较适合，不宜选用成分复杂的洁发剂。

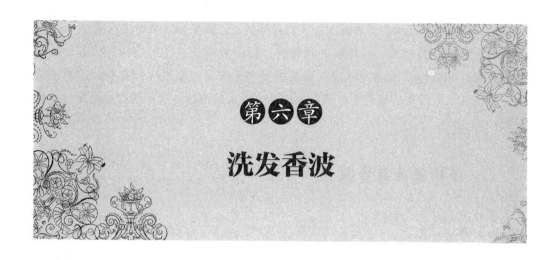

第六章

洗发香波

　　商场里有各种各样的洗发水和护发素相互竞争。选择哪一个？最贵的是最好的吗？有时反而便宜的最好。困难的地方在于头发和头皮状况因人而异，甚至在同一个人身上，头发和头皮状况也会发生变化。否则，任何人只能使用一种洗发水和护发素。如果你知道高品质洗发水和护发素的特点，然后选择它们，效果会很好。

　　优质洗发剂的特征：它易于在头发上分布和易于冲洗掉，能快速而有效地洗净头发，洗后，头发上不应再有污物、头屑及油类，也不应引起头皮发炎、发痒或过敏。洗后，它使头发柔软、顺溜、易于护理和梳理、使头发头皮看上去清洁而富有魅力。

　　优质护发剂的特征：常常是较清淡、软稀薄、较易倾倒的护发剂，用后使头发光滑、柔软、增添头发的光泽，防止头发干燥并有助于护理。

　　注意：选择护发剂也像选择洗发剂一样，你必须亲自试用，然后才能找出与你的洗发剂同使用时效果最佳的一种，一旦选用，就要坚持，直到你的头发变得光亮柔顺为止。

第一节　洗发香波的种类

一、普通洗发香波

大多数为透明液体，主要成分是用作清洁剂的表面活性剂。

常用的表面活性剂有脂肪醇硫酸铵或钠盐、烷基醇酰胺、脂肪醇聚氧乙烯醚硫酸钠等。在脂肪醇硫酸盐类香波中加入月桂酸的二乙醇酰胺，可增加泡沫。

乳化型香波需加入一些高级的脂肪醇、脂肪酸或甘油酯等物质，以起增加骨架的作用。和其他洁发剂一样，以清洁头发和头皮为主要目标，有杰出的清洁能力，即使在水质较硬的情况下，依然可以产生丰富的泡沫。有一些产品有配套的护发素。

二、多功能洗发香波

多数为不透明的液体。

二合一洗发香波洗发和护发一步完成，在现代快节奏的生活方式中，很受人们的青睐。硅氧烷类化合物在多功能的二合一洗发香波中起重要作用，是护发素的另一种主要成分。它既可以增加护发的功能，又不会被清洁剂纯化，更能降低香波对眼睛的刺激性，因而解决了护发素内的阳离子表面活性剂与洗发香波内的阴离子表面活性剂不相溶的状况，达到既洗发又护发等多种功能同时进行的目的。护发、润发成分悬浮在香波的悬浮液中，当香波与头发接触，这些护发、润发成分就会被释放，并附着于头发的表面。

三合一洗发香波多指在洗发、护发的基础上加上防晒或增亮类焗油效果等功能的香波型洁发剂。

三、婴幼儿洗发香波

由于婴幼儿的皮肤娇嫩，因而采用性质特别温和的洗发香波，其主要成分是含有咪唑啉衍生物的两性离子型表面活性剂。这类香波对眼睛的刺激性也很弱，甚至没有刺激性。

其缺点是去污力较弱，一般不含或者只含很少量的护发素。加入月桂基磺化琥珀酸单乙醇胺或长链烃替氨基酸同系物作为泡沫稳定剂，可以加强本类洗发香波的稳定和清洁作用。

四、特殊用途洗发香波

归属于现代洁发剂的范畴。

去头皮屑香波是最常见的一种，包括抗真菌糠秕孢子菌香波和抑制细胞表皮分裂香波两大类。含吡啶硫酮锌 ZPT 或二硫化硒的香波成为去头皮屑香波的第一代产品，目前市面或医药上仍在广泛应用；活性甘宝素 CLM、OCTOPIROX 成为第二代去头皮屑香波的代表，它们溶解性好，与阴离子或阳离子表面活性剂及其他化妆品原料均能相容，而且对头发、皮肤和眼睛刺激性低，不会引起脱发或断发。

防治头皮瘙痒洗发香波加入薄荷醇、樟脑、麝香草酚、辣椒酊等。

防静电洗发香波含阴离子型表面活性剂十二烷基磷酸酯盐等。

第二节　洗发香波的成分

一、清洁剂

占洗发香波的10%~20%。所用的清洁剂绝大多数是表面活性剂，而且以阴离子表面活性剂最多见。烷基硫酸盐AS是最早应用于洗发香波的表面活性剂，直到目前在仍然继续使用。20世纪70年代以后，聚氧乙烯烷基又称脂肪醇醚硫酸盐AES和两性离子性表面活性剂等广泛使用，洗发香波的种类日益增多。

烷基硫酸盐和聚氧乙烯烷基醚硫酸盐均是最常用的阴离子表面活性剂，在洗发香波中以它的钾盐、钠盐、一乙醇胺盐、二乙醇胺盐、三乙醇胺盐等的形式出现。

（一）烷基硫酸盐类表面活性剂的选择

1.应考虑烷基链的长短。10碳以下的烷基盐对皮肤的刺激性强，不良味道增加10碳以上的烷基盐溶解度和发泡力会逐渐下降。故市面上的洗发香波的烷基链多在10至15碳之间。

2.月桂醇钠盐的烷基链为12碳，是烷基硫酸盐类表面活性剂中发泡力最强，去污力良好的品种；月桂乙醇胺盐的稠度较高；30%月桂醇硫酸铵浊点很低，即使在–5℃仍能保持透明，宜用于制造透明香波；月桂醇硫酸盐溶解性较差，用于膏状香波。

3.烷基硫酸三乙醇胺盐与一般的烷基硫酸盐比较，对皮肤的刺激性较弱，在日本较为流行使用。其缺点是在受热或日光照射若干时间，其中的游离胺会变成黄色，因而需使用抗氧化剂，并在容器的选择、香波的颜色方面作避光和防热的考虑。

（二）聚氧乙烯烷基醚硫酸盐类表面活性剂的选择

1.烷基硫酸盐比较，由于有了聚氧乙烷，水溶性显著提高，而且几近无色，对皮肤的刺激性也较低；但发泡力和去污力也降低了。聚氧乙烷链越长，水溶性和稠度越高，但浊点越低。目前认为，聚氧乙烷为2~4mole/h，洗发香波的发泡力和去污力能达到一般人的要求。如果与烷基醇并用，效果会提高。

2.厂商为了节省成本，多采取烷基硫酸盐和聚氧乙烯烷基醚硫酸盐两类表面活性剂混合使用，并在烷基链和聚氧乙烷链的长度方面多作考虑，以寻求溶解度、刺激性、发泡力和去污力等各方面取得平衡。如聚氧乙烯月桂醇醚硫酸钠水溶性比月桂醇硫酸盐好，在低温下能保持透明，用于制造透明香波。

（三）其他表面活性剂的选择

1. α–烯基磺酸盐 AOS 是新开发成功的阴离子表面活性剂，其特点是在较低的pH溶液中仍相当稳定，发泡力强，溶解度高，非常温和而刺激性较弱，因此很受欢迎。

2. 近几年，一些更温和的表面活性剂使用越来越多，包括磺化琥珀酸酯、酰基肌氨酸酯、脂肪族甘油醚磺酸酯等。还有一些声称是营养性洗发香波的，含有以氨基酸或蛋白水夹发化妆品的选用解物为基本结构的表面活性剂。

值得注意的是，泡沫和清洁能力并无关系，但泡沫在使用和漂洗上是有重要作用的。非离子表面活性剂是优良的清洁剂，但由于泡沫少，应用受到严重限制。

二、泡沫稳定剂

占洗发香波的3%~5%。常用的泡沫稳定剂亦多数是表面活性剂，只是结构较特殊，与清洁剂很容易相互结合，帮助清洁剂产生足够的泡沫，同时延长泡沫持续的时间。

最常用的泡沫稳定剂有氧化胺、月桂基磺化琥珀酸单乙醇胺、长链烃替氨基酸同系物等。

氧化胺属于两性表面活性剂，能在一个很宽的pH范围内与阳离子表面活性剂、阴离子表面活性剂和非离子表面活性剂相容。除了能稳定泡沫外，还可以增加泡沫和去污力，减少头发上的静电荷，不抑制季铵盐杀灭细菌和真菌作用，对皮肤温和而对眼睛刺激性极少，润滑头发并能改善香波的调理性。与其他组分混合时，能减轻其刺激性等。

月桂基磺化琥珀酸单乙醇胺属于阴离子表面活性剂，除了能稳定泡沫外，由于亲水基是磺酸钠，故耐酸、耐硬水。具有良好的发泡力，对皮肤和眼睛的刺激性小，多用于婴幼儿香波和柔性香波中。

长链烃替氨基酸同系物也是两性表面活性剂，能与阳离子和阴离子表面活性剂相溶。其特点是既能促使头发变柔软，又不会损伤角膜，很适用于婴幼儿使用的洗发香波。在酸性环境时，更能使头发易于梳理。缺点是发泡力低。

三、黏度调节剂

占洗发香波的0.1%~1%。适当的黏度是使洗发香波较长时间均匀地分布在头发上的基本条件，同时也要注意令洗发香波容易被冲洗掉。常用的黏度调节剂有阳离子盐类如氯化钠、氯化镁、硫化镁，浓度要求少于3%，以免发生盐析出反而使黏度降低，这类黏度调节剂多用于聚氧乙烯烷基醚硫酸盐类香波中；高分子黏性化合物如淀粉衍生苯二甲磺酸胺，还有氧化胺、烷基醇酰胺等均有增稠作用。

四、外观调节剂

用于调节透明度和反光度的成分占洗发香波的2%~5%，可以是不溶性的长链脂肪醇如硬脂醇；可以是不溶性的长链脂肪酰胺如乙醇硬脂酰胺；也可以是不溶性的酯类化合物如乙二醇二硬脂酸酯。用于调节颜色的色素占洗发香波的0.1%~0.2%。

五、香料和防腐剂

香料带来各种怡人的气味，占洗发香波的0.1%~0.2%。防腐剂自然用于防止微生物繁殖，占洗发香波的1%~2%；抗菌剂如甲醛、山梨酸、苯甲酸钠、烷基苯甲醚、对羟基苯甲酸、对羟基苯甲酸酯、对羟基苯甲酸酯、秋兰姆二硫化物、一氯水杨酸替苯胺等也较常用。

六、调理剂

在用香波清洗头发的同时，或多或少地会损伤头发。因此，人们要求在洗发香波中含有一些调理剂，以帮助头发易于梳理而少缠结、保持柔软光亮等。

离子性吸附调理剂含阳离子表面活性剂的护发素，是本类调理剂的典型代表。二合一洗发香波含1.5%~6%的护发素。为了不影响香波中其他表面活性剂的作用，还应加入泡沫稳定剂和非离子表面活性剂或氧化胺等两性表面活性剂。

化学性吸附调理剂头发是氨基酸多肽的网状长链高分子化合物，与同系物质及其衍生物有较强的亲合性。可选用胶原水解物、奶酪蛋白、卵清蛋白、卵磷脂、2-吡咯烷酮-5-羧酸钠等。

物理性吸附调理剂某些脂剂如羊毛脂及其衍生物、橄榄油、角鲨烯、硅油及其衍生物、某些脂肪酸或脂肪醇如肉豆蔻酸的一乙醇胺或二乙醇胺、α-烯烃低聚物等，可以减轻香波脱脂性，滋润并亮泽头发，减少机械摩擦，阻止头发水分蒸发；保湿剂如甘油、丙二醇、1，3-丁二醇、二甘醇醚、山梨糖醇、二乙基甘醇等也有效。

七、特殊成分

占洗发香波的1%~3%。特殊用途洗发香波属于现代洁发剂，含有特殊成分，强调专人专用。常见的特殊成分有营养成分如维生素、蛋白质、矿物质；药物成分如抗生素、去头皮屑剂；止痒成分如薄荷醇、辣椒酊、降香草酚、水杨酸甲酯等；抗硬水成分如乙二胺四乙酸或EDTA类螯合剂；头发柔软成分如月桂酰甲胺乙酸钠；天然表面活性剂如卵磷脂、植物性肽等；调节pH在6~9范围内的柠檬酸或磷酸。

第三节　洗发香波的作用

具有适当的去污和脱脂效果。目前，去污和脱脂是不能分开的，它们是成正比的。太多的去污意味着脱脂效果太强，对头发和头皮不好。能形成丰富持久的泡沫，使护发和护发成分悬浮在其中，发挥其功能。洗发后，头发不干而有光泽，梳理良好。在常温下，洗发的效果好，并能在硬水下正常发挥作用而不易发生沉淀。对头发、头皮、眼睛均有高度的安全性。

第四节　洗发香波的合理选用

一、细软发质或油性发质

选用的洁发剂应为普通洗发香波，或者含护发素量较低的洗发香波。普通洗发香波适用于头发较短，发干没有损伤，头皮健康者。

二、粗硬发质或干性发质

选用的洁发剂应为含护发素量较高的洗发香波，或者二合一洗发香波。二合一洗发香波适用于头发较长，容易打结，发质干燥，易膨胀蓬松者。

三、受损发质

应经常甚至天天使用护发素。洗头用二合一洗发香波。有头皮屑等特殊情况，应持之以恒地采用特殊用途洗发香波。

第五节　洗发香波致脱发的问题

首先，我们不能简单地认为日常生活中看到的头发脱落就是休止期的头发。生长期头发疏松综合征是一个典型的例子。临床上可以看出，有些人在第二天或每天使用某种洗发水后洗头后会出现大量脱发。在正常人中，只有不超过10%的头发处于休止期。

其次，我们从另一种角度去看这个问题。近几年，国内外不少化妆品科学家通过各种试验去评价发用化妆品的安全性，如Cardine女士首先用"试用试验"证明含二甲聚硅氧烷的二合一香波不会引起头发的脱落，说明发用化妆品的安全性日益受到关注。

洗发香波会不会引起头发的脱落，或者怎样引起头发的脱落，还是一个很值得研究的课题，不宜过早地下结论。这是皮肤美容工作者搞科学应有的态度。

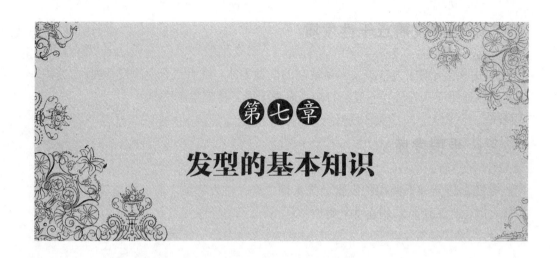

第七章
发型的基本知识

一、头发与个人整体外观搭配的重要性

一个好的发型可以弥补一个人面部的缺陷；一个很好的外观。一个合适的发型也能给生活带来很多好处。例如，工作面试或者出去见朋友等，可以想象发型对人们有多重要。

随着人类经济社会的发展，人们对实现自己理想的需求也越来越高，所以，选择适合自己发型的人，这也是发型设计师们努力的方向。

（一）发型潮流与个性关系

不同的历史时期，都有不同代表性的发型，这也与社会因素直接相关，总的来说，中国古代的头发更加复杂庄重，现代的头发更加多样化，创新，独特，以个性为设计指导思想。

例如清朝时期，统治阶级强制采用全国统一的传统美发方式，前秃后编辫子，到了"五四"时期，新式理发也是当时的产物，所以头发也富有政治色彩。1970年代后期和80年代初期，随着经济的飞跃发展，发型发生了革命性的变化和发展。发型创作和护发技术、理论、工具的发展齐头并进。

纵观我国头发的历史，中国的头发在简与繁、长与短、曲与直之间往返重复，但是，这并不是单纯地重复，其中富含的科学技术、工艺性能和发型内容都进行了革新。

二、发型设计

（一）发型设计中必须考虑的要素

因为发型的设计是为了塑造个人好印象而服务的，所以在设计发型的时候，需要多方面考虑，例如：个性、脸型、头形、身高、年龄、职业、环境、发质、头发流向、发量等都很重要，再配合审美。只有巧妙地利用协调、比例、对称、平衡、节奏、统一等规律，才能做出有鉴赏价值的发型。

（二）发型与个性的组合

发型设计的主要目的是为了明确个人形象而服务，所以在给客人设计头发之前，首先要理解他们的心情。品质和性格都是必要的。如何利用发型设计技术可以延展优点避免缺点，提高顾客的自信和自身感染力，是发型设计技术和个人组合中的重点。

气质和个性不同，所形成的个性特征也不同，总的来说，包括文静型和动感型。文静型指整体形象比较文雅自然，温柔，比较内向，但内心需要热情。为了强调头发的静态优势，可以使用直发或天然下垂，发量轻，染发天然。但要积极改变沉默寡言的脸，可以头发尾姿势的变化、头发颜色的变化等，适当加入动态要素，有延展优点，避免缺点的效果。动感型则指个性外向，积极活泼，行动敏捷，但缺乏忍耐力、好胜逞强等。为了表现青春活力，可以通过头发的设计选择动感强烈的超短发。要突出领导能力方面的外表，也可以要用卷发的方式打造不同长度的头发，加强成熟感和深度。但要想改变忍耐力不足、冲动粗暴的外表，发型的设计就要简化线条的设计。

因此，设计也离不开综合分析，不能由单一因素决定的结果，在设计之前，可以多了解消费者，制定适合他们的发型。

（三）发型与头部特征的组合

脸型和头型都是头发设计的基础，脸型、头型被称为内轮廓，都是先天固定的，而发型被称为外轮廓，是可以后天变化。因此，通过将发型的变化，有机结合脸形和头形，以此达到最佳效果。因此我们要先了解各种脸型和头型。

1.脸形。①方脸：其特点是额头、下巴宽，两颊突出，总体比较方正，给人坚韧刚毅的美感。但是，男性的气魄很明显。②圆形脸：额头的肌肉很丰满，但是前额不高，下巴也不长。脸的轮廓很光滑，给人活泼的印象，但总是看起来很年轻，即使在年老也看起来很孩子气，所以被称为娃娃脸。③正三角形的脸：上额窄，下颚部宽，重，感觉稳重。④倒三角脸：这个脸型和正三角形的脸型正相反，额头宽，下巴窄，显瘦。⑤菱形面：上额下颌特别宽，颧骨明显，给人一种灵巧的感觉。⑥长形脸：前额头发的成长比例很高，但是脸部肌肉不发达，下巴也很长，给人一种朴素的印象。⑦椭圆形的脸：这是比较标准的脸型，俗称鹅蛋面，尤其对于女生来说，更能给人安静高贵的美，在塑造每一个发型时都充满了自然的美。

2.头型。①长形头：长头通常是两端尖，脸也长，上额骨突出。②圆头：各骨骼均匀生长，肌肉比例丰富，左右前后圆润丰满。③扁头：额骨不突出，枕前叶平，后方平，缺乏立体感。只有掌握并熟悉脸型、头形特征，才能在发型设计和发型形象上建立坚实的理论基础，在美发行业中传统上将头发形象分成8个部位，即相对的鬓角、下额角、上额角、顶角及枕部、顶部和前额、额部，这些是发型成型的关键部位。

（四）发型和脸的搭配

1.椭圆形脸女性，最好不要留下发帘。男性，造型的线条可以适当粗犷些。

2.方形脸设计女性的发型，可以选择短发设计和长发设计两种方法。在方形脸的短发产品的设计中，烫发比较好，可以使脸颊的突起感到很轻。通过用蓬松的发型隐藏大额头，可以提高整个脸部的感觉。另外，方形脸的头发设计也有很多直发，额头的部分重点是遮住两侧的额头角，剩下的部分的皮肤颜色必须露出。男性的发型可以剪大、中、小发式，锐角的角形鬓角发型轮廓应呈现圆形。

3.圆脸女性，发帘可梳拢行高些，两侧头发要适当收拢，头部要过分蓬松，起到拉长脸形的作用。

4.正三角形脸女性，发型设计最好是中长发和长发。额头的发帘自然倾斜，脸看起来像椭圆形。如果是男性的头发，可以剪成中、大型的发式，两侧及鬓角都应厚一些，发型两侧轮廓应以腮部为准，既不能大于腮部，也不能小于腮部。

5.倒三角脸在发型设计时，在头上发适量的蓬起，烫卷效果更好，扩大头部至下巴视觉上的高度。发帘上的头发自然下垂，遮住了两额角。作为男性的头发，应该剪成大型的发型，头发轮廓顶部突出，形成弧形。

6.菱形脸女生，发型的设计重点是做额头前面的头发，所以发型要适度宽大，下部也要有横向，因为要形成上下大的头发轮廓，所以一般被称为正三角形的轮廓。作为男性的头发，发型不太小鬓角应厚一些，发型两侧的轮廓既不能过多地超过颧骨，也不能过多地小于颧骨。

7.长脸女性，要用发帘遮住额头。这种脸型适合烫发，可以给人一种柔软、动人的美。作为男性的头发，可以按大型的头发，但是不能剪成小型的头发。

（五）发型与五官、脖子的组合

1.鼻尖太高的话，鼻孔会突出到脸上。为这样的脸型设计发型时将重心放在前额的头发上，前额的头发没有间隙，整体整理成后蓬松，两边的头发适当接近脸部，可以补前凸部，分散在视线。

2.短下巴的人这种脸型在设计头发时，将重心放在两边的长发上。两侧的头发比下巴短，尽量使之蓬松，把前额的长发都整理到两边。

3.凸下巴的人这种脸型发型，两侧长发以下巴为准，边缘呈圆形，额头也要留发帘，有助于克服缺陷。

4.额头太高的头发设计的时候，额上的发帘浓一些，或者适当地在头发的尾巴上打虚一些。后部、侧部长的短发都可以，侧部稍微往后整理一下。

5.眼睛宽的人在设计发型的时候，两侧的头发会自然地与脸部贴紧，发帘会空虚，故意隐藏起来。因为设计新颖独特，能人集中注意力。

6.眼睛距离窄的人在设计头发时，额头的发帘也要轻轻整理，横着梳头发，然后把脸的形状弄宽。

7.脖子细长的人在设计头发时，应该把头发设计得非常丰满，头发的高度必须在肩下，这样才能克服脸部和颈部长度的问题。

8.脖子短而粗设计的头发，把刘海剪短，中间的头发蓬松，后面的头发也剪薄了，显得空虚。

（六）发型和体型的组合

1.标准体型的身体比例是7个头部的长度，即：身体和颅的比例是7：1。标准身高的人可以选择什么发型，注意突出个人时，可考虑职业、年龄、五感等其他原因。

2.肥胖型的身材多为矮胖子，小腹肥大、胸宽、脖子短胖，容易形成压抑性的沉降感，所以看起来很重。可以组合短发和超短发。把发型后面的线条轮廓改成"V"字形。表示脖子伸长的感觉。头顶的毛比例稍高，两侧较短较薄，达到最小轮廓的毛比例比较好，给人一种清爽而持久的感觉。

3.苗条身材的特征是骨骼狭窄，两肩窄，四肢长，但身体肌肉不发达。为了让身体变厚，可以根据头发的形状设计发型。给头发烫发，把垂在头上和肩上的长发所占据的间隙展开，提高发量感。短发的话，身体和肩膀看起来更薄更瘦。

（七）发型和发质的配合

设计发型时，必须充分考虑消费者本人的发质是否合适。如果不这样的话，头发可能会不舒服，不稳定。另外，将发质纤细柔软的毛发剪到平头的话，不会出现平头的特征。

发质一般分为以下6种：

1.硬发质：头发又粗又硬又有弹性，最适合超短和超长的头发。

2.软发质：头发又细又软，弹性不好，发量多的时候，可以改成长发。如果头发量少的话，就要短发，但是请不要剪太短的头发。

3.油发质：油多，弹性不稳定，易于修剪，呈现短发或超短发。

4.沙发质：油少干燥，弹性差，建议剪短发或超短发。

5.卷发质：头发柔软，油少，可以留发、扎发。

6.受损发质：缺乏弹性，发梢容易开叉，修理时，将开叉损伤的头发剪去。所以根据发质损伤程度和其他相关原因来判断发型的长度。

最后，发型的设计要考虑发量、流向、顾客的心理活动、周围环境、照明、当时的文化条件等很多原因。总的来说，发型设计是一种审美艺术作品，以美的规律来创造发型美感，从而使人的外貌更加完美。

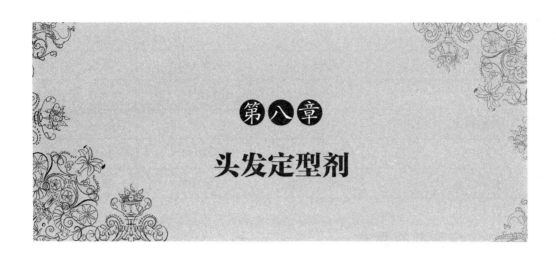

头发定型剂

定型就是将做好的头发保持不变。发挥这种效果的美发化妆品被称为头发定型剂。这样的化妆品，为了得到更好的修饰效果，除了要保持其中的聚合能量和粘合力的稳定平衡外，为了容易整理头发，必须具有必要的润滑性。

一、定型剂的种类和成分

生活中使用的头发定型剂种类很多，比如：发蜡、摩丝、发胶、发乳、发浆、透明发膏等。常见的成分有用于定型的高分子化合物、表面活性剂、增塑剂、溶剂、推进剂、中和剂、增黏剂等。不同的定型剂所含成分的比例也不一样，具体如下表。

表8-1　定型剂成分比例表

成分	摩丝（％）	发胶（％）	发浆（％）
定型用的高分子化合	0.5~4	2~12	0.5~2
表面活性剂	0.5~3	–	0.5~3
增塑剂	0.1~0.5	0.1–0.5	0.1~0.5
防腐剂	0~1	–	0~1
防锈剂	0~1	–	–
香料	0.1~0.5	0.1~0.5	0.1~0.5
推进剂	6~12	15~35	–

续表

成分	摩丝（％）	发胶（％）	发浆（％）
中和剂	–	0.1~0.5	–
增黏剂	–	–	0.5~2
乙醇	0~20	40~80	2~10
水	加至 100	加至 100	加至 100

二、定型剂的要求

现代头发定型剂偏用发乳和头发膏，这主要是因为它富含油脂成分，除了能达到固定头发的效果外，对头发也有滋养的效果，因此很受人们的青睐。水和油脂之间的结合需要乳化物质的帮助。相互结合物也有一定的功能，既能溶于水也能溶于油脂，所以相互结合物拥有2个氢氧基以上的聚醇类。

乳化型透明发乳非常有魅力，是相当畅销的商品。其效果的实现主要取决于颗粒乳化过程，乳化剂中必须形成的亚稳态负界面自动扩散油滴，从而增大量规体积。而乳化物质的吸收函数进一步使得油滴的变化变小，得到平衡状态。作用机理是，由于一个界面的两端张力值不同，膜向紧张感大的面弯曲，减小该面的体积，结果，紧张感大的面液体形成内相。通常，乳化物溶解度大的一方外部较多。由于界面层可以在低凝固状态下适度弯曲，所以可以在油滴中小于1mm，并且可以与非极性的烷烃类油脂相互贯通结合，因此可以起到制作的乳化透明糊剂的作用。适用于头发定型剂，可以长时间保存头发的形状，使头发更加丰满，触感良好。同时，通过头发定型剂，可以在一定程度上避免对发质的高温、湿气、吹风机等危害。

三、合理使用头发定型剂

（一）用量

头发定型剂的使用量取决于头发的直径和密度。量太少得不到定型效果，量太多头发会显得很硬，看起来不自然。

（二）方法

1.摩丝　先将摩丝按压在手上，然后均匀涂抹在头发上，用吹风机吹干时调整头发的形状。

2.发胶在20~30cm处涂抹于头发整体或局部，注意不要进入眼睛。

3.将发浆贴在手指上，然后从根部开始贴在发梢上。

（三）定型剂的种类

1.发胶（定型胶）。定型效果最强，能表现鲜明的线条和亮度：质地液态，喷出后呈雾状，特点：快干、亮泽，硬度适中：适用对象正常、细软的卷发，复杂的盘发。

2.发蜡。定型效果中等，光泽感较低，可用于发尾创造凌乱效果，质地白色硬质蜡状；特点：是众多造型师的爱用品，用后不起白屑，服帖度好，容易修改：适用对象处理发根和毛躁的头发表面。

3.发泥。适用类型：超短发、多层次发。发蜡、发泥是所有造型产品中，支撑性、黏性、持久度最强的，所以像是曾经非常流行的束头、叛逆味十足的朋克头，都只有发蜡才能做到。质地 细腻的奶油状泡沫；特点：自然定型，保湿有弹性。

4.摩丝。泡沫摩丝的定型效果很自然，不会显得生硬，更不会产生细小的碎屑，尤其适合缺质感和力度的头发。

5.啫喱。质地清新啫喱状；特点：中度定型，保湿并减少静电。

（四）注意事项

1.任何头发定型剂都应放在婴幼儿无法接触的领域。

2.在制备含有可燃化学推进剂的丝、喷发凝胶等置发剂时，应特别取以下几点：①上述头发定型剂请全部保存在阴凉处，不要放在暖气、暖炉等热源周围。使用的区域也要避开火源。②请勿敲击或刺穿头发定型剂的外包装罐。③确认无存储气体后，可以废弃真空罐。

第九章
烫发原理与护理

一、烫发的历史

人类烫发的历史可以追溯到漫长的埃及和罗马时代。近代中国从20世纪初期开始开发了热式烫发机，30年代初提出了非机械烫发、冷式烫发，70年代用中性、酸性烫发后，烫发技术有了很大的提高，为头发创造了更广阔的发展空间。

二、烫发的目的和条件

（一）烫发的目的

为了便于制造各种各样的发型，人们用化学或物理的方法把自己的发型卷起来或拉长。

（二）烫发的条件

基本要求被烫的长头发要足够长，在卷取器中至少可以绕一周。在头发上先用水弄湿头发，在头发上卷发器时也不要太紧，以免头发折断。为了做小的卷发，需要用小的卷发设施。这个时候头发容易受伤，请注意。

三、烫发的种类

目前，烫发的方法主要有四种：水烫、电烫、热烫和冷烫。较为流行的是电烫和冷烫，有逐渐取代水烫和热烫的趋势。

（一）水烫

先将头发弄湿，然后把头发缠绕在卷发棒上并令之干燥，或者加上蒸汽处理，最终使得头发受到牵拉变形，从而达到头发卷曲的目的。经过这样的处理使头发变卷，一般能保持的时间不长。

（二）电烫

既是物理性处理，同时也使头发的化学性质发生了变化。因此，所形成的卷发保持的时间较长。

（三）热烫

先将烫发剂敷于头发上，然后将头发绕在卷发工具上加热至100℃左右。加热完成后，再用水或淡酸或中和剂冲洗烫发时留下的碱，使头发回复到原来的酸碱度。烫发过程可使头发的化学性质发生了变化。热烫具有使烫过的头发褪色，做成的头发波浪形态较柔软自然的优点。

（四）冷烫

在烫发前先用香波清洗头发，并保证烫发剂浸透头发，然后把头发分成一束束，分别绕在卷发工具上。也可以先把头发卷好，然后再用烫发剂令之润湿透。根据烫发剂的强度和头发的卷曲度，控制所接触的时间在2分钟至2小时内，然后再先后以水、中和剂冲洗，或者利用空气使之氧化干燥。冷烫具有易成波浪和发型保持时间长、发梢有弹性、容易成形的特点。

但是，无论哪一种烫发，其原理都是通过高温或化学药剂使头发纤维产生化学反应或物理的变化，使之按照发型要求重新组合。

四、烫发的原理

烫发的质量与卷发的工具、处理的时间、卷发剂功能和头发本身的质地等均有关系。头发卷曲的形状取决于卷发工具的应用。整个卷发的过程实际上是先把头发中各种连接键打断，然后将已经被破坏的各种连接键按需要重建，以使得卷发后的发型固定下来。在这个过程中，发干干燥后可使破坏氢键的水分消失而复原，调整水溶液的pH到4-7盐键也会复原。二硫键的修复最重要，须在一定张力下将头发热卷，当原二硫键被破坏时，立刻使氨基酸链产生偏移，令新的二硫键建立，稳定地形成新的发型。

烫发时，卷发器将头发的角蛋白中的多肽链拉长，这时还原剂如硫醇、亚硫酸盐等很容易使二硫键断开，在碱溶液和空气中氧的存在下，经过大约5h氧化，可以在拉长后的新的位点上重新结合。还可以用过氧化氢、溴酸钾或其他氧化剂加速氧化反应，尽快连接成新的二硫键，头发因而形成和维持新的形态。但有时巯基与巯基之间没有对上位，就会被氧化成磺酸基丙氨酸，或者相当部分二硫键断开，从而削弱了头发的抗张强度，降低了头发的弹性，头发因而受到了损害。通过加温或用碱性溶液可使毛小皮鳞片分开，烫发剂穿过毛小皮到毛皮质内，化学反应令头发膨胀。烫发还可以直接损伤毛小皮，令头发表面粗糙甚至被侵蚀。有些情况发生在烫发后的一段时间，如头发过度氧化或还原会使角蛋白逐渐分解，头发出现过早断裂；反复烫发使得毛小皮鳞片不再紧贴毛干，或毛小皮出现较多的孔隙，于是水分很容易从毛皮质中丢失或进入毛皮质，头发表现为反复干燥、发梢裂开或异常肿胀，从而渐变成脆弱而易断。

因此，烫发总会对头发和头皮有不同程度的损伤。所以，为了使头发美观健康，烫发的正确操作重要，烫发后的护理更重要。

五、烫发后的护理

（一）头发护理和洗护用品的使用

1.经常使用护发素：烫发的发型没有光泽和柔软性，洗完头发后，头发的线缠绕在一起，无法整理。要求综合护理头发。可以在洗发香波上焗油护发素，在二合一的洗发水上添加护发素，也可以免除护发素。

2.现代洗发水：为了保证发角蛋白质的健康，选择富含蛋白质的洗发水。但是同时也要重视毛发酸碱度的平衡。因为普通的洗发水是碱性的，所以使用后的头发又粗又软，很干燥。另一方面，酸性蛋白质含量高的洗发水，可以在头发表层生成保护性薄膜，使头发变得更加纤细、光滑、富有弹性。因此，民间有人用醋洗头，其实也有一些效果。因为醋是酸性的，营养丰富，有杀菌作用。

3.定期精油疗法或焗油：近年来，很多人开始焗精油，并开始用于日常的头发护理。长期油疗法与上油相似，是传统民间生活的护发方式，十分简单。将优质植物油和橄榄油微温加温后注入手掌，然后涂在头发的接缝部，在所有的头发方向上摩擦，使油脂均匀分布，然后分发线，每一个接缝间隔约5cm依次进行，最后所有的头发都被油脂润湿接着用手指搓头发，用按摩头发5min。然后用热毛巾覆盖所有的头发，戴上热帽，油脂在头发上滞留约1h，最后用软洗发水清洗。油疗法后的头发更滋润柔软。

4.天然的干发最适合美发。请尽量不要用电吹风弄干头发。

5.也有人认为烫发时间太长的话，发型保持的时间会更长，这是错误的。同时，两次烫发之间的间隔也不能太短。

六、烫发剂

（一）成分和种类

烫发剂（Perm agent）是一种能使头发卷曲或伸直，并由此做成既定发型的美发化妆品。它主要由还原剂和氧化剂组成，通过与头发中的角蛋白发生化学反应而起作用。

1.普通烫发剂。①合成树脂：是将合成树脂溶解于水和乙醇中制成，应用时水和乙醇蒸发掉，合成树脂留在头发上起作用。②亚硫酸盐：也很常用作烫发剂，在常温甚至在60℃的较高温度下可以和二硫化物发生反应，而且速度很快。但在头发上由于二硫键均位于谷氨酸或天冬氨酸的支链上，因此在室温时反应极慢而不能形成持久性卷发，但在碱性环境下卷发效果可以加强，最好使水溶液的pH大于9。

2.电烫发剂。主要成分是硫甘醇。

3.冷烫剂。冷烫剂的主要成分是各种硫醇，来源于一些还原剂如甲醛、硫化钠、硫酸钠、硫酸氢钠、巯基乙酸和巯基乙酸铵等。①各种硫醇的卷发效果，因其与二硫键作用后形成的巯基的离子化程度不同而各异，巯基乙酸和β-巯基丙酸的盐类最佳，一硫代丙三醇也可用，半胱氨酸和硫脲最差，硫代苹果酸居中。另外，硫醇和亚硫酸盐一样，制剂均属于负离子，在酸性环境下离子化受到抑制，和二硫键的反应减慢，更为重要的是，近双硫键处的多肽链也带负电荷，排斥硫醇和亚硫酸盐，使反应进一步减慢，影响了卷发效果。②标准的冷烫剂是由巯基乙酸用氨水调配达pH9以上而制成。家庭用的巯基乙酸含量不超过6.0%，而美容院用的可达8.5%，其考虑是接触时间的控制。氨水的挥发性可以减少过度烫发的可能性，但注意游离氨的含量不能低于0.75%。用巯基乙酸铵作为冷烫剂只需调配pH8.5以上即可，所用的碱以氨水为主，也可加入一些氢氧化钠、氧氧化钾和一乙醇胺等。加用碳酸铵或碳酸氢铵可使巯基乙酸盐的卷发效果加强，而且刺激性减少。烫发后用盐酸铵和硫酸铵冲洗头发，可代替中和剂的作用。在冷烫剂加入氨基酸、蛋白质及其衍生物、酪素等在酸性的氧化剂处理时，沉积在头发上发挥保护滋润作用。

4.热烫剂。①早期的热烫剂由固碱即碳酸钾或碳酸氢钠和硼砂溶解于水而成。

后来在此基础上加入了亚硫酸钠以缩短加热时间，若干皂粉就制成了热烫剂。②较后期，采用挥发性碱如氨水、碳酸铵和四氢化呼嗪等，性质较为温和，烫发开始时就有达到pH9~11的强碱性，当头发软化时，水中的碱逐渐挥发减少，因而减轻了头发受损害的程度，沉积在头发上的有害物质也减少了。加入一种以上的脂肪酰醇胺可以调节碱挥发的速度。③新式的热烫剂加入了一些表面活性剂以助浸润；油类物质如甘油、磷脂、羊毛脂脂肪醇、矿物油等以滋润头发；络合剂移除金属离子使亚硫酸盐稳定等。

5.中和剂。不是烫发剂的一部分，是烫发后用来清除烫发剂，使头发维持卷曲的化学剂，本质上属于氧化剂。①最早的中和剂是1.5%的过氧化氢，多加有如醋酸、柠檬酸、酒石酸等有机酸，对巯基乙酸的氧化作用较好，如溶液偏酸性，则用盐酸较佳。可用亚硝基铁氰酸盐和硫醇类的变色反应来检验巯基乙酸是否干净。②溴酸钾等氧化剂也常用作冷烫的中和剂。如果再加入季铵类阳离子型表面活性剂，有使头发润泽柔软的作用。但溴酸钾不能在干燥状态下与有机物混合在一起，以免产生燃烧。过硼酸钠也是一种良好的中和剂，加入六偏磷酸钠可增加其在硬水中的溶解度。溴酸钾与过硼酸钠混合在一起，再加一些三聚磷酸钠可减少氧的逃失。也可利用空气中的氧，经过巯基（SH）氧化，破坏头发上的还原剂，并使头发在新的位点上形成新的二硫键。③在巯基乙酸盐溶液中加入锰离子作为氧化的催化剂，烫发后只需用毛巾吸取过多的烫发剂，并可以依靠风干而不用冲洗。

（二）作用原理

1.头发的主要成分是角蛋白，其多肽链结构是通过各种侧链键结合在一起呈阶梯状。其中氢键比较脆弱，尤其是在水中，更易断开，使得毛发可以伸长和具弹性。这是其他类型的烫发的基础，所有的烫发过程都离不开水溶液。

2.在各种侧链键中最重要的是二硫键S-S键。烫发时，卷发器将头发的角蛋白中的多肽链拉长，这时还原剂如硫醇、亚硫酸盐等很容易使二硫键断开，在碱溶液和空气中氧的存在下，经过大约5h氧化，可以在拉长后的新的位点上重新结合。还可以用过氧化氢、溴酸钾或其他氧化剂加速氧化反应，尽快连接成新的二硫键，头发因而形成和维持新的形态。

七、伸直剂

（一）定义

和烫发剂相对应的美发化妆品叫伸直剂（hairstrengthener），用于改变发型或把卷发变直。

（二）基本原理

伸直剂作用的基本原理与烫发剂大同小异，其基本方法也是把二硫键打开重组，因此很多学者不把伸直剂单独讨论。

（三）不良反应

头发伸直过程常使头发末端毛小皮出现被侵蚀的现象，有时会出现特征性的发中央纵向裂开。因此，伸直剂对头发的影响比烫发剂更大。

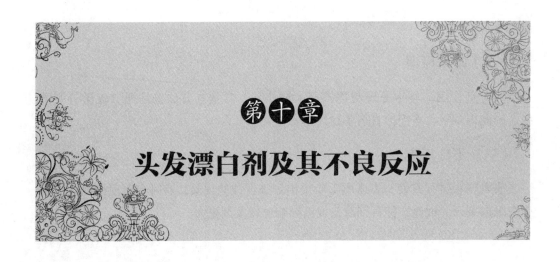

第十章
头发漂白剂及其不良反应

第一节　染发剂

理想染发剂（Hair Dye）的条件是：对人体无害、对皮肤无刺激、不损伤头发的结构、不影响皮肤的颜色、使头发能迅速染上颜色、色彩接近天然、颜色持久保留、能与其他美发化妆品合用。

一、染发剂种类的划分

染发剂按染色后持续的时间长短分为：暂时性染发剂、半永久性染发剂、永久性染发剂、头发漂染剂等。

由于暂时性染发剂使用简单、安全，可分为：油洗型、洗发精型、粉状型、蜡条型、喷雾型。

永久性染发剂分为：天然有机染料、合成有机染料、金属粉染料。

亦可将染发剂分为：染发粉、染发水、染发膏。

二、染发剂的成分和作用

现代的染发剂分类主要是根据染发剂能到达毛发的毛小皮、毛皮质、毛髓质的哪一层来决定的，这是因为不同的位置对染发剂能在发内保留多长时间相关，也是按染色后持续的时间长短来区分。

（一）暂时性染发剂

利用水溶性聚合物和油脂的吸附性，或利用高分子树脂的黏合性使染料或颜料固定在头发表皮最外层毛小皮上，如染发摩丝、凝胶染发剂等。这类染发剂化学分子大，不易渗过头发的外皮层，不能使头发的色素发生变化，只用于暂时性的装饰。一般经过香波洗发6~8次后，所染上的颜色基本消除。

（二）半永久性染发剂

通过将酸性染料用各种手段浸透到头发的皮质和髓质内，由于离子键的作用而沉淀、染色。有些分子量较大的染料，可利用苄醇等溶剂作为载体，帮助其达到浸透的目的。染发的效果可持续1个月左右。

（三）合成有机染料类染发剂

我们平时所谈及的永久性染发剂是指合成有机染料类染发剂。目前最流行在发廊和美容院。

1.这类染发剂是利用低分子的氧化染料中间体，如胺类、酚类和氨基酚类的化合物，使其浸透到头发内部，并在氧化剂如过氧化氢、过硼酸钠等的作用下发生氧化聚合，形成高分子的色素并沉着到髓质内。这种高分子色素由于不易从头发中游离出来，所以染色的效果持续的时间很长。

2.染料中间体多数是对苯二胺或对甲苯二胺，其他还有间苯二酚、对或邻氨基苯酚、对氨基二苯胺、对二甲氨基苯胺等。目前的研究显示，用对苯二胺染发光泽和色彩均令人满意，暂时无可代替。其他成分是用来调整颜色和色泽，如加邻氨基苯酚和对氨基苯酚可使头发染成褐色和橘红色，对苯二胺与某些酚类缩合成为靛酚可加深色泽等。

3.对苯二胺的毒性很大，并容易产生过敏，但是如果将其氨基转化，则毒性会大大减弱。因此，常用甲醛和亚硫酸氢钠与对苯二胺发生反应，生成4-苯胺基氨基甲磺酸钠。具体做法是将对苯二胺溶解于足够的热蒸馏水中，另把甲醛和亚硫酸氢钠溶液充分混合，再将其倒入对苯二胺溶液中并充分搅匀，即过滤并加25%的羧甲基纤维素溶液和补充若干蒸馏水，搅拌均匀后马上装入棕色瓶中并密封。用来显色的过氧化氢浓度为3%~6%，也要装在30mL的棕色瓶中。

（四）金属粉染发剂也属于永久性染发剂

利用在头发表面形成一层膜，改变头发的色彩。如果含银，头发会变绿；如果含铅，头发会变紫；如果含铜，头发会红。这就是我们常常看见的一些追求时髦和新奇的人所选择的染发剂。其实古时候人们就使用在醋中浸泡过的铅梳梳理头发，以使头发变黑。现代的乌发乳含量最多的还是醋酸铅。由于本类染发剂不能与烫发剂和有机染料等共处，使用受到了限制。

（五）天然有机染料染发剂

1.指甲花的萃取物是一种橘红色染料，可把头发染成古铜色和黄绿色。指甲花性质温和，对皮肤无刺激性。在酸性环境显色最好，可加入1%~2%的有机酸如柠檬酸、酒石酸、已乙酸等。一般是用新鲜指甲花叶子在沸水中的浸出液含1%有效成分的深红色溶液冲染头发多次，或者用沸水中制成的新鲜指甲花叶子糊敷头。和不同比例的靛蓝可使头发染成淡黄色或黑色。

2.发汗菊与指甲花制作一样，有冲染用的浸出液，也有涂敷用的糊浆。还可制成粉剂，与一份陶土和两份高岭土混合，用沸水调配成稀浆状。发汗菊与指甲花混合使用可使头发的色泽更好，而且可按不同比例取得各异的色彩。

第二节　头发漂白剂

一、定义和成分

头发漂白剂（hair bleach）是一些能将头发中的黑素氧化分解，从而使头发脱色的美发化妆品。人们通过日常观察发现，有颜色的物质暴露在空气中，其色素往往被氧气所氧化，时间稍长颜色就会逐渐消退，日光可以加速这个氧化过程。根据这个原理，发明了头发漂白剂。这类化妆品多数含3%~6%的过氧化氢。由于过氧化氢易释放大量氧气，而且只留下水无其他污染物，因此很受欢迎。

新型的头发漂白剂是3%的过氧化氢溶液中加入其他氧化剂，常见的有酒石酸和过硼酸钠的混合物、尿素和过氧化物制品等。氧化剂容易与金属发生反应，因而一般不用金属容器来储存。氧化剂化学性质活跃，容易变质，故使用者应特别注意有效期。

二、漂白方法

漂白的过程很简单，方法是先将头发用香波清洗后弄干，再把头发完全浸泡在过氧化氢溶液中不断漂洗，时间越长，氧化漂白的效果越大，头发的颜色就越淡。任何时候只要用大量的热水冲洗，氧化漂白的作用就会中止，不需要加入任何中和剂或再用香波清洗头发。

一般情况下漂白出来的头发是淡黄色，用甲基紫、苯胺黑、次甲基蓝等染料溶液冲洗头发，可中和这种黄色。黑色头发也可漂染成红棕色，加入28%氢氧化铵的量越多，红色将会越淡。

新型的头发漂白剂是3%的过氧化氢溶液中含有其他氧化剂，例如酒石酸和过硬酸钠的混合物、尿素和过氧化物制品。这些氧化剂加入染料溶液前，应先用蒸馏水溶解。

用过氧化氢漂白黑色的头发可以使之变黄色或红棕色。如果想把头发漂成纯白色，则需要用使头发二硫键还原的方法。具体来说，先将头发用香波洗净弄干，再予高锰酸钾溶液浸透后干燥，这时头发被染黄，给予硫代硫酸钠的微酸性用硫酸处理溶液再次浸泡，最后用清水冲洗干净。如此重复多次，头发可变成纯白色。

三、不良反应

反复多次漂白头发，会引起角蛋白纤维断裂、光泽度低，头发可被严重侵蚀，外观呈枯草状。过氧化氢的浓度越高，头发越容易受损。

在头发漂白剂加入一些季铵类阳离子型表面活性剂等护发成分，有助于减轻头发表面的损害。

被漂白过的头发表面不同程度受到损伤，应多用护发素，避免再用其他有可能的令头发损伤的做法，如烫发、电吹风等，以免加重原本的损伤。

第三节　不良反应

重复染发可以引起众多不良反应，如：致癌或突变、致敏性，也容易引发化妆品毛发病，如包括头皮炎症、头发损伤、脱发症等。最常见的还是接触性皮炎，又称染发皮炎（hairdyedermatitis），表现为染发后的急性皮炎。

一、染发皮炎的发病机制

（一）原发性刺激

1.很多染发剂具有强刺激性的物质，不论任何人，只要接触高浓度和一定的时间，任何部位，都会在几分钟至2h内，发生急性皮炎，表现为红肿、丘疹、水疱、大疱甚至坏死。

2.在某些情况下，如头皮被抓伤或外伤或有疖、痈、癣、毛囊炎等，含正常浓度氧化剂的染发剂也会引发接触性皮炎，因而在上述状况下是不适合染发的。

3.若较频繁接触或长期反复暴露于弱的刺激性物质，也会出现接触性皮炎。这种累积性原发性刺激皮炎，又称耗损皮炎。

（二）变态反应

1.物质的致敏力是引发变态反应最重要的因素，有些物质如二硝基氯化苯（DNCB）几乎对所有人都可引起变态反应，因而又称强变应原。染发剂中含有的变应原如对苯二胺，大多数是低分子量的单纯化合物，属于半抗原。半抗原又称不全抗原，需要与皮内的载体蛋白结合形成复合物后，才能成为全抗原。载体蛋白是皮肤的组成部分，也存在于血清蛋白、红细胞和细胞膜中。半抗原与载体蛋白以共价键结合。

2.全抗原在皮内被Langerhans细胞捕获，将抗原信息传递给T淋巴细胞，并令之致敏。致敏的T淋巴细胞移行至邻近淋巴结副皮质区转变成为免疫母细胞，免疫母细胞增殖、分化，产生T效应细胞和记忆细胞。前者通过淋巴系统至血循环和皮肤内；后者留在淋巴结或其他器官内。机体再接触变应原或原变应原仍存在，T效应细胞与之发生反应，产生多种淋巴因子而导致一系列的皮肤炎症。

3.是否引发的变应性皮炎有赖于患者本身的素质，换句话说，只有对染发剂其中的成分过敏的人才会发生染发皮炎。老年人对变应原的敏感性常降低，可能与记忆细胞衰老、死亡有关，而细胞免疫并未受损。

其临床表现为：早期为头皮的急性炎症，常有红斑、丘疹、斑丘疹和丘疱疹，严重时头皮有红肿、水疱、糜烂、渗液，甚至整个头皮出现弥漫性渗液、结痂，甚至化脓，使头发粘连结成团块状，并有臭味。还可影响到发际、颜面、颈项、耳廓等部位。双眼睑常见红肿，而且多伴有球结膜充血。自觉症状多为瘙痒、烧灼感，有感染时多伴有头痛，甚至有发热。

本病人多数呈急性经过，如果能及时去除致敏的染发剂和接受适当的处理，一般的患者多能在2周内痊愈。

二、诊断与鉴别诊断

有明确的染发历史，结合临床有急性皮炎的表现，诊断一般不难确定。必要时，做斑贴试验加以验证。染发皮炎主要需要与湿疹和脂溢性皮炎作鉴别诊断。

三、染发皮炎的防治

（一）染发皮炎的预防

1.首先要注意产品应有卫妆准字号，还要了解生产日期和有效使用日期等，以减少由于不符合卫生标准或使用了可能变质的染发剂引起的头发和头皮的损害。

2.斑贴试验要避免染发过敏，在染发前应先做皮肤试验。

注意本试验主要是避免原发性刺激或第二次接触致敏原所引起的染发皮炎，对于首次接触的致敏原所引发变态反应的预测，由于潜伏期长于48h，因而检测结果不可靠。厂家对产品更新换代，成分也会有所改变，本试验仍有重做的必要。

3.染发之日，避免使用发膏或中医的补药；最好不要同时染发和烫发，或先烫发，一周后再染发；不能在已受损的头发上染发，否则，都有可能出现染出来的颜色不对或出现皮肤问题。不可用染发剂染眉毛、睫毛、胡须。皮肤或双手沾上染发剂，一定要用肥皂或碱性的洗发香波清洗干净。

4.已知对某染发剂过敏，但由于特殊的需要如结婚、就业、社交等原因，不得不染发时，可在染发前后3d，每天服用泼尼松片30mg，分3次口服，作为预防。

5.对苯二胺过敏者，应注意交叉过敏的问题，即避免接触含偶氮和苯胺的染料以及某些药物如氢醌、磺胺、普鲁卡因、苯唑卡因等。

（二）染发皮炎的治疗

1.减少致敏原的刺激；反复冲洗头发，尽可能把致敏的染发剂去除，必要时把无法短期内洗掉的带有染发剂的头发剪去。同时避免搔抓或热水洗刷头部，从而减少因头皮损伤而令致敏原吸收增加的可能性。

2.局部处理，可用哈西奈德溶液等糖皮质激素抗炎做局部处理。渗出较明显的，可用3%的硼酸溶液湿敷，每次30min，每天3次。

3.全身用药，有些病人自觉痒感严重，或出现自身敏感性皮炎，需要口服抗组胺药物；葡萄糖GS+10%葡萄糖酸钙＋维生素C+静脉用药，可降低血管通透性，减少渗出。多数还需口服糖皮质激素；整个头皮出现弥漫性渗液时，也需口服甚至注射糖皮质激素。一般选用泼尼松每次10~20mg，每天3次；病情较重时用地塞米松10mg加葡萄糖40mL，每天1次静脉注射。炎症减轻后，激素逐渐减量，以至停用。

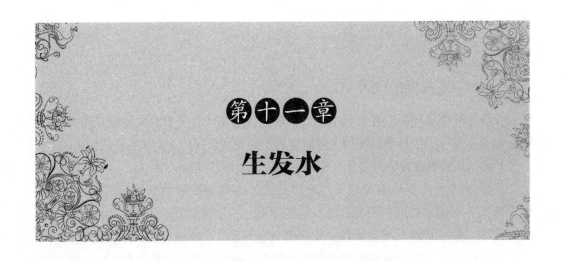

第十一章

生发水

第一节 成分和种类

一、成分

生发水（Hair growing water）是一种含有促进头发生长、消炎杀菌、滋润头发等成分的乙醇液，又称酊剂。

头发促长剂通常用米诺地尔、何首乌、当归等。刺激剂可加速血液循环，故也能促进头发生长。

杀菌剂则大部分属于含有卤素、脂肪族和芳香族烃基的苯酚衍生物。

滋润头发多用油脂、蜡类等物质。

二、种类

作为美发化妆品的生发水的制作一般都有侧重点。

以刺激剂为主的生发水有10%辣椒酊、2%苯醇溶液、10%芥子酊、5%~10%斑蝥酊、2%~4%的水化三氯乙醛、生姜酊和各种饮用酒等。

以杀菌剂为主的生发水主要有邻苯酚、邻氯邻苯酚、对氯间甲酚、对氯间二甲酚、对戊基苯酚、氯麝香草酚等。

有些物质刺激、杀菌两种作用均兼有，例如水杨酸乙醇、金鸡纳碱、5%间苯二酚等使生发水的制作更为简单有效。

第二节 作用原理

一、促进头发生长

制作生发水，大多数作为生发化妆品的用途。在脱发或秃发病人的患处涂上含刺激剂的发水，可使局部发红，血液循环加快，营养供给增加，同时毛囊细胞受到刺激，从而促进其生长繁殖。

米诺地尔，又称敏乐啶，可使促使毳毛转变为终毛，通过刺激生长初期纤细毛发的毛囊生长、增大而起作用。也有人认为，米诺地尔通过令毛囊上皮的钾离子通道开放而起作用。

二、乙醇作用

生发水中的乙醇液有一定的脱脂作用，对于油性头发、脂溢性皮炎引起的头皮屑的减轻有帮助，因而增进头发的美观。大量卵圆形糠秕孢子菌繁殖也会使头皮屑增多，含水杨酸乙醇等杀菌剂的生发水就会起很大作用，同时还可止痒。

三、不良反应

高浓度的乙醇液有脱水作用，可以吸收头皮的水分，造成头发干燥变脆。乙醇液也有一定的脱脂作用，更加重了头皮的干燥感，并且得不到皮脂滋润，头皮容易发痒。

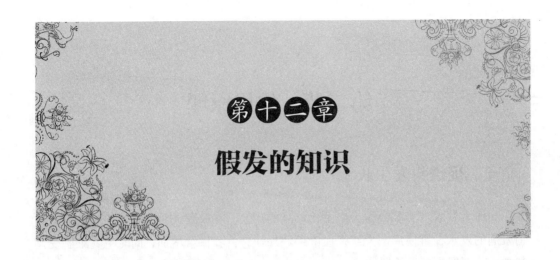

第十二章

假发的知识

假发早期的应用，目的在于遮掩头发的缺陷。据说法兰西国王路易十三经常用假发掩饰秃顶，促成了欧洲人爱戴假发的风气。从17世纪起，在英国及其属地，法官、律师必须戴假发出庭，这个规定一直沿用至今。现代对假发的使用，已经不限于秃发人士。由于头发的生长速度较慢，而且形态和位置未必能与脸型、头型相配合。加上假发富于变化，可以增加美感。因此，出于对颜面美观的要求，人们越来越多接受假发、使用假发，部分青年还以此作为时尚。当代的意大利女郎，已经把假发看成时装与首饰一样，作为一种装饰品使用，而且带领着假发的新潮流。事实上，在某些场合上如化装舞会、约会，假发确实产生一些良好的效果。在我国，假发作为一种新的美容消费品，已悄然流行，成为人们改变和美化自我形象的手段。

第一节　假发类型的选择

一、假发的种类区分

钩织工艺：为手工发、半手工发、机织发。

原料：真人发、混合发、纤维发。

佩戴特点：普通工艺、仿真头皮的、超薄透气的。

面积：全头发套、发片或发块、局部。

二、选择

医学上使用的假发主要是根据患者的原有头发的生长情况来选择，如不完全的脱发若考虑经治疗可恢复正常者，采用头套来暂时遮掩头发的缺陷；若考虑属于永久性脱发，患者又不愿意接受手术或有手术禁忌证者，可选用假发。目前，已有根据患者脱发的具体情况专门制作假发的服务，有人把这种假发称为发品，价格相对较昂贵。秃发患者由于脱发程度不同，一般人多选用中长发或长发两种类型，极少选用短发这种类型的假发。

生活上或职业上的选择则与使用者意图、场合和需要等诸方面因素有关。一般来说，选购假发首先要注意颜色是否与自己的年龄相符。假发的鬓角要与自己的鬓角吻合；新的发套应稍紧一点；发套底子透气性良好而不要太光滑。所选择假发的式样还应该与使用者的脸型和头型相适应，可以说，决定假发式样的关键所在是脸型。

假发的使用已经不限于秃发人士，短发更能显出青春活力和力量，短发这类的假发开始有人欣赏了。由于假发使用的流行，一些经济能力较强的正常人，开始根据本身头形、脸形、体形、年龄、职业、季节，结合自己喜欢的头发颜色和发式等度身订做假发，把假发完全看成是一种装饰品。

秃发患者可选购带有人造头发的假发，又称片发。使用者最好亲自到生产或经营者处，用特殊的塑料片配取模型，然后按其弧度和脱发范围制作好人造毛皮；取使用者的头发做比较，选好假发，再按所需密度和方向，在人造头皮上均匀地勾制成假发片。用夹子把制好的假发片固定在患处周围的头发上，进行最后的修剪、定型。

装配假发头套需将头型尺寸量度准确，一般依据从左耳上方发际线过头顶中心到右耳上方发际线，和从额前发际过头顶中心到后脑下发际线的两条纵横线长度，才能选好头套的大小。至于头套上假发的长度、颜色、发式、发丝粗细等，使用者可以凭个人喜好选择。

三、假发的保养

假发要用专用梳子梳理，若假发是卷发时，用手理顺假发，不用梳子。当假发有的发丝连在一起时，要用专用梳子梳理，这样对假发不会有损坏。

天气热的时候，不常戴假发时，可用水清洗假发。泡5~10min。时间过长时，发丝容易脱落。然后用手慢慢地洗，搅匀水去除灰尘，不能用力揉洗。可用手轻轻地抓一抓发丝，漂洗发丝就可以了。洗完后，再换盆水清洗一下。

洗好的假发要其自然晾干，可用毛巾将假发的水吸干，不能用手揪干假发。接着把假发放到阴凉的地方等其自然晾干，不能着急用太阳晒。

洗好后晾干的假发，当准备不戴时，可对假发喷一点喷发油，保养假发。这样假发看起来就会有光泽，发丝也不会分叉。

当长时间不戴假发时，要把洗好晾干的假发放在透气塑料袋中保存好，并放在比较干燥的地方来收藏好。

第二节 假发片的使用方法

先把接发片顶端的黑色小卡子打开，接发片所用的夹子一般是不锈钢片所制，具有一定的弹性，然后梳理头发，蓬乱的头发不利于接发片的佩戴，顶端头发绑起一部分，把打开的黑色卡子，固定在自己想要固定的位置。放下绑起的头发，最后为了美观和接发片的隐藏，用梳子将自己的头发和接发片的假发一起梳理一下即可。

随着人们生活水平的提高，假发将会迎合时尚衣着、配饰进入普通人的生活，并将广受欢迎。